1 MILLION DE MENUS ÉQUILIBRÉS

Garantie de l'Éditeur

Pour vous parvenir à son plus juste prix, cet ouvrage a fait l'objet d'un gros tirage. Malgré tous les soins apportés à sa fabrication, il est malheureusement possible qu'il comporte un défaut d'impression ou de façonnage. Dans ce cas, ce livre vous sera échangé sans frais.

Veuillez à cet effet le rapporter au libraire qui vous l'a vendu ou nous écrire à l'adresse ci-dessous en nous précisant la nature du défaut constaté. Dans l'un ou l'autre cas, il sera immédiatement fait droit à votre réclamation.

Librairie Gründ - 60, rue Mazarine - 75006 Paris

Adaptation française de Claude Dovaz

Texte original de Kerstin Wachtmeister

Première édition française 1995 par Librairie Gründ, Paris

ISBN : 2-7000-5760-0

Dépôt légal : septembre 1995

Édition originale 1994 par Informationsförlaget Heimdahls AB sous le titre original *En Miljon Lätta Menyer*

Photocomposition : GPI, Juigné-sur-Sarthe

Imprimé à Hong Kong

1 MILLION DE MENUS ÉQUILIBRÉS

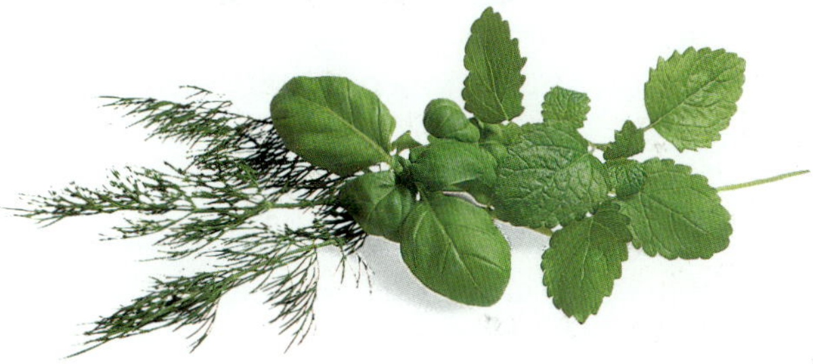

Texte de Kerstin Wachtmeister
Adaptation française de Claude Dovaz
Photographies de Lars Paulsson

GRÜND

AVANT-PROPOS

Lorsqu'un auteur envisage d'écrire un livre de cuisine, une question apparemment insoluble se pose à lui : comment innover puisque tout a déjà été écrit par d'autres. Chaque nouvel ouvrage ne représente après tout qu'une tentative de proposer des associations originales des mêmes ingrédients de base.

Il y a pourtant une manière nouvelle de concevoir le livre de cuisine. En en ayant moi-même écrit quelques-uns comprenant généralement des desserts calorifiques, aussi bien que des recettes plus légères, j'ai été amené à réviser mon opinion. J'ai observé que nombre de ceux qui ont de l'intérêt pour l'art de la table et se préoccupent de l'équilibre de leur alimentation ne se sentent pas à l'aise dans leur cuisine, en raison sans doute d'un manque d'expérience. Ils souhaitent élargir leur répertoire culinaire, mais ils ont besoin d'encouragements et de conseils pour y parvenir.

J'ai constaté que depuis longtemps, il y avait une tendance, surtout de la part des nutritionnistes, à édicter des règles rigides et à mettre l'accent sur l'hygiène alimentaire en ignorant le fait que se nourrir n'est pas seulement un geste fondamental de survie, mais devrait être aussi une joie. Il faut nous guérir du complexe de culpabilité qu'engendre la jouissance occasionnelle d'un repas trop riche. En vérité, nous avons besoin d'élargir nos choix et de jouir du même coup du plaisir de la découverte de mets nouveaux. Pour y parvenir, il nous faut réunir une collection de recettes à la fois saines et délicieuses. C'est ici que *1 million de menus équilibrés* peut jouer un rôle essentiel.

De nos jours, on distingue souvent les "conformistes", adeptes du tourisme organisé, de ceux que l'on nomme les "auto-stoppeurs". Les premiers ont besoin d'être rassurés, de se retrouver dans une atmosphère familière ; les seconds veulent laisser libre cours à leur fantaisie et préserver jalousement leur indépendance en choisissant librement leur itinéraire. On observe la même différence d'attitude dans la cuisine. Certains préparent toujours ce qu'ils connaissent le mieux, d'autres au contraire font leur marché avec un esprit ouvert et sans se munir d'une liste des courses. Ils recherchent les produits les meilleurs et les plus frais et composent ensuite leur menu à partir de ce qu'ils ont trouvé.

Il faut néanmoins se garder de qualifier de "conformistes" ceux qui mangent une salade de tomates et un steak pommes frites à chaque repas. Il est souvent impossible de faire preuve d'imagination culinaire pendant la semaine, surtout à notre époque où, dans les ménages, l'homme et la femme travaillent à l'extérieur. Dans ces conditions, il n'est pas étonnant que la plupart d'entre nous ne trouvent le temps et l'énergie que pour préparer un nombre limité de recettes. Heureusement, les choses changent souvent pendant le week-end.

Souvent, les "conformistes" se transforment alors en "auto-stoppeurs" et entreprennent de confectionner des plats plus originaux. Certains sont suffisamment habiles pour se débrouiller seuls, d'autres ont besoin de conseils et de suggestions pour les mettre sur la voie. L'ambition de ce livre est de les leur apporter.

Stephan Rossner

INTRODUCTION

Les progrès de la technique et la mécanisation nous épargnent aujourd'hui des efforts auxquels nos ancêtres ne pouvaient échapper. Alors que les hommes des générations précédentes étaient contraints de soulever et de transporter chaque jour plusieurs fois l'équivalent de leur poids, les nombreux appareils et véhicules dont nous disposons à notre époque font que nous n'avons plus besoin d'effectuer ces tâches par nos propres moyens. Si nous disposons maintenant d'une abondance de loisirs, inimaginables autrefois, nous menons en revanche une existence plus sédentaire car nous passons beaucoup de temps devant la télévision, l'écran de l'ordinateur ou dans notre automobile.

Quel est le rapport avec un livre de cuisine ? La réponse paraît évidente : il nous faut proportionner l'énergie tirée de nos aliments à celle que nous dépensons dans notre vie quotidienne, c'est-à-dire diminuer l'apport de calories et le nombre de repas. De fait, cela n'est pas aussi simple car il semble que moins nous dépensons d'énergie, plus notre appétit augmente.

Il y a deux moyens de résoudre cette apparente contradiction. On a constaté que la participation à des activités brûlant de l'énergie comme la marche et le jogging n'augmente pas notre appétit – c'est même parfois le contraire. Ainsi, la pratique du sport peut diminuer la quantité d'énergie que l'organisme exige de notre alimentation.

Le second moyen, tout aussi important, consiste à absorber une nourriture dont l'équilibre entre nutriments et énergie est adéquat. Nos repas doivent apporter tous les éléments dont notre organisme a besoin et ne pas nous laisser sur notre faim, afin que nous ne mangions pas plus qu'il n'est nécessaire. Il est donc indispensable que l'aspect, le goût et les arômes des mets que nous consommons nous plaisent. Le but du repas ne doit pas se limiter à étancher notre soif et apaiser notre faim grâce à des repas bien équilibrés, mais contribuer aussi à préserver notre héritage culturel.

1 million de menus équilibrés apporte une solution originale à ce problème d'équilibre en proposant de très nombreux menus aussi sains et nourrissants qu'appétissants. La quantité de calories qu'apporte un menu dépend des ingrédients entrant dans sa composition et de la quantité de nourriture absorbée. C'est pourquoi il est indispensable que les mets soient équilibrés de manière à satisfaire au mieux nos besoins en énergie.

Tirez parti de ce livre, suivez les conseils qu'il donne et, surtout, savourez ses recettes délicieuses. La nourriture joue un rôle essentiel dans notre bien-être psychologique aussi bien que physique. Cette partie importante de notre vie quotidienne qu'est la préparation et le moment des repas ne devrait pas être considérée seulement comme une stratégie de survie et de santé, mais aussi comme une source de joie.

Lars Werko

PARCOUREZ CES PAGES POUR COMPOSER VOTRE MENU

La plupart des recettes figurant dans cet ouvrage sont d'une exécution facile ou assez facile. Le niveau de difficulté est indiqué dans le tableau figurant sur les pages de droite, dans le bandeau vert.

Le temps de préparation est celui du travail effectif. Il peut s'y ajouter le temps nécessaire au marinage, à la réfrigération, etc.

La plupart des mets peuvent être préparés à l'avance, comme il est indiqué dans ce bandeau.

NIVEAU DE DIFFICULTÉ Facile
TEMPS DE PRÉPARATION Moins d'une heure
PRÉPARATION À L'AVANCE Oui
●○○ D Choisissez une liqueur de framboise non sucrée et mangez un gâteau à la liqueur fantaisie BOISSON Vin liquoreux genre sauternes

La teneur en calories de chacune des recettes est indiquée au moyen de points noirs : pauvre (un point), moyen (deux points) un peu plus riche (trois points).

D signale une recommandation aux diabétiques comme, par exemple, la réduction ou la suppression du sucre. Du point de vue diététique, ces conseils peuvent aussi être suivis par les personnes en bonne santé : elles ne s'en porteront que mieux !

Conseil sur la boisson à servir avec chaque plat, qu'il soit classique ou original. Les abstèmes choisiront, comme de juste, une boisson non alcoolisée.

Ce livre est divisé en trois parties principales : 100 hors-d'œuvre, 100 plats de résistance et 100 desserts. Chaque recette porte un numéro : les hors-d'œuvre de 100 à 199, les plats de résistance de 200 à 299, les desserts de 300 à 399. On trouvera à la fin de l'ouvrage une utile collection de recettes de garnitures et de sauces (numérotées de 400 à 418), ainsi que des suggestions de menus de saison, de menus de fête et de menus végétariens.

Il sera facile de trouver son chemin dans ce livre en consultant les deux index complémentaires : celui par matières placé au début, celui par recettes à la fin.

Grâce à sa présentation originale, il vous sera possible de feuilleter simultanément les recettes de hors-d'œuvre, de plats de résistance et de desserts et de voir aussitôt comment les différents mets s'associent, quels ingrédients sont nécessaires à leur confection et dans quelle mesure le menu choisi peut se préparer à l'avance.

Ainsi, vous aurez tous les renseignements indispensables au bout des doigts.

Chaque recette est illustrée d'une photographie en couleurs et comporte quatre tableaux colorés (voir l'exemple ci-dessus) dans lesquels figurent son degré de difficulté, son temps de préparation, si elle peut être confectionnée d'avance et de quelle boisson elle peut être accompagnée.

Le degré de difficulté compte quatre catégories : facile, assez facile, assez difficile et difficile.

Seul le temps de préparation est indiqué. Les temps de la marinade, de la réfrigération ou de la congélation sont éventuellement à ajouter. Pour éviter toute surprise, lisez attentivement la recette avant de commencer votre travail.

LA VALEUR NUTRITIVE DE CHAQUE RECETTE EST CALCULÉE

La teneur en calories de chacune des recettes est indiquée au moyen de points *noirs* : pauvre (un point), moyen (deux points) un peu plus riche (trois points).

Potages et	●○○	150 kcal
hors-d'œuvre	●●○	155–250 kcal
	●●●	255–300 kcal
Plats principaux	●○○	350 kcal
	●●○	355–400 kcal
	●●●	455–550 kcal
Desserts	●○○	125 kcal
	●●○	130–180 kcal
	●●●	185–250 kcal

Un menu bien équilibré ne devrait pas comprendre de mets totalisant plus de 4 à 6 points noirs, ce qui laisse une certaine marge pour les boissons.

Les suggestions de menus figurant à la fin de l'ouvrage tiennent compte d'une consommation modérée de boissons sans que la richesse totale en calories recommandée ne soit trop augmentée. Le choix des boissons est fait pour maintenir le niveau d'alcool et de sucre aussi bas que possible. Quand aucune boisson n'est conseillée, cela signifie que la recette ne bénéficierait pas particulièrement d'être accompagnée de telle ou telle boisson, mais cela ne doit pas vous empêcher de servir la boisson qui vous paraît adéquate.

«D» indique un conseil destiné aux diabétiques, par exemple la réduction ou la suppression du sucre. Ce conseil pourrait être aussi bénéfique aux personnes en bonne santé.

Les boissons ne sont pas incluses dans le calcul de la teneur en calories, mais, en revanche, il a été tenu compte d'une consommation de :

Pain avec le hors-d'œuvre, le potage ou le plat plat principal	1 tranche (25 à 30 g)
Pommes de terre avec le hors-d'œuvre	2 petites ou 1 moyenne (75-100 g)
Pommes de terre avec le plat principal	2 moyennes (170 g)
Riz cuit	20 cl environ
Pâtes cuites	20 cl environ

La quantité consommée est une question de choix personnel. Les diabétiques auraient avantage à calculer la quantifié de pommes de terre, de pain, etc., absorbée au cours de tout le repas.

La quantité servie devrait être moins grande pour les repas à trois services que pour ceux qui se limitent à un plat de résistance précédé d'un hors-d'œuvre ou suivi d'un dessert. Les convives n'ayant pas besoin d'une nourriture très énergétique aurait avantage à se servir modérément.

Certains des hors-d'œuvre dont les recettes figurent dans l'ouvrage pourraient faire office de plat principal. Si c'était le cas, il conviendrait naturellement d'augmenter les quantités indiquées.

CUISINE RAPIDE ET LÉGÈRE

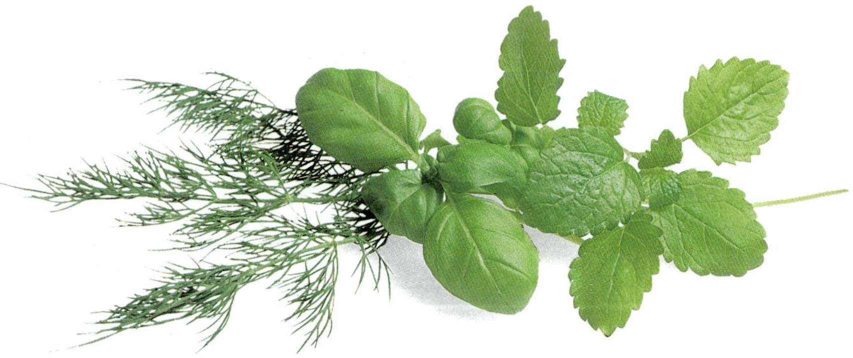

L'art de composer un menu consiste à choisir des mets présentant une agréable variété de couleurs, de textures et de goûts tout en fournissant à l'organisme les matières nutritives et énergétiques qui lui sont nécessaires. Après avoir consommé un repas habilement composé et soigneusement équilibré, on doit se sentir rassasié, mais ni lourd, ni enclin à sommeiller.

Les recettes réunies dans *1 million de menus équilibrés* ont été choisies avant tout parce qu'elles sont délicieuses, mais elles sont aussi saines, nourrissantes et pauvres en calories.

Nous avons choisi, dans la mesure du possible, des produits allégés, crème fraîche allégée, fromage blanc allégé, mayonnaise allégée, mais vous constaterez que nous avons aussi retenu des mets, comme par exemple des pâtes, qu'il n'est pas possible d'alléger. En composant votre menu, prenez soin de l'équilibrer en associant aux plats non allégés d'autres qui le sont.

La présentation originale de l'ouvrage, son découpage en trois tranches, vous permettra de feuilleter rapidement les recettes proposées et de les associer afin de composer facilement votre menu.

La manière la plus simple de calculer la proportion souhaitable des différents produits alimentaires est de se représenter une "assiette modèle", de s'en faire une image. Garnissez-en la moitié de légumes crus ou cuits, le tiers de pommes de terre, de riz ou de pâtes et le reste de viande ou de poisson. Vous obtiendrez ainsi, en les complétant avec du pain et des fruits, un repas bien équilibré.

Le sucre et les matières grasses soulèvent le plus de questions pour ceux qui sont contraints de suivre un régime. Vous trouverez ci-dessous quelques données essentielles sur ces éléments.

LE SUCRE N'EST QU'UN DES GLUCIDES

Les glucides proviennent surtout du règne végétal. On les trouve dans des produits alimentaires comme le sucre, l'amidon et les fibres.

Tous les fruits et toutes les baies contiennent une forme ou une autre de sucre. On trouve de l'amidon dans les féculents et les légumineuses, par exemple le pain, les pâtes, les pommes de terre et les légumes. Le pain complet, les pois et les haricots sont riches en fibres. Celles-ci n'ont que peu de valeur énergétique, mais sont essentielles à une bonne digestion et contribuent à apaiser la faim.

LES DIABÉTIQUES PEUVENT-ILS MANGER DU SUCRE ?

Du point de vue nutritionnel, notre organisme n'a pas besoin de plus de sucre que celui qui existe naturellement dans les aliments que nous consommons. Malheureusement, nous avons acquis au cours des siècles un goût immodéré pour les mets sucrés, mais il est possible d'habituer notre palais à apprécier ceux qui le sont moins.

Il y a encore quelques années, on interdisait formellement le sucre aux diabétiques. L'opinion médicale est aujourd'hui plus libérale à cet égard et nous en avons tenu compte en réunissant les recettes qui figurent dans ce livre. Un grand nombre de nos desserts ne contiennent que peu de sucre et dans bien d'autres cas, vous pouvez en diminuer la quantité ou avoir recours à des produits de substitution. Ceux-ci ne donneraient toutefois pas de résultats satisfaisants pour certains desserts (comme par exemple les meringues). Le cas échéant, des recommandations sur la teneur en sucre sont incluses dans les recettes.

LES SUCCÉDANÉS DU SUCRE

Les propriétés du sucre sont difficiles à imiter. Ce produit, qui exalte le goût et renforce la consistance des baies, contribue à augmenter les réserves de vitamine C, est aussi un bon conservateur. Les pâtes à pâtisserie montent mieux avec du sucre naturel qu'avec des édulcorants artificiels et seul le sucre convient au caramel et aux fondants.

Il existe plusieurs succédanés du sucre, disponibles sous forme de tablettes ou de granulés. Le sucre en poudre peut être remplacé par le même volume d'édulcorant en granulés.

Canderel, Gold Sweet et autres produits similaires. Ces édulcorants à base d'aspartam, qui perdent leur pouvoir sucrant à haute température – préparations bouillies ou cuites au four – servent aux mets froids ou sont mélangés aux mets après leur cuisson.

Saccharine. Ce succédané du sucre, produit connu depuis longtemps, devient souvent amer avec un goût métallique à haute température.

Cyclamates. Ils sont interdits en France en raison de leur nocivité.

Sucary. C'est un édulcorant thermostable supportant la cuisson.

Sorbitol. Il ne s'agit pas à proprement parler d'un produit de synthèse. Préparé avec du glucose qui existe à l'état naturel notamment dans les prunes et les cerises, il est converti en fructose dans le foie et augmente la teneur en sucre du corps. Le sorbitol peut provoquer des effets secondaires comme les crampes d'estomac. L'intérêt de ce produit, souvent déconseillé aux diabétiques, est controversé.

QUELQUES MOTS SUR LES MATIÈRES GRASSES

Les matières grasses (les lipides) font l'objet d'un débat animé depuis quelque vingt-cinq ans. La principale question est la quantité de lipides que nous devons absorber et sous quelle forme.

Une chose est toutefois certaine : les lipides sont très riches en calories. Il en découle que tous les diététiciens s'accordent à recommander une alimentation moins grasse.

Sur le plan de la diététique, nous distinguons les lipides saturés, mono-insaturés et poly-insaturés. Ils ont tous la même quantité de calories, mais leur effet sur le niveau de cholestérol est différent. Si la matière grasse est solide, sa teneur en graisse saturée est élevée ; s'il est plus ou moins mou, même réfrigéré, sa teneur en graisse poly-insaturées ou insaturée est plus élevée ; s'il est liquide il contient encore plus de graisse insaturée.

Le saindoux, qui a une consistance ferme, contient davantage de graisse saturée que la graisse d'oie ou de canard, beaucoup plus molle. La graisse de poisson, liquide comme l'huile, est très riche en graisse insaturée.

Les produits laitiers, le saindoux, le beurre de cacao et la margarine de cuisine contiennent de la graisse saturée.

Les huiles d'olive et de colza contiennent de la graisse mono-insaturée ; la margarine de table et diverses autres huiles, de la graisse insaturée.

QUELLE MATIÈRE GRASSE UTILISER POUR LA CUISINE ?

Normalement, on ne devrait pas utiliser de matière grasse pour faire bouillir, braiser ou cuire au four à micro-ondes.

Pour frire ou faire sauter, on peut employer n'importe quelle matière grasse contenant au moins 80 % de lipides, ainsi que certaines margarines, beurres et huiles (qui contiennent 100 % de lipides).

Prenez garde à la température de cuisson, notamment pour la friture. Les lipides insaturés craignent une température trop élevée. En plus de son effet négatif sur la saveur des aliments, la friture engendre des substances dommageables pour la santé.

La couleur de la margarine et du beurre se modifie quand on les chauffe, ce qui est une indication utile pour évaluer leur température. Ce n'est pas le cas de l'huile. Son arôme se détériore dès qu'elle se met à fumer. Si cela vous arrivait, jetez-la et recommencez. Choisissez pour la friture les huiles d'olive ou de tournesol qui supportent les températures élevées. L'huile de tournesol a un goût plus neutre que celui de l'huile d'olive.

Le choix de la matière grasse pour faire cuire les morceaux de viande assez gros, par exemple côtelettes et biftecks, a moins d'importance car ils n'en absorbent pas, mais il ne faut pas les arroser avec celle-ci après leur cuisson. Les pommes de terre, oignons, filets de poisson ou tout autre mets enduits de chapelure absorbent beaucoup de matière grasse.

On peut faire revenir les oignons dans un peu de matière grasse, puis poursuivre leur cuisson, à couvert, à feu doux. Généralement, leur jus donne suffisamment de liquide de cuisson. Dans le cas contraire, on peut ajouter un peu d'eau ou de bouillon.

METTEZ TOUJOURS DE L'EAU SUR LA TABLE

Que vous serviez avec le repas du vin, de la bière, du jus de fruit, du café comme aux États-Unis, ou autre chose, mettez toujours une carafe d'eau fraîche sur la table. L'eau ne contient aucune calorie et s'accorde avec tous les mets. Même si vous servez un grand vin, un verre d'eau fera toujours plaisir.

Si vous devez parfois vous abstenir de consommer des boissons alcooliques – pour des raisons de santé ou parce que vous devez conduire –, sachez que l'eau peut être une agréable solution de remplacement. Explorez le rayon des eaux minérales d'un grand supermarché : vous y ferez des découvertes. On trouve même en France ou en Californie certains restaurants qui ajoutent à la carte des vins une carte des eaux !

ESSAYEZ LES VINS SANS ALCOOL

Rien n'est meilleur qu'un verre de bon vin, mais il vaut mieux consommer des boissons alcooliques avec modération. Plus le vin est doux, plus il contient d'alcool. Les vins rouges, rosés, blancs secs et le champagne brut sont un bon choix. Les alcools comme le cognac, le calvados, la vodka, le whisky ne contiennent presque pas de sucre. Les diabétiques doivent éviter toutes les liqueurs, les apéritifs, comme le vermouth, les vins moelleux et le champagne demi-sec ou doux. Si vous en avez envie, essayez les vins et les bières sans alcool (de fait, ces boissons en contiennent, mais peu) : aujourd'hui, on ne les accuse plus d'avoir un goût de médicament.

Le vin sans alcool est moins riche en calories que le véritable vin, mais contient pourtant une certaine quantité de sucre, et les vins de dessert et les vins apéritifs pauvres en alcool que l'on commence à trouver sur le marché peuvent contenir autant de sucre que le jus d'orange.

N'oubliez pas que teneur alcoolique élevée correspond à forte teneur en calories.

FAITES LA CHASSE À LA GRAISSE

Choisissez des morceaux de viande maigres et vérifiez toujours la proportion de matières grasses dans la viande hachée.

Éliminez les parties grasses visibles avant de manger de la volaille ou de la viande.

Dégraissez les ragoûts avant de servir. Faites cuire la viande à l'étouffée (c'est-à-dire dans une cocotte close), afin d'obtenir un mets délicieusement juteux sans avoir à utiliser de matière grasse supplémentaire.

Toutes les fois que c'est possible, choisissez de faire bouillir la viande. Un "rôti" cuit dans une marinade fortement aromatisée ou dans du vin peut être délicieux. Il n'est pas indispensable de faire rissoler la viande au préalable dans la préparation des ragoûts.

Nombre de ragoûts et de plats de viande bouillie peuvent être préparés à l'avance et conservés au réfrigérateur jusqu'au lendemain. Il est ainsi facile de retirer la graisse figée à la surface.

CONSEILS POUR FAIRE SAUTER ET FRIRE

Il est préférable d'utiliser des matières grasses dont l'aspect se modifie si la température devient trop élevée (voir plus haut).

Ne vous servez pas de margarine dont la teneur en matière grasse est inférieure à 80 %, car elle a tendance à devenir gluante.

Vous pouvez vérifier la température de l'huile de friture en y plongeant un morceau de pain blanc ou de légume vert : s'il se colore légèrement, elle est adéquate.

Partagez les ingrédients à frire ou à faire sauter, car si leur volume est trop important, la température baisse et il devient difficile de les faire dorer.

Si la matière grasse commence à brûler, jetez-la et recommencez.

Quand vous devez faire cuire une grande quantité d'aliments, fractionnez les fritures et changer la matière grasse plusieurs fois. Prenez soin d'essuyer la friteuse ou la sauteuse avec du papier absorbant avant d'y ajouter la matière grasse propre.

N'arrosez pas votre préparation avec la matière grasse restant dans la sauteuse.

Avant de servir le poisson ou la viande frite ou sautée, déposez-les quelques minutes sur du papier absorbant qui absorbera l'excès de matière grasse.

QUELLE MATIÈRE GRASSE POUR CUIRE AU FOUR ?

Pour la cuisson au four, choisissez une matière grasse dont la teneur en lipides soit au moins de 80 %, par exemple certaines margarines et le beurre ou l'huile, ces deux produits contenant 100 % de lipides. Utilisez de préférence de la margarine contenant au minimum 45 % de matière grasse mono-insaturée.

Les huiles contiennent une forte proportion de matière grasse mono-insaturée.

Pour les pâtes sucrées, comme celle pour les petits pains au lait, vous pouvez utiliser de la margarine. L'huile est déconseillée dans ce cas pour une question de goût.

Pour la pâtisserie et les biscuits, choisissez de la margarine de cuisine ou de table avec une forte proportion de lipides insaturés.

SERVEZ DES BOISSONS PAUVRES EN CALORIES

Les boissons alcooliques apportent beaucoup de calories, ce qui est une bonne excuse pour en réduire la consommation. L'intérêt pour les boissons pauvres en calories s'est développé depuis quelques années. On en trouve donc maintenant un choix appréciable.

QUELQUES CONSEILS POUR LES SAUCES

Pour épaissir une sauce, faites cuire quelques légumes dans un peu de bouillon puis réduisez-les en purée dans un robot ménager. Incorporez cette purée à la sauce juste avant de servir. Ce procédé permet d'épaissir une sauce sans augmenter sa teneur en matière grasse. De plus elle lui donne un goût délicieux.

On peut aussi épaissir une sauce en délayant de la farine dans un peu de bouillon, puis en l'incorporant au fouet dans la sauce chaude. Ajoutez ensuite un peu de margarine ou de beurre pour la rendre brillante. Cette méthode utilise moins de matière grasse que celle qui consiste à faire un roux blanc avec du beurre et de la farine puis à ajouter le liquide.

Bonne chance avec votre nouvelle cuisine légère !

SOMMAIRE

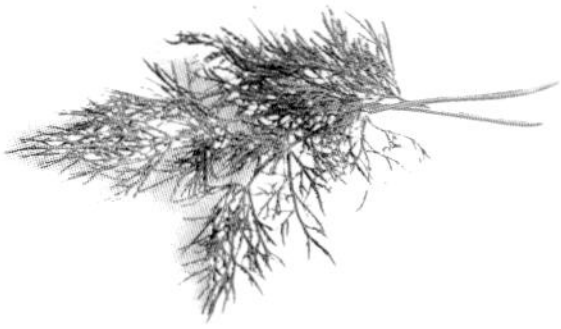

POTAGES ET HORS-D'ŒUVRE

Amuse-gueules

Soupes et Potages

Œufs et Plats au Fromage

Poissons et Fruits de Mer

Viandes et Volailles

Légumes et Salades

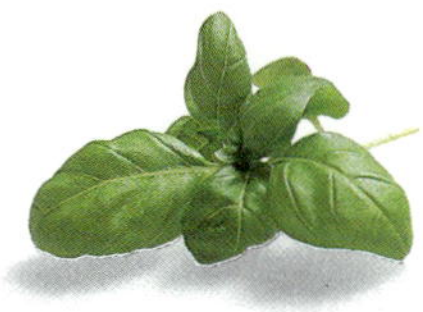

PLATS DE RÉSISTANCE

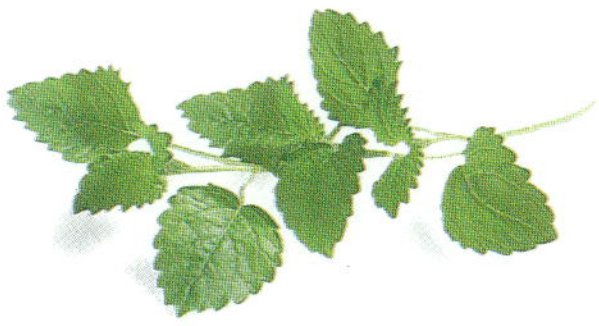

DESSERTS

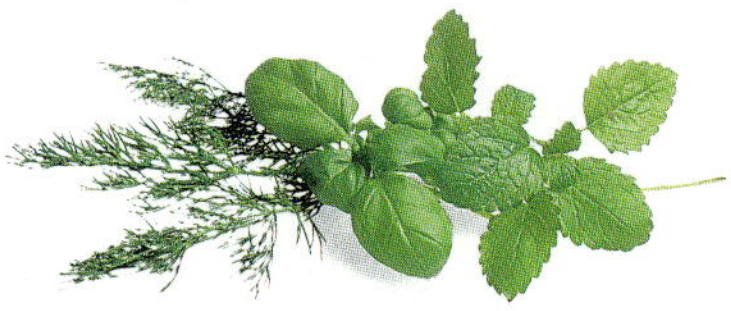

GARNITURES ET SAUCES

100 PLATS DE RÉSISTANCE

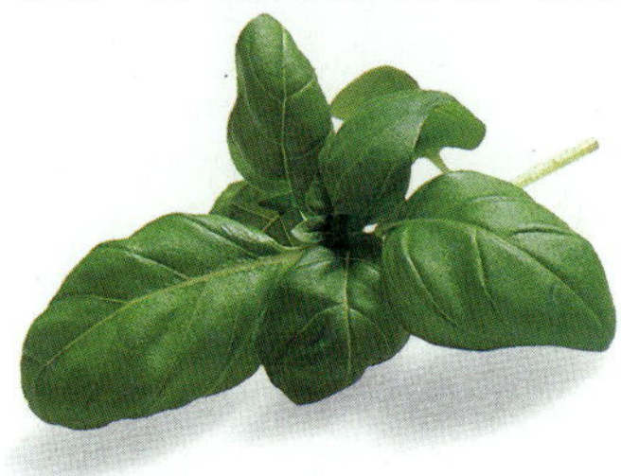

POISSON AU FOUR

Ce type de cuisson convient aux poissons de toutes tailles. C'est aussi une méthode qui permet des repas basses-calories.

SAUMON SUR LIT DE SEL
Pour 4 personnes

500 g de filets de saumon avec la peau
250 g de gros sel de mer

PRÉPARATION

1 Préchauffez le four à 220 °C, thermostat 7. Étendez un lit de gros sel dans un plat allant au four. Posez les filets de saumon dessus, peau vers le bas. Faites cuire au four 15 mn environ.

2 Retirez du four, ôtez la peau et disposez sur un plat chaud. Garnissez de quartiers de citron et de brins d'aneth. Servez avec du yaourt nature ou de la crème aigre, aromatisés avec de la ciboulette ou de l'aneth ciselés, et des œufs de saumon.

POISSON PLAT AU FOUR
La cuisson à four tiède convient bien aux gros poissons plats comme le turbot.

PRÉPARATION

1 Préchauffez le four à 100 °C, thermostat 0,5. Nettoyez, videz et essuyez le poisson (on peut garder la tête et les nageoires). Placez-le dans un plat allant au four non graissé, peau vers le haut. Faites cuire au four de 50 mn (petit poisson) à 60-70 mn (gros poisson). Pour vérifier le degré de cuisson, glissez la lame d'un couteau le long de l'arête centrale : la chair doit être blanche, non transparente et se détacher facilement.

2 Ôtez la peau du poisson et posez-le sur un plat chaud. Servez avec du raifort râpé, des quartiers de citron et des pommes de terre à la vapeur.

Niveau de difficulté
Facile

Temps de préparation
Variable

Préparation à l'avance
En partie

●●○

Boisson
Vin blanc sec

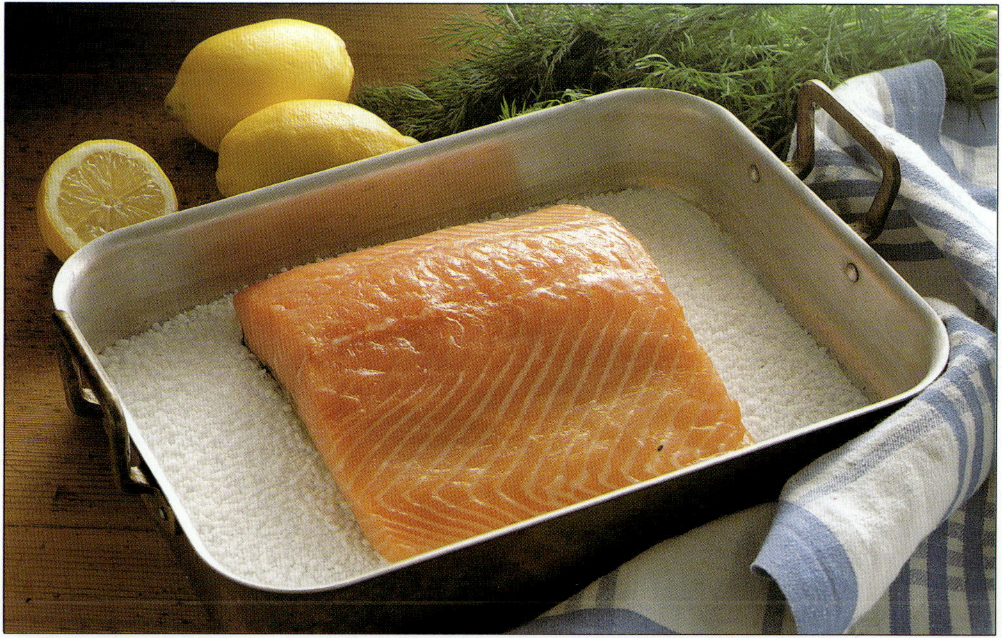

201

MOUSSE DE POISSON

Pour 4 personnes

1 paquet de brocolis congelés
400 g de filet de cabillaud ou de haddock
1/2 cuil. à café de sel
poivre blanc du moulin
250 g de margarine
2 cuil. à soupe de farine
1 cuil. à soupe de Maïzena
2 œufs
30 cl de lait bouilli refroidi
chapelure pour le moule
sauce crevettes (voir recette 411)

PRÉPARATION

1 Faites cuire les brocolis environ 30 mn et laissez-les égoutter. Préchauffez le four à 180 °C, thermostat 4.

2 Débitez le poisson en petits morceaux et réduisez-les en purée dans un robot ménager. Ajoutez-y la margarine, la farine, la Maïzena et les œufs. Salez et poivrez. Versez le lait et laisser tourner l'appareil jusqu'à obtention d'une mousse.

3 Mettez la moitié de la mousse dans un moule de 1,5 litre beurré et poudré de chapelure. Surmontez des bouquets de brocolis, puis recouvrez du reste de la mousse. Couvrez d'aluminium ménager, puis glissez dans le bas du four pour environ 1 h. Laissez le moule dans le four éteint environ 10 mn.

4 Préparez la sauce (recette 411) et la garniture pendant la cuisson de la mousse.

5 Démoulez, coupez en tranches et déposez sur un plat de service. Garnissez avec des crevettes roses décortiquées, des brins d'aneth et des quartiers de citron.

Remarque : cette mousse peut être servie, hormis la sauce aux crevettes, avec des petits pois, des pommes de terre à la vapeur ou du riz.

NIVEAU DE DIFFICULTÉ	Assez facile
TEMPS DE PRÉPARATION	1 h 30-2 h
PRÉPARATION À L'AVANCE	Oui

●●○

BOISSON

Vin blanc sec ou demi-sec

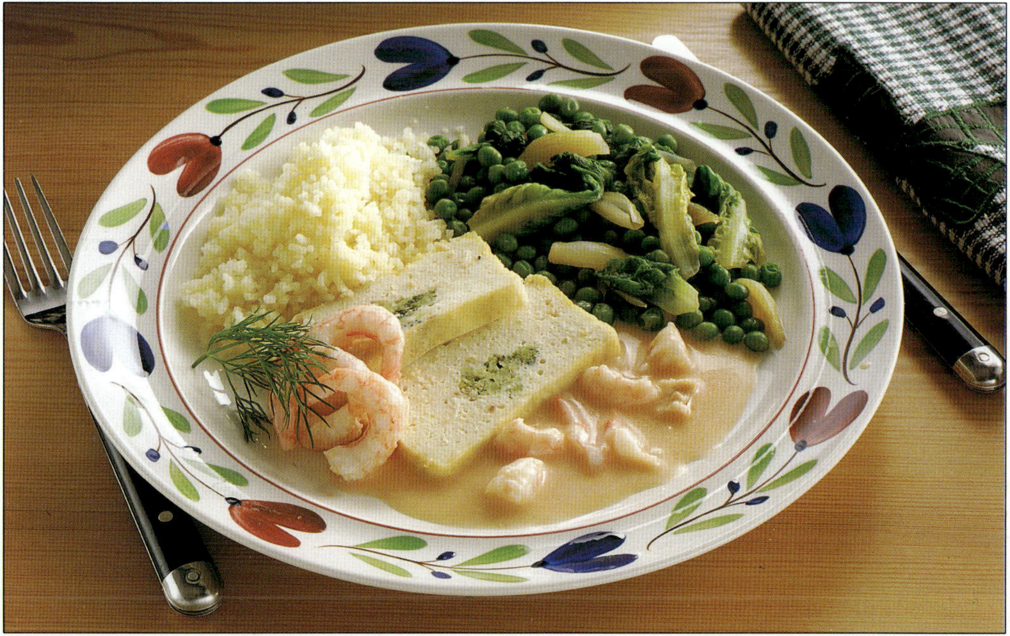

GRATIN DE POISSON

Pour 4 personnes

500 g de filets de poisson frais ou congelé
30 cl d'eau
1 cuil. à café de sel
1 cuil. à soupe de margarine
eau ou vin blanc
3 cuil. à soupe de farine
1 jaune d'œuf
10 cl de crème fleurette
sel et poivre blanc
poivre de Cayenne
1 cuil. à soupe de jus de citron
300 g de crevettes roses non décortiquées (ou 150 g de crevettes décortiquées)
3 cuil. à soupe de fromage râpé

PRÉPARATION

1 Rincez les filets de poisson ou décongelez-les s'ils sont congelés. Portez l'eau salée à ébullition. Plongez-y les filets et faites-les cuire à feu doux pendant 4 ou 5 mn, jusqu'à ce qu'ils deviennent blancs et opaques. Égouttez et versez l'eau de cuisson dans un récipient gradué. Ajoutez assez de vin blanc ou d'eau pour obtenir 40 cl de liquide.

2 Préchauffez le four à 240 °C, thermostat 9. Faites chauffer la margarine dans une casserole, jettez-y la farine en pluie et versez l'eau de cuisson. Portez à ébullition et faites cuire 5 mn environ sans cesser de tourner. Fouettez le jaune d'œuf et la crème et incorporez-les à la sauce, en laissant mijoter à feu doux et sans cesser de battre. La sauce ne doit plus bouillir. Assaisonnez de sel, de poivre, de poivre de Cayenne et de jus de citron.

3 Rangez les filets égouttés dans un plat graissé allant au four. Ajoutez les crevettes décortiquées et nappez de sauce. Parsemez de fromage râpé.

4 Glissez dans le haut du four pour 10 ou 15 mn, jusqu'à ce que le gratin soit bien doré. Si le plat a été préparé d'avance, mettez-le 20 mn environ dans le four réglé à 220 °C, thermostat 7.

GRATIN DE POISSON 202

NIVEAU DE DIFFICULTÉ
Assez facile

TEMPS DE PRÉPARATION
1 h

PRÉPARATION À L'AVANCE
En partie

●●○

BOISSON
Bordeaux blanc demi-sec

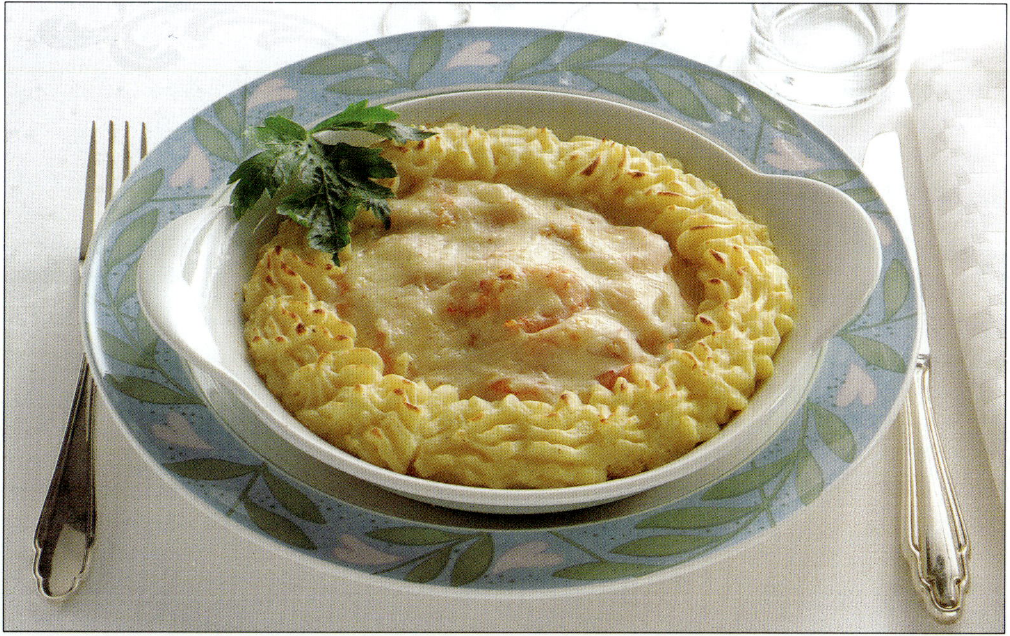

203

BROCHETTES DE POISSON AU RIZ

Pour 4 personnes

500 g de filets épais de cabillaud ou de haddock
8 échalotes
1 poivron rouge
1 poivron jaune
quartiers de citron pour garnir

POUR LA MARINADE :
le zeste râpé et le jus d'un citron non traité
10 cl d'huile d'olive
1 cuil. à café de moutarde douce
1 gousse d'ail écrasée
sel et poivre blanc

POUR LE RIZ SAFRANÉ :
50 cl d'eau
250 g de riz
1/2 oignon haché
1 tube de stigmates de safran

PRÉPARATION

1 Mélangez tous les ingrédients de la marinade. Débitez les filets de poisson en cubes de 3 cm de côté. Pelez et coupez en deux les échalotes. Rincez, épépinez et coupez les poivrons en carrés de 3 cm. Embrochez sur 4 brochettes en alternant les cubes de poisson, les demi-échalotes et les carrés de poivron. Posez dans un plat, nappez de marinade et mettez de 1 à 2 h au réfrigérateur, en retournant les brochettes de temps à autre.

2 Préparez le riz : portez l'eau à ébullition, ajoutez-y le riz, l'oignon haché et le safran ; faites cuire à feu doux de 15 à 20 mn, jusqu'à absorption de presque tout le liquide. Égouttez.

3 Retirez les brochettes de la marinade et laissez-les égoutter. Faites-les cuire à la poêle 3 mn de chaque côté sur feu vif .

4 Répartissez aussitôt le riz safrané sur 4 assiettes chaudes, déposez les brochettes brûlantes, garnissez de quartiers de citron et servez sans attendre.

BROCHETTES DE POISSON AU RIZ

Niveau de difficulté
Facile

Temps de préparation
30 mn + temps de la marinade

Préparation à l'avance
En partie

●●○

Boisson

Rosé de Provence ou blanc sec

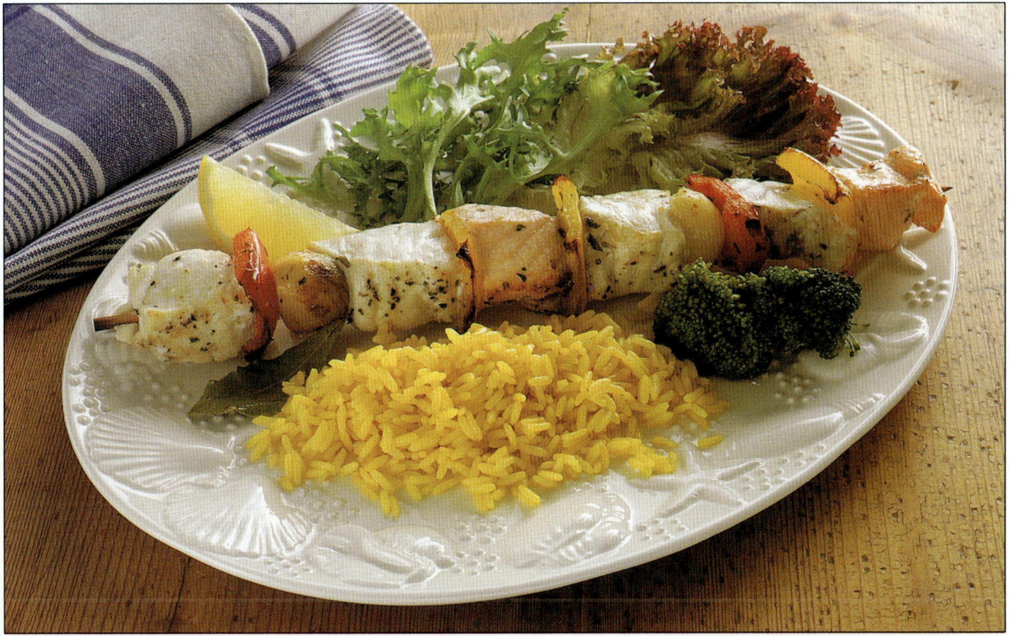

GRAVAD LAX

Pour 6 à 8 personnes

1 kg de filets de saumon (poids net)
4 cuil. à soupe de sel
5 cuil. à soupe de sucre
2 cuil. à café de poivre blanc grossièrement moulu
4 cuil. à soupe d'aneth ciselé

POUR LA GARNITURE :
brins d'aneth
quartiers de citron

PRÉPARATION

1 Coupez les filets saumon en larges tronçons et retirez-en les arêtes. N'enlevez pas la peau.

2 Mélangez le sel, le sucre et le poivre. Enduisez les filets de poisson d'une partie de ce mélange et disposez ces derniers sur un plat, peau vers le bas. Parsemez d'aneth ciselé et du reste du mélange précédent. Couvrez le plat d'un film alimentaire, glissez-le dans un sachet de matière plastique et fermez l'ouverture. Placez dans un endroit frais pendant 1 jour 1/2 ou 2 jours. Retournez les filets au bout 24 h.

3 Avant de servir, découpez le saumon en tranches fines ou coupez-le diagonalement jusqu'à la peau en morceaux de 1 cm ou 2 cm. Garnissez de brins d'aneth et de quartiers de citron.

Remarque : les haricots mange-tout ou les haricots verts accompagnent bien ce plat.

NIVEAU DE DIFFICULTÉ	Facile
TEMPS DE PRÉPARATION	Macération 36 h ou 48 h
PRÉPARATION À L'AVANCE	Oui

●●●

BOISSON

Porto

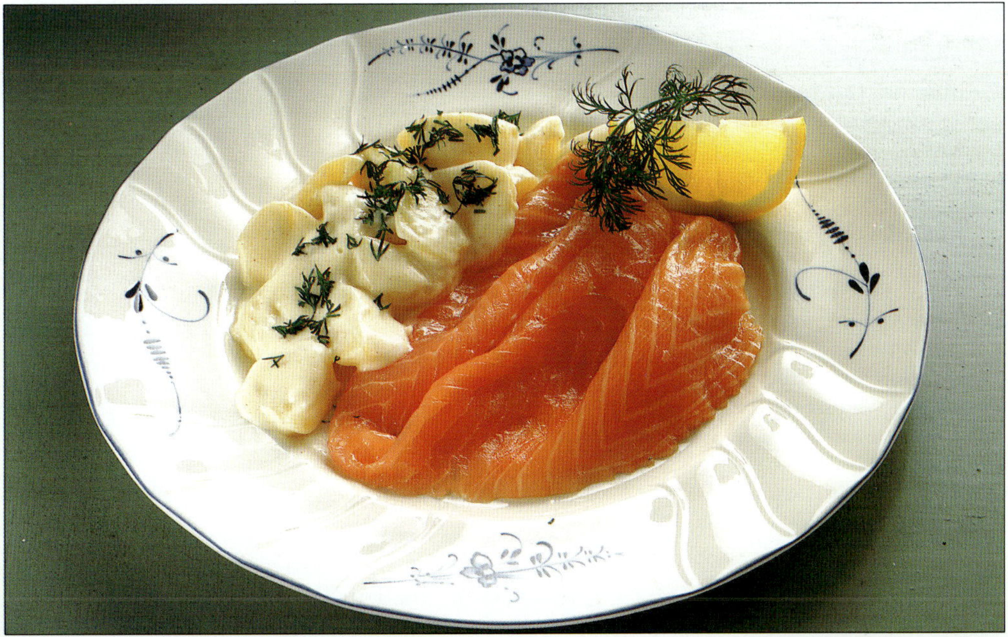

205

GRAVAD LAX GRILLÉ

Pour 4 personnes

400 g de gravad Lax (filets de saumon, voir recette 204)
1 cuil. à soupe d'huile

POUR LA GARNITURE :
aneth
rondelles de citron

POUR LE TSATSIKI :
1 petit concombre ou 1/2 gros concombre
1/2 cuil. à café de sel
20 cl de yaourt nature
1 ou 2 gousses d'ail écrasées
poivre noir

PRÉPARATION

1 Commencez par préparer le tsatsiki. Hachez grossièrement le concombre dans un bol, saupoudrez-le de sel et mélangez soigneusement. Laissez macérer 20 mn, puis jetez le liquide rendu par le concombre. Ajoutez le yaourt et l'ail et poivrez.

2 Entaillez les filets de gravad lax jusqu'à la peau et ouvrez-les soigneusement.

3 Enduisez les filets de saumon d'huile et faites-les griller 2 mn sur chaque face. Disposez-les sur des assiettes individuelles et garnissez d'aneth et de rondelles de citron. Servez accompagné du tsatsiki.

Niveau de difficulté
Facile

Temps de préparation
30 mn

Préparation à l'avance
En partie

●●○

Boisson

Eau minérale ou bourgogne aligoté

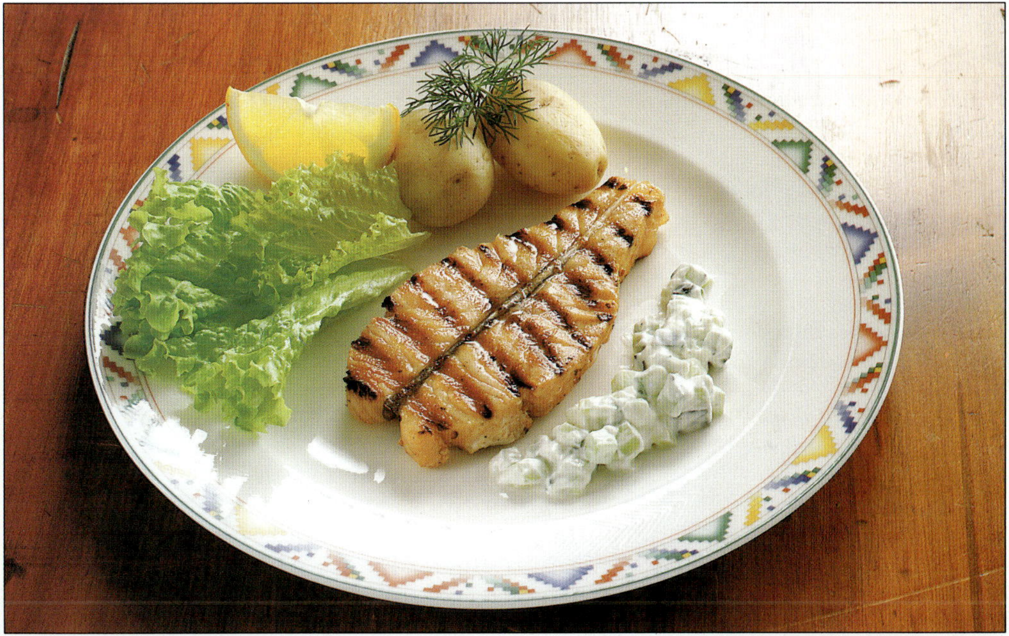

SAUMON SAUCE FENOUIL

Pour 4 personnes

4 darnes de saumon (environ 600 g au total)
sel et poivre noir
1 cuil. à soupe de beurre
2 cuil. à soupe de graines de sésame grillées

POUR LA SAUCE :
2 gros bulbes de fenouil
1/2 cuil. à soupe de ciboulette ciselée
1/2 cuil. à soupe de persil ciselé
2 cuil. à café de farine
15 cl de lait
1/2 cuil. à café de sel
poivre noir
1 pincée de graines de fenouil moulues

PRÉPARATION

1 Nettoyez les bulbes de fenouil, coupez-les en morceaux et placez-les dans une casserole. Couvrez d'eau, salez légèrement et portez à ébullition. Faites cuire de 10 à 15 mn, jusqu'à ce que le fenouil soit tendre. Égouttez en réservant l'eau de cuisson.

2 Passez le fenouil, la ciboulette, le persil et 10 cl d'eau de cuisson dans un robot ménager. Versez la purée obtenue dans une casserole. Délayez la farine dans le lait et incorporez à la purée en fouettant. Ajoutez les épices et laissez mijoter jusqu'à ce que la purée épaississe légèrement. Laissez reposer 5 mn avant de servir.

3 Faites chauffer le beurre dans une poêle et faites-y rissoler les darnes de saumon de 3 à 4 mn sur chaque face. Salez et poivrez. Posez les darnes sur des assiettes individuelles chauffées au préalable et parsemez de graines de fenouil. Servez la purée séparément.

SAUMON SAUCE FENOUIL

NIVEAU DE DIFFICULTÉ
Facile

TEMPS DE PRÉPARATION
1 h environ

PRÉPARATION À L'AVANCE
En partie

●●○

BOISSON
Vin blanc sec

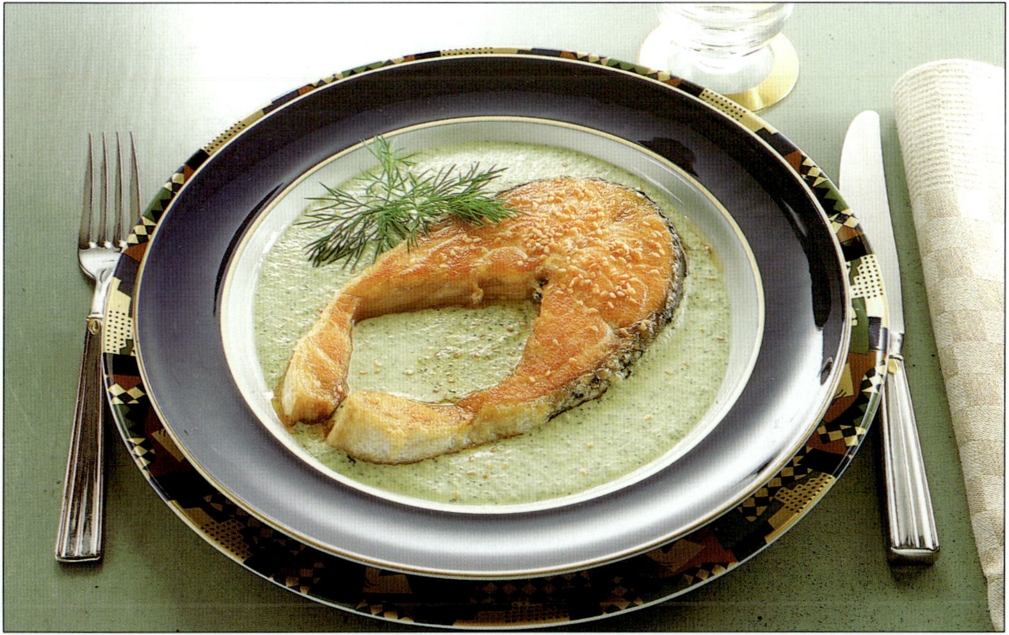

207

SAUMON ET PURÉE D'AVOCAT

Pour 4 personnes

1 cuil. à soupe de margarine
4 grosses demi-darnes de saumon (500 g environ au total)
sel et poivre noir

POUR LA PURÉE D'AVOCAT :
2 avocats
6 filets d'anchois à l'huile
2 cuil. à soupe de câpres
2 gousses d'ail écrasées
1 cuil. à soupe de jus de citron
1 cuil. à soupe de crème fraîche
poivre de Cayenne
sel

POUR LA GARNITURE :
quartiers de citron
câpres

PRÉPARATION

1 Partagez les avocats en deux et dénoyautez-les. Prélevez-en la pulpe et réduisez-la en purée. Égouttez les anchois, émincez-les ou hachez-les. Mélangez la pulpe d'avocat, les anchois, les câpres et l'ail. Ajoutez le jus de citron et la crème fraîche. Assaisonnez de poivre de Cayenne et de sel.

2 Faites chauffer la margarine dans une poêle et faites-y rissoler les demi-darnes, peau vers le bas, pendant 10 mn environ, en couvrant en fin de cuisson. Salez et poivrez. Déposez le saumon sur des assiettes chauffées au préalable. Garnissez de quartiers de citron et de câpres. Servez aussitôt avec la purée d'avocat.

NIVEAU DE DIFFICULTÉ
Facile

TEMPS DE PRÉPARATION
30 mn

PRÉPARATION À L'AVANCE
En partie

●●●

BOISSON
Vin blanc sec

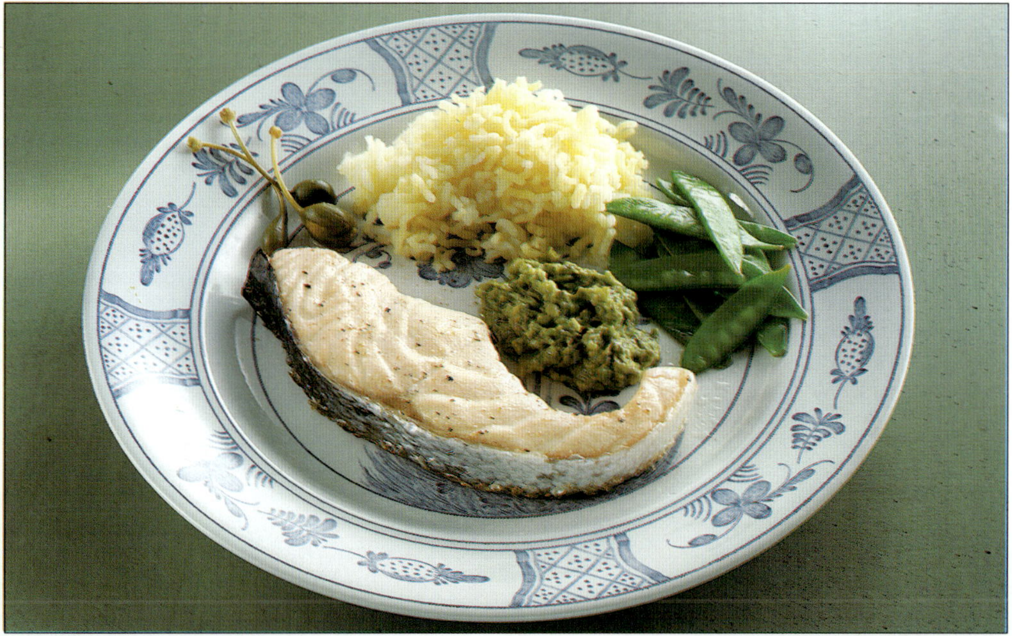

TERRINE DE SAUMON

Pour 10 personnes

1 kg de saumon frais
3 œufs durs en rondelles
500 g de crevettes roses décortiquées
250 g de petits pois
2 brins d'aneth
citron et concombre pour garnir

POUR LE COURT-BOUILLON :
1 cuil. à soupe de vinaigre
1 cuil. à café de sucre
10 grains de poivre blanc
1 petite carotte
1/2 oignon
2 brins d'aneth

POUR LA GELÉE :
60 cl de court-bouillon (eau de cuisson du poisson)
20 cl de vin blanc sec
12 feuilles de gélatine

PRÉPARATION

1 Mélangez les ingrédients du court-bouillon dans une poissonnière. Versez assez d'eau pour que le poisson puisse en être recouvert et laissez bouillir 15 mn. Ajoutez le saumon et laissez frémir 15 mn. Laissez légèrement refroidir puis retirez le poisson. Ôtez-en la peau et les arêtes et coupez-le en morceaux. Réservez le court-bouillon.

2 Faites tremper la gélatine dans de l'eau froide. Portez le court-bouillon à ébullition et passez-le au chinois. Égouttez la gélatine et faites-la dissoudre à feu doux dans 10 cl de court-bouillon. Incorporez le reste du court-bouillon et le vin. Laissez refroidir. Passez un moule de 1,5 litre dans de l'eau froide, puis versez-y le court-bouillon sur 1/2 cm de hauteur. Laissez prendre au réfrigérateur.

3 Lorsque la gelée est prise, rangez dessus une première couche de crevettes, d'œufs durs, de saumon, de petits pois et de brins d'aneth. Recouvrez de nouveau de court-bouillon et remettez au réfrigérateur. Continuez ainsi par couches successives jusqu'à épuisement des ingrédients. Couvrez et maintenez au réfrigérateur au moins 4 h.

4 Glissez la lame d'un couteau le long des parois du moule pour en détacher la terrine. Plongez rapidement la base du moule dans de l'eau chaude et démoulez sur un plat de service. Décorez de rondelles de citron et de concombre.

NIVEAU DE DIFFICULTÉ	Assez facile
TEMPS DE PRÉPARATION	1 h 30 + temps de réfrigération
PRÉPARATION À L'AVANCE	Oui

●●○

BOISSON

Vin blanc demi-sec, de préférence bordeaux blanc

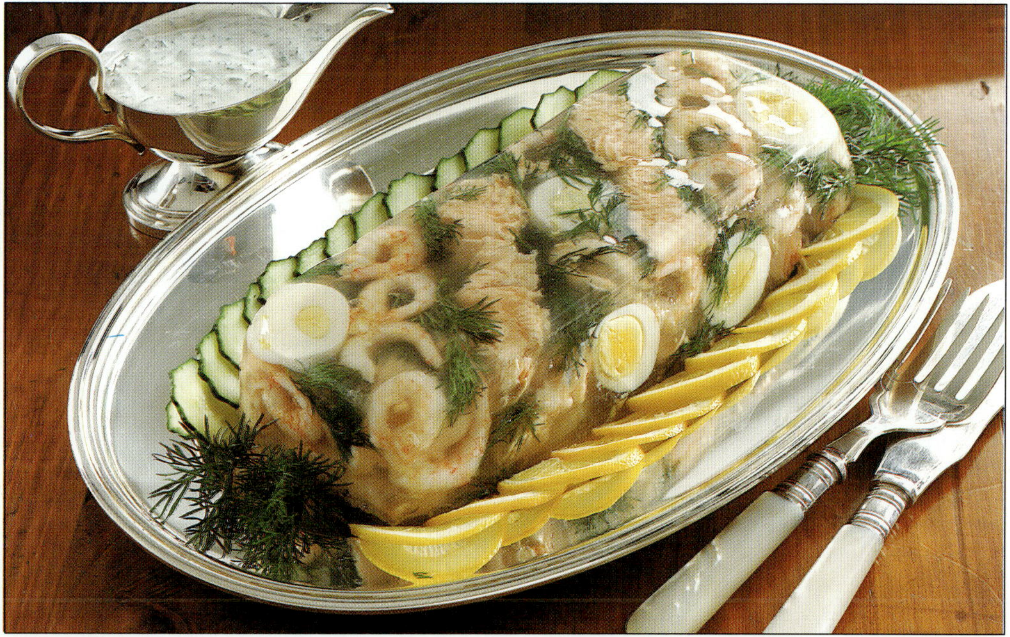

RAGOÛT DE SAUMON

Pour 4 ou 6 personnes

1 poireau
2 côtes de céleri
2 carottes
1 cuil. à soupe de margarine
40 cl d'eau
1 tablette de court-bouillon
1 ou 2 gousses d'ail écrasées
3 cuil. à soupe de purée de tomate
1 pincée de thym
500 g de filets de saumon sans peau ni arêtes
12 ou 15 olives farcies au poivron, coupées en rondelles
3 cuil. à soupe de câpres
1 cuil. à soupe de persil ciselé

POUR LA GARNITURE :
4 cuil. à soupe de crème aigre

PRÉPARATION

1 Lavez le poireau, effilez le céleri. Grattez les carottes. Coupez le poireau et le céleri en tronçons et les carottes en tranches fines. Faites chauffer la margarine dans un faitout et faites-y revenir les légumes sans les laisser prendre couleur.

2 Versez l'eau, émiettez-y la tablette de bouillon, ajoutez l'ail, la purée de tomate et le thym. Couvrez et laissez mijoter 10 mn environ.

3 Débitez les filets de saumon en cubes de 3 cm environ et mettez-les dans le faitout. Faites cuire 5 mn à feu doux.

4 Incorporez les olives et les câpres, mélangez délicatement et parsemez de persil ciselé.

5 Servez sur assiettes individuelles avec une cuillerée à soupe de crème aigre. De petites pommes de terre nouvelles ou du riz accompagnent agréablement ce plat.

NIVEAU DE DIFFICULTÉ

Facile

TEMPS DE PRÉPARATION

30 mn

PRÉPARATION À L'AVANCE

En partie

●●○

BOISSON

Bourgogne blanc

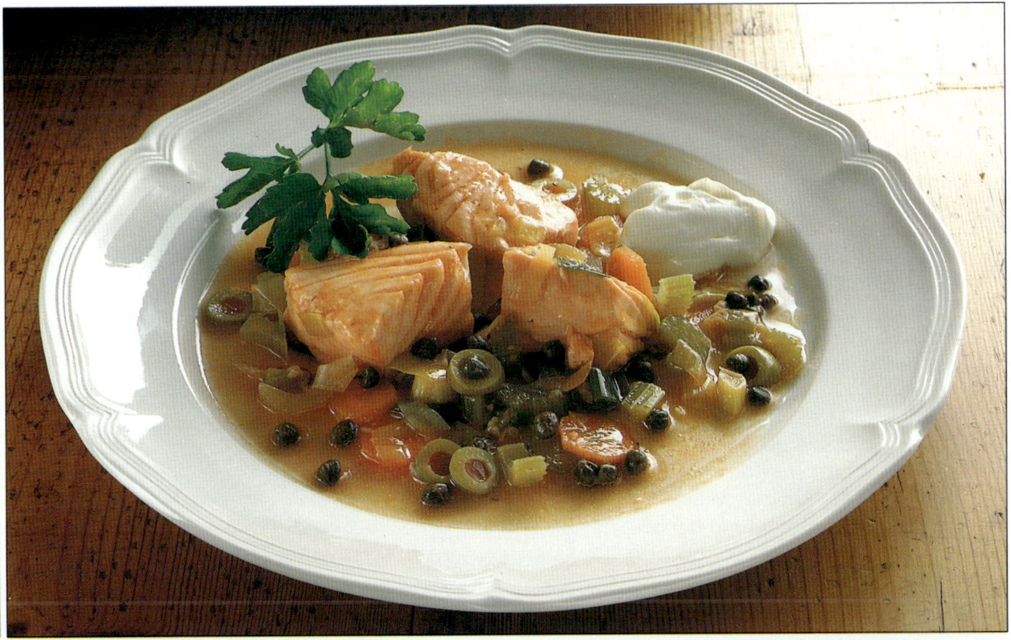

PATÉ DE SAUMON SAUCE SAFRAN

Pour 12 personnes

1/2 petit paquet de pois gourmands congelés
500 g de filets de saumon sans peau ni arêtes
125 g de saumon fumé
2 œufs
2 cuil. à soupe de farine
1 cuil. à soupe de Maïzena
1 pincée de sel
1 pincée de poivre de Cayenne
30 cl de crème fleurette

POUR LA SAUCE :

30 cl de crème aigre
30 cl de yaourt nature
2 cuil. à soupe de mayonnaise
3 cornichons au vinaigre hachés
1 cuil. à soupe de câpres hachées
1 dose de safran dissous dans 1 cuil. à soupe d'eau chaude
sel
1 cuil. à soupe de ciboulette ciselée

PRÉPARATION

1 Faites cuire les pois 8 mn à l'eau salée. Égouttez.

2 Coupez les filets de saumon et le saumon fumé en petits morceaux. Mettez-les dans un robot ménager avec œufs, farine, Maïzena, sel et poivre de Cayenne. Incorporez la crème et faites tourner l'appareil jusqu'à obtention d'une purée.

3 Préchauffez le four à 200 °C, thermostat 6. Versez le tiers de la purée puis la moitié des pois dans un moule rectangulaire graissé de 1,5 litre. Ajoutez encore un tiers de purée puis le reste des pois. Terminez par la purée. N'emplissez pas complètement le moule car la préparation montera à la cuisson.

4 Couvrez d'aluminium ménager et faites cuire de 50 à 60 mn au bain-marie, ou jusqu'à ce que le pâté soit ferme. Laissez légèrement refroidir avant de démouler.

5 Pendant la cuisson, mélangez tous les ingrédients de la sauce et salez-la.

6 Servez froid avec la sauce au safran, accompagné de riz blanc.

PATÉ DE SAUMON SAUCE SAFRAN

NIVEAU DE DIFFICULTÉ	Assez facile
TEMPS DE PRÉPARATION	1 h 30
PRÉPARATION À L'AVANCE	Oui

●●○

BOISSON

Bière blonde ou porto

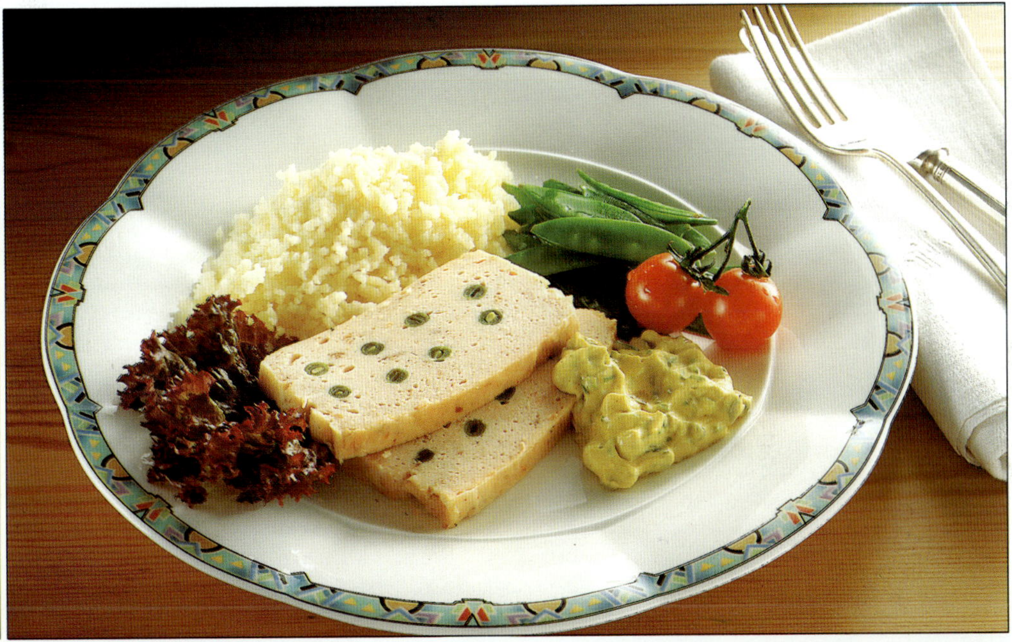

SAUMON SUR LIT DE LÉGUMES

Pour 4 personnes

20 cl d'eau
1/2 tablette de court-bouillon
4 tranches de filet de saumon (500 g)
1/2 concombre en tranches fines

POUR LE LIT DE LÉGUMES :
2 carottes
200 g de céleri-rave
1 panais ou un gros navet
1 poireau
10 cl de bouillon de légumes
sel et poivre

POUR LA SAUCE :
10 cl d'eau
10 cl de vin blanc sec
1 1/2 cuil. à soupe de farine
1 tablette de bouillon de légumes
10 cl de crème fleurette
1 jaune d'œuf
sel et poivre

PRÉPARATION

1 Grattez les carottes, épluchez le céleri-rave et le panais, rincez le poireau. Coupez tous les légumes en bâtonnets et mettez-les dans le bouillon porté à ébullition. Remuez, couvrez et faites blanchir 5 mn. Salez, puis égouttez. Réservez au chaud.

2 Préparez la sauce : versez l'eau et le vin dans une casserole et incorporez-y la farine en battant au fouet. Ajoutez la tablette de bouillon émiettée. Portez à ébullition en tournant, puis laissez frémir 5 mn. Battez la crème avec le jaune d'œuf et incorporez au bouillon sans laisser bouillir. Salez, poivrez et réservez au chaud.

3 Portez 20 cl d'eau à ébullition avec la demi-tablette de court-bouillon. Ajoutez les morceaux de saumon, couvrez et faites cuire 5 mn environ à feu doux, jusqu'à ce que le poisson soit opaque.

4 Déposez un lit de légumes sur des assiettes chaudes, surmontez du saumon poché, versez la sauce autour et garnissez de tranches de concombre.

SAUMON SUR LIT DE LÉGUMES

NIVEAU DE DIFFICULTÉ
Assez facile

TEMPS DE PRÉPARATION
1 h

PRÉPARATION À L'AVANCE
En partie

●●○

BOISSON

Vin blanc sec,
du pouilly fumé,
par exemple

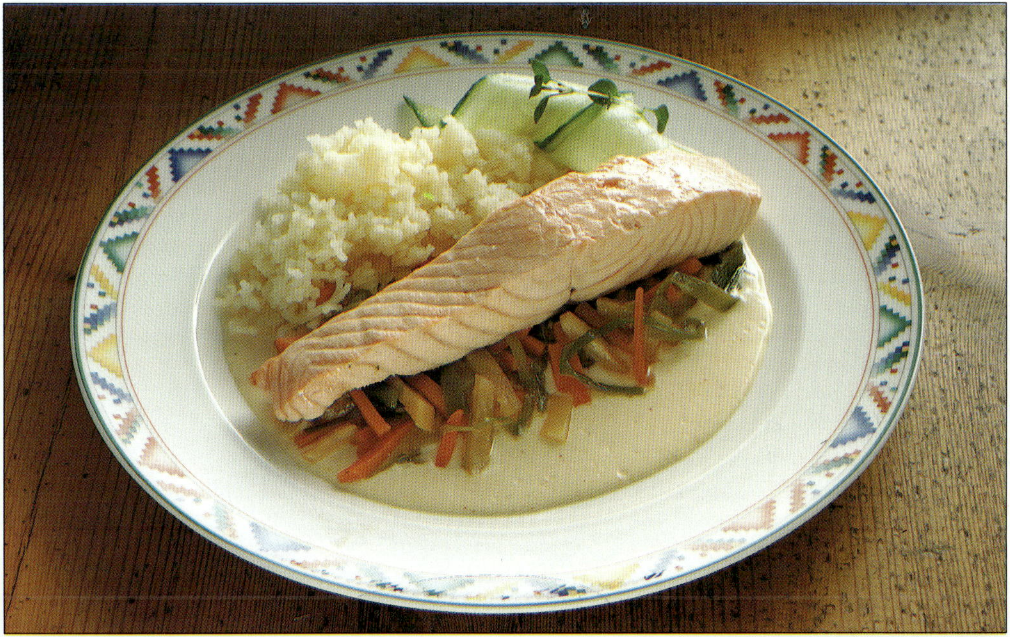

TRUITES AUX CHAMPIGNONS

Pour 4 personnes

4 truites arc-en-ciel
1 cuil. à café de sel
poivre blanc
20 cl de vin blanc sec
200 g de petits champignons de Paris
1/2 oignon haché
45 g de miettes de pain blanc
75 g de fromage râpé
1 gousse d'ail écrasée
1 cuil. à soupe de persil ciselé
1 cuil. à café de margarine

PRÉPARATION

1 Préchauffez le four à 240 °C, thermostat 9. Incisez profondément les poissons le long de l'arête centrale et ouvrez-les, puis coupez celle-ci au niveau de la tête et de la queue et enlevez-la. Retirez les petites arêtes des filets et posez les poissons dans un plat beurré allant au four, côté ouvert vers le haut. Salez, poivrez et versez le vin autour des poissons.

2 Épluchez, lavez et coupez les champignons en tranches. Rangez-les sur les poissons et parsemez le tout d'oignon haché. Mélangez les miettes de pain, l'ail et le fromage. Parsemez les poissons de ce mélange.

3 Glissez le plat en bas du four et faites cuire environ 10 mn, jusqu'à ce que les poissons soient cuits et dorés.

4 Retirez les poissons du plat. Mettez celui-ci sur feu moyen et portez le jus de cuisson à ébullition. Ajoutez-y le persil ciselé, la margarine et vérifiez l'assaisonnement. Remettez les poissons dans le plat et servez aussitôt.

TRUITES AUX CHAMPIGNONS

NIVEAU DE DIFFICULTÉ
Assez facile

TEMPS DE PRÉPARATION
1 h

PRÉPARATION À L'AVANCE
En partie

●●○

BOISSON

Vin blanc sec, par exemple arbois blanc

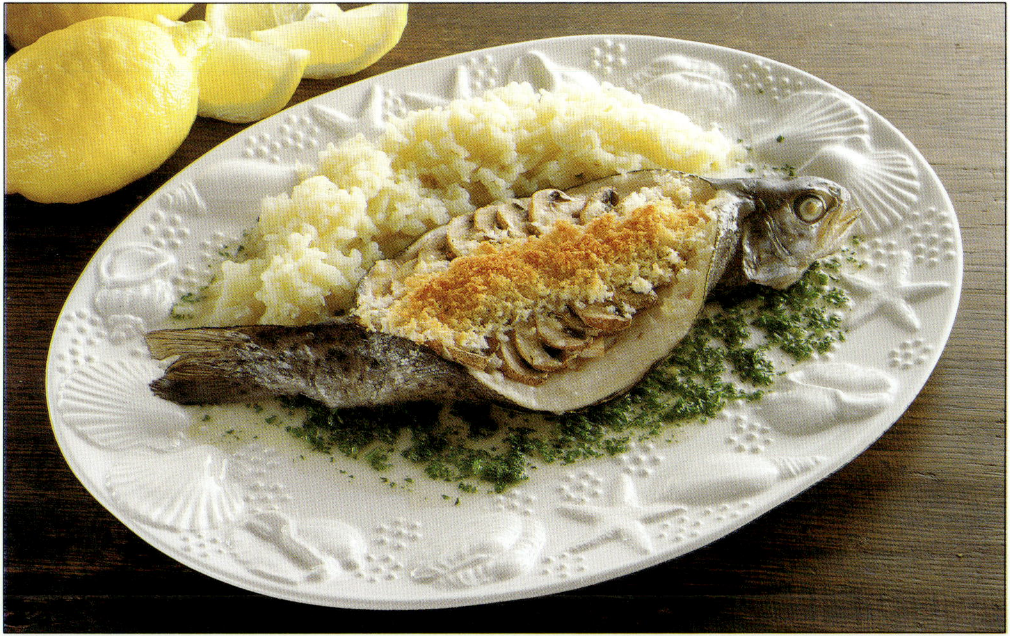

213

BROCHETTES DE LANGOUSTINES

Pour 4 personnes

8 langoustines crues
300 g de filets de lotte
2 poivrons verts
1 courgette

POUR LA MARINADE :
1 cuil. à soupe de jus de citron
2 cuil. à soupe d'huile
20 cl de vin blanc sec
1 cuil. à soupe d'estragon ciselé
1 cuil. à café de chacunes des herbes suivantes : thym, origan et persil, ciselées
1/2 cuil. à café de sel
poivre noir

POUR LE RIZ TOMATÉ :
500 g de tomates pelées entières dans leur jus
sel et poivre
200 g de riz long
5 cl d'eau

PRÉPARATION

1 Mélangez tous les ingrédients de la marinade. Décortiquez les langoustines. Détaillez les filets de lotte en cubes de 3 cm environ. Rangez les cubes de lotte et les langoustines dans la marinade et maintenez 2 h environ au réfrigérateur.

2 Préparez le riz tomaté : portez les tomates et leur jus à ébullition, en les écrasant grossièrement, et assaisonnez ; ajoutez le riz et l'eau et faites cuire à feu doux 20 mn environ.

3 Coupez les poivrons en deux, ôtez-en les filaments blancs et les pépins. Détaillez-les en carrés de 3 cm environ. Coupez les courgettes en rondelles.

4 Enfilez en les alternant les cubes de poisson, les langoustines, les carrés de poivrons et les rondelles de courgette sur 4 brochettes. Enduisez de marinade et faites griller environ 5 mn de chaque côté. Répartissez le riz tomaté sur des assiettes chaudes et déposez-y les brochettes.

NIVEAU DE DIFFICULTÉ

Facile

TEMPS DE PRÉPARATION
1 h environ + temps de marinage

PRÉPARATION À L'AVANCE

En partie

●●○

BOISSON

Vin rosé, de préférence de Provence

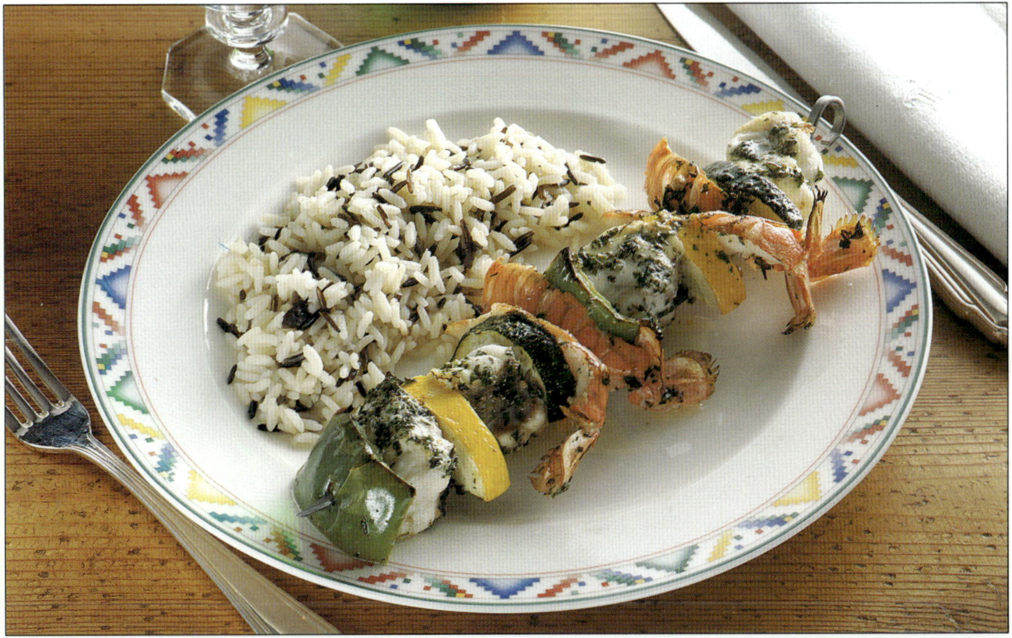

BARBUE ET PURÉE DE POIVRONS

Pour 4 personnes

500 g de filets de barbue
2 cuil. à soupe d'huile
sel et poivre noir

POUR LA PURÉE DE POIVRONS :
2 poivrons rouges
10 cl d'eau
5 cl de vin blanc sec
2 échalotes hachées
1 tablette de bouillon de légumes
10 cl de crème fraîche
sel
1 pincée de poivre de Cayenne

POUR LA GARNITURE :
lanières de poivrons rouges et jaunes
1 cuil. à soupe de thym ou de persil ciselé

PRÉPARATION

1 Commencez par préparer la purée de poivrons. Partagez les poivrons en deux, ôtez-en les pépins et les filaments blancs, puis coupez-les en petits morceaux.

2 Portez l'eau et le vin à ébullition dans une casserole et faites-y dissoudre la tablette de bouillon. Ajoutez les morceaux de poivrons, les échalotes et faites cuire 15 mn, jusqu'à ce que le poivron soit tendre. Réduisez ce mélange en purée dans un robot ménager et remettez dans la casserole. Incorporez la crème fraîche et assaisonnez de sel et de poivre de Cayenne. Faites chauffer la purée sans laisser bouillir.

3 Enduisez les filets de poisson d'huile, salez-les, poivrez-les et faites-les dorer à la poêle 5 mn de chaque côté.

4 Répartissez la purée sur 4 assiettes chaudes et disposez les filets de poisson. Garnissez de lanières de poivrons rouges et jaunes. Parsemez de thym ou de persil.

NIVEAU DE DIFFICULTÉ

Facile

TEMPS DE PRÉPARATION

1 h environ

PRÉPARATION À L'AVANCE

En partie

●○○

BOISSON

Vin blanc sec
ou un vin blanc rouge
léger, du beaujolais,
par exemple

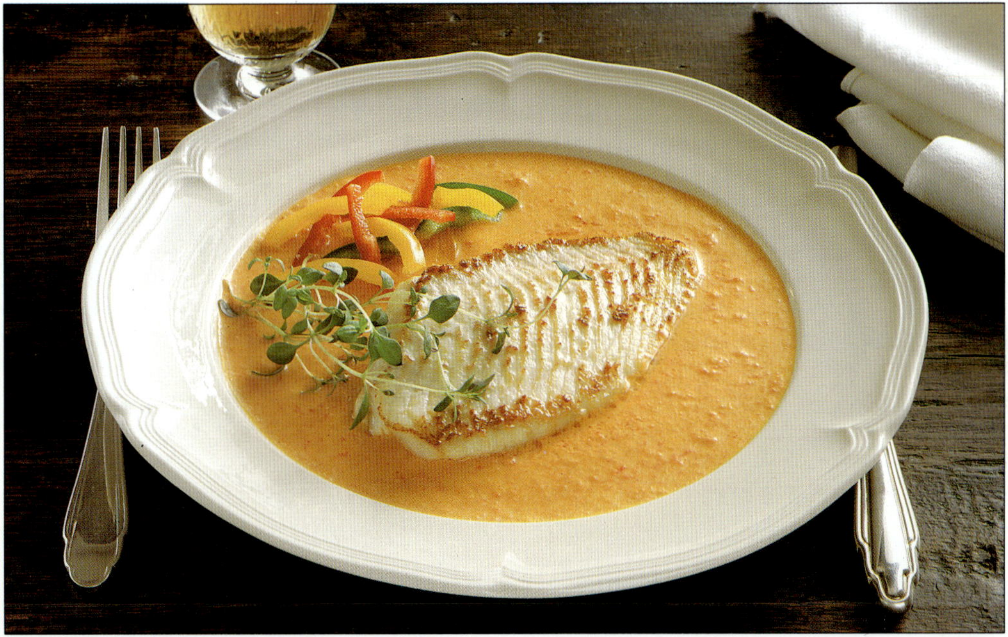

FILETS DE FLÉTAN

Pour 4 personnes

1 cuil. à café de sel
poivre blanc
4 filets de flétan de 150 g environ avec la peau et les arêtes
2 cuil. à soupe de beurre

POUR LA SAUCE :
10 cl de vin blanc sec
15 cl d'eau
1 tablette de court-bouillon
250 g de petits pois surgelés
1 cuil. à café de farine
10 cl de crème fleurette
sel
2 cuil. à soupe de xérès sec
2 cuil. à soupe de ciboulette ciselée

POUR LA GARNITURE
demi-rondelles de citron

PRÉPARATION

1 Préparez la sauce : portez l'eau et le vin à ébullition, émiettez la tablette de bouillon et laissez dissoudre en tournant ; ajoutez les petits pois et faites cuire 5 mn.

2 Réduisez les petits pois en purée avec le liquide de cuisson dans un robot ménager ou en les passant dans un presse-légumes.

3 Mélangez la farine et la crème et incorporez à la purée. Salez et arrosez de xérès. Parsemez de ciboulette ciselée. Réservez au chaud.

4 Saupoudrez le poisson de sel et poivrez-le. Faites chauffer le beurre dans une poêle et faites-y revenir le poisson de 3 à 4 mn environ de chaque côté, jusqu'à ce que la chair se détache facilement des arêtes.

5 Posez le poisson sur 4 assiettes chaudes, entourez de sauce et décorez des demi-rondelles de citron. Du riz blanc, des pommes de terre à la vapeur ou en purée accompagnent parfaitement ce plat.

NIVEAU DE DIFFICULTÉ
Facile

TEMPS DE PRÉPARATION
30 mn

PRÉPARATION À L'AVANCE
En partie

●●○

BOISSON

Vin blanc demi-sec, par exemple du riesling

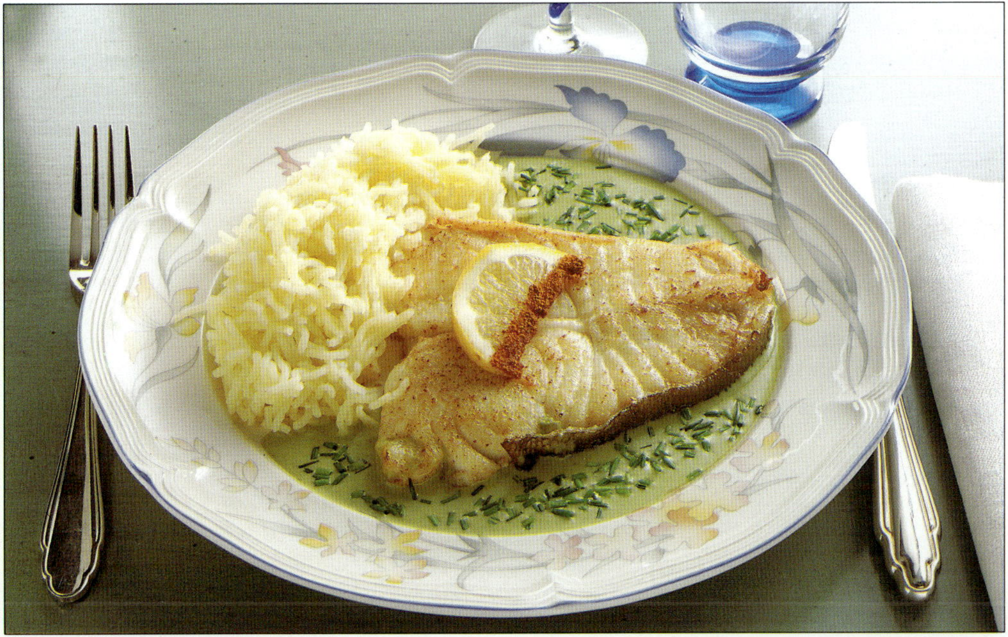

HADDOCK FRIT

Pour 4 personnes

500 g de filets de haddock (ou de cabillaud, si l'on préfère)
2 cuil. à soupe de farine
2 cuil. à soupe d'huile

POUR LA MARINADE :
2 cuil. à soupe d'huile
2 cuil. à soupe de sauce chilli
1 cuil. à soupe de purée de tomate
1 gousse d'ail écrasée
1/2 cuil. à café de zeste d'orange
1/2 cuil. à café de sel
poivre blanc

POUR LA GARNITURE :
400 g de macédoine de légumes surgelés
1 cuil. à soupe de sauce de soja
sel et poivre

PRÉPARATION

1 Mélangez tous les ingrédients de la marinade. Rincez et séchez les filets de poisson sur du papier absorbant. Coupez-les en cubes de 3 cm et rangez-les dans la marinade. Laissez reposer 30 mn dans un endroit frais.

2 Au bout de ce temps, retirez les cubes de poisson de la marinade et égouttez-les. Passez la marinade et réservez-la. Farinez les cubes de poisson.

3 Faites chauffer l'huile dans une grande poêle et faites-y dorer le poisson pendant 1 mn environ. Ajoutez les légumes et faites frire 2 mn en tournant délicatement. Ajoutez la sauce de soja, salez et poivrez.

4 Versez la marinade dans la poêle et poursuivez la cuisson 2 mn. Le meilleur accompagnement de ce plat est le riz blanc.

NIVEAU DE DIFFICULTÉ
Facile
TEMPS DE PRÉPARATION
1 h environ
PRÉPARATION À L'AVANCE
En partie

●○○

BOISSON

Vin blanc demi-sec

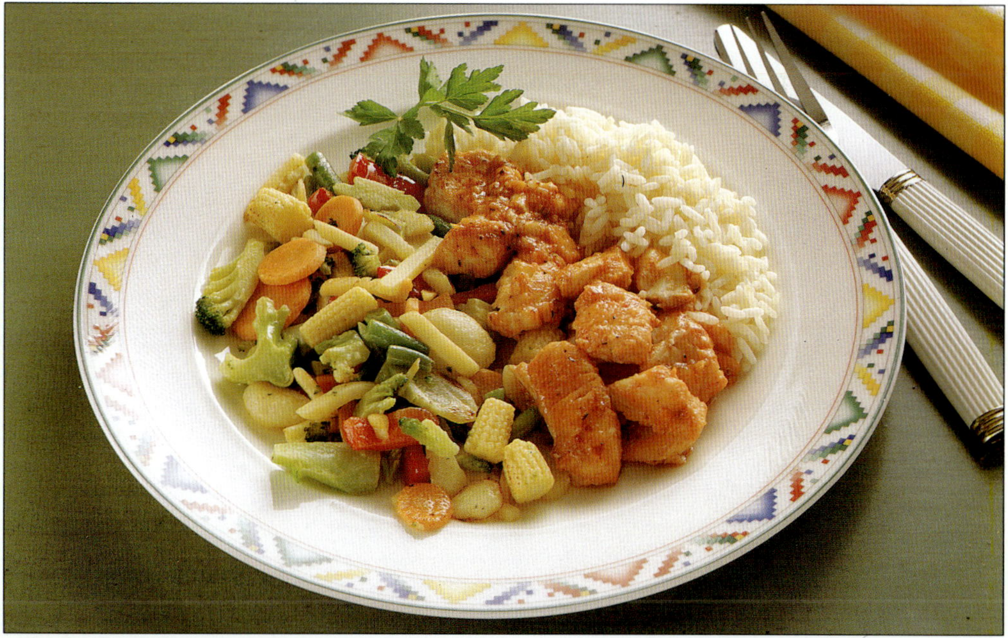

217

SAUMON À L'ORIENTALE

Pour 4 personnes

500 g de filets de saumon

POUR LA MARINADE :

2 cuil. à café d'huile
1 cuil. à soupe de gingembre frais râpé ou 1 cuil. à café de gingembre séché
10 cl de xérès
10 cl d'eau
1 cuil. à café de sel
1 pincée de poivre noir
2 cuil. à soupe de cassonade
le jus et le zeste de 1/2 citron non traité

POUR LA GARNITURE :

1 poireau
4 tiges de céleri
1 poivron rouge
5 gousses d'ail
1 cuil. à soupe d'huile
20 cl d'eau
1/2 tablette de court-bouillon ou de bouillon de légumes
1 cuil. à soupe de sauce de soja
2 cuil. à café de Maïzena
1 cuil.à soupe de noix de cajou hachées

PRÉPARATION

1 Mélangez dans une jatte tous les éléments de la marinade. Coupez les filets de saumon en lanières et placez-les dans la marinade. Maintenez 2 ou 3 h au réfrigérateur. Retirez ensuite les lanières de poisson et réservez la marinade.

2 Nettoyez et rincez le poireau et le céleri. Coupez en deux et épépinez le poivron. Détaillez tous les légumes en bâtonnets. Pelez et émincez les gousses d'ail.

3 Dans une grande poêle, faites chauffer l'huile et faites-y revenir les légumes pendant 2 mn. Ajoutez la marinade, l'eau, la demi-tablette de court-bouillon émiettée et la sauce de soja.

4 Ajoutez les lanières de saumon et faites revenir environ 3 mn en tournant. Délayez la Maïzena dans un peu d'eau froide et versez-la dans la poêle. Faites chauffer sans laisser bouillir. Parsemez de noix de cajou et servez avec du riz blanc.

NIVEAU DE DIFFICULTÉ	Facile
TEMPS DE PRÉPARATION	30 mn + temps de marinage
PRÉPARATION À L'AVANCE	En partie

●●○

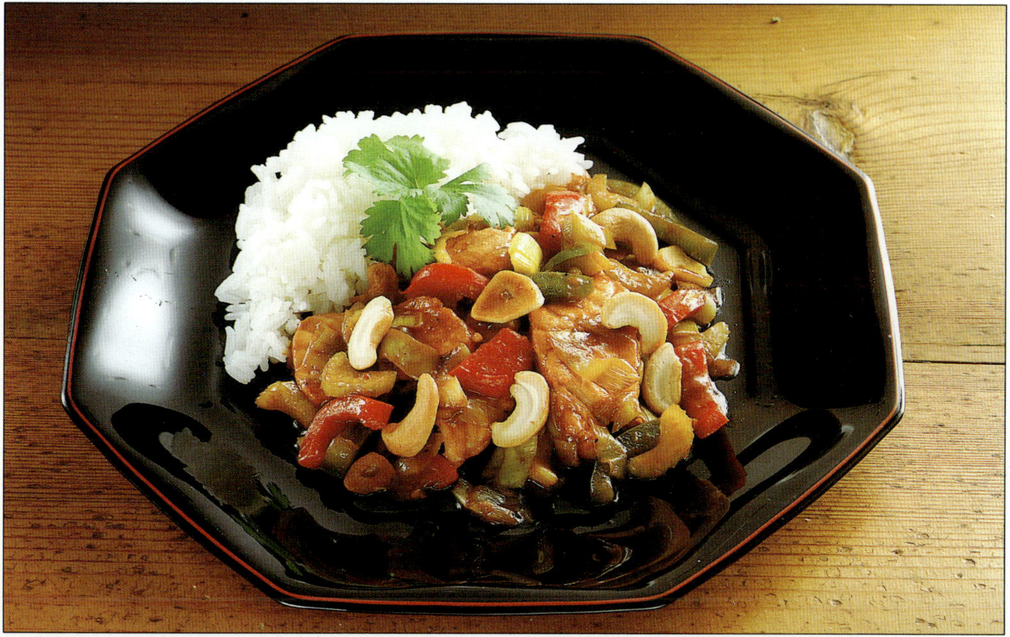

BOISSON

Eau minérale, vin blanc ou thé

PERCHE AUX AROMATES

Pour 4 personnes

1 cuil. à soupe de margarine
1 petit oignon
500 g de filets de perche
sel
2 cuil. à soupe de farine
30 cl d'eau
1 tablette de court-bouillon
2 cuil. à soupe d'aneth ciselé
2 cuil. à soupe de persil ciselé
poivre noir du moulin
le jus de 1/2 citron

POUR LA GARNITURE :
rondelles de citron

PRÉPARATION

1 Faites chauffer la margarine dans une sauteuse et faites-y revenir les oignons quelques minutes sans laisser prendre couleur. Ajoutez les filets de perche et salez. Délayez au fouet la farine dans l'eau et versez dans la sauteuse. Ajoutez la tablette de court-bouillon émiettée, puis l'aneth et le persil ciselés. Poivrez, couvrez et laissez mijoter 5 mn environ à feu doux. Le poisson est cuit dès que sa chair n'est plus translucide.

2 Arrosez de jus de citron, rectifiez l'assaisonnement et servez garni de rondelles de citron et de pommes de terre à l'anglaise.

PERCHE AUX AROMATES 218

NIVEAU DE DIFFICULTÉ

Facile

TEMPS DE PRÉPARATION

30 mn

PRÉPARATION À L'AVANCE

Non

●○○

BOISSON

Vin blanc sec, chablis, par exemple

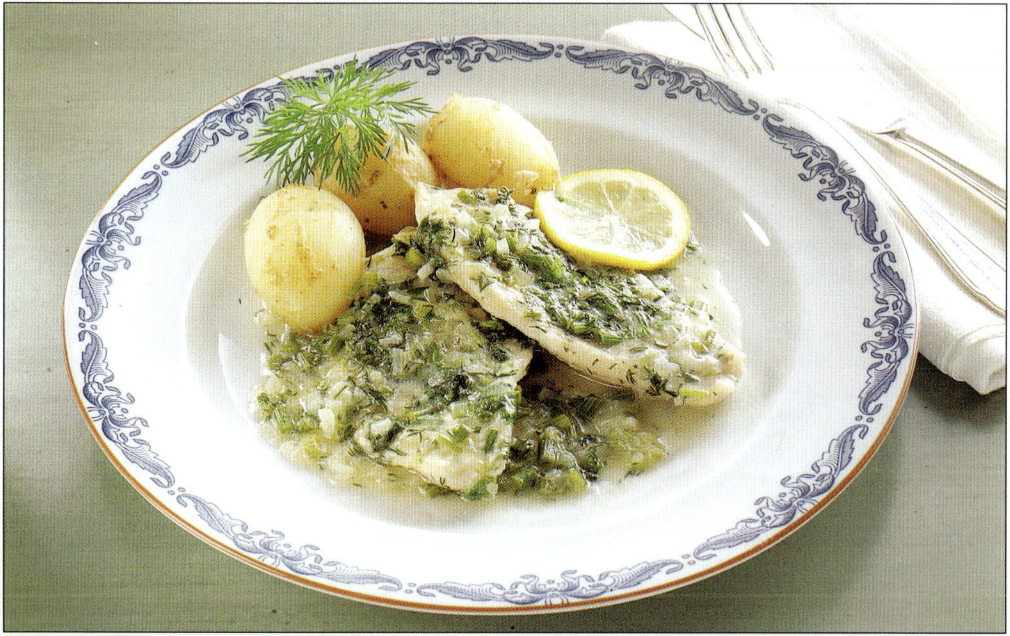

219

CARRELET AUX PLEUROTES

Pour 4 personnes

500 g de filets de carrelet
sel et poivre
1 ou 2 cuil. à soupe de beurre

POUR LA GARNITURE :
400 g de pleurotes
2 côtes de céleri
1 aubergine
1 cuil. à soupe d'huile d'olive
1 oignon finement haché
1,5 kg de tomates pelées entières dans son jus
1 gousse d'ail écrasée
20 cl de vin blanc sec
8 olives noires
1 cuil. à café de romarin séché
sel et poivre noir

PRÉPARATION

1 Préparez la garniture : nettoyez les champignons et coupez-les en morceaux. Effilez les côtes de céleri, lavez les aubergines et détaillez-les en lanières.

2 Faites chauffer l'huile dans une sauteuse et faites-y revenir le hachis d'oignon sans laisser prendre couleur. Ajoutez les pleurotes, le céleri et l'aubergine, et faites cuire à feu vif en remuant constamment. Ajoutez les tomates égouttées, l'ail, le vin et les olives puis le romarin. Salez et poivrez. Couvrez et laissez mijoter 30 mn.

3 Saupoudrez les filets de poisson de sel, poivre-les et faites-les dorer au beurre 2 mn sur chaque face.

4 Répartissez la garniture sur 4 assiettes chaudes et déposez les filets de carrelets sur ce lit de légumes.

CARRELET AUX PLEUROTES

NIVEAU DE DIFFICULTÉ	Facile
TEMPS DE PRÉPARATION	1 h environ
PRÉPARATION À L'AVANCE	En partie

●●○

BOISSON

Vin blanc sec

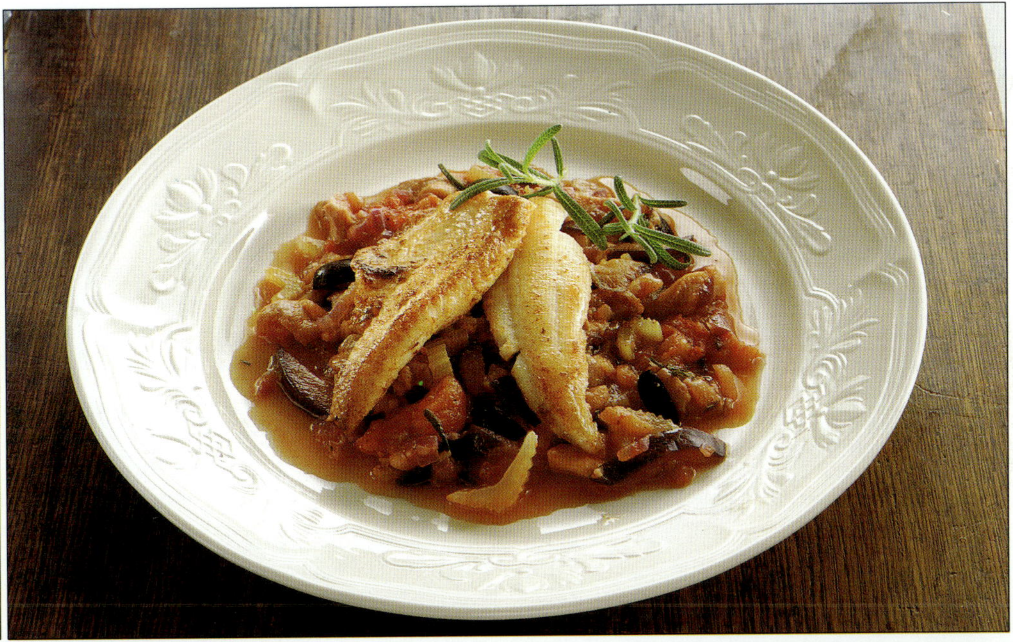

CABILLAUD SAUCE PERSIL

Pour 4 personnes

500 g de filets de cabillaud avec la peau
1 cuil. à soupe de sel

POUR LA SAUCE :
1 bouquet de persil
2 cuil. à soupe d'huile d'olive
1 cuil. à soupe d'eau
1 cuil. à soupe de jus de citron
sel et poivre noir du moulin

POUR LA GARNITURE :
800 g de petites pommes de terre
1 grosse carotte
125 g de navets
125 g de céleri-rave
1 poireau
50 cl d'eau
1 tablette de bouillon de volaille ou de légumes

PRÉPARATION

1 Préparez la sauce : mélangez le persil, l'huile et l'eau dans un robot ménager jusqu'à ce que le persil soit finement haché. Ajoutez le jus de citron, salez et poivrez.

2 Épluchez et lavez les pommes de terre, le navet et le céleri-rave. Grattez la carotte et lavez le poireau. Débitez le poireau en rondelles, les autres légumes en dés de 1 cm de longueur environ. Préchauffez le four à 180 °C, thermostat 4.

3 Faites bouillir l'eau avec la tablette de bouillon. Ajoutez-y les pommes de terre, puis, 10 mn plus tard, le navet et le céleri. Prolongez la cuisson de 5 mn, puis incorporez le poireau et faites cuire encore 5 mn.

4 Pendant la cuisson des légumes, coupez les filets de poisson en quatre. Placez-les peau vers le bas dans un plat graissé allant au four. Salez et faites cuire au four 8 mn. Arrosez chaque filet de poisson d'une cuillerée à soupe de sauce et remettez au four pendant 4 ou 5 mn, jusqu'à cuisson parfaite du poisson.

5 Disposez les filets de cabillaud sur un plat chaud avec les pommes de terre et les légumes. Mouillez avec un peu de bouillon et servez le reste de la sauce à part.

CABILLAUD SAUCE PERSIL

NIVEAU DE DIFFICULTÉ Facile
TEMPS DE PRÉPARATION 1 h
PRÉPARATION À L'AVANCE En partie
●●○
BOISSON Vin blanc sec ou demi-sec

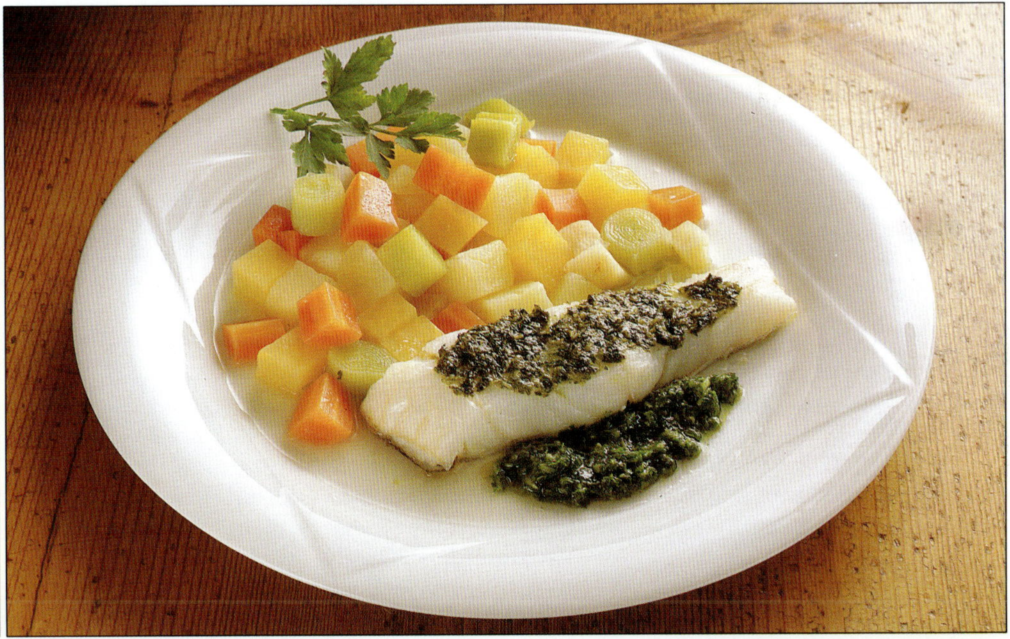

CABILLAUD AU POIVRE ROUGE

Pour 4 personnes

500 g de filets de cabillaud ou de préférence un grand filet du même poids
1 cuil. à café de sel
3 cuil. à soupe de sucre
3 cuil. à soupe de poivre rouge concassé
2 cuil. à soupe d'aneth ciselé

POUR LA SAUCE :
20 cl de crème aigre
quelques grains de poivre rouge concassés
1 cuil. à soupe d'aneth ciselé
sel

POUR LA GARNITURE :
quartiers de citron
tomates-cerises
pommes de terre à l'anglaise

PRÉPARATION

1 Retirez toutes les arêtes du poisson. Mélangez le sel, le sucre et le poivre rouge concassé. Parsemez le poisson de ce mélange et d'aneth ciselé. Mettez-le dans un sachet de matière plastique alimentaire et placez celui-ci au réfrigérateur. Retournez le poisson après 12 h et maintenez au réfrigérateur encore 12 h.

2 Mélangez tous les ingrédients de la sauce et salez-la. Placez au réfrigérateur pendant 1 h avant de servir, afin que les saveurs se développent.

3 Déposez le poisson sur un plat de service, garnissez de quartiers de citron, de tomates-cerises et de pommes de terre à l'anglaise. Présentez la sauce à part.

NIVEAU DE DIFFICULTÉ
Facile

TEMPS DE PRÉPARATION
24 h de macération

PRÉPARATION À L'AVANCE
Oui

●○○

BOISSON
Porto ou vin blanc comme du monbazillac, par exemple

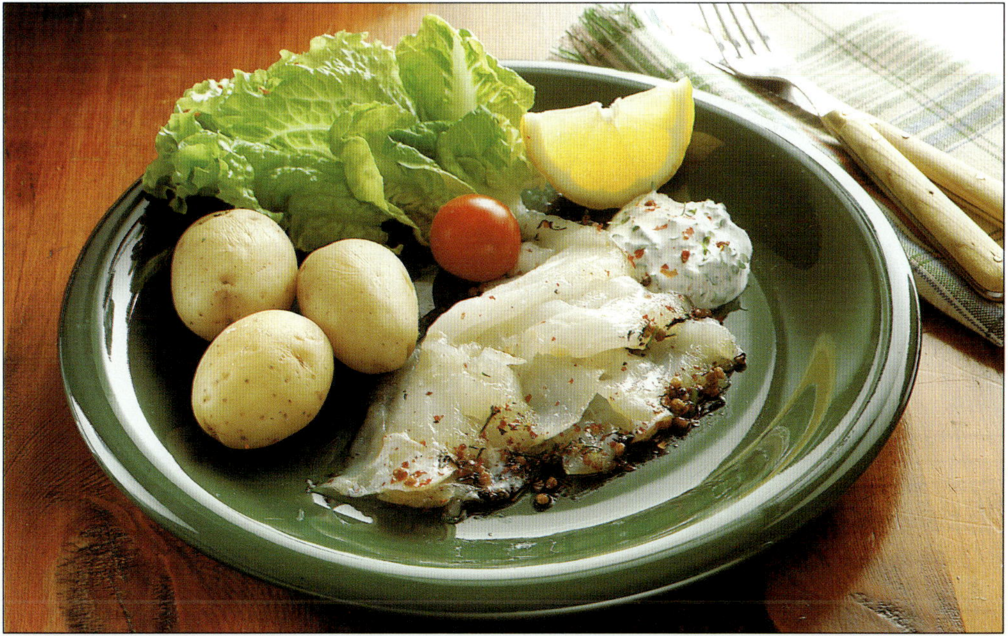

CROQUETTES DE POISSON

Pour 4 personnes

500 g de filet de cabillaud (poids net)
1 œuf
10 cl de lait
sel et poivre blanc du moulin
noix de muscade râpée
2 cuil. à soupe de margarine
quartiers de citron pour servir

POUR LA SAUCE :

1 grosse carotte
20 cl de yaourt nature
2 cuil. à soupe de farine
1/2 de tablette de court-bouillon
2 cuil. à soupe de ciboulette ciselée
sel et poivre blanc

PRÉPARATION

1 Grattez et râpez la carotte.

2 Débitez le poisson en petits morceaux, puis hachez-les dans un robot ménager avec l'œuf et le lait. Assai-sonnez de sel, de poivre et de noix de muscade. Moulez cette préparation en forme de croquettes épaisses.

3 Préparez la sauce : versez le yaourt dans une casserole, mélangez au fouet avec la farine. Émiettez la tablette de court-bouillon et portez à ébullition. Ajoutez la carotte râpée et la ciboulette ciselée, puis laissez frémir quelques minutes à feu doux. Salez et poivrez. Diluez avec un peu d'eau si la sauce est trop épaisse. Réservez au chaud.

4 Faites chauffer la margarine dans une poêle et faites-y rissoler les croquettes sur les deux faces pendant quelques minutes, jusqu'à ce qu'elles soient cuites et bien dorées. Posez-les sur le plat de service chaud, garnissez de quartiers de citron et servez la sauce à part.

CROQUETTES DE POISSON

Niveau de difficulté	Facile
Temps de préparation	1 h
Préparation à l'avance	En partie

●●○

Boisson

Bière blonde ou vin blanc sec

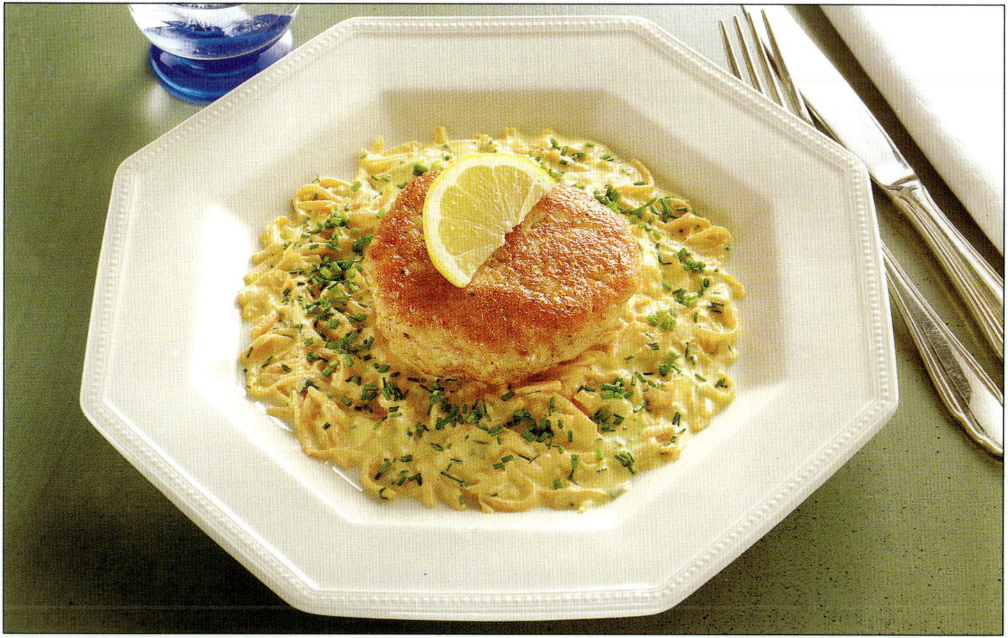

223

HARENGS À LA MOUTARDE

Pour 4 personnes

800 g de harengs frais (ou 500 g de filets de harengs)
5 cuil. à soupe de moutarde douce
2 jaunes d'œufs
125 g de farine
2 cuil. à café de sel
2 ou 3 cuil. à soupe de margarine

POUR LA GARNITURE :
pommes de terre en robe des champs
tomates en rondelles
ciboulette ciselée

PRÉPARATION

1 Levez les filets des harengs et retirez-en les arêtes. Rincez et laissez égoutter.

2 Mélangez la moutarde et les jaunes d'œufs. Enduisez les filets de harengs de ce mélange et réservez environ 3 h au froid.

3 Mélangez la farine et le sel dans un plat. Prenez chaque filet de poisson et farinez-le soigneusement.

4 Faites légèrement roussir la margarine dans une grande poêle et faites-y revenir les filets de harengs à feu moyen pendant 2 mn sur chaque face.

5 Servez aussitôt garni de pommes de terre en robe des champs, de rondelles de tomate et de ciboulette ciselée.

NIVEAU DE DIFFICULTÉ	Facile
TEMPS DE PRÉPARATION	4 h
PRÉPARATION À L'AVANCE	En partie
●●●	
BOISSON	Bière blonde ou brune

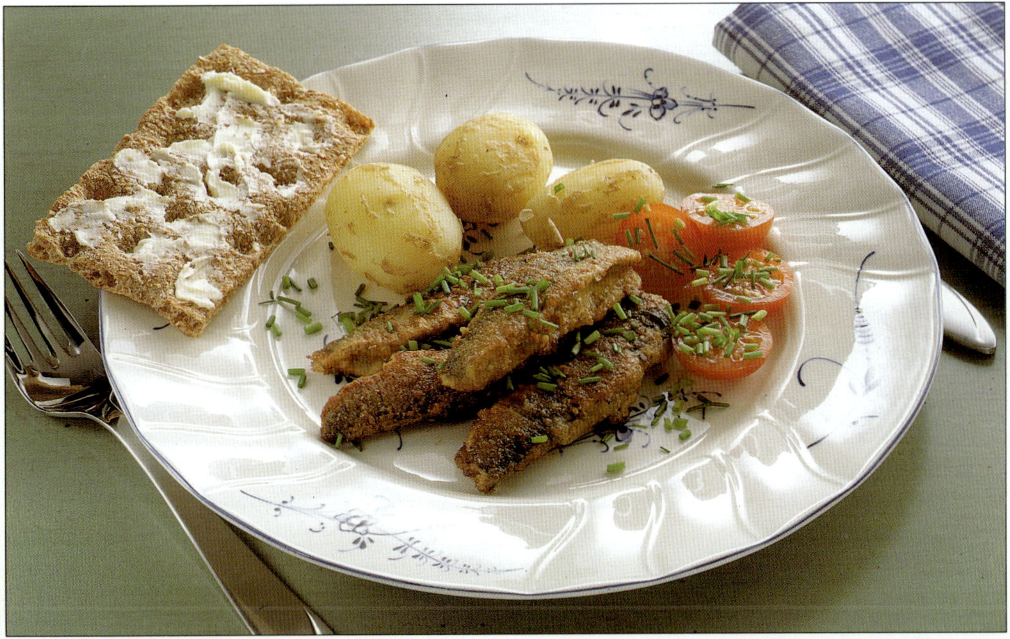

HARENGS GRATINÉS

Pour 4 personnes

800 g de harengs frais (ou 500 g de filets de harengs)
sel et poivre noir du moulin
4 cuil. à soupe de persil ciselé
125 g de farine
1 cuil. à café de sel
2 ou 3 cuil. à soupe de margarine

POUR LA GARNITURE :

purée de pommes de terre
carottes râpées
cornichons au vinaigre

PRÉPARATION

1 Préchauffez le four à 240 °C, thermostat 9. Levez les filets des harengs, retirez-en les arêtes. Rincez-les et laissez-les égoutter. Mettez les harengs sur un grand plat, peau vers le haut. Saupoudrez de sel et poivrez. Parsemez la moitié des filets de persil. Réunissez-les par paire (un côté persillé, l'autre non), chair à l'extérieur. Mélangez la farine et le sel. Farinez les harengs.

2 Enduisez un plat à feu ovale de margarine et mettez-le au four quelques minutes pour la faire légèrement brunir. Rangez-y ensuite les paires de filets de harengs en une seule couche. Enfournez pour 10 mn, retournez les filets et poursuivez la cuisson 10 mn.

3 Servez aussitôt, garni de purée de pommes de terre, de carottes râpées et de cornichons au vinaigre.

HARENGS GRATINÉS

NIVEAU DE DIFFICULTÉ	Facile
TEMPS DE PRÉPARATION	1 h environ
PRÉPARATION À L'AVANCE	En partie

●●●

BOISSON

Bière blonde

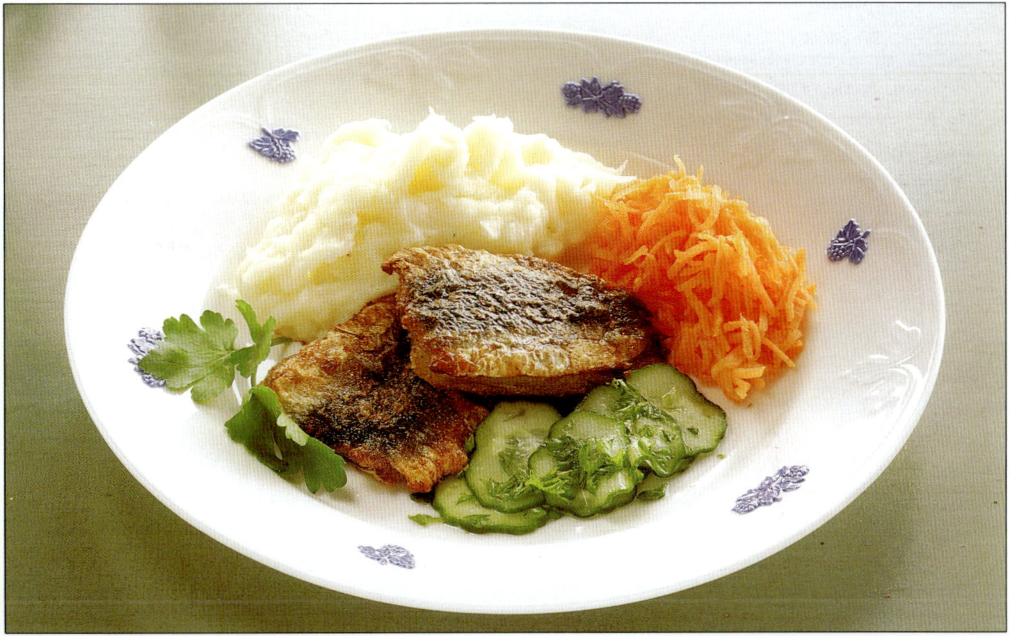

HARENGS AU FOUR

Pour 4 personnes

400 g de filets de harengs
8 pommes de terre bouillies
125 g de filets d'anchois en saumure légère
20 cl de yaourt nature
1 cuil. à soupe de farine
2 cuil. à soupe de chapelure

PRÉPARATION

1 Préchauffez le four à 220 °C, thermostat 7. Rincez les filets de harengs et laissez-les égoutter. Pelez et coupez les pommes de terre en tranches.

2 Disposez les tranches de pommes de terre dans un plat beurré allant au four. Répartissez les filets d'anchois dessus en réservant la saumure. Rangez les filets de harengs sur les anchois en les faisant légèrement se chevaucher. Arrosez de très peu de saumure réservée. Mélangez au fouet le yaourt et la farine et nappez les harengs de ce mélange. Poudrez de chapelure.

3 Faites cuire au four pendant 25 mn. Ce gratin peut être servi chaud ou froid.

NIVEAU DE DIFFICULTÉ	Facile
TEMPS DE PRÉPARATION	1 h
PRÉPARATION À L'AVANCE	Oui

●●○

BOISSON

Bière blonde

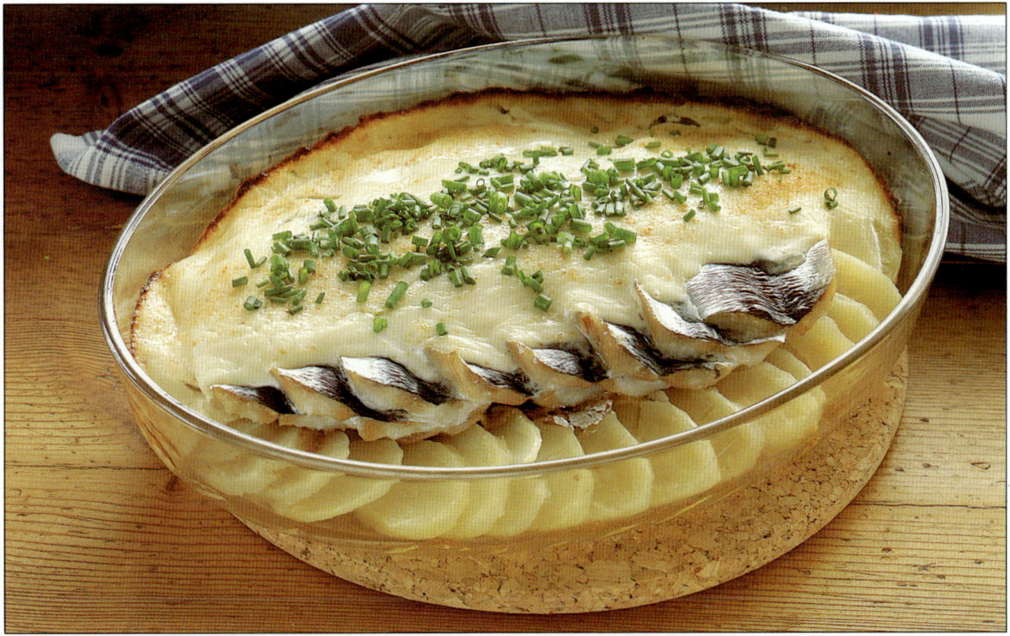

BŒUF BOURGUIGNON

Pour 12 personnes

1,5 kg de bœuf à braiser
3 cuil. à soupe de margarine
150 g de lardons maigres
2 gros oignons hachés
2 carottes en rondelles
sel et poivre noir
1/2 cuil. à café de thym
2 cuil. à soupe de farine
1 1/2 cuil. à soupe de purée de tomate
1/2 bouteille de vin rouge
1 tablette de bouillon de bœuf
1 feuille de laurier
2 cuil. à soupe d'huile
20 cl d'eau
20 oignons grelots pelés
300 g de champignons de Paris
2 gousses d'ail écrasées

PRÉPARATION

1 Détaillez la viande en cubes de 2,5 cm de côté. Faites chauffer 2 cuillerées de margarine dans une poêle et faites-y rissoler les cubes de viande sur toutes les faces.

2 Faites chauffer 1 cuillerée de margarine dans une cocotte et faites-y revenir les lardons pendant 2 mn. Ajoutez les oignons hachés et les rondelles de carottes. Faites revenir 5 mn en tournant constamment, puis incorporez les cubes de viande. Salez, poivrez, parsemez de thym, poudrez de farine et tournez avec une cuillère en bois. Ajoutez la purée de tomate, le vin, la tablette de bouillon émiettée et la feuille de laurier. Portez à ébullition et laissez mijoter 2 h à feu doux. Ajoutez un peu d'eau chaude en cours de cuisson si la préparation vous paraît trop sèche.

3 Faites chauffer l'huile dans une poêle et faites-y dorer les oignons grelots. Ajoutez les champignons épluchés et lavés et faites revenir 3 mn.

4 Versez cette préparation dans la cocotte après 1 h 30 de cuisson. Ajoutez l'ail et laissez mijoter encore 30 mn.

5 Rectifiez l'assaisonnement si nécessaire et servez.

Niveau de difficulté
Assez facile

Temps de préparation
2 h

Préparation à l'avance
Oui

●●○

Boisson
Vin rouge, par exemple un bourgogne ou un côtes-du-rhône

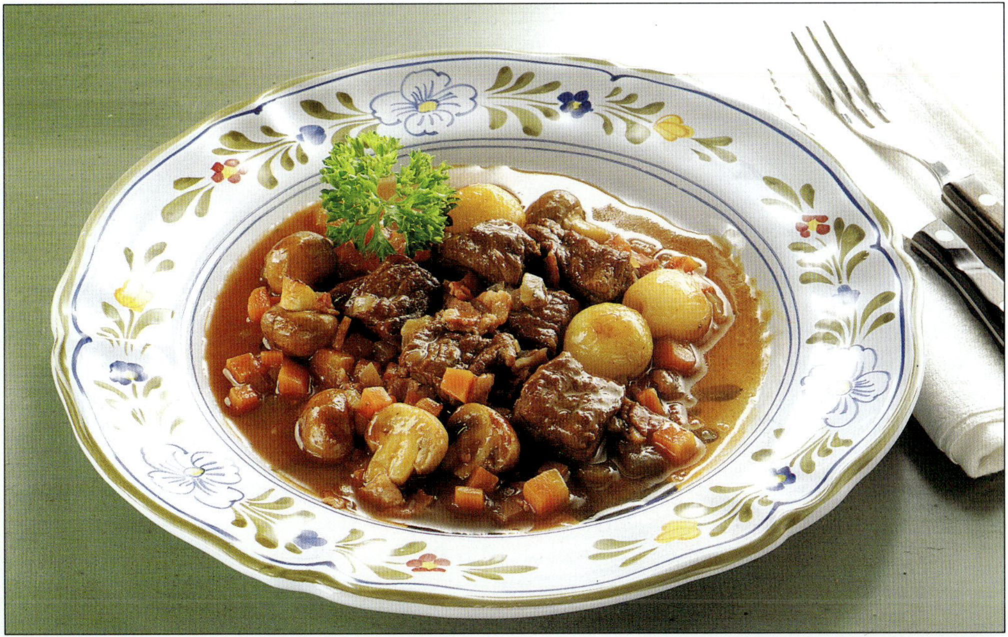

BŒUF À LA FICELLE

Pour 4 personnes

500 g de filet de bœuf

POUR LE BOUILLON :
50 cl de bouillon de légumes
1/2 bouteille de vin blanc sec

POUR LA GARNITURE :
6 échalotes
12 petits champignons de Paris
12 bouquets de brocolis
4 petits poireaux
8 petites carottes
250 g de pois gourmands
8 mini-épis de maïs

POUR LA SAUCE :
20 cl de crème aigre
2 cuil. à soupe de moutarde douce
1 gousse d'ail écrasée
2 cuil. à soupe de basilic ciselé
1 cuil. à soupe de ciboulette ciselée
sel et poivre

PRÉPARATION

1 Mélangez dans une jatte tous les ingrédients de la sauce, salez, poivrez et mettez au réfrigérateur.

2 Épluchez et coupez en deux les échalotes ; épluchez, lavez et coupez en deux les champignons ; grattez les carottes ; épluchez les pois et coupez les extrémités des épis de maïs.

3 Portez le bouillon et le vin à ébullition dans une marmite à poignées. Coupez la viande en 4 morceaux égaux. Entourez chacun d'eux d'un fil de cuisine assez long pour qu'on puisse les suspendre dans la marmite. Faites cuire les échalotes et les poireaux 5 mn dans le bouillon. Ajoutez le reste des légumes et poursuivez la cuisson 2 mn.

4 Plongez dans le bouillon les morceaux de viande ficelés et retenus par le fil attaché aux poignées et faites cuire de 5 à 8 mn, selon que vous aimez la viande rouge ou à point.

5 Servez sur assiettes chaudes avec les légumes égouttés, la sauce à part.

Remarque : on peut remplacer la sauce par du bouillon salé et mélangé avec un peu de moutarde et de raifort râpé.

BŒUF À LA FICELLE

Niveau de difficulté
Assez facile

Temps de préparation
1 h environ

Préparation à l'avance
En partie

●●○

Boisson

Vin rouge léger
ou charpenté,
par exemple un
saumur-champigny

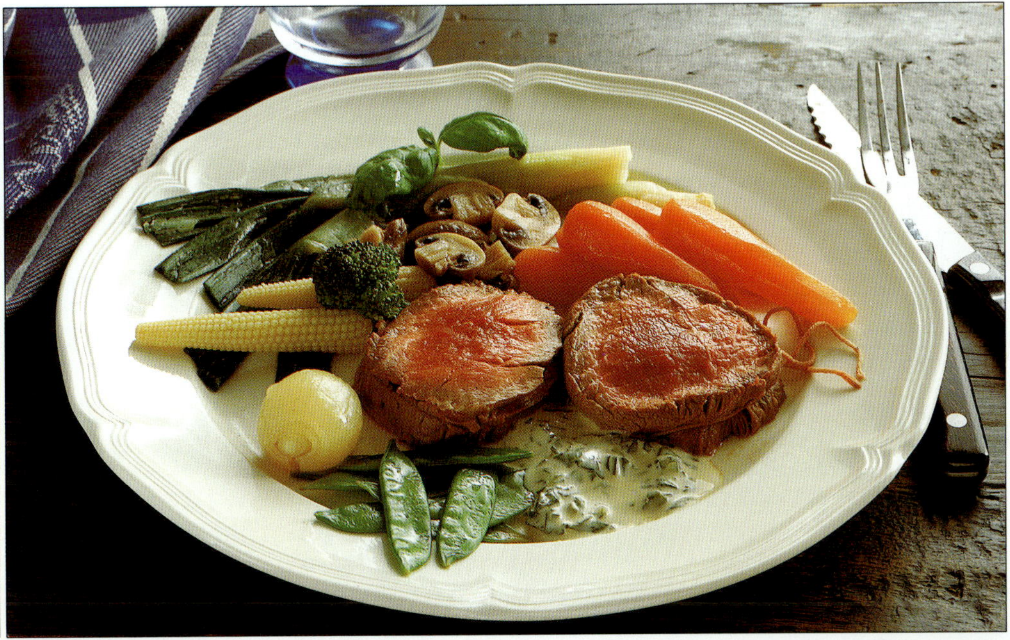

BŒUF À LA RUSSE

Pour 4 personnes

500 g de faux-filet de bœuf
1 cuil. à soupe de margarine
sel et poivre noir
40 cl d'eau
1 tablette de bouillon de bœuf
1 oignon
1 carotte
4 betteraves
150 g de chou vert
1 cuil. à soupe de vinaigre
1 feuille de laurier

POUR LA SAUCE :
20 cl de crème aigre
3 cuil. à café de raifort râpé

PRÉPARATION

1 Coupez la viande en dés ou en lanières. Faites chauffer la margarine dans une poêle et faites-y rissoler les dés de viande, en plusieurs fois si nécessaire. Retirez la viande dès qu'elle est dorée avec une écumoire et mettez-la dans une cocotte. Salez et poivrez. Ajoutez l'eau et la tablette de bouillon émiettée. Couvrez et laissez mijoter environ 20 mn.

2 Pelez l'oignon et la betterave et grattez la carotte. Hachez l'oignon, coupez la carotte en rondelles et découpez la betterave et le chou en lanières. Mettez tous ces légumes dans la cocotte. Ajoutez le vinaigre, le laurier et un peu de bouillon si nécessaire. Laissez mijoter environ 20 mn, ou jusqu'à ce que la viande soit bien tendre.

3 Servez avec la crème aigre parfumée au raifort.

NIVEAU DE DIFFICULTÉ	Facile
TEMPS DE PRÉPARATION	1 h
PRÉPARATION À L'AVANCE	Oui

●●○

BOISSON

Vin rouge de pays

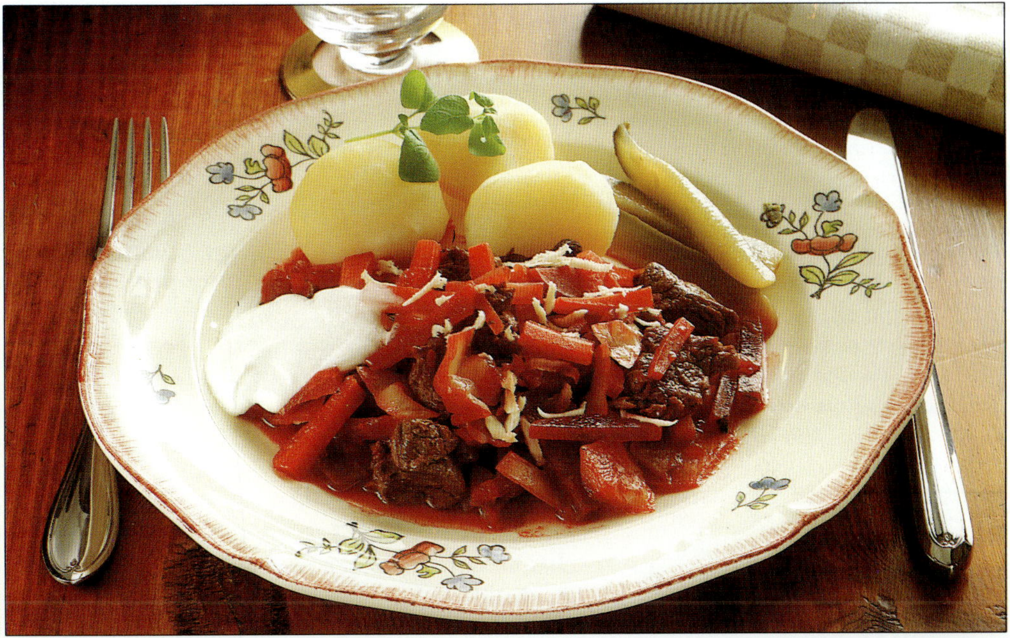

STEAKS AU POIVRE

Pour 4 personnes

4 steaks de 125 g
1 1/2 cuil. à soupe de poivre noir
1 1/2 cuil. à soupe de poivre vert
1 cuil. à soupe de margarine
sel

POUR LA SAUCE :
30 cl de vin rouge
30 cl d'eau
2 échalotes hachées
1 tablette de bouillon de bœuf
1 cuil. à soupe de margarine
1 cuil. à soupe de cognac (facultatif)

POUR LA GARNITURE :
pommes château (voir recette 404) ou quartiers de petites pommes de terre cuites dans du bouillon de volaille.

PRÉPARATION

1 Préparez la sauce : portez à ébullition le vin et l'eau avec les échalotes hachées et la tablette de bouillon émiettée. Laissez réduire de moitié. Passez la sauce et reversez-la dans la casserole.

2 Concassez le poivre dans un mortier et étalez-le dans une assiette. Passez-y les steaks sur les deux faces en appuyant fortement pour le faire bien adhérer.

3 Faites chauffer la margarine dans une poêle et faites-y cuire les steaks 3 mn de chaque côté. Salez et réservez au chaud.

4 Portez la sauce à ébullition et incorporez-y la margarine et, éventuellement, le cognac.

5 Servez avec des pommes château ou des quartiers de pommes de terre bouillies.

Remarque : un concombre blanchi accompagne bien ce plat : épluchez un concombre, détaillez-le en bâtonnets de 1/2 cm d'épaisseur et faites-les cuire de 2 à 3 mn dans du bouillon ou de l'eau salée.

NIVEAU DE DIFFICULTÉ

Facile

TEMPS DE PRÉPARATION

30 mn

PRÉPARATION À L'AVANCE

En partie

●●●

BOISSON

Vin rouge corsé, par exemple un châteauneuf-du-pape

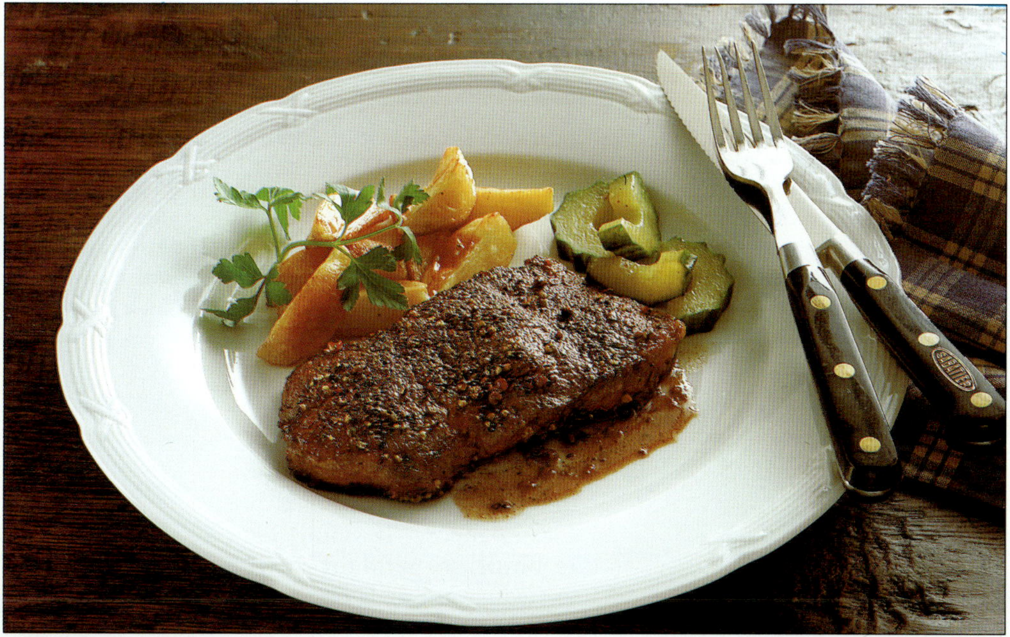

CARBONADE DE BŒUF

Pour 12 personnes

50 cl de bière
10 cl de jus de cassis non dilué
10 cl de sauce de soja
1 cuil. à café de thym
6 baies de genièvre
10 grains de poivre noir
2 tablettes de bouillon de bœuf
1 gros oignon en rouelles
2 gousses d'ail épluchées et coupées en deux
1,5 kg de romsteck

POUR LA SAUCE :

80 cl de bouillon de volaille
5 cuil. à soupe de farine
20 cl de crème fleurette
sel et poivre

PRÉPARATION

1 Versez la bière, le jus de cassis et la sauce de soja dans une cocotte. Ajoutez-y les grains de poivre, le thym, les baies de genièvre, l'oignon, l'ail, et portez à ébullition.

2 Introduisez un thermomètre de cuisson dans la partie la plus épaisse de la viande et mettez-la dans la cocotte. Couvrez et faites cuire à petit feu de 1 h à 1 h 30, jusqu'à ce que le thermomètre indique 75 °C. Retournez la viande une ou deux fois durant la cuisson. Laissez reposer la viande dans le bouillon pendant 20 mn environ avant de la découper.

3 Passez le bouillon au-dessus d'une casserole. Mélangez au fouet la crème et la farine et incorporez au bouillon. Laissez mijoter environ 5 mn. Poivrez et salez si nécessaire.

4 Servez la viande en tranches assez épaisses nappées de sauce, garnies avec des pommes de terre à l'anglaise et des légumes à la vapeur.

CARBONADE DE BŒUF

Niveau de difficulté
Facile
Temps de préparation
1 h 30-2 h
Préparation à l'avance
Oui
●●○

Boisson

Vin rouge bien charpenté, par exemple un vieux bordeaux

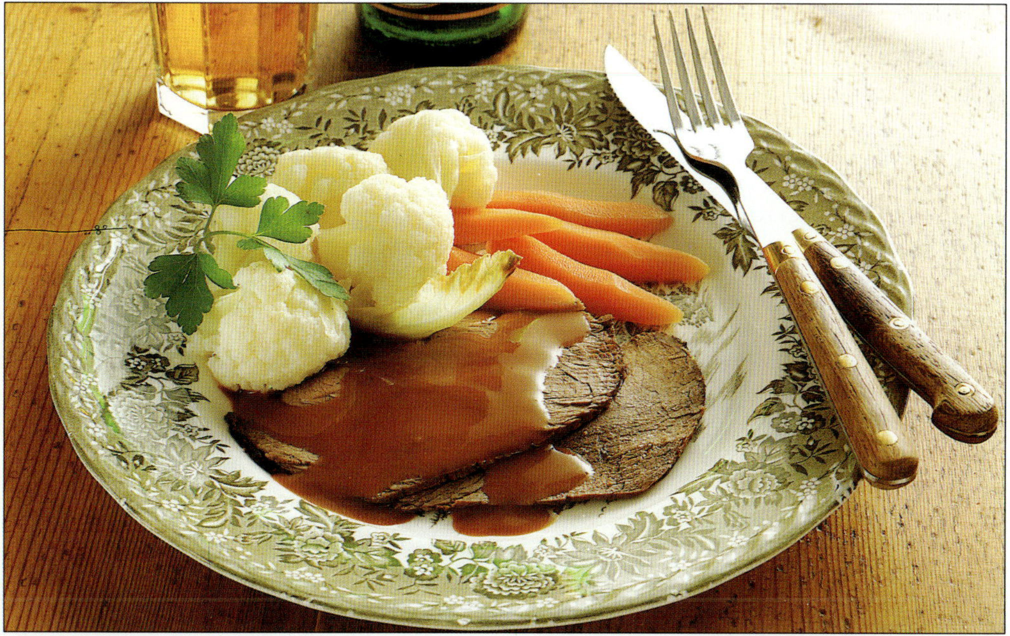

BŒUF À LA PROVENÇALE

Pour 4 personnes

4 steaks de 125 g
2 cuil. à soupe d'huile d'olive
2 oignons rouges en fines rouelles
2 gousses d'ail écrasées
sel et poivre
1/2 cuil. à café de thym ciselé
1 petite courgette
5 tomates

POUR LA GARNITURE :
persil ou thym ciselés

PRÉPARATION

1 Préchauffez le four à 200 °C, thermostat 6. Faites chauffer 1 cuillerée à soupe d'huile d'olive dans une casserole. Faites-y revenir l'oignon et l'ail sans laisser prendre couleur. Assaisonnez de sel, de poivre et de thym.

2 Coupez la courgette et les tomates en rondelles assez fines. Rangez l'oignon et l'ail dans un plat allant au four et ajoutez-y les rondelles de courgette et de tomate. Arrosez du reste de l'huile et faites cuire au four environ 20 mn en arrosant de temps à autre avec le jus de cuisson, jusqu'à ce que les légumes soient tendres.

3 Faites revenir les steaks à la poêle 1 mn de chaque côté. Salez et poivrez. Disposez les steacks et les légumes sur des assiettes chaudes, garnissez de persil ou de thym et servez accompagné de riz et d'une salade.

NIVEAU DE DIFFICULTÉ
Facile

TEMPS DE PRÉPARATION
1 h

PRÉPARATION À L'AVANCE
En partie

●●○

BOISSON
Vin rouge de Provence, par exemple

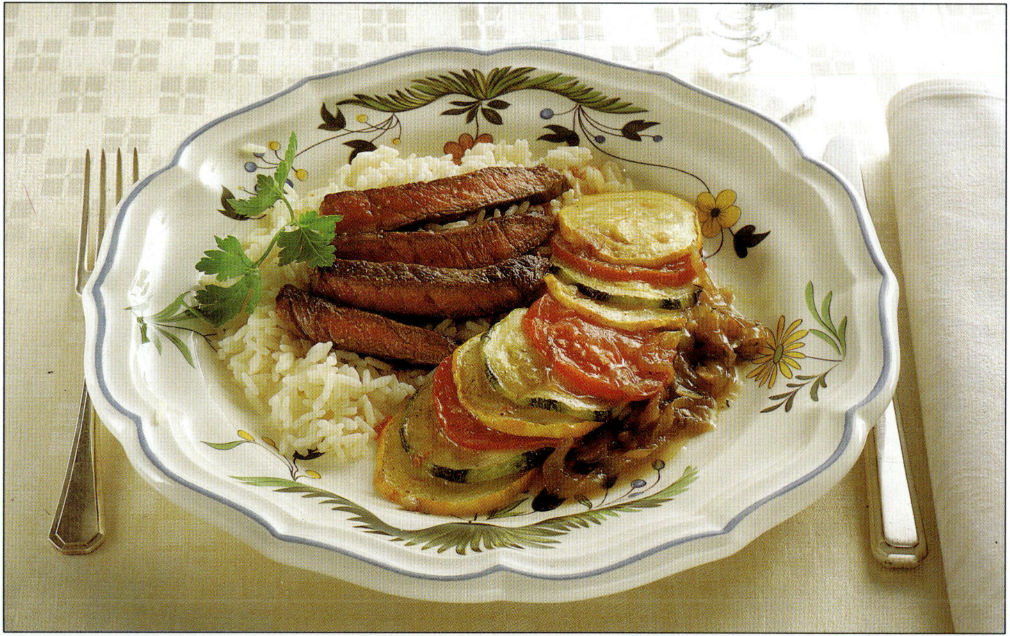

BŒUF À L'ANGLAISE

Pour 8 personnes

1 kg de poitrine de bœuf
1 carotte
1 oignon
10 grains de poivre blanc

POUR LA GARNITURE :
3 carottes
250 g de céleri-rave
250 g de navets
1 cuil. à soupe de margarine
5 cl d'eau
1/2 tablette de bouillon de légumes
sel et poivre
persil (ou thym) ciselé

PRÉPARATION

1 Coupez l'oignon en anneaux, grattez la carotte et coupez-la en rondelles. Mettez la viande dans un faitout et versez assez d'eau pour la recouvrir puis retirez-la. Ajoutez l'oignon, la carotte et le poivre. Portez à ébullition et faites cuire 2 ou 3 h.

2 Préparez les légumes. Grattez les carottes, épluchez le céleri-rave et les navets et coupez-les en bâtonnets. Faites chauffer la margarine dans une sauteuse et faites-y revenir les légumes. Ajoutez l'eau et la tablette de bouillon émiettée. Couvrez et laissez mijoter environ 10 mn jusqu'à réduction de presque tout le liquide. Salez et poivrez.

3 Coupez la viande en tranches assez fines. Disposez-les sur le plat de service chaud, entourez des légumes et garnissez de persil (ou de thym) ciselé.

Remarque : on peut aussi servir le bœuf froid. Dans ce cas laissez-le refroidir dans son bouillon.

BŒUF À L'ANGLAISE 232

NIVEAU DE DIFFICULTÉ
Facile
TEMPS DE PRÉPARATION
1 h 15
PRÉPARATION À L'AVANCE
Oui si servi froid
●●○
BOISSON
Vin rouge léger

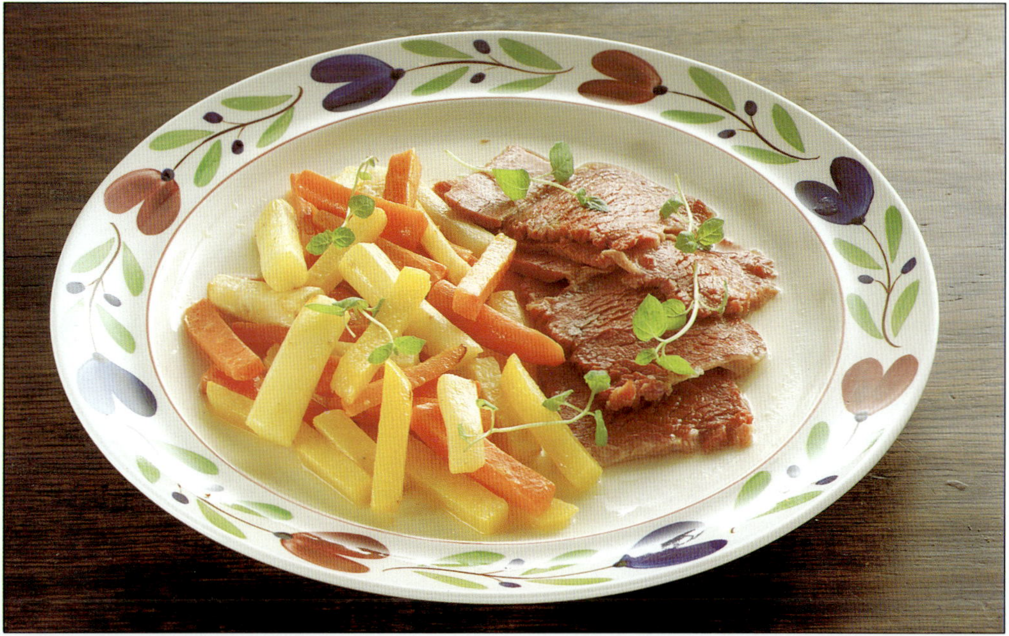

233

TERIYAKI

Pour 4 personnes

500 g de filet de bœuf
sel
2 cuil. à soupe de graines de sésame
1 tronçon de gingembre frais

POUR LA MARINADE :
3 cuil. à soupe de sauce soja
2 cuil. à soupe d'huile
1 cuil. à café de poivre concassé
1 cuil. à café de garam masala
1 cuil. à café de sucre

PRÉPARATION

1 Mélangez tous les ingrédients de la marinade dans une petite jatte. Débitez la viande en lanières, plongez-les dans la marinade et laissez reposer environ 30 mn au frais.

2 Faites chauffer une sauteuse sans ajouter de corps gras. Faites-y brunir la viande à feu vif en plusieurs fois si nécessaire. Salez. Réunissez toute la viande dans la sauteuse et faites bien réchauffer. Parsemez de graines de sésame et de gingembre frais râpé.

3 Servez le teriyaki accompagné de riz ou de pâtes et de légumes légèrement bouillis à l'eau salée.

NIVEAU DE DIFFICULTÉ

Facile

TEMPS DE PRÉPARATION

30 mn + temps de marinage

PRÉPARATION À L'AVANCE

En partie

●●○

BOISSON

Saké ou eau minérale

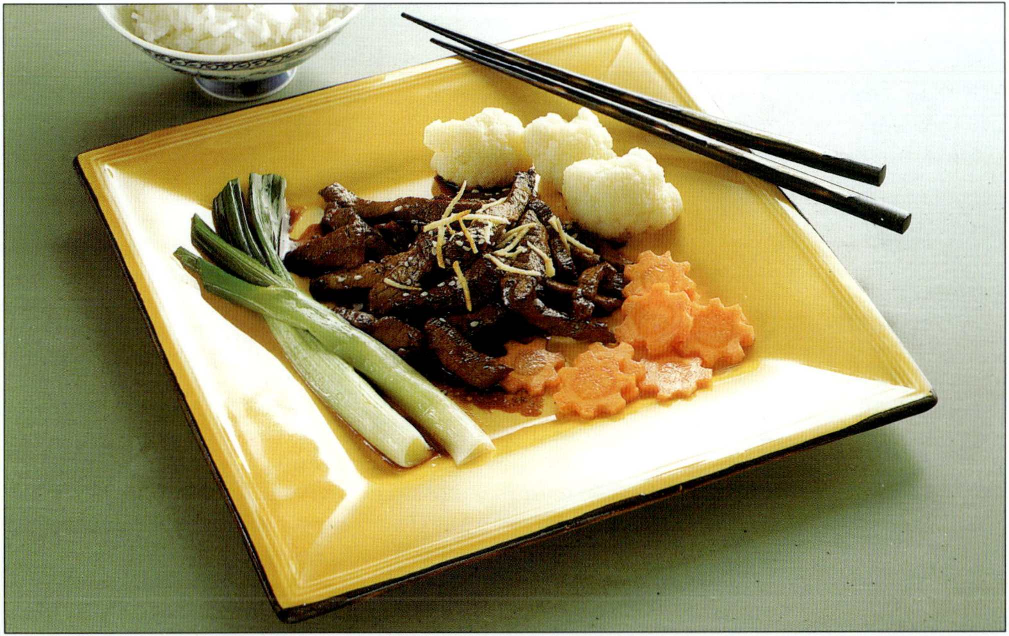

RAGOÛT DU CÉLIBATAIRE

Pour 4 personnes

500 g de bœuf maigre
1 oignon
2 cuil. à soupe de margarine
20 cl d'eau
1 tablette de bouillon de bœuf
1/2 cuil. à café de sel
1/2 cuil. à café de poivre noir du moulin
500 g de tomates pelées entières dans leur jus
1 petite boîte de filets d'anchois en saumure
1/2 cuil. à café de garam masala
2 carottes
125 g de petits champignons de Paris
2 cuil. à soupe de cognac (facultatif)
2 cuil. à soupe de farine
5 cl d'eau froide

POUR LA GARNITURE :
tagliatelles vertes

PRÉPARATION

1 Débitez la viande en dés de 2,5 cm. Coupez l'oignon en rouelles et faites-le revenir à la poêle dans 1/2 cuillerée à soupe de margarine, sans laisser prendre couleur.

2 Portez l'eau à ébullition avec la tablette de bouillon émiettée. Ajoutez la viande, faites repartir l'ébullition et écumez. Salez, poivrez, ajoutez l'oignon revenu, les tomates, les anchois et le garam masala. Couvrez et laissez mijoter 30 mn environ.

3 Grattez et coupez la carotte en rondelles. Faites revenir les champignons dans une poêle propre avec le reste de la margarine. Ajoutez carottes et champignons à la viande. Arrosez éventuellement de cognac. Délayez la farine dans l'eau et incorporez-la à la préparation en tournant. Faites cuire encore 10 mn pour laisser épaissir la sauce. Servez garni de tagliatelles vertes.

RAGOÛT DU CÉLIBATAIRE

NIVEAU DE DIFFICULTÉ

Facile

TEMPS DE PRÉPARATION

1 h

PRÉPARATION À L'AVANCE

Oui

●●○

BOISSON

Bière blonde

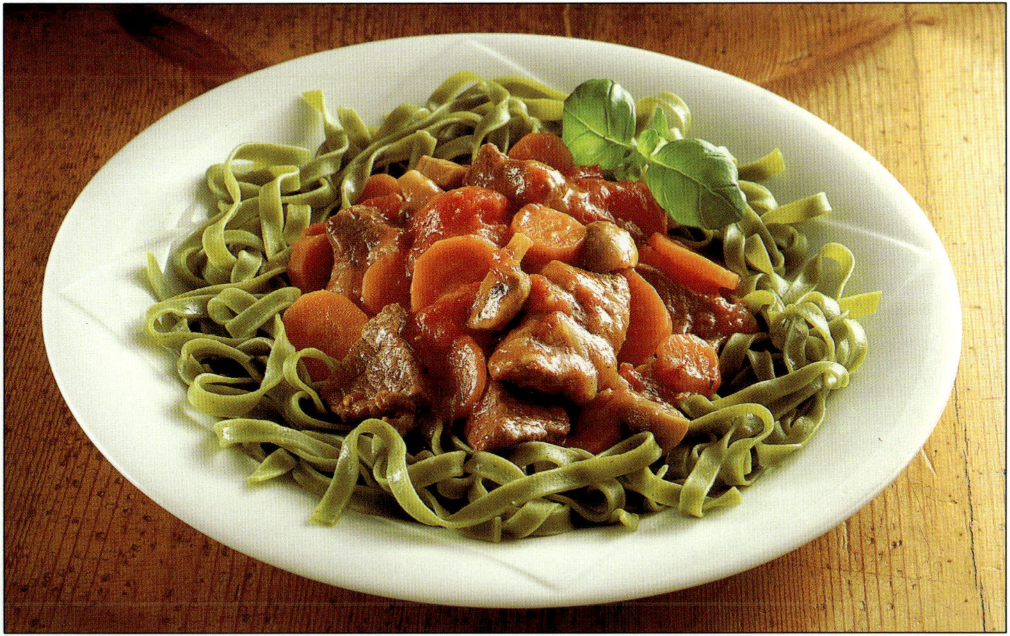

ROSBIF AUX AROMATES

Pour 10 personnes

1 rosbif de 1,5 kg
sel et poivre noir

POUR LA MARINADE :
1 litre d'eau
25 g de sel
1 oignon en rouelles
2 gousses d'ail écrasées
1/2 cuil. à soupe de poivre noir grossièrement moulu
3 cuil. à soupe d'herbes aromatiques (par exemple thym, romarin, estragon)
1 bouquet de persil ciselé

POUR LA GARNITURE :
crème aigre aromatisée avec de l'ail écrasé, de la ciboulette et d'autres herbes aromatiques ciselées.

PRÉPARATION

1 Préchauffez le four à 140 °C, thermostat 1. Salez et poivrez la viande et placez-la dans un plat allant au four. Insérez un thermomètre de cuisson dans la partie la plus épaisse de la viande. Glissez dans le bas du four pour environ 1 h 30, jusqu'à ce que le thermomètre indique 60 °C.

2 Portez l'eau pour la marinade à ébullition, plongez-y les ingrédients, puis laissez refroidir.

3 Retirez la viande du four, laissez-la macérer dans la marinade pendant 4 à 5 h. Au bout de ce temps, enveloppez-la dans du film alimentaire et placez-la au réfrigérateur jusqu'au moment de servir.

4 Coupez le rosbif en tranches fines et servez aussitôt avec la crème aigre aromatisée.

ROSBIF AUX AROMATES

Niveau de difficulté

Facile

Temps de préparation

1 h 30 + temps de marinage

Préparation à l'avance

Oui

●●●

Boisson

Vin rouge, par exemple un mâcon

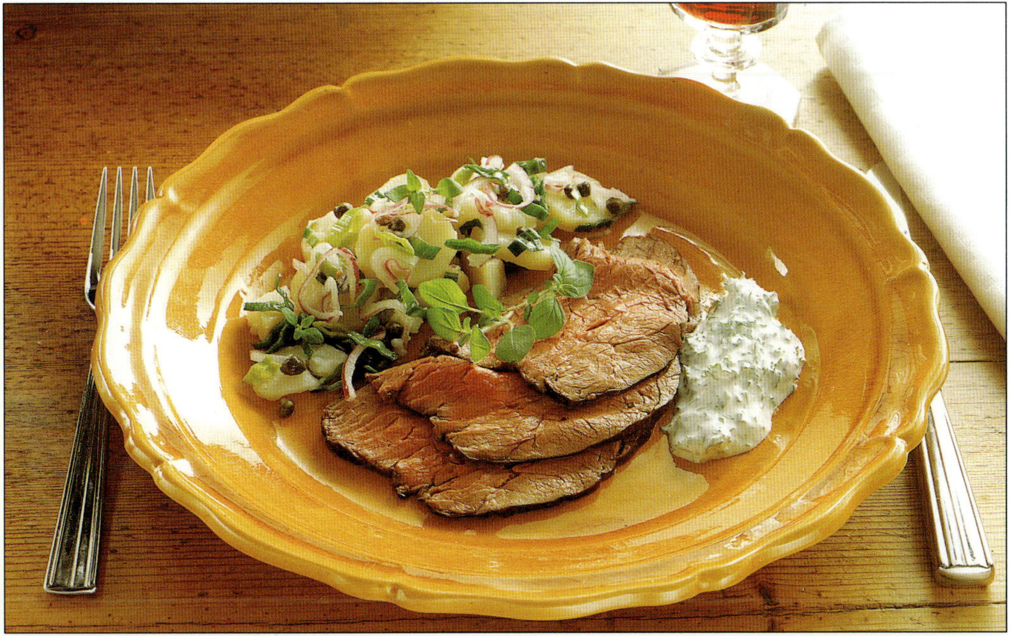

CÔTES DE VEAU AU FROMAGE

Pour 4 personnes

1 oignon
200 g de petits champignons de Paris
1 poivron rouge
1 cuil. à soupe d'huile
1 cuil. à soupe de sauce chilli douce
1 cuil. à soupe de farine
20 cl de bouillon de bœuf
sel et poivre blanc
1 cuil. à café de thym
1 cuil. à soupe de margarine
4 côtes de veau
50 g de fromage râpé

POUR LA GARNITURE :
thym frais

PRÉPARATION

1 Pelez et hachez l'oignon grossièrement. Lavez, essuyez et coupez les champignons en tranches. Coupez en deux le poivron, épépinez-le et détaillez-le en dés. Faites revenir l'oignon et les champignons dans un peu d'huile sans laisser prendre couleur. Ajoutez la sauce chilli et la farine en remuant avec une cuillère en bois. Versez le bouillon et faites cuire à feu doux 10 mn environ. Salez, poivrez et ajoutez le thym.

2 Préchauffez le gril. Faites chauffer la margarine dans une poêle et faites-y dorer les côtes de veau 3 mn sur chaque face. Salez et poivrez. Placez la viande dans un plat allant au four. Répartissez les légumes autour et parsemez de fromage râpé.

3 Glissez le plat sous le gril pendant quelques minutes, jusqu'à ce que le fromage soit fondu. Servez aussitôt garni de thym frais.

CÔTES DE VEAU AU FROMAGE

NIVEAU DE DIFFICULTÉ

Facile

TEMPS DE PRÉPARATION

1 h environ

PRÉPARATION À L'AVANCE

Oui

●●○

BOISSON

Vin rouge,
de préférence
un côtes-de-bourg

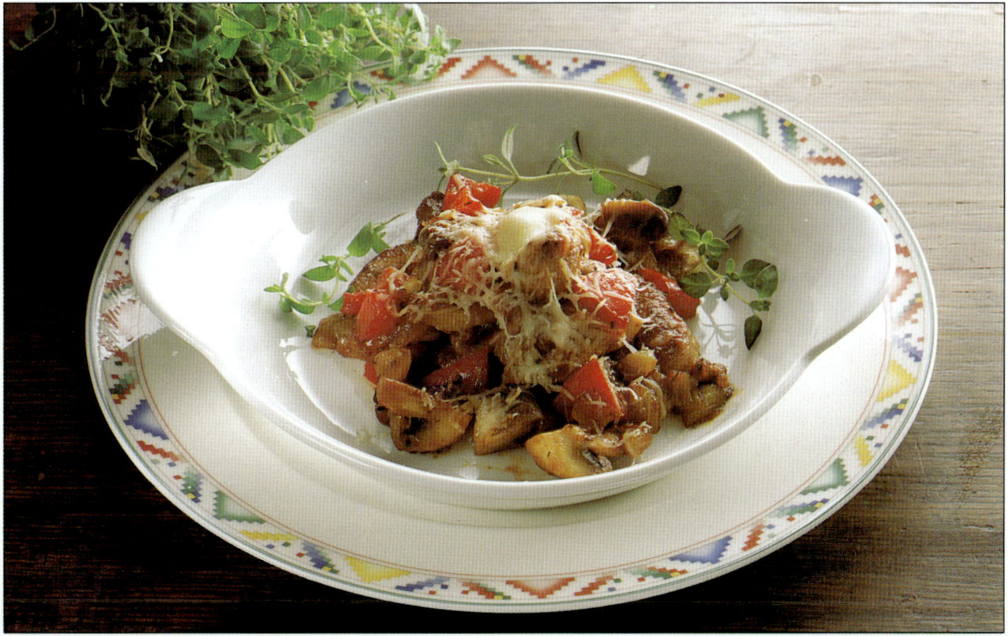

ÉPAULE DE VEAU À L'ANETH

Pour 6 personnes

1,3 kg d'épaule de veau avec os
1 1/2 cuil. à café de sel par litre d'eau
8 grains de poivre blanc
3 clous de girofle
1 carotte grattée
1 oignon pelé coupé en deux
1 bouquet d'aneth (tiges seules)

POUR LA SAUCE :
10 cl de lait
3 cuil. à soupe de farine
50 cl de bouillon (de la cuisson de la viande)
1 ou 2 cuil. à soupe de jus de citron
sel et poivre blanc
1 cuil. à soupe d'aneth ciselé

POUR LA GARNITURE :
pommes de terre à l'anglaise

PRÉPARATION

1 Placez la viande dans un faitout et versez suffisamment d'eau pour la recouvrir entièrement, puis retirez-la. Portez l'eau à ébullition. Ajoutez-y le sel, les épices, la carotte, l'oignon et les tiges d'aneth. Plongez la viande dans ce bouillon, couvrez et faites cuire à petits bouillons, jusqu'à ce que la viande soit tendre et commence à se détacher de l'os (environ 1 h 1/2 de cuisson). Retirez du feu et laissez la viande reposer 20 mn dans son bouillon.

2 Versez 50 cl de bouillon dans une casserole et portez-le à ébullition. Délayez soigneusement la farine dans le lait puis incorporez-la au bouillon. Faites cuire 5 mn à feu doux. Arrosez de jus de citron, salez et poivrez. Parsemez d'aneth ciselé.

3 Retirez la viande du bouillon, coupez-la en tranches et disposez-les sur le plat de service chaud. Nappez de sauce et servez avec des pommes de terre à l'anglaise.

NIVEAU DE DIFFICULTÉ
Assez facile

TEMPS DE PRÉPARATION
2 h

PRÉPARATION À L'AVANCE
Oui

●○○

BOISSON

Vin blanc, comme un grand bourgogne

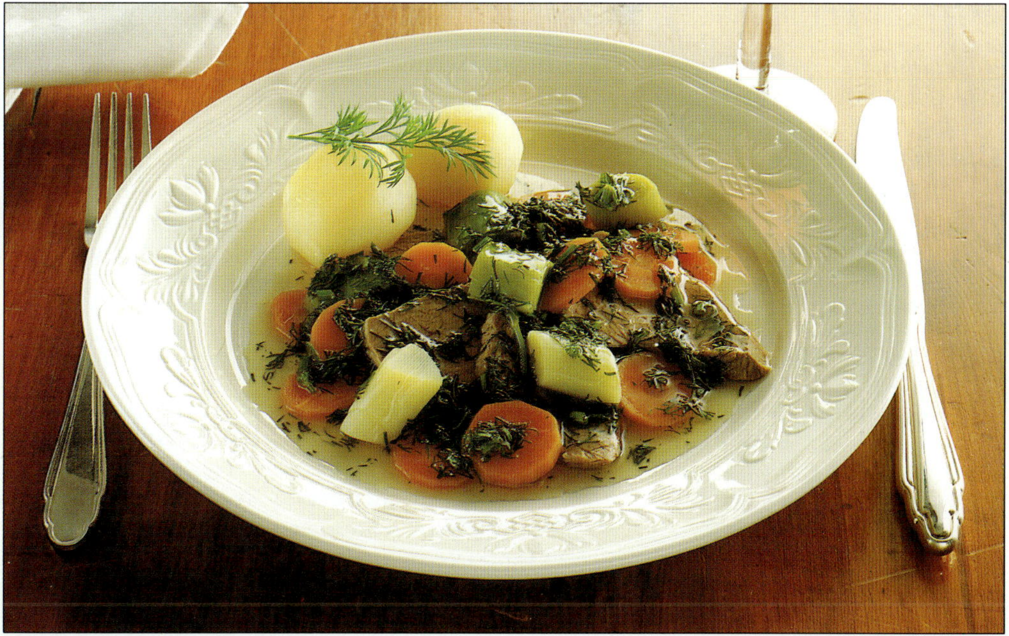

OSSO BUCO

Pour 6 personnes

3 carottes
125 g de céleri-rave
2 oignons
2 cuil. à soupe d'huile ou de margarine
6 rouelles de jarret de veau
500 g de tomates pelées entières dans leur jus
3 cuil. à soupe de purée de tomate
30 cl de vin blanc sec
1 tablette de bouillon de volaille
1 feuille de laurier
1 gousse d'ail écrasée
1 cuil. à café de thym séché
1 cuil. à soupe de basilic ciselé ou 1 cuil. à café de basilic séché
sel et poivre blanc

POUR LA GARNITURE :
1 bouquet de persil ciselé
1 cuil. à soupe de zeste râpé de citron non traité

PRÉPARATION

1 Grattez les carottes et coupez-les en rondelles. Pelez le céleri et détaillez-le en dés. Faites chauffer un peu d'huile ou de margarine dans une cocotte et faites-y revenir les légumes sans laisser prendre couleur.

2 Faites dorer la viande à feu moyen dans une poêle graissée ou huilée. Incorporez-y les légumes, les tomates avec leur jus, la purée de tomate, le vin, la tablette de bouillon émietté, la feuille de laurier, l'ail et les herbes aromatiques. Salez et poivrez. Portez à ébullition, couvrez et laissez mijoter 1 h 30 environ à feu doux, ou jusqu'à ce que la viande soit tendre. Remuez de temps à autre et arrosez d'un peu d'eau ou de bouillon en cas de besoin.

3 Parsemez de persil ciselé et de zeste de citron râpé juste avant de porter à table.

Remarque : les meilleurs accompagnements de l'osso buco sont des pâtes ou du riz safrané.

Niveau de difficulté	Assez facile
Temps de préparation	2 h environ
Préparation à l'avance	Oui

●●○

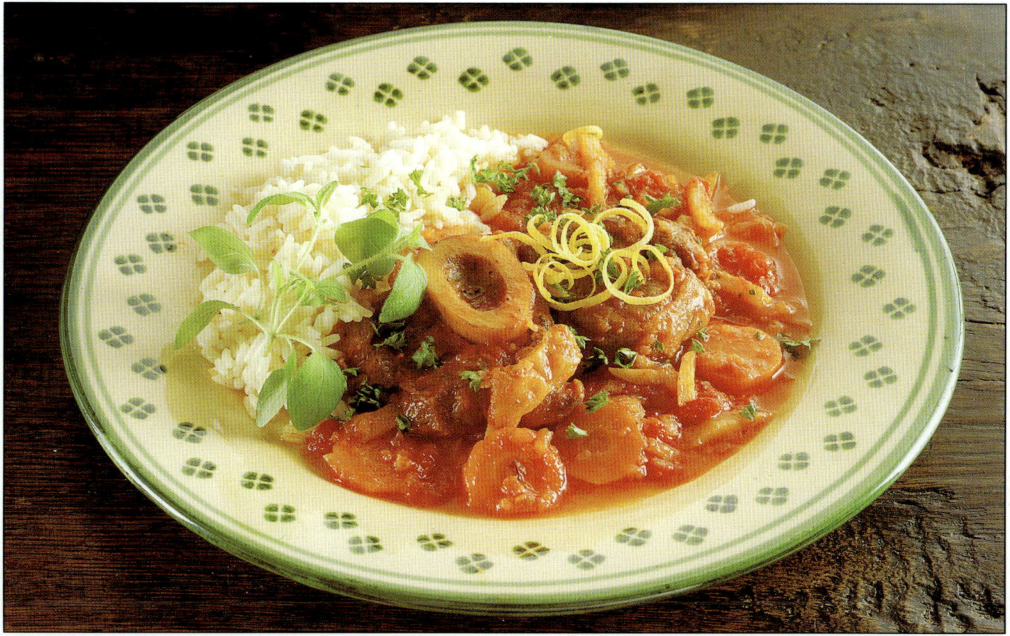

Boisson

Vin rouge robuste ou un léger vin italien

TENDRONS DE VEAU AU VIN

Pour 8 personnes

1 kg de longe de veau désossée
1 gros poireau lavé et coupé
1 petit céleri-rave épluché et coupé en tranches
1 tête d'ail pelée
8 grains de poivre blanc
2 feuilles de laurier
1 bouteille de vin blanc sec
1 cuil. à soupe de margarine
1 chou frisé coupé en lanières
30 cl de crème fraîche
sel et poivre blanc
noix de muscade râpée
2 poivrons verts, 2 jaunes et 2 rouges, coupés en quatre
4 cuil. à café d'arrow-root (à défaut, de Maïzena) mélangé à 1 1/2 cuil. à soupe d'eau

PRÉPARATION

1 Faites bouillir une grande quantité d'eau dans un faitout. Plongez-y la viande, et laissez-la cuire 10 mn, à partir de la reprise de l'ébullition. Retirez la viande et passez-la à l'eau froide. Remettez-la dans le faitout nettoyé avec le poireau, le céleri-rave, l'ail et les épices. Versez le vin et assez d'eau pour recouvrir la viande. Portez à ébullition, baissez le feu, couvrez et faites cuire 1 h 30 à petits bouillons.

2 Pendant ce temps, faites bouillir de l'eau dans une grande casserole. Plongez-y le chou et faites-le cuire 10 mn environ, ou jusqu'à ce qu'il soit tendre. Enlevez le chou et jetez l'eau. Mélangez le chou à la crème fraîche, assaisonnez de sel, de poivre et de noix de muscade. Réservez au chaud.

3 Ajoutez les poivrons à la viande et faites-les cuire 6 mn. Retirez-les avec une écumoire et réservez-les au chaud.

4 Retirez la viande et couvrez-la d'aluminium ménager. Passez le bouillon, versez-le dans le faitout et faites réduire jusqu'à environ 60 cl. Mélangez au fouet avec l'arrow-root (ou la Maïzena), salez et poivrez.

5 Coupez la viande en tranches et disposez-les sur le plat de service. Garnissez avec les poivrons. Servez le chou et la sauce à part.

TENDRONS DE VEAU AU VIN

NIVEAU DE DIFFICULTÉ

Assez facile

TEMPS DE PRÉPARATION

1 h 30-2 h

PRÉPARATION À L'AVANCE

Oui

●●○

BOISSON

Vin rosé, par exemple un tavel

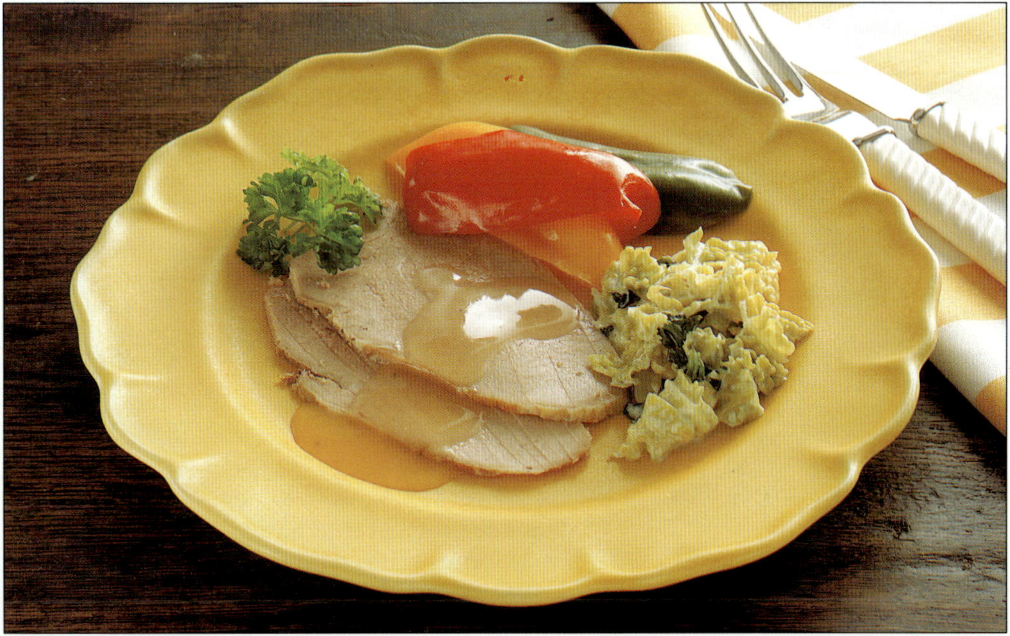

JAMBON AU CIDRE

Pour 6 personnes

50 cl de cidre + un peu pour la cuisson des pommes
10 cl de sauce de soja
1 oignon en rouelles
2 gousses d'ail épluchées
6 baies de genièvre (écrasées)
1 1/2 cuil. à café d'estragon
1/2 cuil. à café de sel
1 petit jambon frais d'environ 1,5 kg
3 pommes
10 cl de crème fleurette ou de lait
1 cuil. à soupe de farine

PRÉPARATION

1 Versez le cidre dans une marmite et portez-le à ébullition. Ajoutez la sauce de soja, l'oignon, l'ail, le genièvre, l'estragon et le sel.

2 Insérez un thermomètre de cuisson dans le jambon. Mettez celui-ci dans la marmite ; couvrez et faites bouillir jusqu'à ce que le thermomètre indique 70 °C. Retirez le jambon et réservez le bouillon.

3 Pelez les pommes, coupez-les en tranches, mettez-les dans une casserole et recouvrez-les de cidre. Faites cuire à feu doux, jusqu'à ce que les pommes commencent à s'attendrir. Laissez refroidir.

4 Versez le bouillon dans un récipient gradué et ajoutez assez d'eau pour le porter à 70 cl. Reversez dans la marmite et portez à ébullition. Mélangez soigneusement la farine et la crème puis ajoutez au bouillon. Faites cuire 5 mn à feu doux.

5 Coupez le jambon en tranches. Disposez-les sur des assiettes individuelles et nappez-les de sauce. Servez les pommes à part.

JAMBON AU CIDRE

Niveau de difficulté
Facile
Temps de préparation
1 h 30
Préparation à l'avance
Oui
●●○
Boisson
Cidre

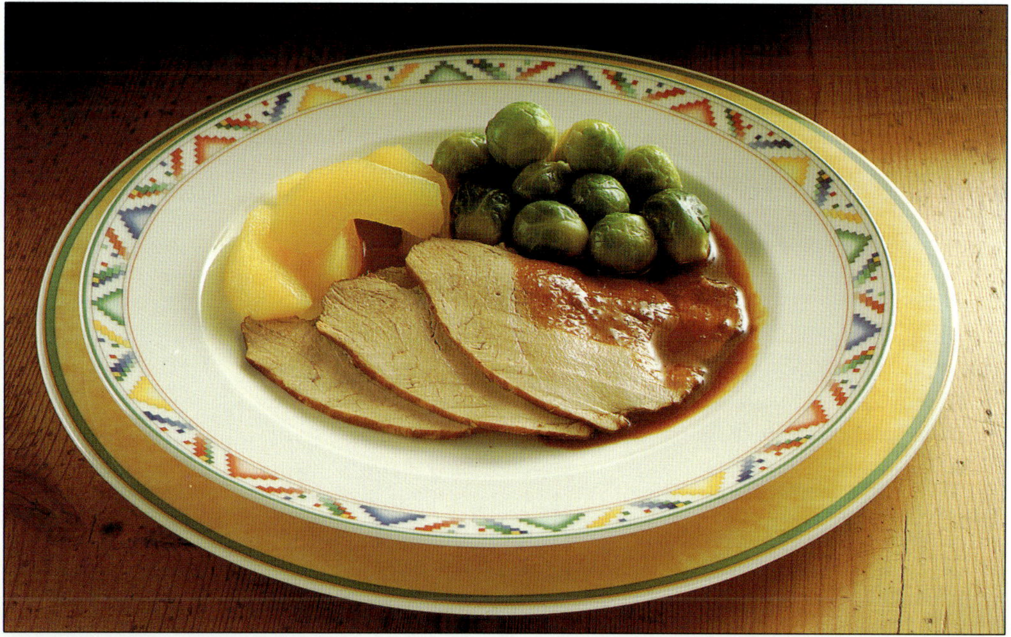

241

JAMBON PERSILLÉ

Pour 8 personnes

8 feuilles de gélatine
700 g de jambon cuit légèrement salé
50 g de persil giselé
1 cuil. à café de poivre blanc grossièrement moulu
40 cl de bouillon de légumes
10 cl de vin blanc sec
1 gousse d'ail écrasée

POUR LA SAUCE :
crème aigre aromatisée avec de la moutarde de Dijon, de l'ail écrasé et du cresson ciselé

POUR LA GARNITURE :
feuilles de laitue
tomates-cerises
concombre ou cornichons en rondelles

PRÉPARATION

1 Faites tremper la gélatine 10 mn dans de l'eau froide. Dégraissez et détaillez le jambon en dés. Mélangez jambon, persil et poivre blanc dans un moule rond, de préférence.

2 Prélevez un peu de bouillon, portez-le à ébullition et faites-y dissoudre la gélatine égouttée. Mélangez au reste du bouillon puis ajoutez le vin et l'ail. Laissez refroidir jusqu'à ce que le bouillon commence à épaissir. Versez-le alors dans le moule en vous assurant qu'il est bien réparti sur le jambon. Laissez complètement refroidir, puis maintenez au réfrigérateur pendant quelques heures ou jusqu'au lendemain.

3 Plongez la base du moule dans de l'eau chaude et démoulez sur un plat de service. Garnissez de feuilles de laitue, de tomates-cerises, de rondelles de concombre ou de cornichons. Servez la sauce à part.

Remarque : des pommes de terre à l'anglaise accompagnent bien ce mets.

NIVEAU DE DIFFICULTÉ
Facile

TEMPS DE PRÉPARATION
1 h environ + temps de réfrigération

PRÉPARATION À L'AVANCE
Oui

●●○

BOISSON
Vin blanc sec ou vin rosé

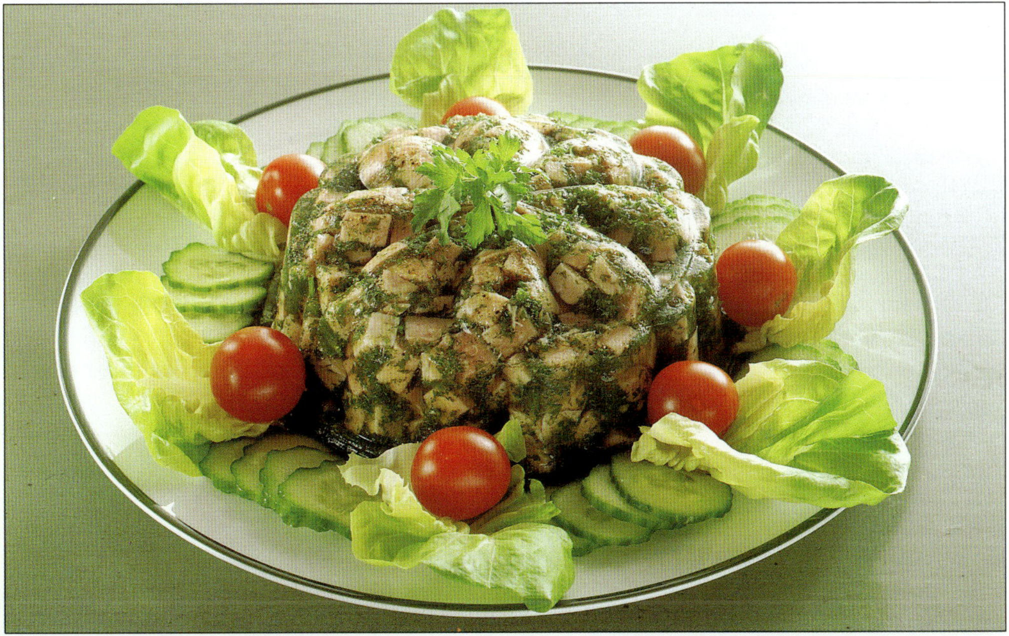

JAMBON SAUCE CASSIS

Pour 10 à 12 personnes

1,3 kg de jambon désossé légèrement salé
30 cl de jus de cassis non dilué
30 cl d'eau
2 gousses d'ail écrasées
1 tronçon de gingembre frais de 1 x 5 cm
1 bâtonnet de cannelle de 5 cm
quelques brins de persil

POUR LA SAUCE :
1 1/2 cuil. à soupe de Maïzena
10 cl d'eau
sel et poivre noir

PRÉPARATION

1 Dégraissez le jambon et placez-le dans une cocotte en vous assurant qu'elle peut contenir un thermomètre fiché dans la viande quand le couvercle est mis. Retirez le jambon.

2 Versez le jus de cassis et l'eau dans la cocotte et portez à ébullition. Ajoutez l'ail, le gingembre, la cannelle et le persil. Insérez le thermomètre de cuisson dans la partie la plus épaisse du jambon. Mettez ce dernier dans le bouillon, couvrez et faites cuire à petits bouillons, jusqu'à ce que le thermomètre indique 70 °C (environ 1 h). Retournez une fois le jambon durant la cuisson. Laissez-le refroidir 15 mn dans le bouillon avant de servir.

3 Préparez la sauce : écumez le bouillon et passez le au-dessus d'une casserole. Délayez la Maïzena dans de l'eau et incorporez-la au bouillon. Portez à ébullition, salez et poivrez.

4 Coupez le jambon en tranches fines et disposez-les sur un plat de service. Servez la sauce à part.

JAMBON SAUCE CASSIS

NIVEAU DE DIFFICULTÉ Facile
TEMPS DE PRÉPARATION 1 h 30-2 h
PRÉPARATION À L'AVANCE Oui
●●○ BOISSON Eau minérale ou un gewurztraminer

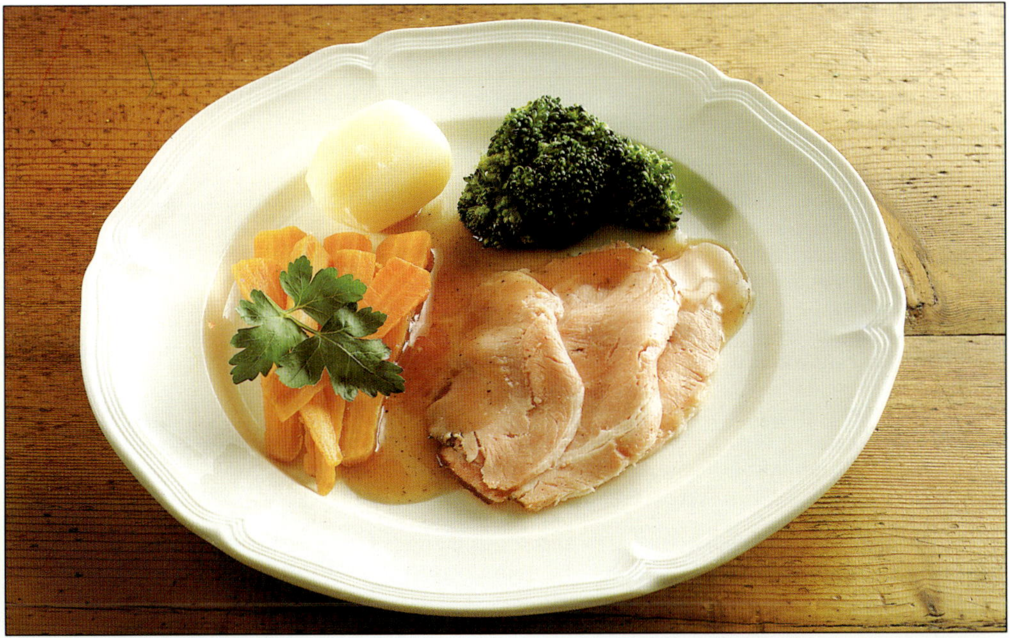

POMMES DE TERRE FARCIES

Pour 6 personnes

1 kg de pommes de terre
4 jaunes d'œufs
75 g de farine
sel et poivre blanc

POUR LA FARCE :
un peu de margarine
200 g de lard maigre débité en dés
2 oignons hachés
1 pincée de quatre-épices
Poivre noir du moulin

POUR LE BOUILLON :
1,5 litre d'eau
1 tablette de bouillon de légumes

POUR LA SAUCE :
1 cuil. à soupe de Maïzena
1 poireau détaillé en fines lanières
1 cuil. à soupe de margarine

PRÉPARATION

1 Faites bouillir les pommes de terre (de préférence la veille). Épluchez-les et réduisez-les en purée encore chaudes. Couvrez, laissez refroidir et réservez au froid.

2 La farce peur être préparée la veille. Faites sauter le lard et les oignons, avec un peu de margarine si le lard est très maigre. Assaisonnez de quatre-épices et de poivre. Laissez refroidir complètement.

3 Malaxez les pommes de terre avec les jaunes d'œufs et la farine. Salez et poivrez. Sur le plan de travail fariné, façonnez un gros saucisson avec ce mélange. Coupez-le en 12 tronçons égaux. Pratiquez une ouverture dans chaque tronçon et mettez-y une cuillerée à soupe de farce. Refermez avec le mélange de pommes de terre et modelez les tronçons en forme de boulette.

4 Dans une grande casserole d'eau, émiettez la tablette de bouillon et portez à ébullition. Plongez-y les boulettes une à une et faites-les cuire jusqu'à ce qu'elles remontent à la surface. Poursuivez la cuisson encore 5 mn. Retirez-les avec une écumoire.

5 Versez 30 cl du bouillon dans une casserole et portez à ébullition. Délayez la Maïzena dans un peu d'eau et ajoutez au bouillon en tournant. Incorporez le poireau, la margarine et laissez mijoter sans laisser bouillir.

NIVEAU DE DIFFICULTÉ

Assez facile

TEMPS DE PRÉPARATION

1 h + 12 h pour la farce

PRÉPARATION À L'AVANCE

Oui

●●○

BOISSON

Bière blonde

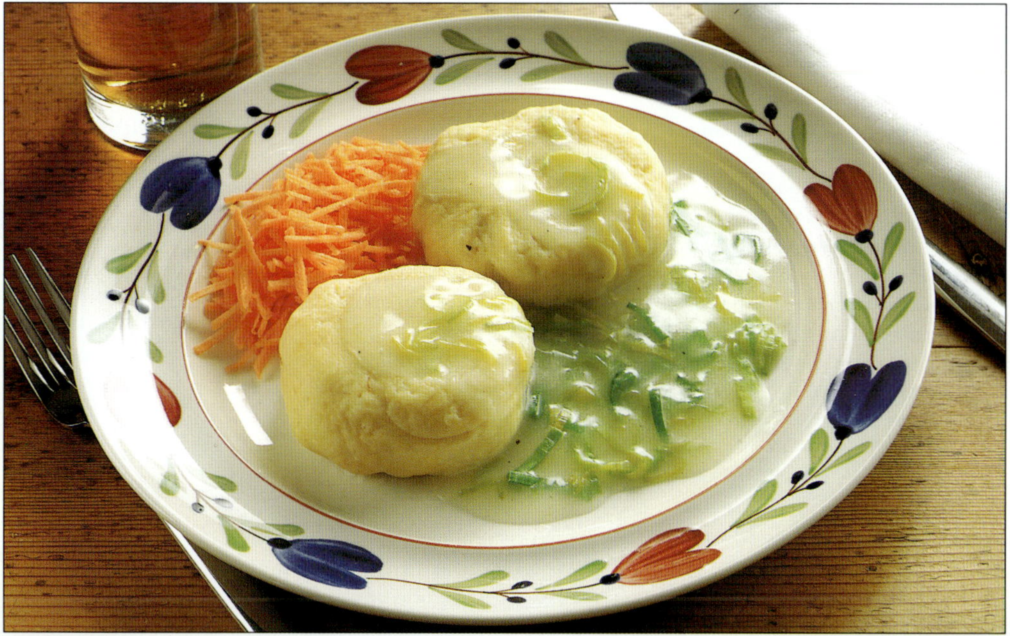

CÔTES DE PORC AU COCA-COLA

Pour 8 personnes

1 boîte de Coca-Cola
le jus et le zeste râpé d'une orange non traitée
1 cuil. à café de romarin
1/2 cuil. à café de gingembre râpé
1 cuil. à café de poivre noir concassé
1 cuil. à café de sel
2 gousses d'ail émincées
1 kg de côtes de porc désossées
5 cl de vinaigre si la marinade est trop sucrée

POUR LA SAUCE :
60 cl de bouillon de volaille
1 1/2 cuil. à café de Maïzena
15 cl de crème fleurette
sel et poivre

POUR LA GARNITURE :
salade de pommes de terre, oranges et endives
choux de Bruxelles

PRÉPARATION

1 Mélangez dans un grand plat creux le Coca-Cola, le jus et le zeste d'orange, le romarin, le gingembre, le poivre noir, le sel et l'ail. Ajoutez la viande et laissez mariner de 12 à 24 h au réfrigérateur. Retournez la viande une fois.

2 Mettez la viande et la marinade dans un faitout. Ajoutez le vinaigre si la marinade est trop sucrée. Portez à ébullition, couvrez et faites cuire à feu doux de 1 h à 1 h 30 h, ou jusqu'à ce qu'un thermomètre de cuisson indique 75 °C. Retournez la viande une fois pendant la cuisson si elle ne baigne pas complètement dans le jus de cuisson. Laissez refroidir 15 mn dans le faitout.

3 Préparer la sauce : passez le jus de cuisson dans une casserole et ajoutez-y 60 cl de bouillon. Mélangez la Maïzena et la crème et incorporez à la sauce. Salez et poivrez.

4 Découpez la viande en tranches fines et disposez-les sur un plat de service avec la garniture. Servez la sauce séparément.

CÔTES DE PORC AU COCA-COLA

NIVEAU DE DIFFICULTÉ

Facile

TEMPS DE PRÉPARATION

1 h 30 + temps de marinage

PRÉPARATION À L'AVANCE

Oui

●●○

BOISSON

Eau minérale

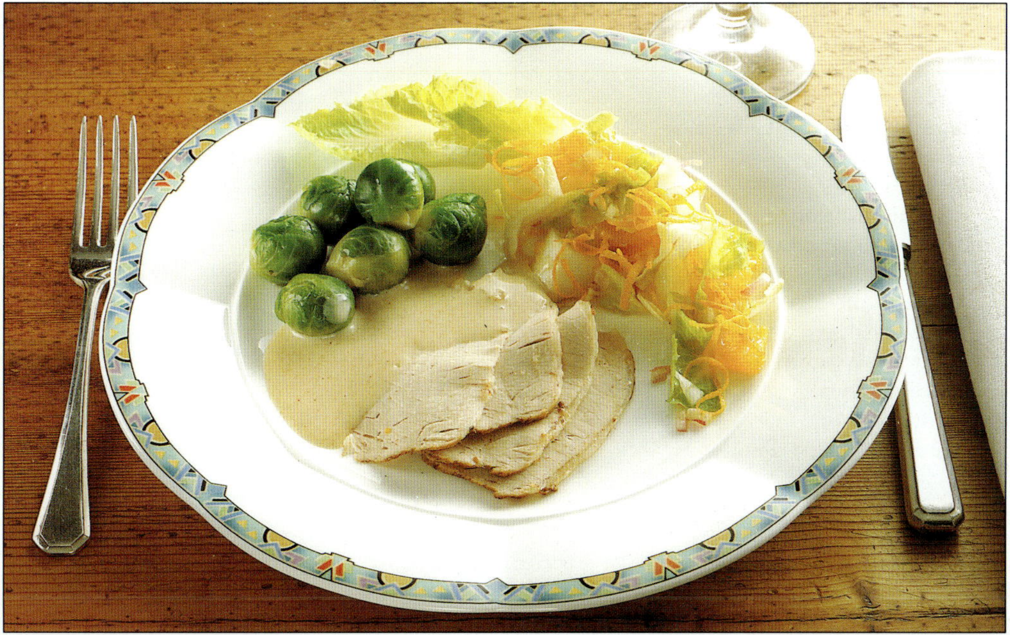

CÔTES DE PORC CARAÏBE

Pour 4 personnes

2 pommes
1 petite boîte d'ananas en morceaux
1 poivron rouge
45 g de lard fumé maigre
1 gousse d'ail écrasée
1 cuil. à café de miel
1 cuil. à café d'arrow-root (ou de Maïzena)
sel et poivre noir
sauce de soya
4 côtes de porc
1/2 cuil. à soupe d'huile

PRÉPARATION

1 Pelez les pommes, ôtez-en le cœur avec un vide-pomme, et coupez-les en morceaux. Coupez en deux, épépinez et débitez le poivron en dés. Coupez le lard en bâtonnets.

2 Faites rissoler les lardons à petit feu dans une casserole. Ajoutez-y les morceaux de pommes, les dés de poivrons, d'ananas et l'ail. Ajoutez le jus d'ananas et le miel et faites chauffer sans cesser de tourner. Laissez mijoter quelques minutes à feu doux. Délayez l'arrow-root (ou la Maïzena) dans un peu d'eau froide et versez-la dans le casserole en tournant. Assaisonnez de sel, de poivre et de sauce de soja. Réservez au chaud.

3 Badigeonnez les côtes de porc avec un peu d'huile et faites-les griller de 7 à 8 mn de chaque côté. Salez et poivrez.

4 Mettez le mélange de fruits et de poivron sur un plat de service chaud et disposez dessus les côtes de porc.

NIVEAU DE DIFFICULTÉ	Facile
TEMPS DE PRÉPARATION	30 mn
PRÉPARATION À L'AVANCE	En partie

●●○

BOISSON

Vin rouge léger

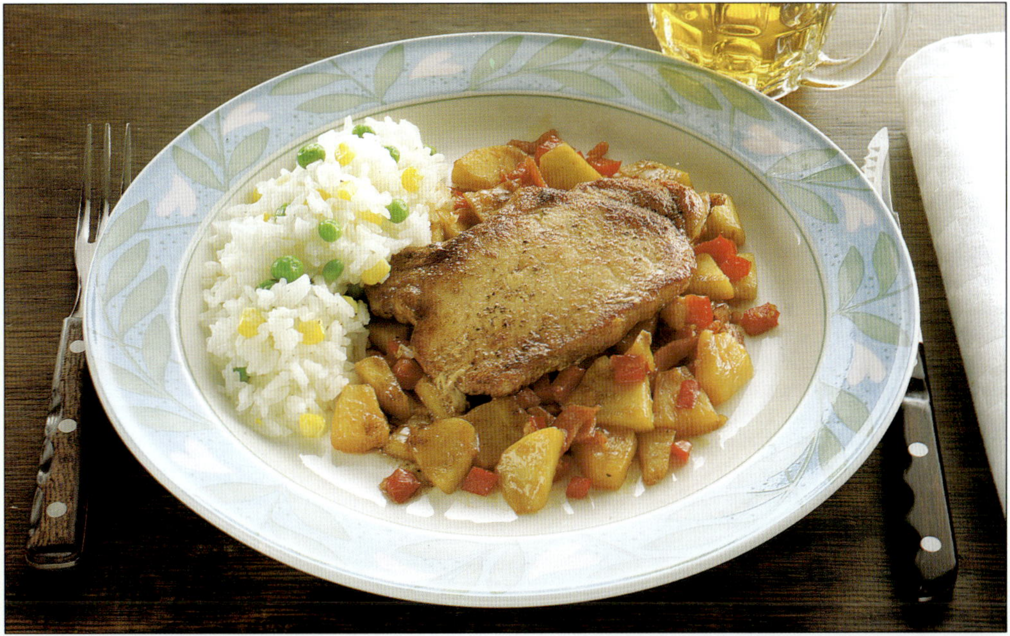

CÔTES DE PORC À LA RUSSE

Pour 4 personnes

4 côtes de porc
sel et poivre noir
1 cuil. à soupe de margarine

POUR LA SAUCE :
250 g de champignons divers (chanterelles, champignons de Paris, pleurotes, etc.)
1 gros cornichon au vinaigre
1 petit oignon haché
1 cuil. à soupe de margarine
1 cuil. à soupe de purée de tomate
2 cuil. à soupe de farine
20 cl de bouillon de bœuf
10 cl de vin blanc sec
3 cuil. à soupe de câpres
1 cuil. à soupe de persil ciselé
1 filet de sauce de soja
sel et poivre
15 cl de crème aigre

PRÉPARATION

1 Nettoyez et coupez les champignons en petits morceaux. Coupez le cornichon en dés. Faites chauffer la margarine dans une casserole et faites-y revenir l'oignon et les champignons, sans laisser colorer et jusqu'à évaporation complète du liquide. Incorporez la purée de tomate, poudrez de farine, versez le bouillon et le vin sans cesser de tourner. Laissez mijoter 10 mn. Ajoutez cornichon, câpres et persil ; prolongez la cuisson de 3 mn. Ajoutez la sauce de soja, salez et poivrez.

2 Incorporez la crème aigre – à partir de cet instant, la sauce ne doit plus bouillir.

3 Faites chauffer la margarine dans une poêle et faites-y revenir les côtes de porc à feu moyen pendant 7 à 8 mn de chaque côté. Salez et poivrez. Posez-les sur des assiettes chaudes et nappez-les de sauce, ou servez celle-ci à part.

Remarque : ce plat peut être accompagné de choux de Bruxelles, de purée de pommes de terre ou de pommes de terre à l'anglaise ou encore de riz et d'une salade de tomates.

CÔTES DE PORC À LA RUSSE

NIVEAU DE DIFFICULTÉ	Facile
TEMPS DE PRÉPARATION	1 h environ
PRÉPARATION À L'AVANCE	En partie

●●○

BOISSON

Vin rouge léger ou moyen

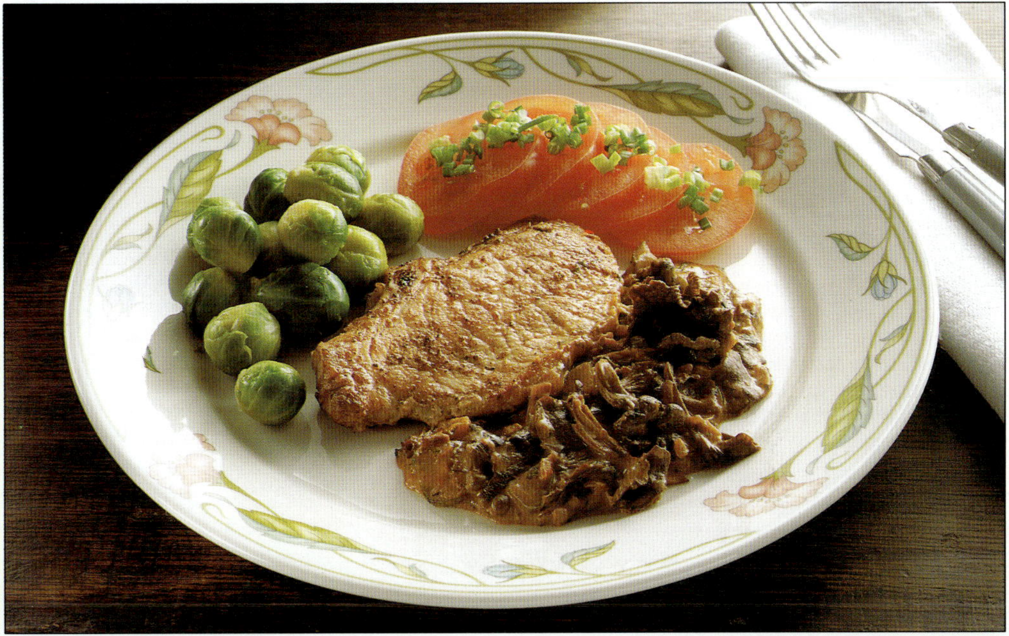

247

FILET DE PORC MARINÉ

Pour 4 personnes

450 g de filet de porc
1 cuil. à soupe de margarine
quartiers de citron

POUR LA MARINADE :
1 cuil. à soupe d'huile
2 cuil. à soupe de vinaigre de vin blanc
2 gousses d'ail écrasées
1 cuil. à café de poivre noir concassé
1 feuille de laurier émiettée
1 cuil. à café de thym
1 cuil. à soupe de persil ciselé

POUR LA GARNITURE :
2 fonds d'artichauts bretons
250 g de champignons de Paris
1 cuil. à soupe de margarine
1 gousse d'ail écrasée
1 cuil. à soupe de persil ciselé
rondelles de citron

POUR ACCOMPAGNER :
pommes de terre en robe des champs avec un peu d'un mélange de margarine ou de crème fraîche allégées et de persil ciselé.

PRÉPARATION

1 Réunissez tous les éléments de la marinade dans un plat creux. Faites-y macérer la viande pendant 5 ou 6 h.

2 Faites cuire les fonds d'artichauts pendant 10 mn dans de l'eau légèrement salée, puis coupez-les en tranches. Épluchez, lavez et coupez les champignons en morceaux.

3 Faites chauffer 1 cuillerée à soupe de margarine dans une poêle et faites-y revenir les champignons jusqu'à évaporation de tout le liquide. Incorporez les fonds d'artichauts, l'ail et le persil. Faites revenir encore quelques minutes.

4 Dans une cocotte, faites chauffer 1 cuillerée à soupe de margarine à feu moyen. Égouttez le filet de porc, mettez-le dans la cocotte, salez et poivrez, couvrez et faites cuire à feu doux de 15 à 20 mn.

5 Découpez le filet de porc en tranches assez épaisses et déposez-les sur un plat de service chaud avec le ragoût d'artichauts et de champignons. Garnissez de rondelles de citron. L'accompagnement suggéré sera servi à part.

NIVEAU DE DIFFICULTÉ

Facile

TEMPS DE PRÉPARATION

1 h + temps de marinage

PRÉPARATION À L'AVANCE

En partie

●●○

BOISSON

Vin rouge léger ou moyen

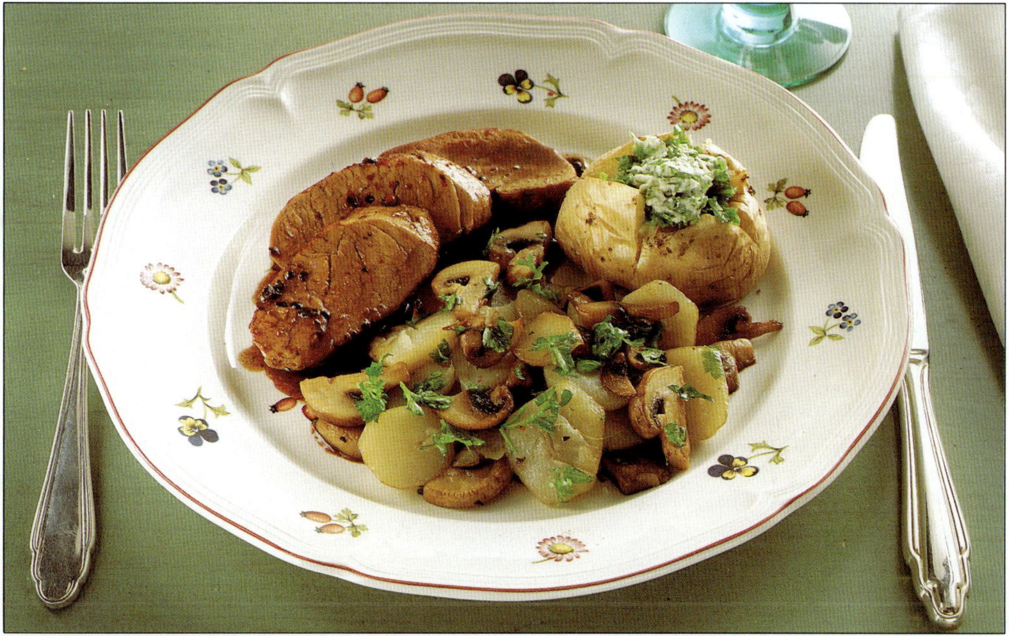

PORC SAUCE POIVRADE ROUGE

Pour 4 personnes

400 g de filet de porc
1 cuil. à soupe de margarine
sel et poivre

POUR LA SAUCE :
20 cl d'eau
1/2 tablette de bouillon de volaille
1 oignon haché
1 cuil. à soupe de sauce chili
1/2 cuil. à café de sauce de soja
2 cuil. à café de moutarde douce
1 cuil. à soupe de poivre rouge concassé
1/2 cuil. à soupe de farine
10 cl de crème fleurette
1 gousse d'ail écrasée

PRÉPARATION

1 Préparez la sauce : émiettez la tablette de bouillon dans une marmite, versez l'eau et portez à ébullition. Ajoutez l'oignon, la sauce chili, la sauce de soja la moutarde et le poivre rouge. Faites repartir l'ébullition et laissez cuire quelques minutes. Mélangez la farine et la crème puis incorporez à la sauce en tournant avec une cuillère en bois. Ajoutez-y l'ail et laissez mijoter jusqu'à ce que la préparation épaississe légèrement.

2 Coupez le filet de porc en tranches épaisses. Faites chauffer la margarine dans une poêle et faites-y revenir les tranches de viande 5 mn de chaque côté, salez et poivrez. Ajoutez la viande à la sauce et laissez mijoter quelques minutes avant de servir.

PORC SAUCE POIVRADE ROUGE

NIVEAU DE DIFFICULTÉ	Facile
TEMPS DE PRÉPARATION	30 mn
PRÉPARATION À L'AVANCE	En partie

●○○

BOISSON

Vin rouge léger ou moyen

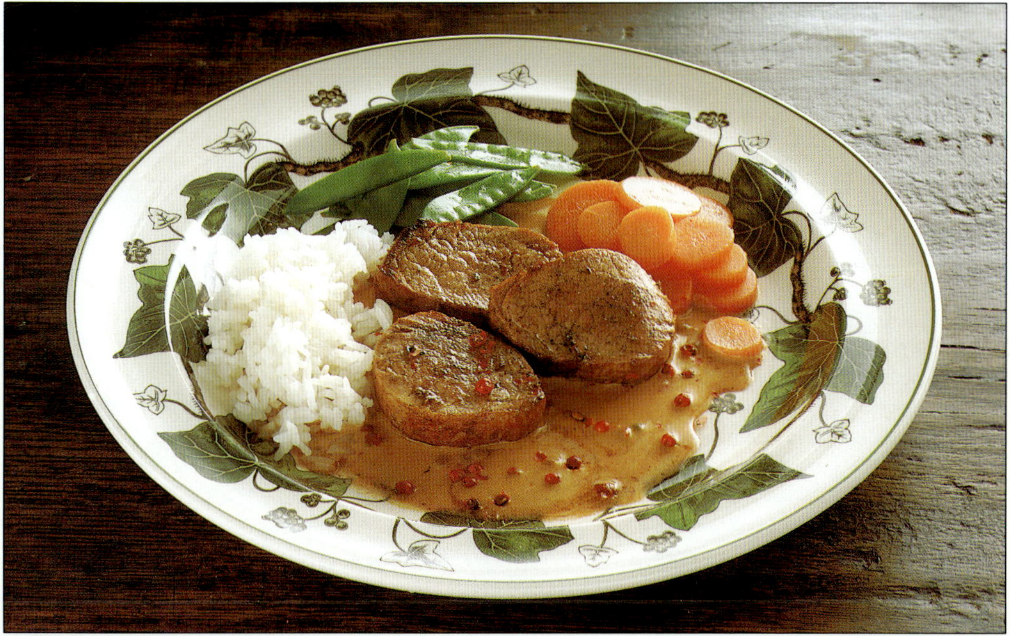

GIGOT D'AGNEAU

Pour 8 à 10 personnes

1 gigot d'agneau de 1,5 kg
3 gousses d'ail coupées en lamelles
sel et poivre noir
2 cuil. à café de romarin frais

POUR LA SAUCE :
2 cuil. à soupe de farine
2 cuil. à soupe de crème fleurette (facultatif)
sel et poivre
1 pincée d'herbes aromatiques séchées
1 filet de sauce de soja

PRÉPARATION

1 Préchauffez le four à 180 °C, thermostat 4. Faites plusieurs incisions dans le gigot avec un couteau bien aiguisé et insérez les lamelles d'ail. Mélangez sel, poivre et romarin et frottez-en le gigot. Placez ce dernier dans la lèchefrite et introduisez un thermomètre à viande dans la partie la plus charnue, loin de l'os. Glissez la lèchefrite dans le bas du four et laissez cuire jusqu'à ce que le thermomètre indique 70 °C, si vous aimez la viande rosée, ou 75 °C, si vous la préférez à point.

2 Sortez le gigot du four. Déposez-le sur la planche à découper, couvrez-le d'aluminium ménager et laissez-le reposer 15 mn avant de le découper. Recueillez le jus de cuisson dans une casserole. Déglacez la lèchefrite avec un peu d'eau chaude et ajoutez ce jus à la casserole.

3 Délayez la farine dans un peu d'eau froide et incorporez-la à la sauce. Portez-la à ébullition en tournant et laissez-la mijoter 5 mn. Incorporez la crème, salez, poivrez, ajoutez les herbes aromatiques et un filet de sauce de soja. Réservez au chaud.

4 Découpez le gigot et servez avec la sauce.

NIVEAU DE DIFFICULTÉ	Assez facile
TEMPS DE PRÉPARATION	2 h
PRÉPARATION À L'AVANCE	Oui

●●○

BOISSON

Vin rouge,
par exemple un
grand cru du Médoc

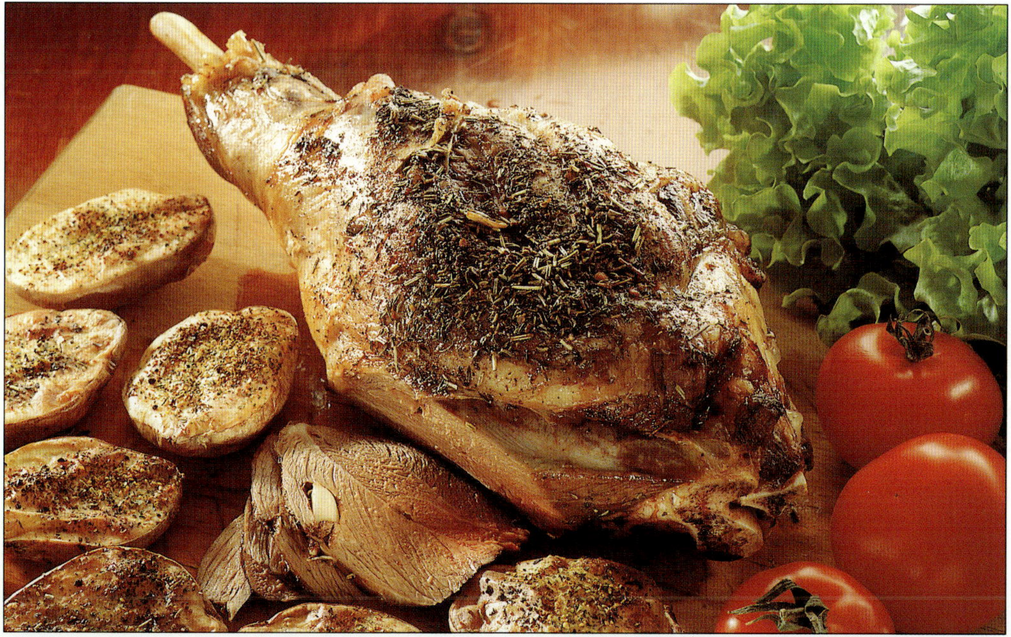

MOUTON ET RATATOUILLE

Pour 4 personnes

8 côtelettes de mouton
2 cuil. à soupe de margarine
sel et poivre noir

POUR LA MARINADE :
2 cuil. à soupe de ciboulette ciselée
5 cl de jus de citron
1 gousse d'ail écrasée

POUR LA RATATOUILLE :
2 poivrons jaunes ou rouges
1 courgette
1 petite aubergine
1 bulbe de fenouil (150 g environ)
1 cuil. à soupe d'huile d'olive
500 g de tomates pelées entières dans leur jus
10 cl de vin blanc sec
2 gousses d'ail écrasées
sel et poivre
1 cuil. à café de romarin séché

POUR LA GARNITURE :
quartiers de citron
ciboulette ciselée

PRÉPARATION

1 Mélangez tous les ingrédients de la marinade et faites-y macérer les côtelettes pendant 1 h environ, en les retournant une fois.

2 Pendant le marinage, préparez la ratatouille. Nettoyez tous les légumes. Coupez en deux, épépinez et débitez les poivrons en lanières. Coupez en morceaux la courgette, l'aubergine et le fenouil. Faites chauffer l'huile dans une sauteuse et faites-y revenir tous les légumes à feu moyen. Ajoutez les tomates avec leur jus, le vin, l'ail et le romarin. Salez et poivrez. Couvrez et laisssez mijoter à feu doux environ 25 mn. Retirez le couvercle et laissez cuire encore 5 mn.

3 Sortez les côtelettes de la marinade et laissez-les égoutter. Faites chauffer la margarine dans une poêle et faites-y revenir les côtelettes de 2 à 4 mn de chaque côté, suivant l'épaisseur. Salez, poivrez, mettez sur un plat de service chaud et garnissez de quartiers de citron. Entourez de ratatouille et parsemez de ciboulette ciselée.

MOUTON ET RATATOUILLE

Niveau de difficulté

Facile

Temps de préparation
1 h + temps de marinage

Préparation à l'avance

En partie

●●●

Boisson

Vin rosé, un bandol par exemple

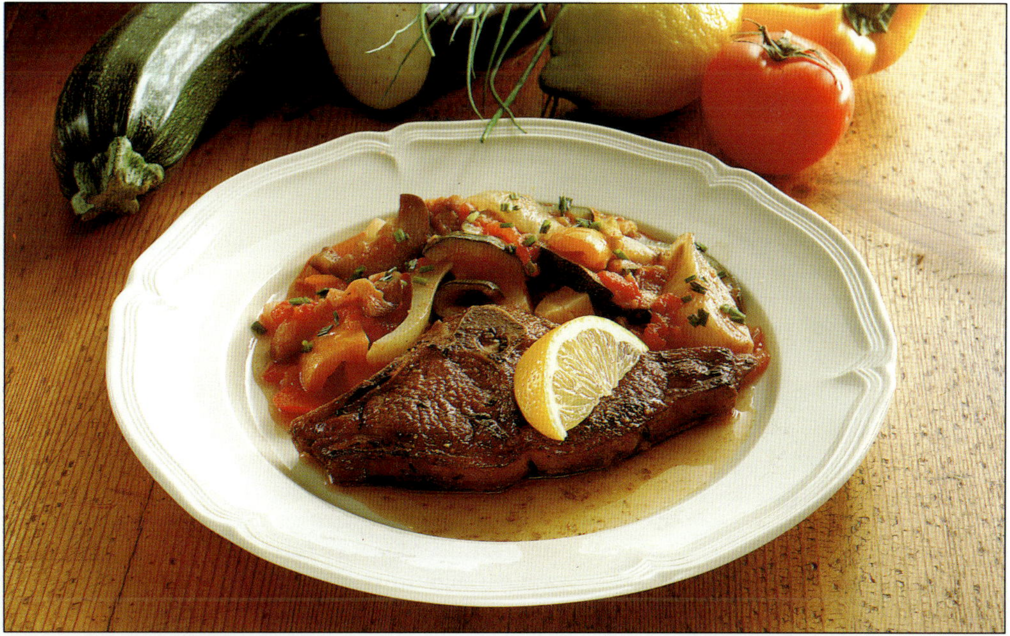

251

AGNEAU AU BEURRE VERT

Pour 4 personnes

8 côtelettes d'agneau
1 cuil. à soupe d'huile
sel et poivre blanc

POUR LE BEURRE VERT :
60 g de margarine allégée
2 gousses d'ail écrasées
1 échalote hachée
1 cuil. à café d'herbes de Provence
2 cuil. à soupe de persil finement ciselé

POUR LA GARNITURE :
4 pommes de terre
125 g de céleri-rave
250 g de navets
3 carottes
1 cuil. à soupe de margarine ou d'huile
1 oignon haché
sel et poivre

PRÉPARATION

1 Mélangez soigneusement tous les ingrédients du beurre vert, salez et poivrez. Donnez-lui la forme d'un rouleau de 3 cm de diamètre, enveloppez-le de film alimentaire et placez-le au réfrigérateur.

2 Épluchez les pommes de terre, le céleri-rave et les navets et grattez les carottes. Coupez-les en dés. Faites chauffer la margarine dans une grande poêle et faites-y revenir l'oignon et les légumes à feu moyen, en tournant de temps à autre, jusqu'à ce qu'ils soient tendres. Salez et poivrez.

3 Badigeonnez les côtelettes avec un peu d'huile et faites-les griller de 2 à 4 mn de chaque côté selon leur épaisseur. Salez et poivrez. Placez les côtelettes sur des assiettes chauffées au préalable. Surmontez-les d'une rondelle de beurre vert. Garnissez avec les légumes sautés.

NIVEAU DE DIFFICULTÉ

Facile

TEMPS DE PRÉPARATION

1 h environ

PRÉPARATION À L'AVANCE

En partie

●●●

BOISSON

Vin rouge des Corbières, par exemple

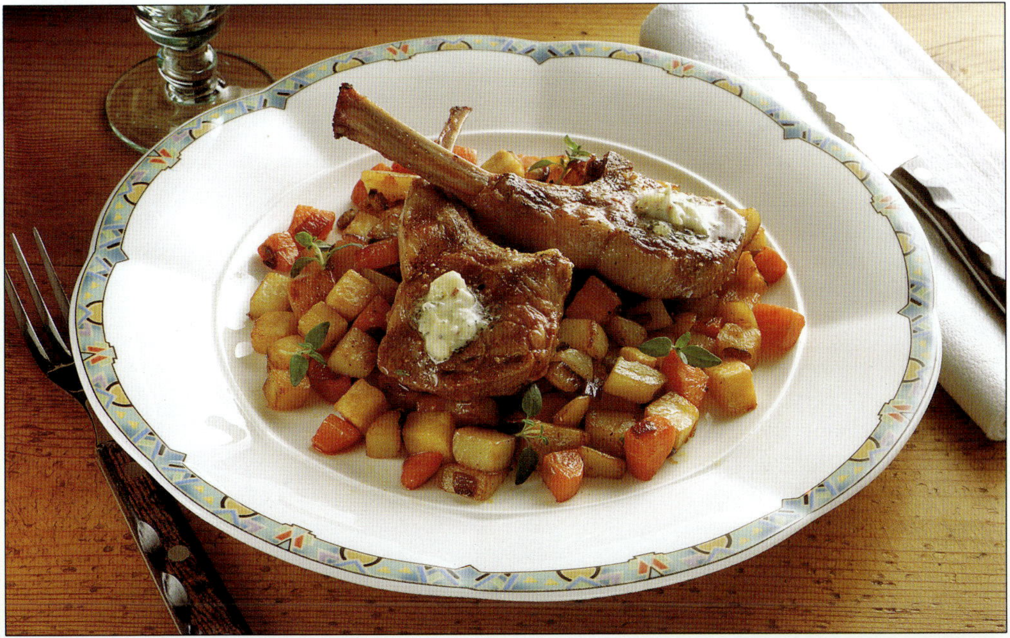

CÔTES D'AGNEAU ET ÉPINARDS

Pour 4 personnes

4 côtes d'agneau
1 cuil. à soupe de margarine
sel et poivre noir du moulin

POUR LES ÉPINARDS :
2 paquets d'épinards en branches congelés
10 cl de crème fraîche allégée (facultatif)
sel et poivre

POUR LES CHAMPIGNONS :
400 g de champignons de Paris
1 cuil. à soupe de margarine
2 gousses d'ail écrasées

POUR ACCOMPAGNER :
purée de pommes de terre
1 cuil. à soupe de persil ciselé

PRÉPARATION

1 Préparez une purée de pommes de terre et réservez-la au chaud.

2 Faites décongeler les épinards à feu doux dans une casserole.

3 Lavez, essuyez et coupez en quatre les champignons. Faites chauffer la margarine dans une poêle et faites-y dorer l'ail, puis ajoutez les champignons et laissez-les rissoler jusqu'à évaporation complète du liquide. Ils doivent prendre couleur mais rester fermes. Salez et poivrez.

4 Pressez les épinards pour en exprimer tout le liquide. Mélangez-les à la crème fraîche, salez et poivrez. Faites chauffer à feu doux en tournant constamment avec une cuillère en bois.

5 Faites cuire les côtes de mouton dans la margarine pendant 4 à 5 mn de chaque côté. Salez et poivrez.

6 Mélangez le persil ciselé à la purée de pommes de terre.

7 Servez les côtes de mouton avec les épinards, les champignons et la purée de pommes de terre.

CÔTES D'AGNEAU ET ÉPINARDS 252

NIVEAU DE DIFFICULTÉ

Facile

TEMPS DE PRÉPARATION

1 h

PRÉPARATION À L'AVANCE

En partie

●●●

BOISSON

Vin rouge comme un côte de Duras

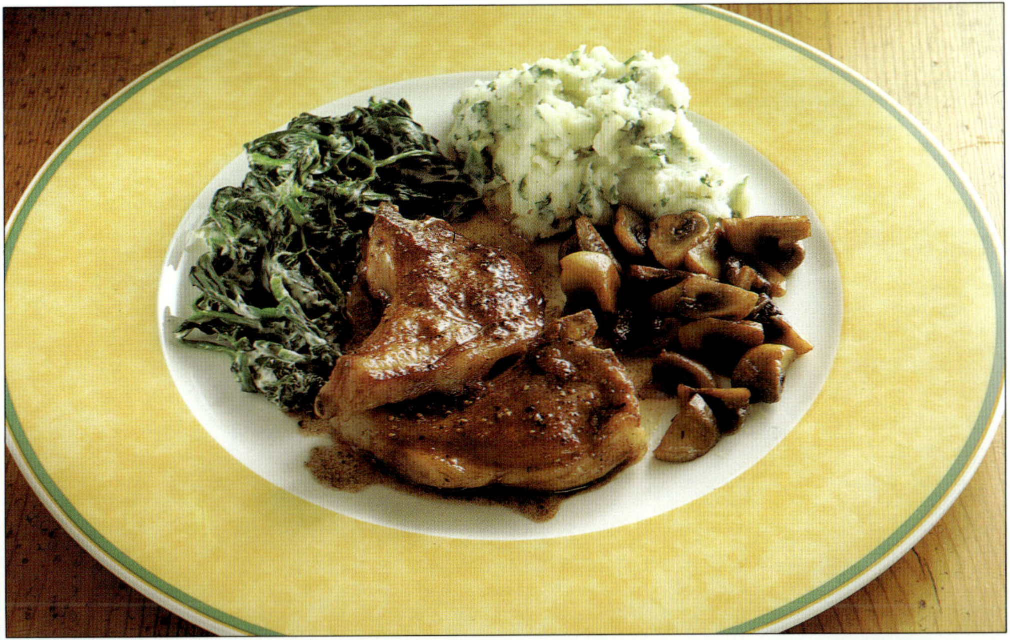

253

RAGOÛT DE MOUTON

Pour 5 à 6 personnes

1 kg de collier de mouton en morceaux
1 cuil. à soupe de margarine
2 oignons hachés
1 cuil. à soupe de farine
sel et poivre blanc
30 cl de bouillon de volaille
1 gousse d'ail écrasée
1 cuil. à café de thym
2 courgettes
1 boîte de haricots blancs à la sauce tomate
le jus de 1/2 citron
1 cuil. à soupe de ciboulette hachée

PRÉPARATION

1 Faites chauffer la margarine dans une poêle et faites-y revenir les oignons. Transvasez-les dans une cocotte (posée sur feu moyen), en les égouttant. Faites revenir ensuite les morceaux de mouton dans la poêle et ajoutez-les dans la cocotte. Salez, poivrez et poudrez de farine en tournant avec une spatule en bois jusqu'à brunissement. Ajoutez le bouillon, l'ail, le thym et laissez cuire pendant 1 h 40 à petits bouillonnements.

2 Rincez et coupez les courgettes en rondelles. Ajoutez-les au ragoût et prolongez la cuisson de 10 mn. Incorporez les haricots à la tomate et laissez réchauffer. Arrosez de jus de citron, rectifiez l'assaisonnement, parsemez de ciboulette et servez chaud.

Niveau de difficulté	Facile
Temps de préparation	2 h
Préparation à l'avance	Oui

●●○

Boisson

Vin rouge léger, par exemple un beaujolais

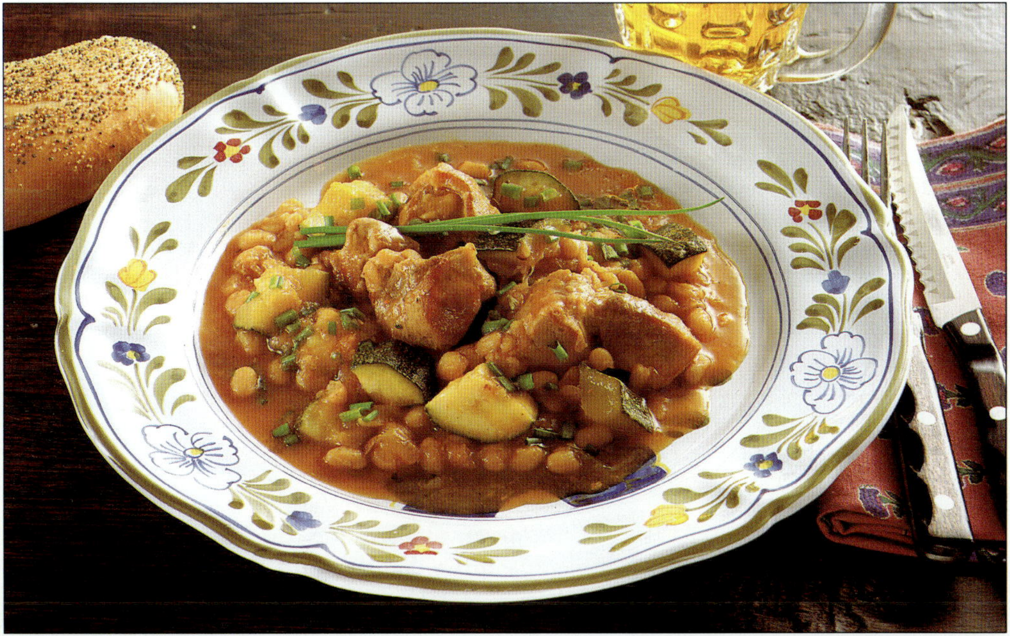

POULET À L'INDIENNE

Pour 4 à 6 personnes

1 gros poulet

Pour la marinade :
2 cuil. à soupe de sauce de soja
2 cuil. à soupe d'huile d'olive
1 cuil. à café d'huile pimentée
1 cuil. à café de garam masala
1 cuil. à café de coriandre moulue

Pour la garniture :
feuilles de coriandre ou de persil

Préparation

1 Découpez le poulet en quatre ou six morceaux. Éliminez les ailerons et la carcasse (réservez-les pour confectionner un bouillon).

2 Mélangez tous les ingrédients de la marinade et rangez-y les morceaux de poulet. Laissez mariner 30 mn environ. Préchauffez le four à 200 °C, thermostat 6.

3 Mettez les morceaux de poulet dans un plat allant au four, ajoutez la marinade et laisser cuire 20 mn. Vérifiez la cuisson en piquant une cuisse : le jus qui s'écoule doit être clair.

4 Disposez le poulet sur la plat de service chaud, garnissez de feuilles fraîches de coriandre ou de persil et servez de préférence avec du riz blanc et divers légumes verts.

POULET À L'INDIENNE

Niveau de difficulté
Facile

Temps de préparation
1 h

Préparation à l'avance
Oui

●●○

Boisson
Bière blonde
ou vin rosé

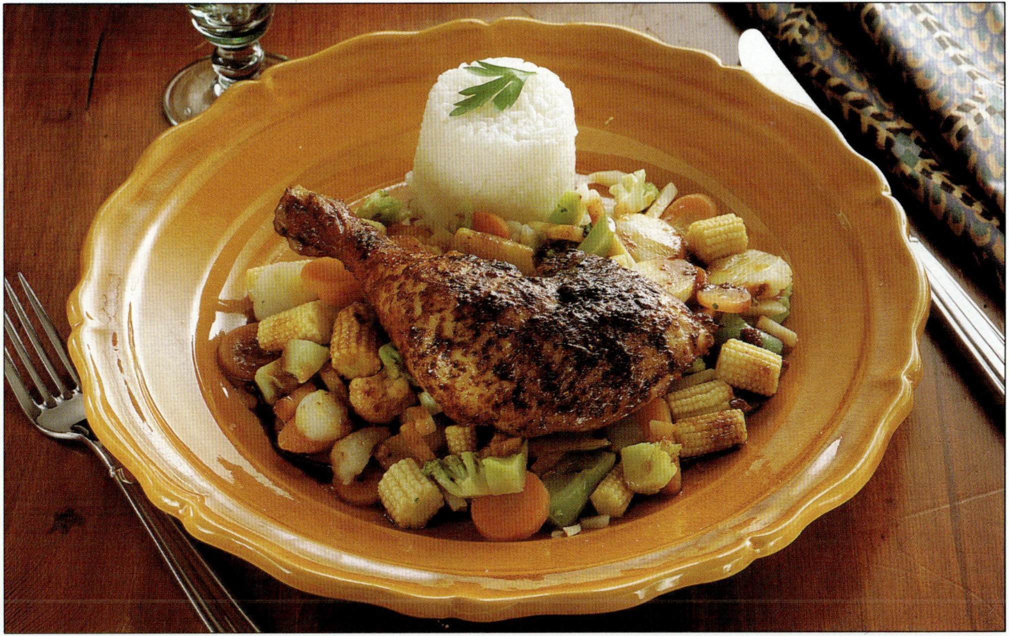

255

POULET DE MOUGINS

Pour 4 à 6 personnes

1 poulet de 1,5 kg environ
2 cuil. à soupe de margarine
1 cuil. à café de thym
1 cuil. à café de graines d'anis écrasées
1 cuil. à café de sel

POUR LA GARNITURE :
8 pommes de terre
1 petit navet
4 carottes
1 cuil. à soupe de margarine
200 g d'échalotes en rondelles
500 g de tomates pelées entières dans leur jus
sel et poivre blanc
2 cuil. à soupe de miel
1 bouquet de persil

PRÉPARATION

1 Découpez le poulet en morceaux et retirez-en la peau pour diminuer la quantité de matière grasse. Mettez-les dans un plat allant au four. Préchauffez le four à 200 °C, thermostat 6.

2 Faites chauffer la margarine et mélangez-la avec le thym et l'anis. Salez et poivrez. Badigeonnez les morceaux de poulet de ce mélange et faites-les cuire à mi-hauteur du four pendant 30 mn environ. Vérifiez que la volaille est cuite en piquant une cuisse : le jus qui s'écoule doit être clair.

3 Épluchez et rincez les pommes de terre et le navet. Grattez les carottes. Coupez les pommes de terre en huit, le navet et les carottes en bâtonnets. Faites chauffer la margarine dans une cocotte et faites-y dorer les oignons à feu doux. Ajoutez les tomates avec leur jus, puis les pommes de terre, le navet et les carottes. Laissez mijoter jusqu'à ce que les légumes soient cuits. Salez, poivrez et incorporez le miel. Ajoutez les morceaux de poulet. Ciselez le persil et parsemez-en le plat juste avant de servir.

Niveau de difficulté
Facile

Temps de préparation
1 h

Préparation à l'avance
Oui

●●○

Boisson

Vin rosé comme un bandol

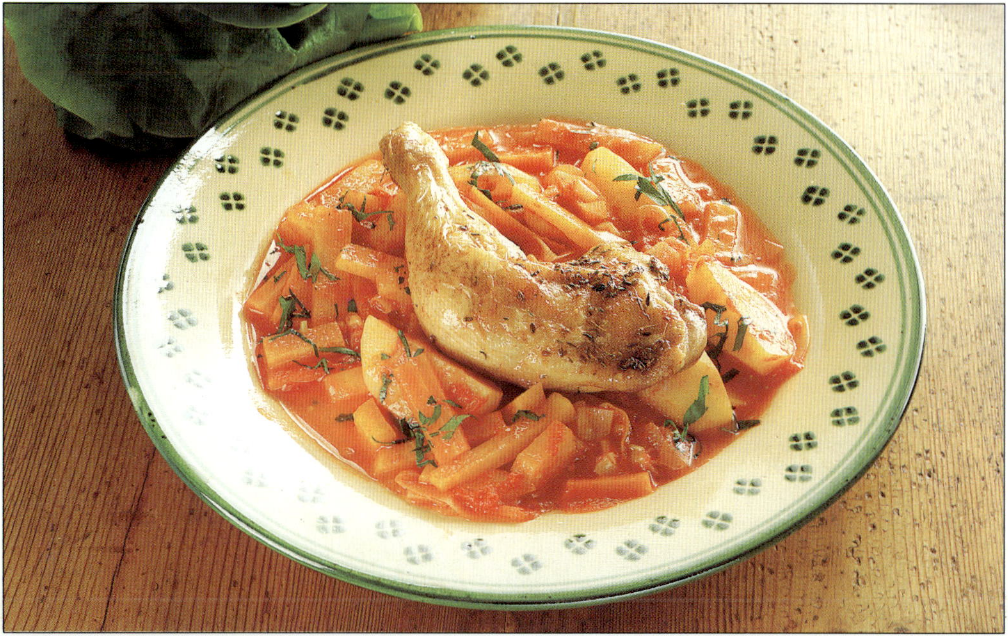

POULET RENAISSANCE

Pour 6 personnes

1 poulet de 1,5 kg environ

POUR LA FARCE :
125 g de chapelure
10 cl d'eau
2 cuil. à soupe de jus de citron
1 œuf
1/2 cuil. à café de cannelle
gingembre frais râpé
noix de muscade râpée
sel et poivre blanc du moulin
3 cuil. à soupe de persil ciselé mélangé avec du basilic ou de l'origan
50 g de parmesan râpé
50 g d'amandes effilées

POUR LA SAUCE :
125 g de pruneaux
125 g d'abricots secs coupés en deux
2 cuil. à café de zeste râpé d'orange non traitée
1 oignon haché
20 cl de vin blanc sec
le jus de 2 oranges
1/2 cuil. à café de cannelle
1/2 cuil. à café de gingembre râpé
sel et poivre blanc du moulin

PRÉPARATION

1 Préparez la farce : faites tremper la chapelure dans l'eau quelques minutes. Mélangez-la avec tous les autres ingrédients.

2 Vérifiez que le poulet est bien propre et garnissez-le de la farce. Bridez-le et placez-le dans une cocotte poitrine vers le bas. Ajoutez les pruneaux, les abricots et l'oignon, puis le vin et le jus d'orange. Mélangez les épices, le zeste d'orange, un peu de sel et de poivre, et parsemez-en le poulet. Portez à ébullition, couvrez et laissez frémir pendant 30 mn environ. Retournez le poulet et prolongez la cuisson de 30 mn.

3 Passez la sauce. Découpez le poulet en morceaux et disposez-les sur un plat de service chaud. Garnissez avec les fruits et la farce. Nappez de sauce et servez le reste en saucière.

POULET RENAISSANCE

NIVEAU DE DIFFICULTÉ	Assez facile
TEMPS DE PRÉPARATION	2 h
PRÉPARATION À L'AVANCE	Oui

●●●

BOISSON

Vin rosé ou un champagne rosé

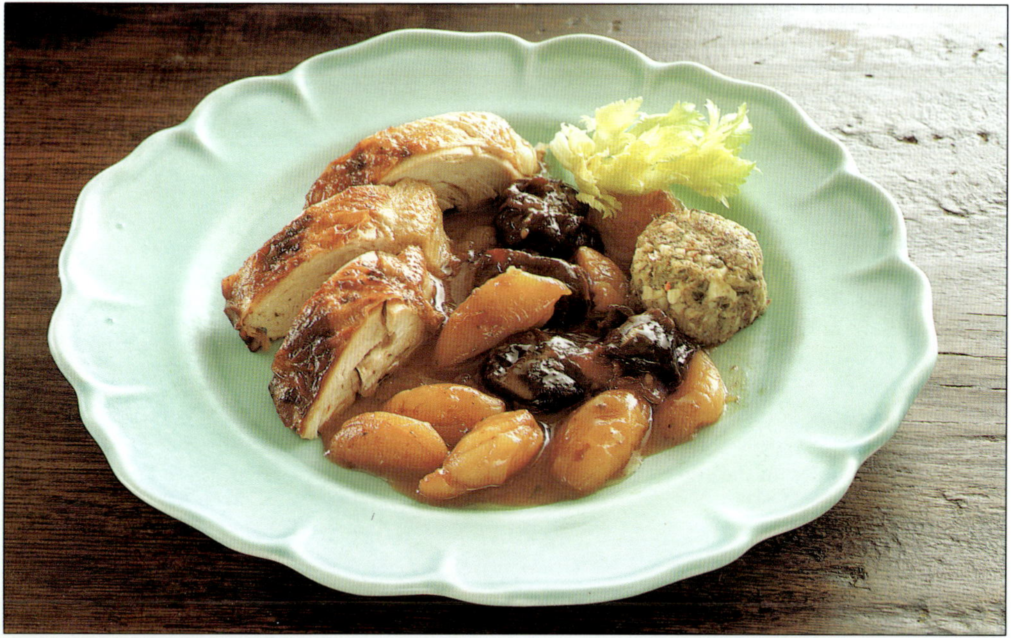

257

PAELLA

Pour 6 personnes

1 poulet entier ou 600 g de poulet en morceaux
350 g de riz long
1 cuil. à soupe d'huile
1 oignon haché
60 cl d'eau
1 dose de safran
1 tablette de bouillon de légumes
1/2 cuil. à café de sel
1 gousse d'ail écrasée
1 poivron rouge ou vert
125 g de petits pois surgelés
200 g de crevettes roses cuites
250 g de moules au naturel

PRÉPARATION

1 Faites rôtir le poulet au four ou faites sauter les morceaux de poulet dans une sauteuse.

2 Préparez le riz pendant la cuisson du poulet. Faites chauffer l'huile dans une poêle à paella et faites-y dorer l'oignon et le riz en tournant constamment ; ajoutez l'eau, le safran, la tablette de bouillon émiettée, le sel et l'ail. Portez à ébullition et laissez mijoter 20 mn environ à feu doux. Coupez le poivron en deux, épépinez-le et détaillez-le en fines lanières. Incorporez les petits pois et les lanières de poivron dans la poêle et faites bouillir pendant les dernières 3 ou 4 mn.

3 Décortiquez les crevettes. Faites chauffer les moules dans leur jus. Ajoutez-y les crevettes et faites-les chauffer. Ôtez la peau du poulet et découpez-le en petits morceaux.

4 Ajoutez les morceaux de poulet dans la poêle à paella, puis les moules et les crevettes égouttées. Portez à table immédiatement.

Niveau de difficulté
Facile
Temps de préparation
1 h-2 h
Préparation à l'avance
En partie
●○○

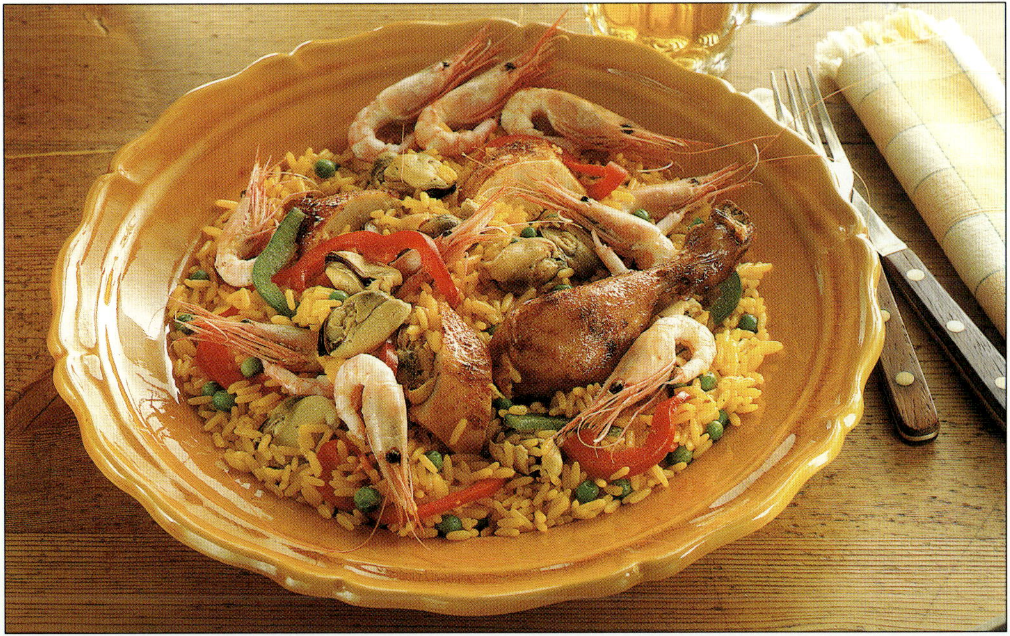

Boisson

Vin rouge espagnol comme un Gran Sangue de Toro catalan

POULET ESTIVAL

Pour 4 personnes

1 poulet de 1,5 kg environ
2 cuil. à soupe de sel
2 litres d'eau environ

POUR LA SAUCE :
20 cl de crème aigre
1 pomme pelée et râpée
sel
curry ou raifort râpé

PRÉPARATION

1 Coupez le poulet en deux et salez-le. Placez les deux moitiés dans un sac en plastique alimentaire, chair vers le haut de manière que le liquide qui s'écoulera ne puisse s'échapper. Placez pendant 24 h au réfrigérateur.

2 Portez l'eau à ébullition dans une grande casserole. Essuyez les demi-poulets et mettez-les dans la casserole. Ajoutez un peu d'eau si nécessaire pour qu'ils soient complètement recouverts. Faites repartir l'ébullition et laissez cuire de 30 à 40 mn à petits bouillonnements.

3 Retirez le poulet, égouttez-le et laissez-le refroidir. Prélevez-en la chair, ôtez-en la peau et les os (le bouillon peut être congelé pour une utilisation ultérieure).

4 Mélangez la crème aigre et la pomme râpée. Incorporez le curry ou le raifort et salez. Laissez refroidir cette sauce au réfrigérateur.

5 Découpez la chair de poulet en tranches et servez froid avec la sauce.

NIVEAU DE DIFFICULTÉ

Facile

TEMPS DE PRÉPARATION

1 h + temps de réfrigération

PRÉPARATION À L'AVANCE

Oui

●●○

BOISSON

Vin blanc sec

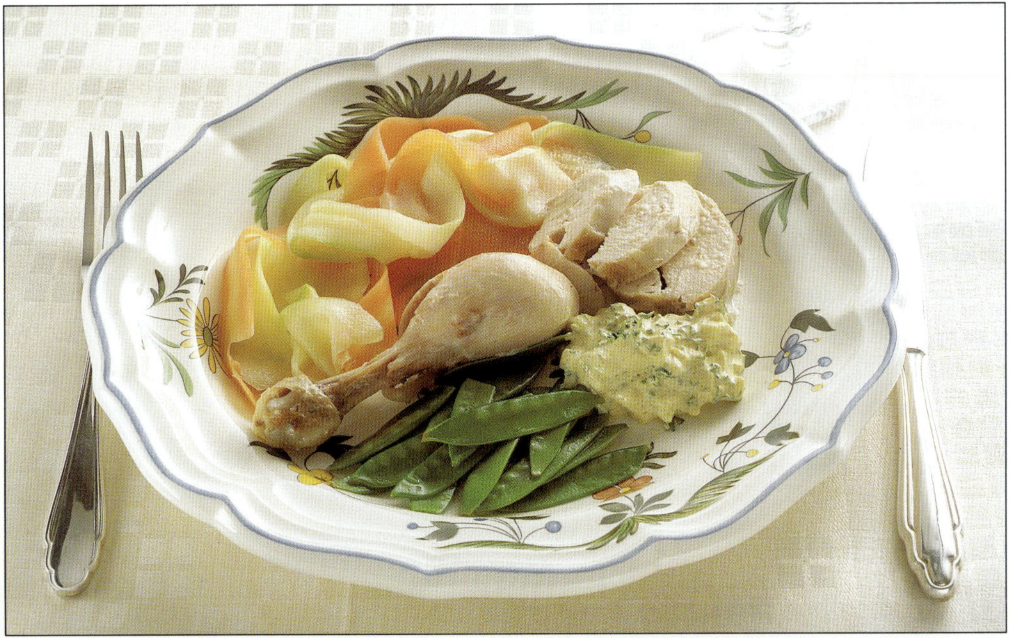

POULET SAFRANÉ

Pour 4 à 6 personnes

1 poulet de 1,5 kg environ
1 litre d'eau
1 tablette de bouillon de poulet
1 carotte grattée et coupée en rondelles
1 oignon haché
1 feuille de laurier
10 grains de poivre noir
1 pincée de safran (environ 1/2 dose)

POUR LA SAUCE :
1/2 dose de safran
2 cuil. à soupe de farine
10 cl de crème fleurette
sel et poivre

PRÉPARATION

1 Découpez le poulet et ôtez-en la peau.

2 Portez l'eau à ébullition et ajoutez-y la tablette de bouillon émiettée. Plongez-y les morceaux de poulet, la carotte, l'oignon, le laurier, le poivre et le safran. Faites repartir l'ébullition et laissez cuire de 15 à 20 mn à petits bouillonnements. Retirez le poulet et réservez au chaud dans un peu de bouillon.

3 Préparez la sauce : passez environ 30 cl de bouillon dans une casserole et ajoutez-y le safran ; mélangez la crème et la farine et incorporez également au bouillon en tournant avec une cuillère en bois. Laissez mijoter 5 mn environ. Allongez la sauce avec un peu de bouillon si elle est trop épaisse. Salez et poivrez.

4 Disposez les morceaux de poulet sur un plat de service creux et nappez de sauce.

POULET SAFRANÉ

NIVEAU DE DIFFICULTÉ
Facile

TEMPS DE PRÉPARATION
1 h

PRÉPARATION À L'AVANCE
Oui

●●○

BOISSON
Vin rosé ou blanc sec

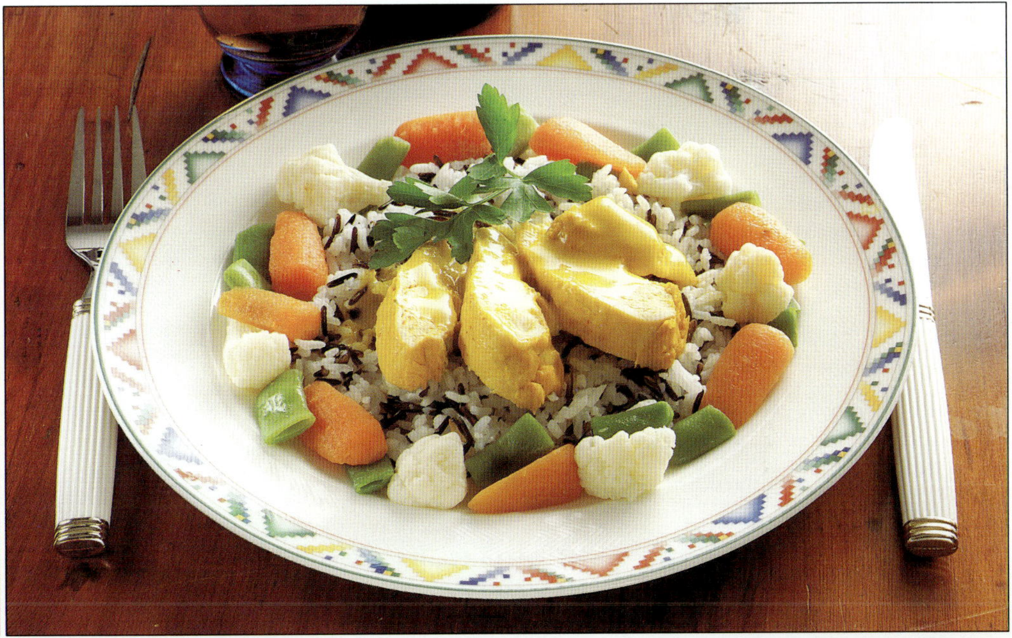

BROCHETTES DE POULET THAI

Pour 8 personnes

8 filets de poulet sans la peau
8 échalotes épluchées et coupées en deux
2 poivrons verts
8 tomates-cerises
3 cuil. à soupe d'huile
2 paquets de macédoine de légumes surgelés

POUR LA MARINADE :

2 cuil. à soupe de sauce de soja
2 cuil. à soupe de jus d'orange concentré
2 cuil. à soupe de miel blond
1 cuil. à soupe de gingembre frais râpé ou 1 cuil. à café de gingembre en poudre
sel et poivre noir
2 gousses d'ail écrasées

POUR LA SAUCE :

40 cl de yaourt nature
1 gousse d'ail écrasée
4 cuil. à soupe d'herbes aromatiques ciselées (persil, ciboulette, estragon)

PRÉPARATION

1 Mélangez soigneusement tous les ingrédients de la sauce et réservez-la.

2 Réunissez tous les ingrédients de la marinade dans une grand jatte. Découpez le poulet en petits cubes de 3 cm de côté. Faites-les mariner 30 mn.

3 Partagez les poivrons en deux et épépinez-les. Détaillez-les en morceaux de la même taille que les cubes de poulet.

4 Embrochez alternativement le poulet, le poivron et les demi-échalotes. Terminez chaque brochette par une tomate-cerise. Badigeonnez les brochettes d'huile. Préchauffez le gril.

5 Faites cuire la macédoine de légumes selon les instructions portées sur l'emballage.

6 Faites griller les brochettes en les faisant pivoter à mi-cuisson.

7 Mettez la macédoine de légumes sur un plat de service chaud et posez les brochettes dessus.

BROCHETTES DE POULET THAI

Niveau de difficulté	Facile
Temps de préparation	1 h
Préparation à l'avance	En partie

●●○

Boisson

Eau minérale, bière blonde ou vin blanc demi-sec

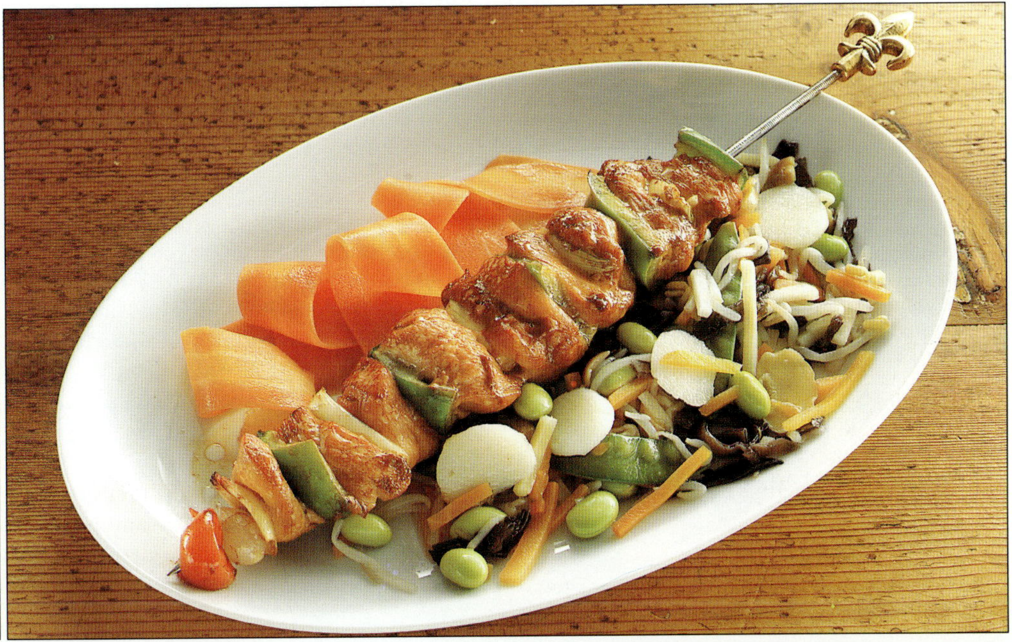

POULET ET RÖSTI

Pour 4 personnes

4 blancs de poulet

POUR LA MARINADE :

10 cl d'eau
1 cuil. à soupe de vinaigre de cidre
1 cuil. à soupe de sauce de soja
1 cuil. à soupe de cassonade
1 cuil. à soupe d'herbes aromatiques séchées (thym, romarin, marjolaine, etc.)
sel et poivre noir
2 gousses d'ail écrasées
persil ciselé

POUR LA SAUCE :

1 cuil. à café de moutarde douce
2 cuil. à soupe de persil ciselé
1 cuil. à café d'herbes aromatiques séchées
1 gousse d'ail écrasée
10 cl de crème aigre
10 cl de yaourt nature

POUR LE RÖSTI :

8 pommes de terre pelées et lavées
2 carottes grattées
1 poireau lavé et tronçonné
sel et poivre
1 cuil. à soupe d'huile

PRÉPARATION

1 Mélangez tous les ingrédients de la marinade et faites-y macérer les filets de poulet pendant 1 h.

2 Mélangez tous les éléments de la sauce, salez, poivrez et réservez-la au frais.

3 Le rösti peut être préparé à l'avance et réchauffé au four. Râpez grossièrement les légumes dans un robot ménager. Faites chauffer l'huile dans une poêle. Ajoutez-y les légumes râpés et pressez-les avec une spatule pour en former une galette. Faites dorer celle-ci à feu moyen sur une face, puis retournez-la et dorez l'autre face.

4 Préchauffez le four à 200 °C, thermostat 6. Mettez les blancs de poulet dans un plat allant au four et mouillez-les d'un peu de marinade. Faites cuire au four de 15 à 20 mn.

5 Déposez une part de poulet et une portion de rösti sur des assiettes chaudes. Présentez la sauce à part.

NIVEAU DE DIFFICULTÉ

Facile

TEMPS DE PRÉPARATION

1 h + temps de marinage

PRÉPARATION À L'AVANCE

Oui

●●○

BOISSON

Vin blanc ou rosé, comme un mâcon blanc ou un beaujolais

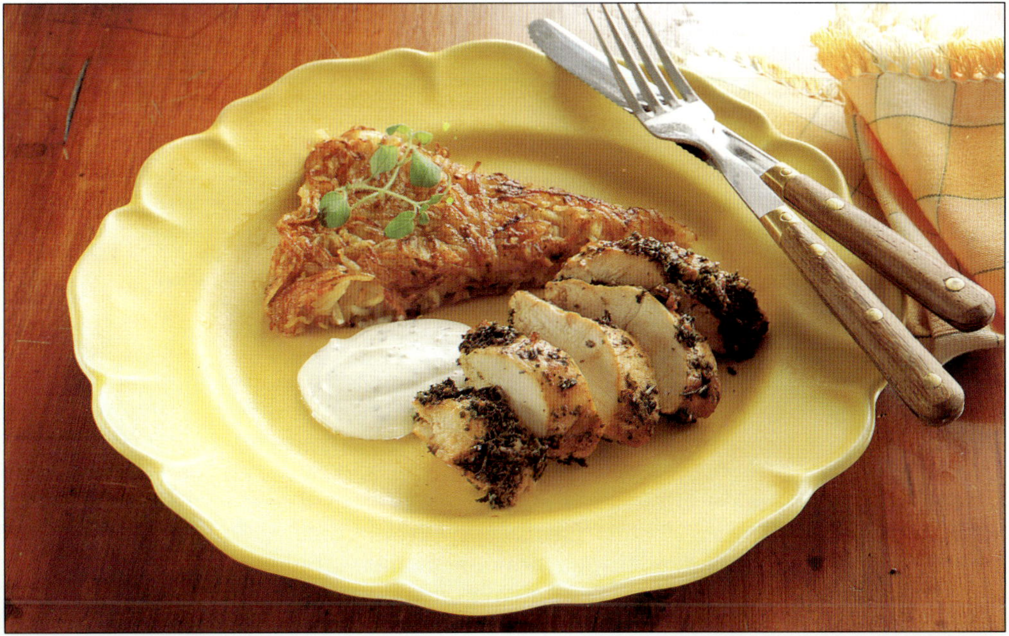

SALADE AU POULET

Pour 10 personnes

1 poulet grillé
4 tranches de lard maigre
1 petite boîte de maïs en grains
2 côtes de céleri coupées en lanières
1 poivron vert coupé en deux et épépiné
1 concombre
1 avocat
3 œufs durs
1 petite laitue pommée
400 g de farfalle cuits et refroidis (poids des pâtes crues)
10 tomates-cerises
75 g d'olives noires dénoyautées

POUR LA SAUCE :
50 cl de yaourt nature
1 filet de sauce chili
sel et poivre
2 cuil. à soupe de xérès

PRÉPARATION

1 Mélangez tous les ingrédients de la sauce. Salez, poivrez et réservez au frais.

2 Désossez le poulet, ôtez-en la peau et coupez-le en petits morceaux. Détaillez le lard en bâtonnets et faites-les revenir sans corps gras à la poêle, jusqu'à ce qu'ils soient croustillants. Égouttez-les sur du papier absorbant.

3 Égouttez le maïs et coupez le poivron en lanières. Coupez le concombre en deux, retirez-en les graines et détaillez-le en rondelles de 1/2 cm d'épaisseur. Pelez l'avocat, enlevez-en le noyau et coupez la pulpe en tranches. Écalez les œufs et coupez-les en quartiers. Lavez et essorez la laitue.

4 Disposez dans un saladier les feuilles de laitue puis tous les autres ingrédients en terminant par les tomates-cerises, les tranches d'avocat, les quartiers d'œufs et les olives. Servez la sauce à part.

Remarque : on peut commencer à préparer cette salade la veille : faites cuire les pâtes et les œufs, préparez les autres ingrédients, sauf les œufs et l'avocat et mettez-les séparément dans le réfrigérateur. Écalez les œufs et pelez l'avocat juste avant de servir. La sauce sera meilleure préparée d'avance.

NIVEAU DE DIFFICULTÉ

Facile

TEMPS DE PRÉPARATION

1 h environ

PRÉPARATION À L'AVANCE

Oui

●●○

BOISSON

Eau fraîche ou vin blanc sec

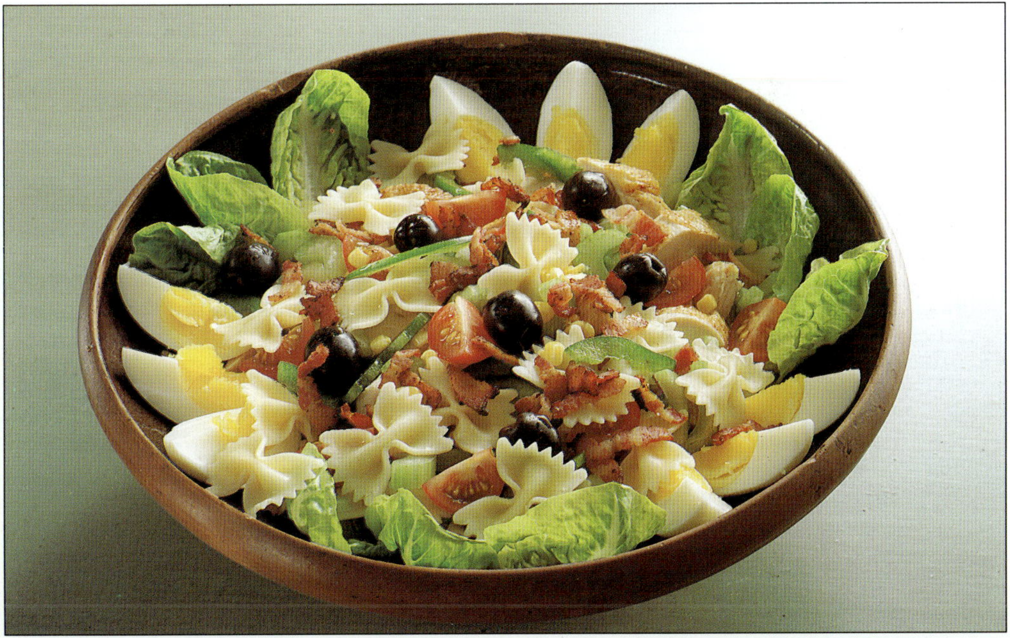

FAISAN SAUCE AUX SALSIFIS

Pour 4 personnes

1 ou 2 cuil. à soupe de margarine
4 filets de faisan
sel et poivre blanc

POUR LA SAUCE AUX LÉGUMES :
1 oignon haché
1 petit poireau lavé, en rondelles
1 carotte grattée, en rondelles
1 cuil. à soupe de margarine
3 cuil. à soupe de vinaigre balsamique
60 cl de bouillon de poulet

POUR LA SAUCE AUX SALSIFIS :
400 g de salsifis
50 cl d'eau
1 filet de jus de citron
sel et poivre blanc
1 cuil. à soupe de farine
10 cl de crème fleurette

PRÉPARATION

1 Faites revenir les légumes à feu modéré pour les attendrir, sans les laisser colorer. Versez le vinaigre et le bouillon, portez à ébullition et laissez réduire de moitié. Passez le bouillon et réservez.

2 Épluchez les salsifis avec les mains gantées et débitez-les en tronçons de 4 cm. Jetez-les dans de l'eau vinaigrée au fur et à mesure pour prévenir leur décoloration. Portez les 50 cl d'eau à ébullition, salez, ajoutez les salsifis et laissez-les cuire 10 mn à petits bouillonnements. Retirez-les et réservez le bouillon.

3 Portez 20 cl du bouillon de salsifis à ébullition. Mélangez la crème et la farine et incorporez au bouillon en tournant. Laissez mijoter 5 mn, salez, poivrez et ajoutez les salsifis. Réservez au chaud.

4 Faites chauffer la margarine dans une poêle et faites-y revenir les filets de faisan 5 mn de chaque côté. Assaisonnez de sel et de poivre.

5 Coupez les filets de faisan en tranches fines et disposez-les sur un plat de service chaud. Nappez de sauce aux légumes et garnissez des légumes et des salsifis. Servez la sauce aux salsifis et le reste de la sauce aux légumes séparément.

NIVEAU DE DIFFICULTÉ	Assez facile
TEMPS DE PRÉPARATION	1 h
PRÉPARATION À L'AVANCE	En partie

●●○

BOISSON

Vin rouge, de préférence un bourgogne

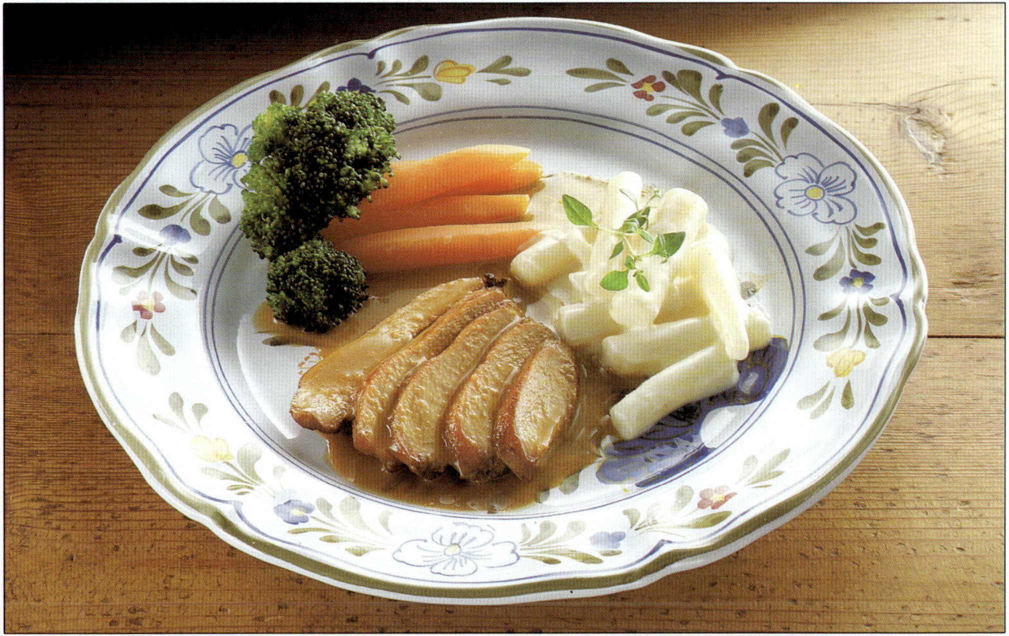

RAGOÛT DE MARCASSIN

Pour 4 à 6 personnes

700 g de filet de marcassin (ou toute autre venaison)
3 oignons hachés
1 cuil. à soupe de margarine
40 cl d'eau
1 tablette de bouillon de bœuf
1 cuil. à café de poivre blanc concassé
1 cuil. à café de thym
1 cuil. à soupe de farine
10 cl de crème fleurette
10 cl de calvados ou de cognac
1 cuil. à soupe de sauce de soja
2 ou 3 cuil. à soupe de gelée d'airelles
2 cuil. à soupe de fromage persillé
sel

POUR LA GARNITURE :
purée de pommes de terre
gelée d'airelles

PRÉPARATION

1 Découpez le filet de marcassin en morceaux de 2,5 cm. Faites revenir les oignons dans la margarine chaude sans laisser prendre couleur.

2 Versez l'eau dans un faitout, émiettez-y la tablette de bouillon et portez à ébullition. Ajoutez la viande, les oignons, le poivre concassé et le thym. Faites reprendre l'ébullition, couvrez et laissez mijoter environ 1 h à feu doux.

3 Mélangez la farine et la crème et versez dans le faitout en tournant avec une cuillère en bois. Ajoutez le calvados, ou le cognac, la sauce de soja et la gelée d'airelles. Poursuivez la cuisson pendant environ 10 mn, jusqu'à ce que la viande soit tendre. Émiettez le fromage et ajoutez-le en tournant. Rectifiez l'assaisonnement s'il y a lieu. Servez avec de la purée de pommes de terre et de la gelée d'airelles.

RAGOÛT DE MARCASSIN

Niveau de difficulté

Facile

Temps de préparation

1 h 30-2 h

Préparation à l'avance

Oui

●●○

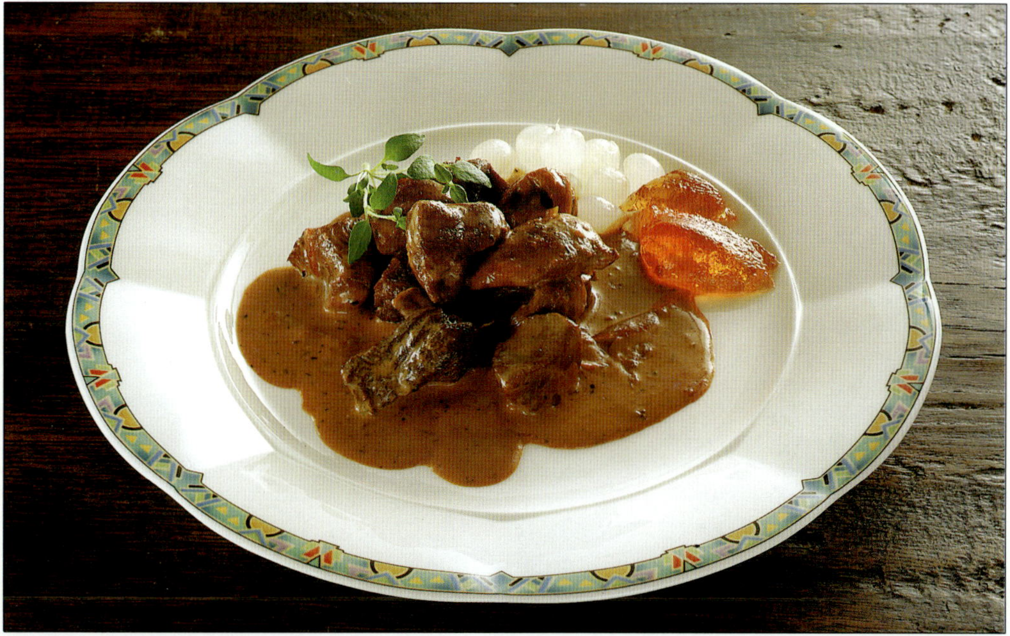

Boisson

Vin rouge corsé, comme un saint-émilion grand cru

265

RAGOÛT SAUVAGE

Pour 4 personnes

500 g de venaison
50 cl d'eau
1 tablette de bouillon de bœuf
1 oignon en rouelles
quelques grains de poivre noir
1 pincée de piment en poudre
2 cuil. à soupe de purée de tomate
1 poireau
200 g de topinambours
200 g de champignons de Paris
20 cl de crème fleurette
2 cuil. à café de farine
2 cuil. à soupe de porto ou de madère
sel et poivre blanc
1/2 poivron rouge ou vert

PRÉPARATION

1 Découpez la viande en cubes de 2,5 cm de côté. Émiettez la tablette de bouillon dans un faitout, recouvrez de l'eau et portez à ébullition. Ajoutez les cubes viande, l'oignon, quelques grains de poivre noir, le piment et la purée de tomate. Faites reprendre l'ébullition, couvrez et laissez frémir pendant 45 mn sur feu doux.

2 Lavez le poireau et coupez-le en rondelles. Épluchez les topinambours et coupez-les en lamelles. Mettez les légumes dans le faitout et laissez mijoter 10 mn.

3 Lavez, essuyez et coupez les champignons en tranches fines. Mélangez la crème et la farine et incorporez au bouillon en tournant avec une cuillère en bois. Ajoutez-y le vin et les champignons. Faites repartir l'ébullition, salez et poivrez.

4 Épépinez le poivron et coupez-le en dés. Parsemez-en le ragoût avant de servir.

Remarque : des fusilli verts accompagnent bien ce plat.

NIVEAU DE DIFFICULTÉ	Facile
TEMPS DE PRÉPARATION	1 h
PRÉPARATION À L'AVANCE	Oui

●●○

BOISSON

Vin rouge, un juliénas par exemple

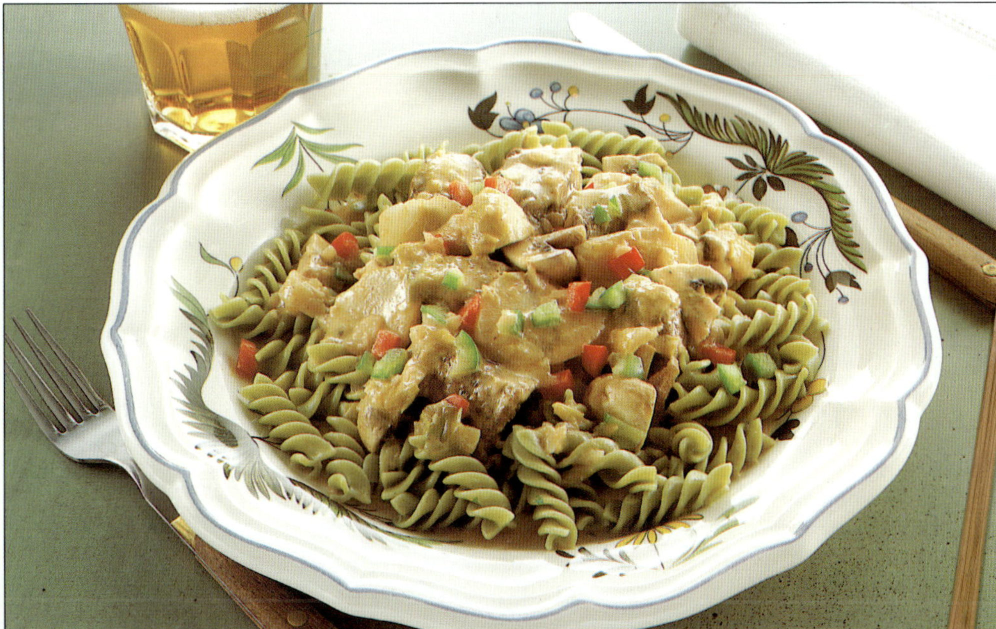

GIBIER EN COTTA

Pour 4 à 6 personnes

1 kg de venaison avec os
15 cl d'eau environ
2 carottes
2 oignons en grosses tranches
100 g de champignons de Paris
3 gousses d'ail écrasées
1/2 tablette de bouillon de volaille
sel et poivre

POUR LA MARINADE :

2 cuil. à soupe de purée de tomate
2 cuil. à soupe de vinaigre de cidre
10 baies de genièvre écrasées
1 cuil. à soupe de grains de poivre rouge concassés
sel et poivre blanc
2 cuil. à soupe d'huile

PRÉPARATION

1 Réunissez tous les ingrédients de la marinade dans un grand plat creux. Ajoutez-y la viande et laissez-la macérer 2 h au réfrigérateur, en la retournant à plusieurs reprises.

2 Grattez les carottes et coupez-les en rondelles. Lavez les champignons, essuyez-les, émincez-les et faites-les blanchir.

3 Faites tremper la cotta (cocotte en terre) 10 mn dans de l'eau froide. Mettez-y ensuite la viande et la marinade. Rincez le plat creux avec 15 cl d'eau et versez celle-ci dans la cotta. Ajoutez carottes, oignons, champignons et ail. Incorporez la tablette de bouillon émiettée. Salez et poivrez. Mélangez et ajoutez de l'eau, s'il y a lieu, pour que la viande soit bien recouverte ; couvrez et glissez dans le bas du four froid. Réglez ce dernier à 200 °C, thermostat 6, et faites cuire 2 h.

4 Retirez la cotta du four, retournez la viande, rectifiez l'assaisonnement et remettez 30 mn au four.

GIBIER EN COTTA 266

NIVEAU DE DIFFICULTÉ

Facile

TEMPS DE PRÉPARATION

3 h + temps de marinage

PRÉPARATION À L'AVANCE

Oui

●●○

BOISSON

Vin rouge corpulent

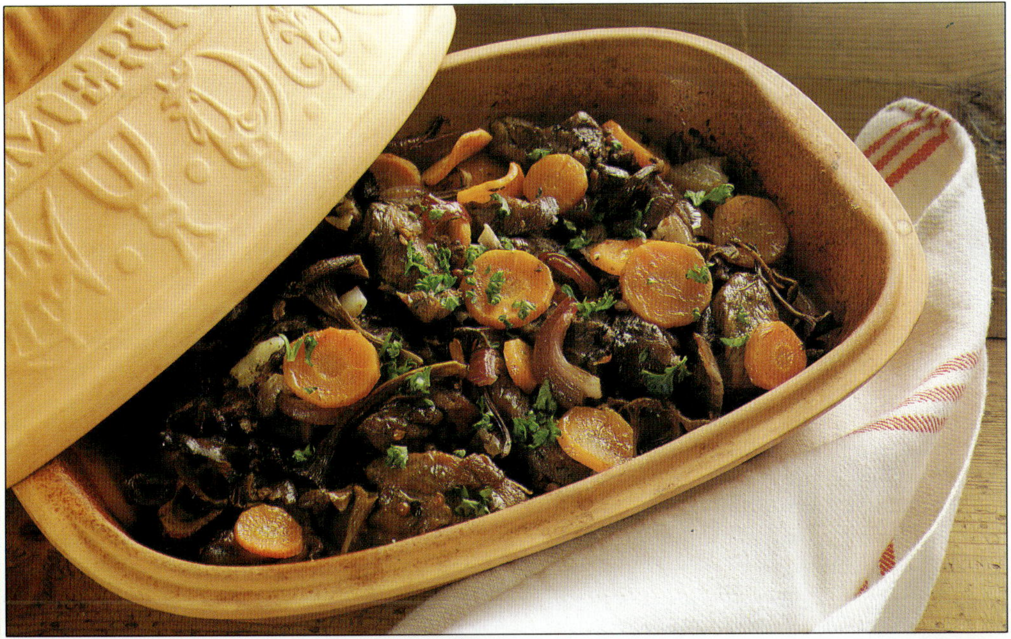

267

BICHE SAUCE AUX HERBES

Pour 10 personnes

1 cuissot de biche de 2,5 kg
1,5 litre de bouillon de viande
8 gousses d'ail
10 baies de genièvre écrasées
1/2 cuil. à café de grains de poivre blanc
1/2 cuil. à café de grains de poivre noir
1 feuille de laurier
1 bouquet garni
sel

POUR LA SAUCE AUX HERBES :
250 g d'épinards surgelés
1 1/2 cuil. à soupe de vinaigre
3 cuil. à café de moutarde douce
50 cl de crème aigre
1 gousse d'ail écrasée
1 bouquet de ciboulette ciselée
1 bouquet d'aneth ciselé
sel et poivre

PRÉPARATION

1 Préparez la sauce largement à l'avance pour que ses arômes aient le temps de se développer et réservez-la au frais : décongelez les épinards et pressez-les pour en extraire toute l'eau ; mélangez le vinaigre, la moutarde et la crème aigre. Incorporez-y les épinards, l'ail, la ciboulette et l'aneth ; salez et poivrez.

2 Parez la viande et éliminez-en la graisse visible. Enveloppez le cuissot d'une mousseline nouée aux extrémités.

3 Portez le bouillon à ébullition dans une marmite. Plongez-y le cuissot, l'ail, le genièvre, le poivre, le laurier et le bouquet garni. Salez légèrement. Faites cuire 2 h 30 environ à petits bouillons. Introduisez un thermomètre de cuisson dans la partie la plus épaisse du cuissot : s'il indique 70 °C, la viande sera cuite, mais légèrement rosée à l'intérieur. On peut la servir chaude, tiède ou froide avec la sauce à part.

BICHE SAUCE AUX HERBES

NIVEAU DE DIFFICULTÉ
Assez facile

TEMPS DE PRÉPARATION
2 h 30

PRÉPARATION À L'AVANCE
Oui

●●○

BOISSON
Vin rouge, comme un pomerol

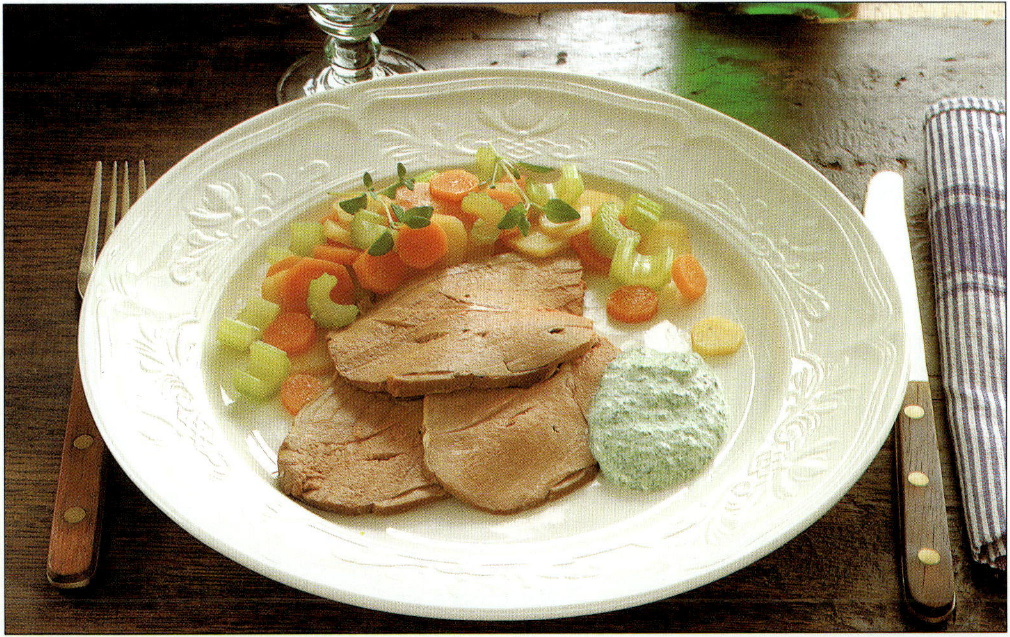

NOISETTES DE CHEVREUIL

Pour 4 personnes

4 noisettes de chevreuil
1 ou 2 cuil. à soupe de margarine
sel et poivre noir
2 cuil. à soupe de vin rouge
2 cuil. à soupe de gelée de cassis
2 cuil. à café de farine
10 cl de crème fleurette
20 cl de bouillon de bœuf

POUR LES PURÉES :

3 panais
3 grosses carottes
30 cl de bouillon de légumes
sel et poivre blanc
2 cuil. à soupe de crème fraîche

PRÉPARATION

1 Commencez par les purées. Épluchez les panais, grattez les carottes et débitez ces légumes en dés. Faites-les bouillir séparément dans un peu de bouillon. Passez-les l'une après l'autre dans un robot ménager avec un peu de bouillon. Remettez les purées obenues dans les casseroles, salez, poivrez et mélangez avec la crème fraîche. Réchauffez avant de servir

2 Faites chauffer la margarine dans une poêle à feu vif et saisissez les noisettes de viande 10 secondes de chaque côté, puis prolongez la cuisson à feu moyen de 5 à 6 mn sur chaque face. Salez, poivrez et enveloppez dans de l'aluminium ménager pour garder chaud.

3 Portez le bouillon à ébullition dans une petite casserole, ajoutez le vin et la gelée de cassis. Mélangez la farine et la crème et incorporez à la sauce en tournant. Ajoutez le jus des noisettes de chevreuil recueilli dans les feuilles d'aluminium. Faites bouillir 5 mn et rectifiez l'assaisonnement si nécessaire.

4 Présentez les noisettes de chevreuil sur des assiettes chaudes, nappées de sauce et garnies des deux purées.

NIVEAU DE DIFFICULTÉ	Assez facile
TEMPS DE PRÉPARATION	1 h environ
PRÉPARATION À L'AVANCE	En partie

●●○

BOISSON

Vin rouge, comme un pomerol

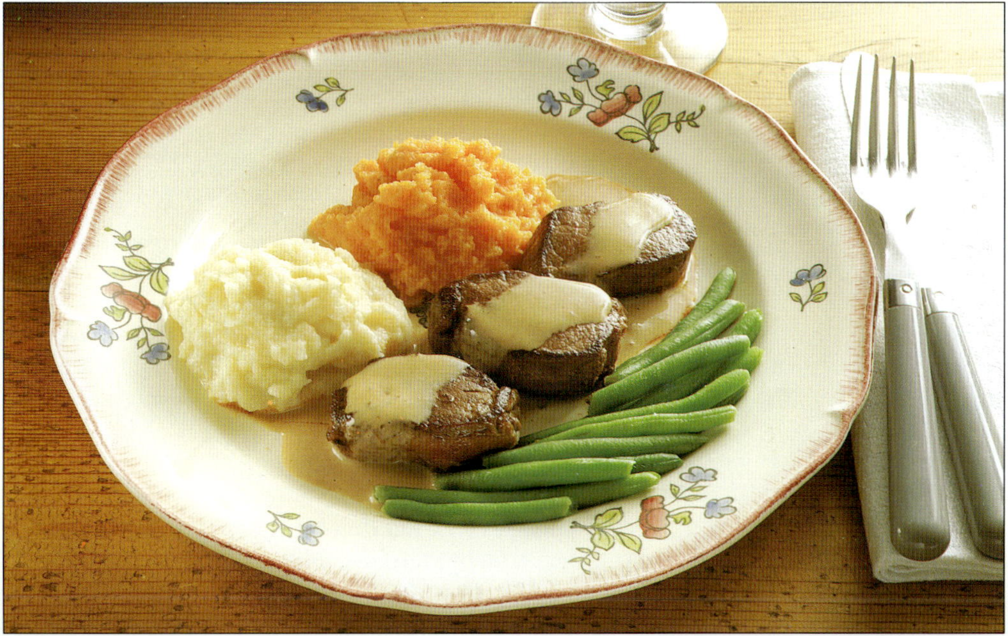

ROMSTECK AU SEL

Pour 12 personnes

1,5 kg de romsteck congelé

POUR LA MARINADE :

1 litre d'eau
125 g de gros sel
2 cuil. à soupe de sucre
2 cuil. à soupe de poivre noir concassé
3 gousses d'ail émincées

PRÉPARATION

1 Préchauffez le four à 140 °C, thermostat 1. Posez le romsteck congelé sur un plat allant au four et glissez-le dans le bas du four. Après 2 ou 3 h, quand la viande est dégelée, insérez un thermomètre dans la partie la plus épaisse. Laissez le romsteck dans le four de 10 à 12 h jusqu'à ce que le thermomètre indique 70 °C (viande rose) ou 75 °C (viande bien cuite).

2 Réunissez tous les ingrédients de la marinade dans une casserole et faites-la cuire 4 mn à feu doux. Laissez légèrement refroidir. Placez la viande chaude dans un plat creux, recouvrez-la de marinade et laissez-la refroidir. Couvrez et laissez reposer 5 h environ dans un endroit frais. Retirez la viande, égouttez-la et enfermez-la dans un sac en plastique alimentaire.

3 Coupez le romsteck en tranches fines juste avant de servir.

Remarque : un gratin de divers légumes accompagne bien ce plat.

NIVEAU DE DIFFICULTÉ
Facile

TEMPS DE PRÉPARATION
24 h

PRÉPARATION À L'AVANCE
Oui

●●○

BOISSON

Vin rouge léger ou moyen, par exemple un chinon ou un bourgueil

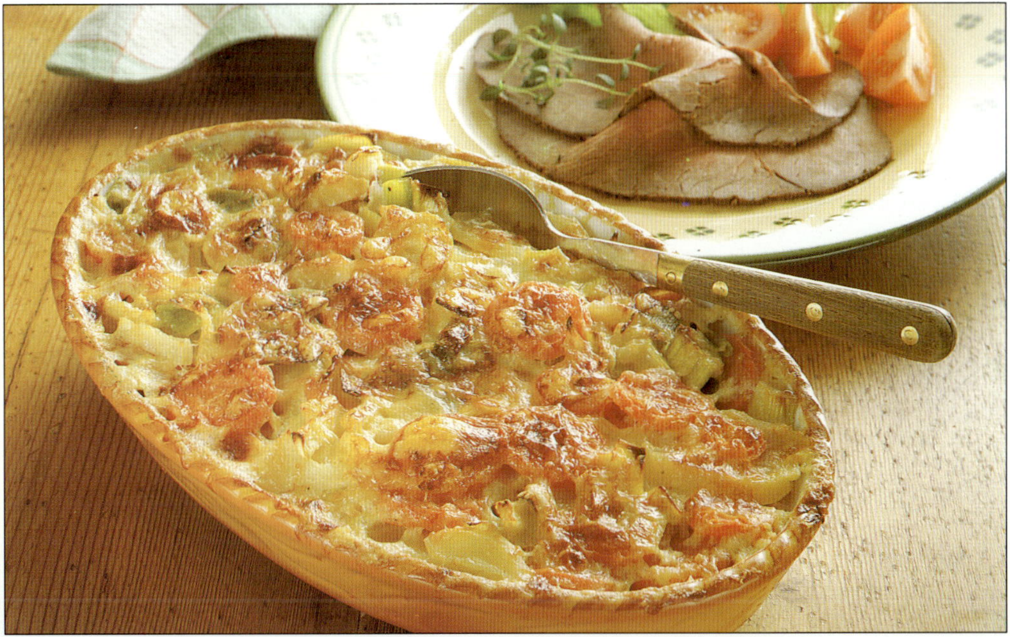

FOIE DE VEAU AU PERSILLÉ

Pour 4 personnes

4 tranches de foie de veau (poids total environ 500 g)
1 cuil. à soupe de farine
sel et poivre blanc
1 cuil. à soupe de margarine

POUR LA SAUCE :
1 petit oignon haché
1 cuil. à café de margarine
60 g de fromage persillé (roquefort, bleu d'Auvergne)
15 cl de bouillon de volaille
10 cl de vin blanc sec
5 cl de crème fleurette
1 cuil. à café de farine
sel et poivre

POUR LA GARNITURE :
4 rondelles de pommes frites
4 cuil. à café de câpres

PRÉPARATION

1 Commencez par préparer la sauce : faites revenir le hachis d'oignon dans la margarine dans une casserole et ajoutez-y le fromage persillé émietté. Faites-le fondre en tournant constamment avec une spatule en bois, jusqu'à obtention d'une crème. Versez-y le bouillon et le vin. Mélangez la crème et la farine et incorporez également à la sauce. Portez à légère ébullition sans cesser de tourner. Couvrez, baissez le feu et laissez mijoter 5 mn environ. Salez et poivrez.

2 Continuez avec la préparation du foie. Salez et poivrez la farine et passez-y les tranches de foie sur les deux faces. Faites chauffer la margarine dans une grande poêle et faites-les cuire de 2 à 4 mn de chaque côté, selon l'épaisseur. Disposez les tranches de foie sur des assiettes chauffées au préalable et garnissez-les d'une rondelle de pomme frite surmontée de câpres. Servez la sauce à part.

FOIE DE VEAU AU PERSILLÉ

Niveau de difficulté
Facile
Temps de préparation
1 h environ
Préparation à l'avance
En partie

●●○

Boisson

Vin rouge moyen, par exemple un côtes-de-bourg

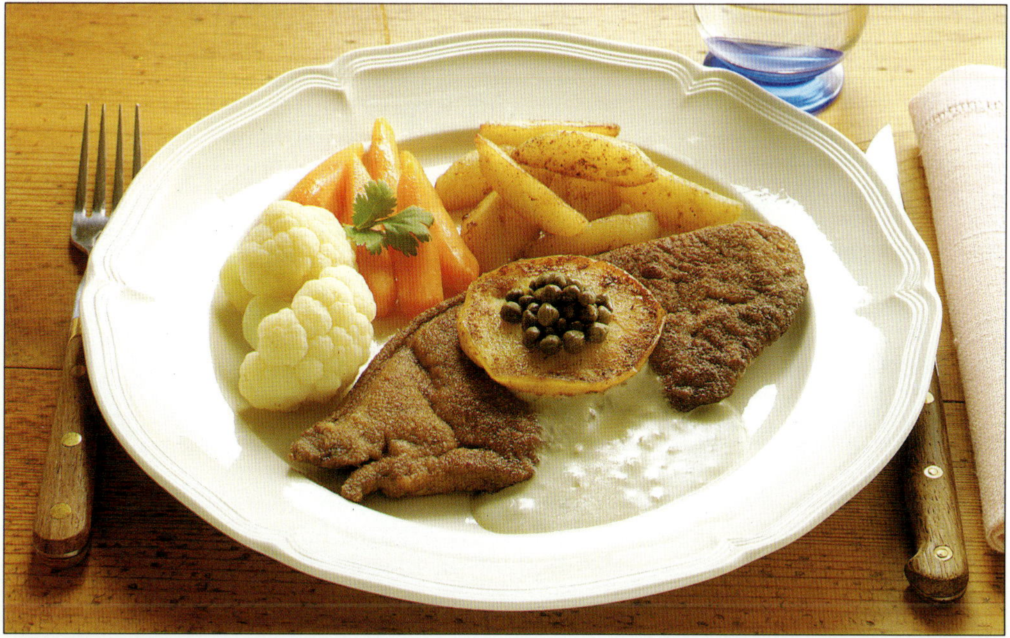

271

ROGNONS À LA MOUTARDE

Pour 4 personnes

400 g de rognon de veau
2 cuil. à soupe de farine
2 cuil. à soupe de margarine
sel et poivre blanc du moulin
15 cl de lait
1 cuil. à soupe de moutarde douce
1 à 2 cuil. à café d'estragon séché
5 cl de crème aigre
1 filet de sauce de soja
1 cuil. à soupe de persil ciselé

POUR LA GARNITURE :
riz blanc

PRÉPARATION

1 Partagez le rognon en deux. Lavez-le sous l'eau froide courante et séchez-le soigneusement. Retirez toutes les membranes, les parties blanches et la graisse, puis coupez-le en tranches de 1 cm d'épaisseur et farinez-les.

2 Faites chauffer la margarine dans une poêle et faites-y rissoler les tranches de rognon 2 mn de chaque côté, sur feu vif. Salez et poivrez. Versez le lait dans la poêle, ajoutez la moutarde et l'estragon et laissez mijoter 2 mn. Incorporez la crème aigre et un filet de sauce de soja sans laisser bouillir.

3 Parsemez de persil ciselé et servez avec du riz blanc.

NIVEAU DE DIFFICULTÉ

Facile

TEMPS DE PRÉPARATION

1 h environ

PRÉPARATION À L'AVANCE

En partie

●●○

BOISSON

Vin rouge,
un bourgogne
par exemple

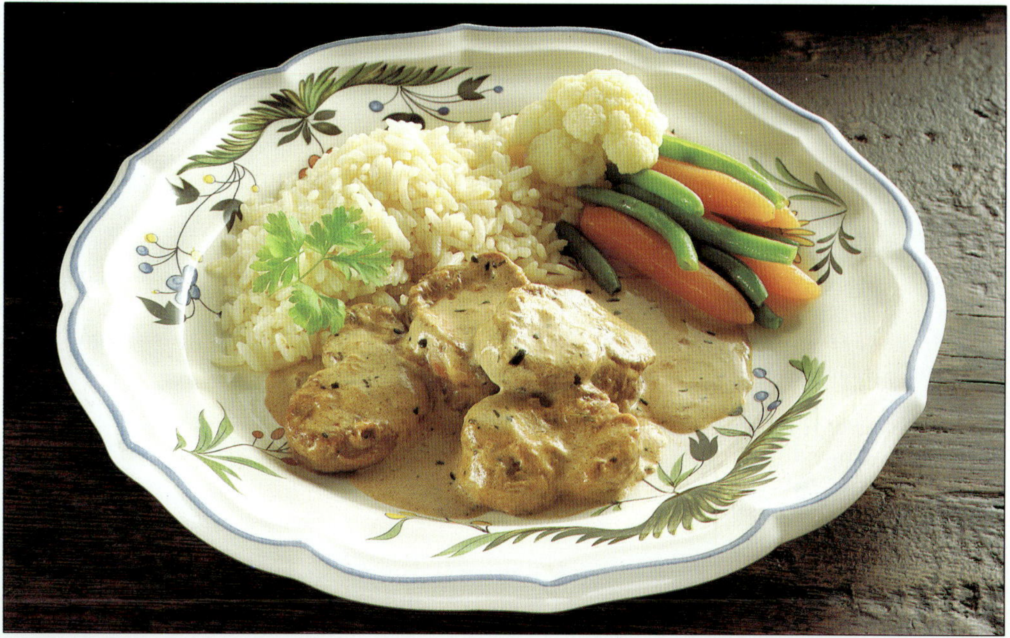

LANGUE DE BŒUF AUX CÂPRES

Pour 10 à 12 personnes

1,5 kg de langue de bœuf légèrement salée
1 carotte
1 oignon
10 grains de poivre blanc
1 feuille de laurier

POUR LA SAUCE :
60 cl de bouillon (venant de la cuisson de la langue)
3 cuil. à soupe de farine
15 cl de lait
2 cuil. à café de moutarde douce
4 cuil. à soupe de câpres
5 cl de crème fleurette
jus de citron (facultatif)

POUR LA GARNITURE :
purée de pommes de terre
carottes, haricots verts ou pois mange-tout

PRÉPARATION

1 Mettez la langue dans un faitout, recouvrez-la d'eau froide, puis portez à ébullition et écumez.

2 Grattez la carotte et coupez-la en rondelles ; détaillez l'oignon en rouelles. Mettez-les dans le faitout avec le poivre et le laurier. Couvrez et laissez cuire 2 h 30 à petits bouillons. Piquez la viande avec une lardoire pour vous assurer qu'elle est cuite.

3 Retirez la langue, égouttez-la et enlevez-en la peau.

4 Passez 60 cl du bouillon dans une casserole. Portez à ébullition. Délayez la farine dans le lait et incorporez au bouillon en tournant. Laissez mijoter 5 mn, puis ajoutez la moutarde et les câpres. Versez la crème et, éventuellement, le jus de citron. Salez et poivrez.

5 La langue peut être servie chaude ou froide. Coupez-la diagonalement en tranches fines et servez avec la sauce chaude, la purée de pommes de terre et les légumes.

LANGUE DE BŒUF AUX CÂPRES

NIVEAU DE DIFFICULTÉ Facile
TEMPS DE PRÉPARATION 3 h
PRÉPARATION À L'AVANCE Oui
●●○
BOISSON Vin blanc sec ou demi-sec

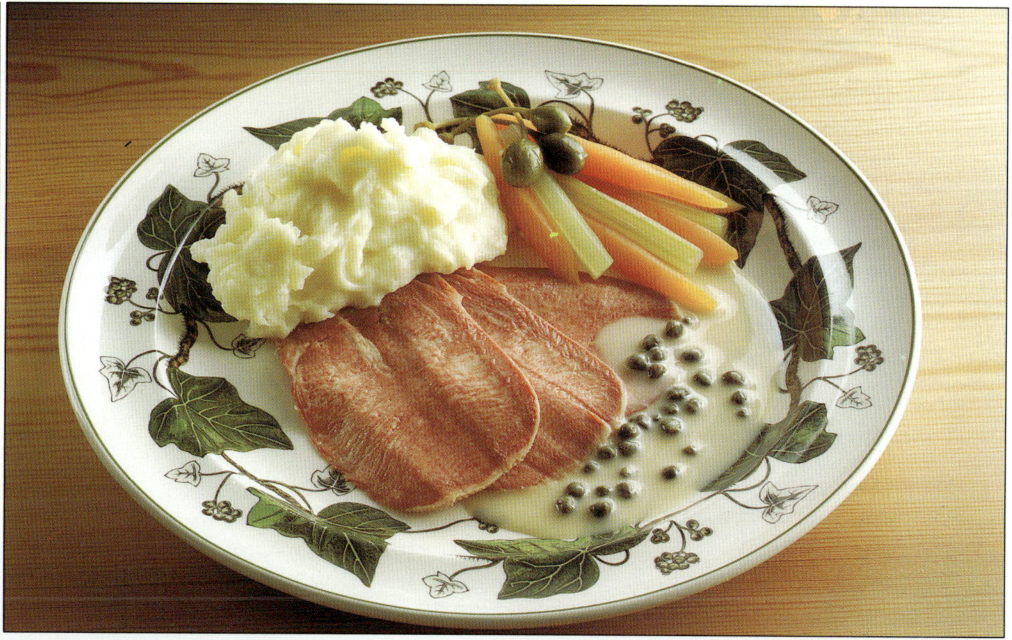

273

TERRINE DE FOIES DE VOLAILLE

Pour 10 personnes

400 g de foies de volaille
2 cuil. à soupe de margarine
2 cuil. à soupe de farine
1 cuil. à soupe de Maïzena
5 cl de lait
500 g de viande hachée de porc ou de veau
20 cl de bouillon de volaille
1 oignon haché
2 gousses d'ail écrasées
2 œufs
sel et poivre blanc
20 olives vertes dénoyautées

POUR LA SAUCE :
crème aigre ou yaourt nature parfumé avec des herbes aromatiques séchées ou fraîches et ciselées

PRÉPARATION

1 Préchauffez le four à 180 °C, thermostat 4. Faites rissoler les foies pendant 3 ou 4 mn dans la margarine chaude. Réservez quelques foies pour décorer la terrine et hachez le reste. Mélangez la farine, la Maïzena et le lait.

2 Malaxez la viande hachée, le hachis de foies, la farine, la Maïzena, le bouillon, l'oignon, l'ail et les œufs. Salez et poivrez. Travaillez ce mélange pour obtenir une pâte souple et homogène. Versez-la dans un moule rectangulaire de 1,5 litre. Disposez les foies réservés et les olives à la surface, en pressant pour les faire bien adhérer.

3 Faites cuire au four de 1 h à 1 h 30. Laissez refroidir avant de démouler.

4 Servez la terrine coupée en tranches avec des pommes de terre à l'anglaise, des légumes, ou de la salade, et la sauce aux herbes aromatiques.

NIVEAU DE DIFFICULTÉ	Facile
TEMPS DE PRÉPARATION	2 h
PRÉPARATION À L'AVANCE	Oui

●●○

BOISSON

Bière blonde
ou vin rouge

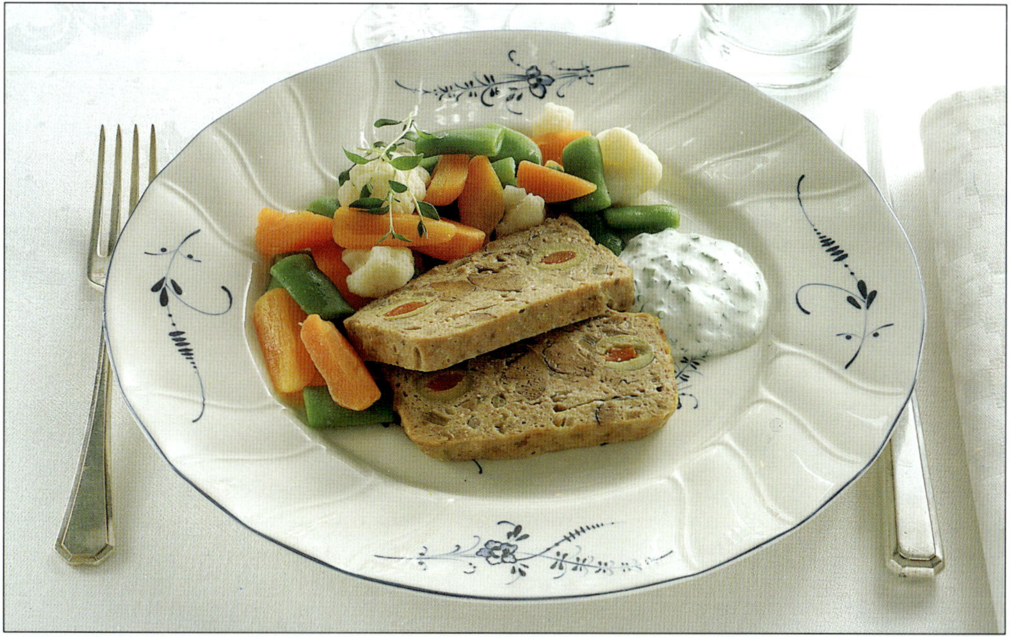

BOULETTES SAUCE AUX POMMES

Pour 4 personnes

400 g de bifteck haché de bœuf maigre
1/2 cuil. à café de sel
1 1/2 cuil. à café de garam masala
1/2 cuil. à café de curry
1 œuf battu en omelette
1 1/2 cuil. à soupe de Maïzena
10 cl de lait
1 à 2 cuil. à soupe de margarine

POUR LA SAUCE :
2 côtes de céleri
20 cl de lait
1 cuil. à soupe de farine
2 cuil. à soupe de jus de pomme concentré
1 tablette de bouillon de bœuf
sel et poivre noir

POUR SERVIR :
riz blanc aux petits pois

PRÉPARATION

1 Mélangez dans une terrine la viande hachée avec le sel et les épices. Ajoutez l'œuf battu, la farine et le lait, et travaillez pour obtenir une pâte souple. Modelez des boulettes de 3 cm environ de diamètre.

2 Pour préparer la sauce, lavez et effilez les côtes de céleri et coupez-les en fines rondelles. Dans une casserole à fond épais, délayez la farine dans le lait. Ajoutez-y le jus de pomme et la tablette de bouillon émiettée. Portez à ébullition en tournant constamment avec une cuillère en bois. Incorporez le céleri, baissez le feu et laissez mijoter 5 mn. Salez, poivrez et réservez au chaud.

3 Faite chauffer la margarine dans une poêle et faites-y rissoler les boulettes 5 mn à feu moyen, en les retournant à plusieurs reprises. Servez sur un plat chaud et présentez la sauce en saucière.

BOULETTES SAUCE AUX POMMES

NIVEAU DE DIFFICULTÉ

Facile

TEMPS DE PRÉPARATION

1 h environ

PRÉPARATION À L'AVANCE

En partie

●●○

BOISSON

Vin blanc sec ou vin rouge moyennement corpulent

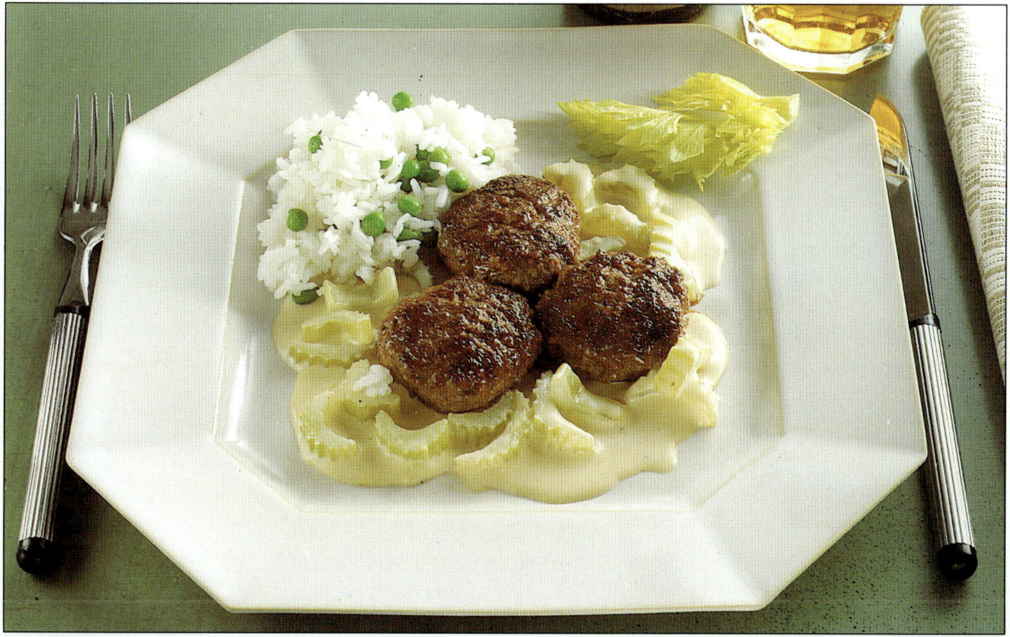

275

STEAKS HACHÉS À L'ESTRAGON

Pour 4 personnes

500 g de bifteck haché de bœuf
1 œuf
1 cuil. à soupe de Maïzena
5 cl de lait
sel et poivre noir
1 oignon haché
1 cuil. à soupe de moutarde douce
2 cuil. à soupe d'estragon séché
2 cuil. à soupe de margarine
200 g de petits champignons de Paris

POUR LA GARNITURE :
pommes château (voir recette 404)
salade verte

PRÉPARATION

1 Malaxez dans une terrine la viande hachée, l'œuf, la Maïzena et le lait. Salez et poivrez. Ajoutez l'oignon, la moutarde, l'estragon et travaillez pour obtenir une pâte souple. Façonnez-la en 8 croquettes.

2 Ôtez le bout sableux du pied des champignons, lavez-les, essuyez-les sur du papier absorbant et coupez-les en quartiers. Faites-les sauter rapidement dans 1/2 cuillerée de margarine chaude.

3 Faites chauffer le reste de la margarine dans une poêle et faites-y dorer les croquettes de 4 à 5 mn de chaque côté. Disposez-les sur le plat de service chaud avec les champignons. Servez chaud avec des pommes château et une salade verte.

STEAKS HACHÉS À L'ESTRAGON

NIVEAU DE DIFFICULTÉ	Facile
TEMPS DE PRÉPARATION	1 h environ
PRÉPARATION À L'AVANCE	En partie

●●○

BOISSON

Vin rouge, par exemple un beaujolais

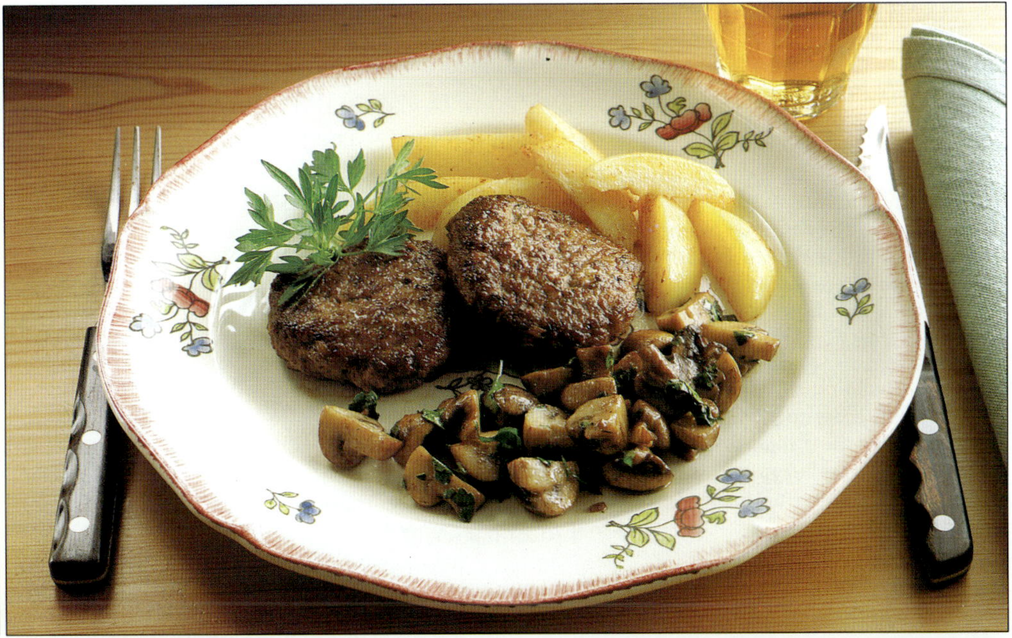

276

STEAKS HACHÉS NORDIQUES

Pour 4 personnes

500 g de bifteck haché de bœuf maigre
4 cuil. à soupe d'oignon haché
4 cuil. à soupe de betterave au vinaigre hachée
2 cuil. à soupe de jus de betterave
4 cuil. à soupe de câpres
4 jaunes d'œufs
sel et poivre blanc
1 cuil. à soupe de margarine

POUR LA GARNITURE :
rondelles d'oignon cru
4 cuil. à soupe d'œufs de saumon
quelques lamelles de poivron
pommes de terre au four

POUR SERVIR :
pommes de terre au four (voir recette 403)

PRÉPARATION

1 Préparez des pommes de terre selon la recette 403.

2 Mettez la viande dans une terrine. Ajoutez-y l'oignon, la betterave, le jus de betterave, les câpres et les jaunes d'œufs. Salez, poivrez et mélangez soigneusement. Façonnez 4 steaks rectangulaires sur une planche à découper mouillée.

3 Faites chauffer la margarine dans une poêle et faites-y revenir les steaks à feu vif pendant 1 mn sur chaque face (ils seront dorés mais bleus à l'intérieur).

4 Disposez-les sur des assiettes chauffées au préalable. Posez sur chacun d'eux une rouelle d'oignon surmontée d'œufs de saumon. Garnissez de lamelles de poivron, de pommes de terre au four et de salade verte.

NIVEAU DE DIFFICULTÉ	Facile
TEMPS DE PRÉPARATION	1 h environ
PRÉPARATION À L'AVANCE	En partie

●●○

BOISSON

Bière blonde

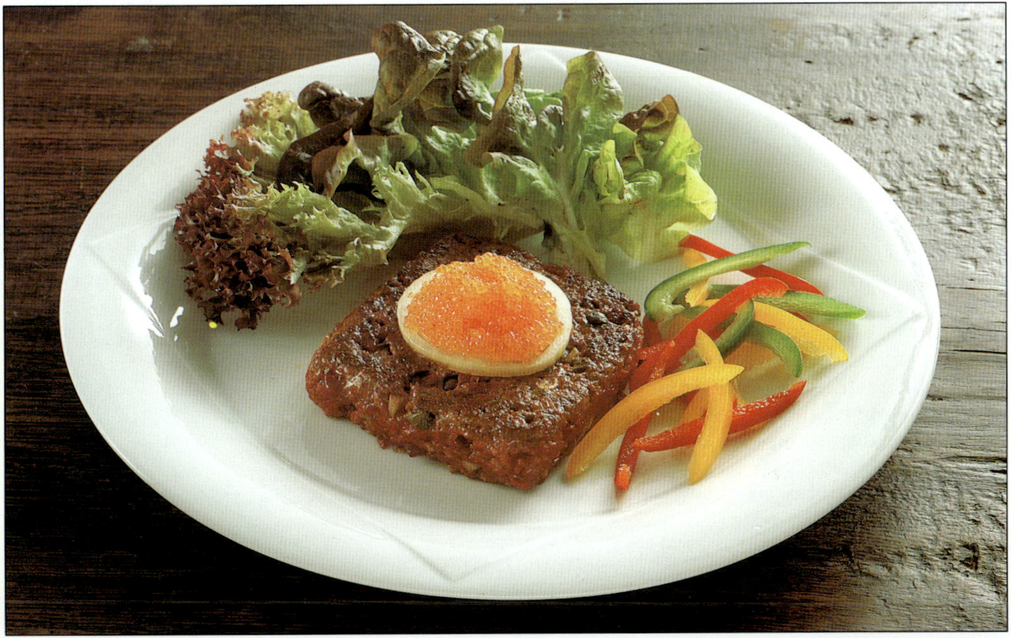

MINI-BOULETTES EN SAUCE

Pour 4 personnes

1/2 tablette de bouillon de volaille
75 g de chapelure
1 cuil. à soupe de Maïzena
1 œuf
1 petit oignon haché
sel et poivre noir du moulin
400 g de bœuf maigre haché
2 cuil. à soupe de margarine
1 pincée de quatre-épices

POUR LA SAUCE :
1 tablette de bouillon de légumes
1 échalote hachée
1 petite carotte râpée
1 petit panais râpé
1 petit morceau de céleri-rave râpé
5 cl de crème fleurette
1 cuil. à café de farine
1 cuil. à soupe de purée de tomate
1 filet de sauce de soja

PRÉPARATION

1 Faites dissoudre la demi-tablette de bouillon dans 5 cl d'eau bouillante et laissez refroidir. Mélangez la chapelure et la farine dans une jatte. Versez-y le bouillon et laissez reposer 10 mn. Incorporez alors l'oignon haché et l'œuf ; salez et poivrez. Ajoutez la viande hachée et travaillez pour obtenir une pâte souple.

2 Façonnez de petites boulettes sur une planche à découper mouillée.

3 Préparez la sauce : émiettez la tablette de bouillon dans 30 cl d'eau bouillante, ajoutez-y tous les légumes et faites-les cuire 15 mn. Passez-les dans un robot ménager avec le bouillon et versez la purée obtenue dans une casserole. Mélangez la crème et la farine puis incorporez au mélange précédent. Faites bouillir quelques minutes. Diluez avec de l'eau ou du bouillon si la sauce est trop épaisse. Ajoutez la purée de tomate et un filet de sauce de soja. Rectifiez l'assaisonnement si nécessaire. Réservez au chaud.

4 Faites chauffer la margarine dans une poêle et faites-y dorer les boulettes sur toutes les faces. Couvrez et faites cuire 3 mn à feu doux.

5 Nappez les mini-boulettes de sauce et servez aussitôt.

NIVEAU DE DIFFICULTÉ

Facile

TEMPS DE PRÉPARATION

1 h environ

PRÉPARATION À L'AVANCE

Oui

●●○

BOISSON

Bière blonde
ou vin rosé

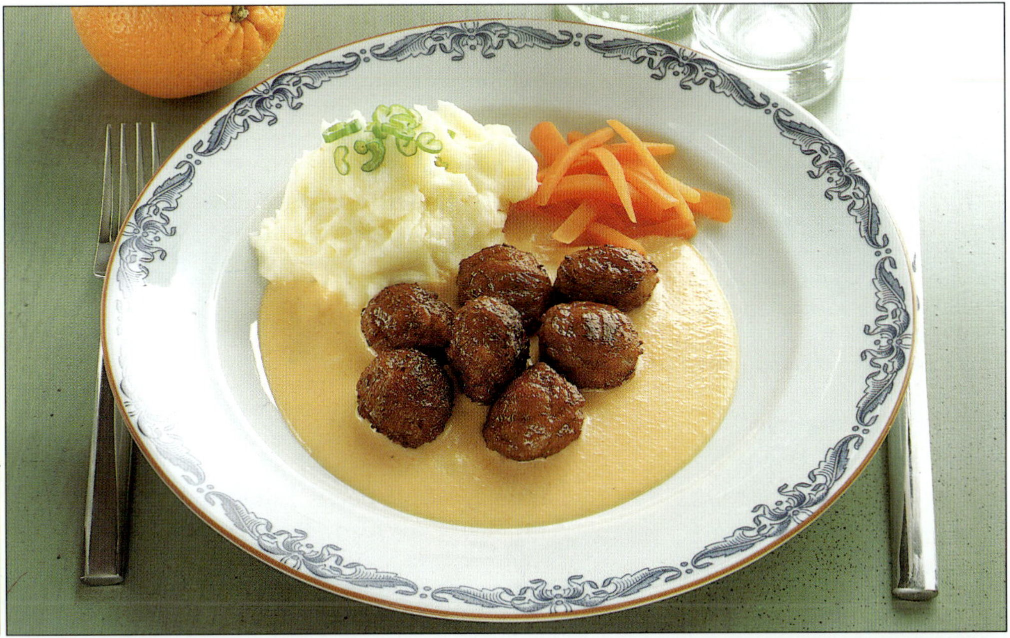

AUBERGINES FARCIES

Pour 4 personnes

2 belles aubergines
2 cuil. à soupe d'huile d'olive
1 petit oignon haché
200 g de bœuf maigre haché
1 cuil. à soupe de purée de tomate
2 gousses d'ail écrasées
1 1/2 cuil. à café d'herbes de Provence
sel et poivre blanc du moulin
5 cl de crème aigre
50 g de fromage râpé
20 cl de jus de tomate

POUR LA GARNITURE :
riz blanc
salade verte

PRÉPARATION

1 Préchauffez le four à 220 °C, thermostat. Ôtez le pédoncule des aubergines, lavez celles-ci et égouttez-les. Coupez-les en deux dans le sens de la longueur, puis évidez-les à l'aide d'une petite cuillère en laissant une épaisseur de pulpe de 5 mm environ tout autour. disposez les aubergines évidées dans un plat allant au four huilé.

2 Découpez la pulpe des aubergines en dés. Faites chauffer le reste de l'huile d'olive dans une poêle. Faites-y revenir l'oignon, les dés d'aubergine, la viande hachée, en tournant jusqu'à ce que la viande soit cuite et colorée. Ajoutez la purée de tomate, l'ail, les herbes de Provence, couvrez et laissez mijoter quelques minutes. Salez et poivrez. Retirez la poêle du feu et incorporez la crème aigre. Répartissez la farce dans les aubergines évidées et parsemez de fromage râpé.

3 Glissez au four pour 20 mn. Versez ensuite le jus de tomate autour des aubergines et remettez 5 mn au four.

4 Servez avec du riz blanc et une salade verte.

NIVEAU DE DIFFICULTÉ

Facile

TEMPS DE PRÉPARATION

1 h environ

PRÉPARATION À L'AVANCE

En partie

●●○

BOISSON

Vin blanc sec, par exemple un muscadet

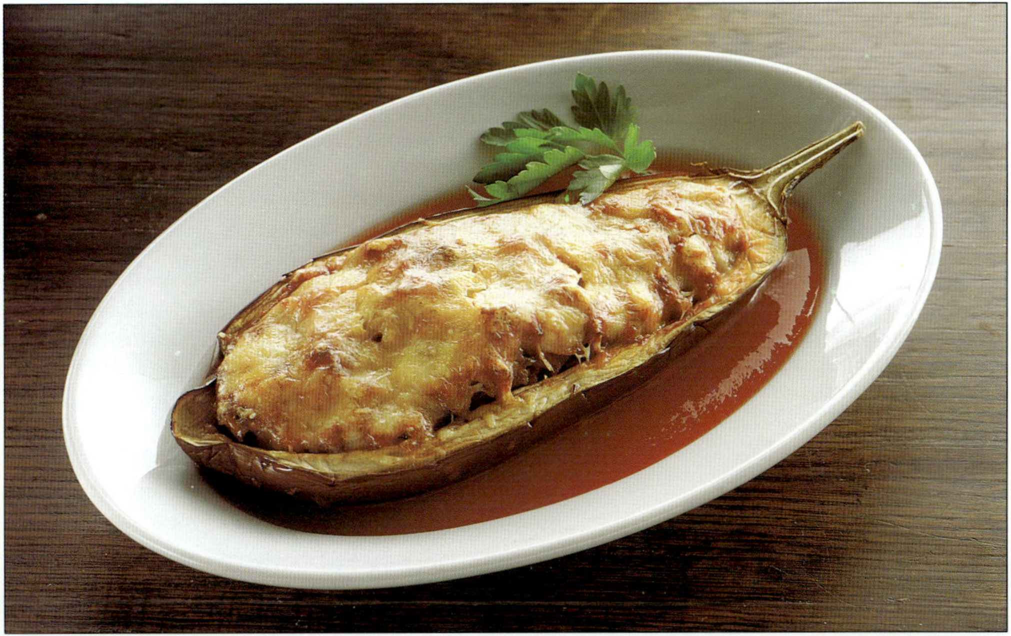

MOUSSAKA

Pour 6 personnes

3 aubergines

Pour le hachis :

2 oignons hachés
1 gousse d'ail écrasée
400 g de mouton ou d'agneau haché
1 ou 2 cuil. à soupe d'huile d'olive
500 g de tomates pelées entières dans leur jus
2 cuil. à soupe de purée de tomate
sel et poivre noir
1/2 cuil. à café de cannelle

Pour la sauce :

30 cl de lait
2 cuil. à soupe de farine
sel
noix de muscade râpée
125 g de fromage râpé
2 œufs battus en omelette

Préparation

1 Coupez les aubergines en tranches de 1 cm environ et faites-les blanchir 5 mn dans de l'eau légèrement salée. Laissez égoutter.

2 Préparez le hachis : faites revenir les oignons, l'ail et la viande hachée dans un peu d'huile en tournant avec une cuillère en bois ; ajoutez les tomates, la purée de tomate, la cannelle et mélangez bien ; salez, poivrez et laissez mijoter de 10 à 15 mn.

3 Préchauffez le four à 200 °C, thermostat 6, et préparez la sauce. Délayez la farine dans un peu de lait, puis versez le reste du lait et faites bouillir quelques minutes en tournant. Retirez du feu et incorporez la noix de muscade, la moitié du râpé et les œufs; salez et poivrez.

4 Disposez le tiers des aubergines dans un plat profond allant au four et recouvrez avec la moitié du hachis. Continuez ainsi en terminant par des aubergines. Parsemez avec le reste du fromage râpé.

5 Enfournez le plat à mi-hauteur et faites cuire 45 mn. Laissez reposer 10 mn avant de servir.

NIVEAU DE DIFFICULTÉ

Assez facile

TEMPS DE PRÉPARATION

1 h 30

PRÉPARATION À L'AVANCE

Oui

●●○

BOISSON

Vin blanc ou rosé, par exemple un retsina ou un rosé de Provence

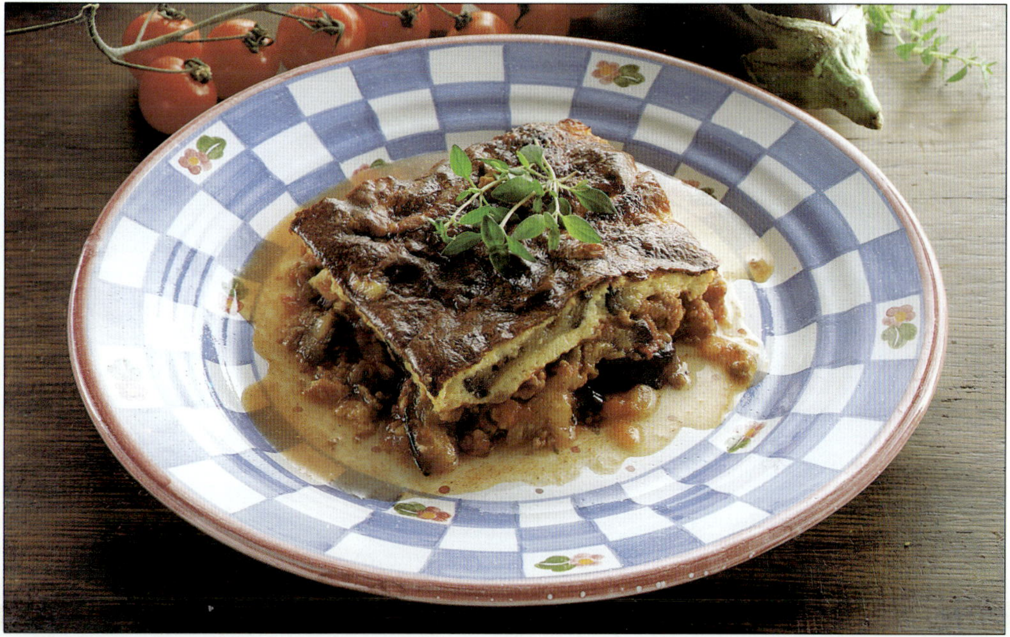

COURGETTES FARCIES

Pour 4 personnes

2 grosses courgettes
sel

POUR LE HACHIS :
1 petit oignon haché
1 cuil. à soupe d'huile ou de margarine
250 g de mouton ou d'agneau haché
sel et poivre noir
1 gousse d'ail écrasée
1 cuil. à café de marjolaine séchée
un peu de bouillon chaud

POUR LA SAUCE :
40 cl de lait
3 cuil. à soupe de farine
125 g de fromage râpé
sel et poivre noir
1 œuf battu en omelette

PRÉPARATION

1 Partagez les courgettes en deux dans le sens de la longueur et plongez-les 10 mn dans de l'eau bouillante légèrement salée. Retirez-les avec une écumoire et laissez-les égoutter. Préchauffez le four à 240 °C, thermostat 9.

2 Pour le hachis, faites revenir les oignons dans la margarine sans les laisser prendre couleur. Ajoutez l'ail et faites revenir encore 1 mn en tournant. Incorporez la viande hachée et faites-la rissoler sans cesser de tourner. Assaisonnez de sel, de poivre et de marjolaine. Mouillez avec un peu de bouillon si nécessaire.

3 Pour la sauce, délayez la farine dans le lait. Portez à ébullition et faites cuire 5 mn à feu très doux en tournant. Retirez la casserole du feu et incorporez 75 g du fromage râpé. Salez, poivrez et ajoutez l'œuf battu.

4 Évidez les courgettes avec une petite cuillère. Placez-les dans un plat graissé allant au four et emplissez-les de hachis. Nappez de sauce et parsemez du reste de fromage râpé.

5 Faites cuire au four 10 mn environ jusqu'à ce que la surface des courgettes soient bien dorée.

COURGETTES FARCIES

NIVEAU DE DIFFICULTÉ	Facile
TEMPS DE PRÉPARATION	1 h
PRÉPARATION À L'AVANCE	Oui

●●○

BOISSON

Bière ou vin blanc sec

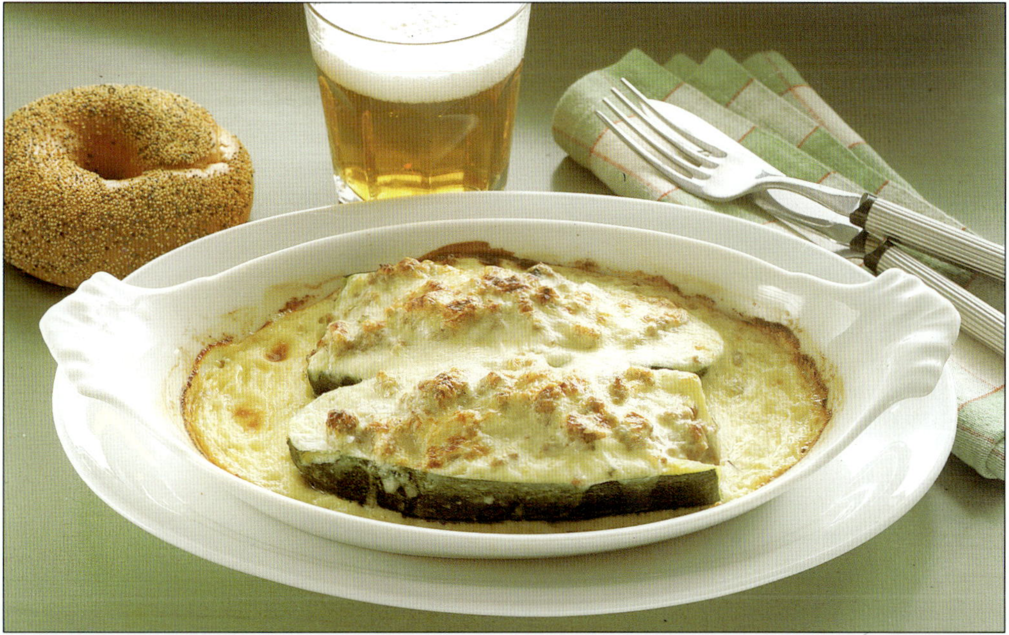

281

CERVELAS ITALIEN AILLÉ

Pour 4 personnes

1 grand cervelas italien d'environ 400 g
3 gousses d'ail
1 bouquet de persil
4 tomates
400 g de courgettes
2 cuil. à soupe de moutarde douce
3 cuil. à soupe d'eau
1 cuil. à soupe d'huile d'olive
1 pincée de sel
1 pincée de thym séché

POUR LA GARNITURE :
pommes de terre à l'anglaise ou purée de pommes de terre

PRÉPARATION

1 Préchauffez le four à 170 °C, thermostat 3. Pelez le cervelas. Faites de profondes incisions perpendiculaires, espacées de 1 cm, sur toute sa longueur. Épluchez et émincez les gousses d'ail. Insérez des lamelles d'ail et des feuilles de persil dans les fentes. Placez le cervelas dans un plat graissé allant au four.

2 Coupez les tomates et les courgettes en demi-rondelles. Disposez-les autour du cervelas, en les alternant. Mélangez la moutarde, l'eau, l'huile, le sel et le thym. Arrosez la préparation de ce mélange. Glissez le plat à mi-hauteur du four et faites cuire 20 mn en arrosant plusieurs fois avec le jus de cuisson.

CERVELAS ITALIEN AILLÉ

NIVEAU DE DIFFICULTÉ

Facile

TEMPS DE PRÉPARATION

1 h environ

PRÉPARATION À L'AVANCE

Oui

●●○

BOISSON

Eau minérale ou vin rouge léger italien, comme un valpolicella

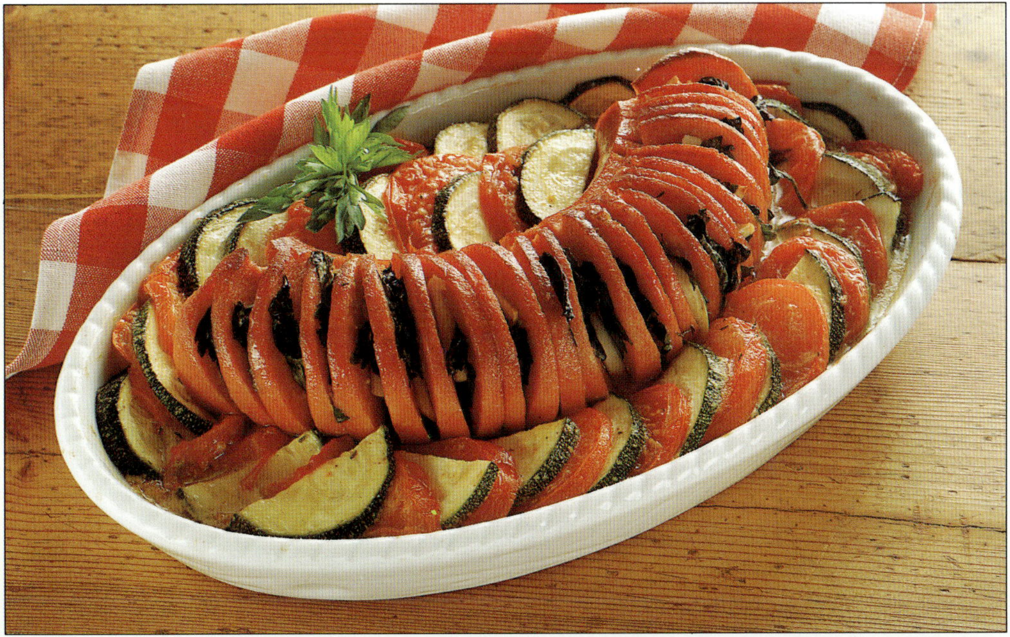

SAUCISSES À LA MARJOLAINE

Pour 4 personnes

4 saucisses italiennes ou d'Auvergne aux épices
2 gros oignons
1 cuil. à soupe d'huile
2 gousses d'ail écrasées
1 pincée de marjolaine séchée

POUR LA GARNITURE :
quelques brins de persil

PRÉPARATION

1 Épluchez l'oignon et coupez-le en fines rouelles. Faites chauffer l'huile dans une poêle et faites-y revenir les rouelles d'oignon et l'ail écrasé à feu doux, sans laisser prendre couleur.

2 Coupez les saucisses en rondelles. Ajoutez-les dans la poêle et faites-les rissoler en les poudrant de marjolaine séchée.

3 Présentez sur un plat chaud et garnissez de persil.

SAUCISSES À LA MARJOLAINE

NIVEAU DE DIFFICULTÉ

Facile

TEMPS DE PRÉPARATION

30 mn

PRÉPARATION À L'AVANCE

Non

●●○

BOISSON

Bière blonde

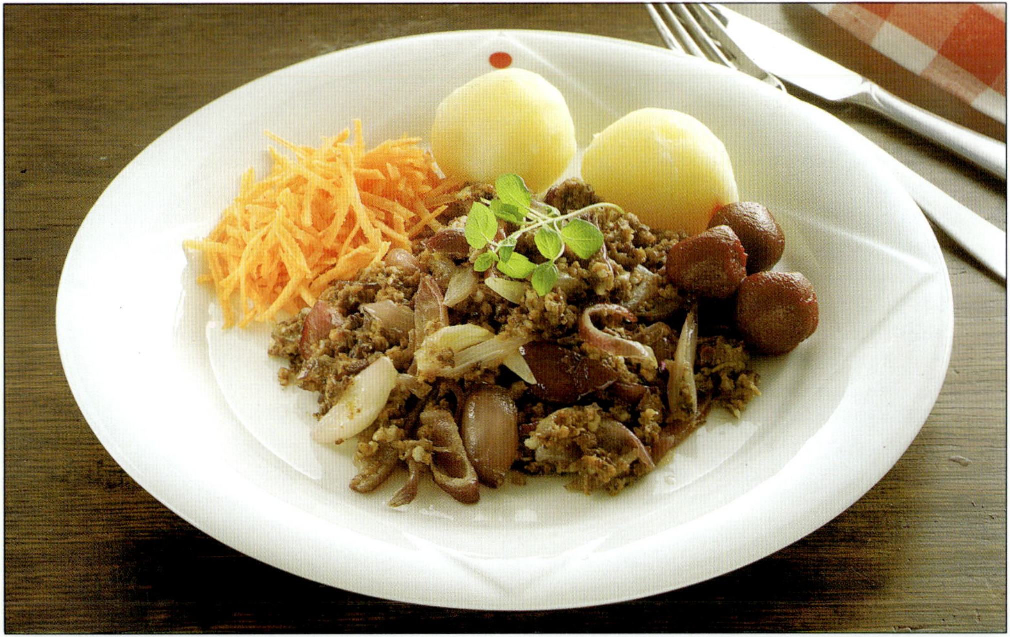

GRATIN D'AUBERGINES

Pour 4 personnes

2 aubergines
1 courgette
eau ou bouillon de légumes
2 tomates
2 gros oignons
2 gousses d'ail
1 cuil. à soupe d'huile
sel et poivre
1 cuil. à café de thym séché
1 cuil. à café de basilic séché
10 cl de crème fleurette
1 cuil. à café de farine
1 cuil. à café de moutarde douce
45 g de fromage gras râpé

PRÉPARATION

1 Préchauffez le four à 200 °C, thermostat 6. Coupez les aubergines et la courgette en tranches de 0,5 cm d'épaisseur. Faites-les blanchir séparément pendant 3 ou 4 mn dans de l'eau ou du bouillon. Détaillez les tomates en rondelles.

2 Épluchez et hachez les oignons et l'ail. Faites chauffer l'huile dans une poêle et faites-y revenir le hachis d'oignons et d'ail à feu doux pendant 5 mn, sans laisser prendre couleur.

3 Disposez les tranches d'aubergines dans un plat allant au four. Recouvrez d'une couche d'oignons et d'ail, puis d'une couche de courgette et enfin d'une couche de tomates. Prenez soin d'assaisonner chaque couche de sel, de poivre, de thym et de basilic.

4 Mélangez la crème, la farine et la moutarde et nappez-en la préparation.

5 Glissez le plat au four pour 30 mn. Parsemez alors de fromage râpé et remettez au four pendant 10 mn. Servez accompagné d'une salade.

Niveau de difficulté
Facile
Temps de préparation
1 h 30
Préparation à l'avance
Oui
●○○
Boisson
Eau minérale ou vin rouge léger

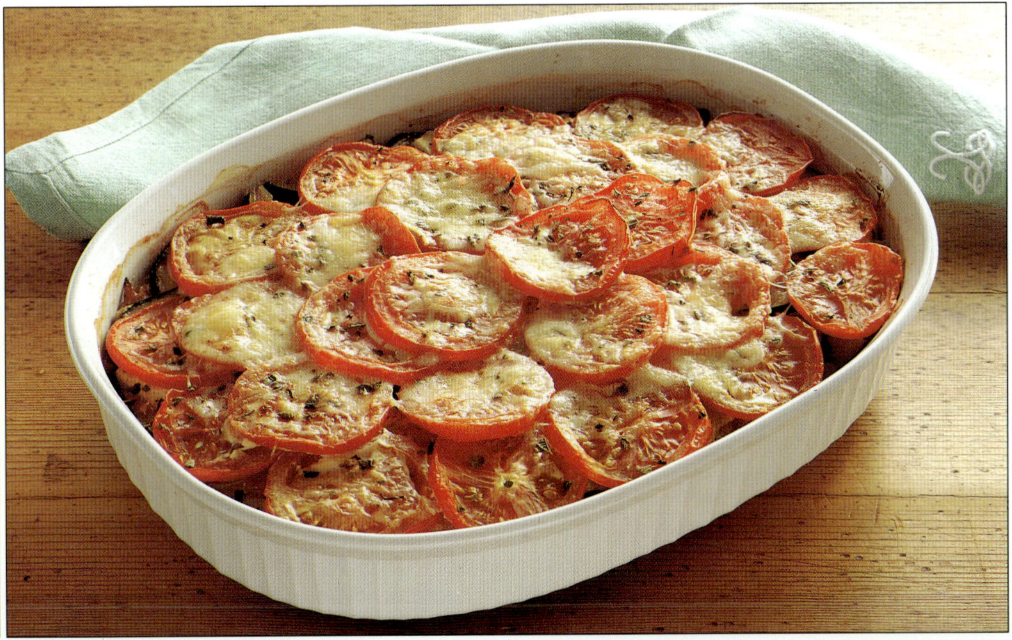

CHOU-FLEUR AUX CHAMPIGNONS

Pour 4 personnes

1 gros chou-fleur
eau ou bouillon

POUR LA SAUCE :
450 g de petits champignons de Paris
2 oignons hachés
1 cuil. à soupe d'huile
2 cuil. à café d'estragon séché
sel et poivre noir
1 cuil. à soupe de farine
20 cl de lait
1 cuil. à soupe de ciboulette ciselée

PRÉPARATION

1 Divisez le chou-fleur en bouquets et faites-les tremper 30 mn dans de l'eau vinaigrée.

2 Portez de l'eau légèrement salée ou du bouillon à ébullition et faites-y cuire le chou-fleur 15 mn environ, ou jusqu'à ce qu'il soit presque tendre. Égouttez et réservez au chaud.

3 Ôtez le bout sableux du pied des champignons, lavez-les, essuyez-les sur du papier absorbant et émincez-les.

4 Faites chauffer l'huile dans une grande casserole et faites-y revenir les oignons à feu doux, sans les laisser prendre couleur. Ajoutez les champignons et continuez la cuisson jusqu'à évaporation complète du liquide. Parsemez d'estragon, salez et poivrez.

5 Délayez la farine dans le lait puis incorporez à la préparation précédente. Laissez mijoter 5 mn à feu doux. Ajoutez la ciboulette et rectifiez l'assaisonnement, s'il y a lieu.

6 Posez le chou-fleur sur un plat de service chaud, entourez-le de sauce et servez aussitôt.

CHOU-FLEUR AUX CHAMPIGNONS

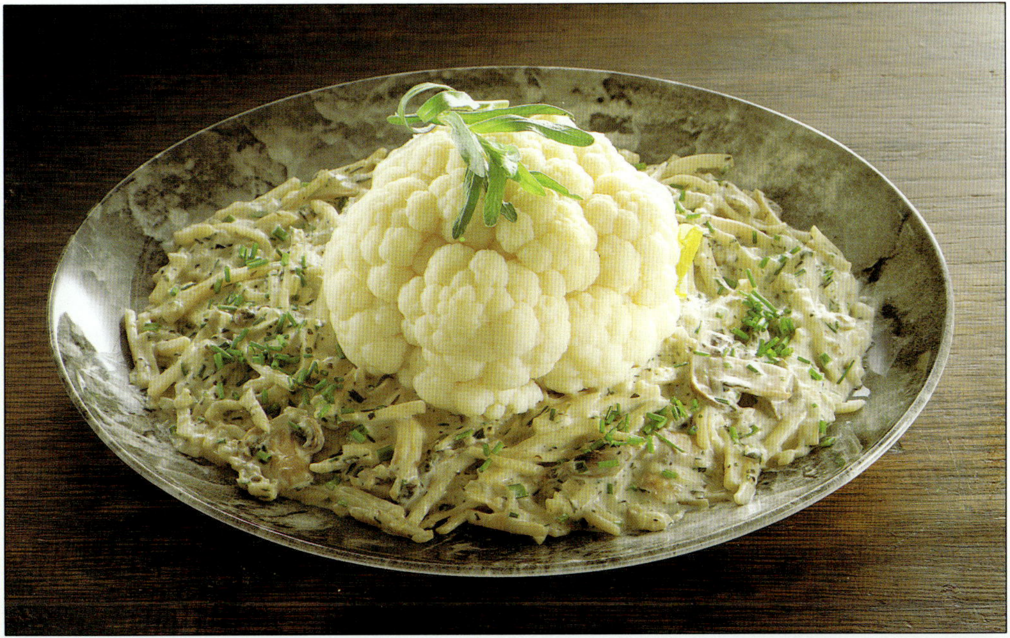

Niveau de difficulté
Facile

Temps de préparation
1 h environ

Préparation à l'avance
En partie

●○○

Boisson
Eau minérale

285

SOUFFLÉ AUX ÉPINARDS

Pour 6 personnes

500 g d'épinards hachés
3 cuil. à soupe de farine
30 cl de lait
4 œufs, jaunes et blancs séparés
125 g de fromage râpé
3 cuil. à soupe de Maïzena
sel et poivre noir du moulin
1 pincée de noix de muscade râpée
margarine pour graisser le moule à soufflé

POUR LA GARNITURE :
jambon de Paris ou jambon fumé
salade de tomates

PRÉPARATION

1 Mettez les épinards dans une passoire posée sur une casserole contenant un peu d'eau bouillante. Laissez jusqu'à évaporation de presque toute l'eau. Préchauffez le four à 180 °C, thermostat 4.

2 Dans une casserole, délayez au fouet la farine dans le lait. Portez à ébullition en tournant sans cesse, puis laissez mijoter 4 mn à feu très doux. Retirez la casserole du feu et incorporez les jaunes d'œufs un à un, en tournant avec une spatule en bois. Ajoutez le fromage et la Maïzena sans cesser de tourner. Assaisonnez de sel, de poivre et de noix de muscade. Pressez les épinards pour en exprimer toute l'eau, et mélangez-les à la préparation précédente.

3 Battez les blancs d'œufs en neige ferme et incorporez-la délicatement à la préparation. Versez l'appareil à soufflé dans un moule graissé de 2 litres. Faites cuire 50 mn dans le bas du four. N'ouvrez pas le four pendant la cuisson. Servez aussitôt avec la garniture suggérée.

SOUFFLÉ AUX ÉPINARDS

NIVEAU DE DIFFICULTÉ

Assez facile

TEMPS DE PRÉPARATION

1 h 30

PRÉPARATION À L'AVANCE

En partie

●○○

BOISSON

Eau minérale

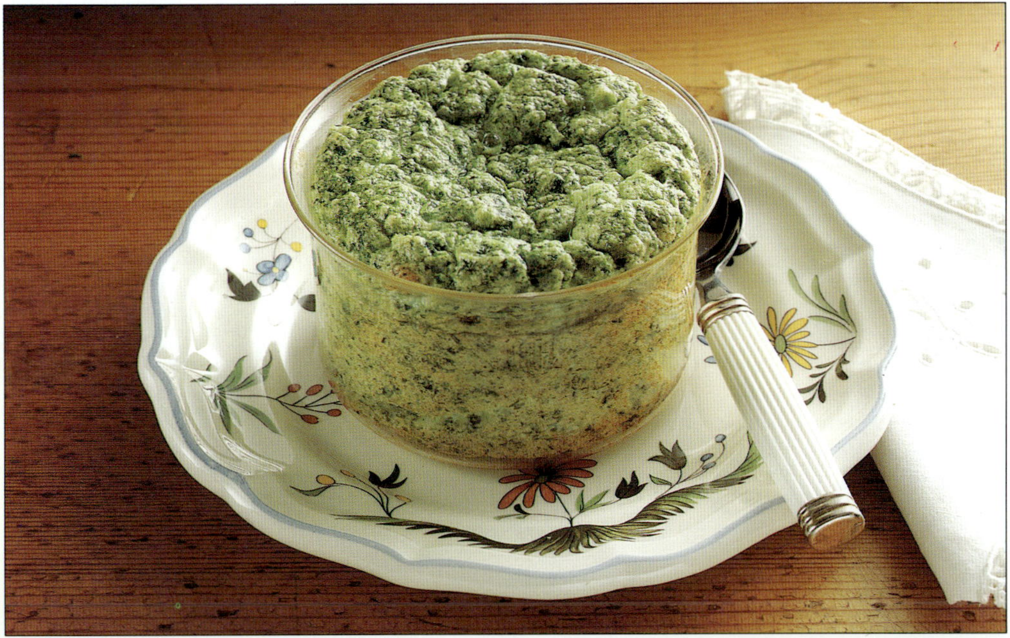

RISOTTO AUX LÉGUMES

Pour 4 personnes

225 g de riz brun
75 cl d'eau
1 tablette de bouillon de légumes
1 poivron rouge
1 côte de céleri
200 g de petits champignons de Paris
1 oignon haché
1 cuil. à soupe d'huile d'olive
1 gousse d'ail écrasée
200 g de petits pois congelés
200 g de grains de maïs congelés
sel et poivre
quelques brins de persil

PRÉPARATION

1 Émiettez la tablette de bouillon dans l'eau et portez à ébullition. Rincez le riz, versez-le en pluie dans le bouillon et faites-le cuire à feu très doux pendant 40 mn environ (le temps de cuisson du riz brun sera diminué de moitié si vous le faites tremper quelques heures dans de l'eau froide). Le riz brun précuit maintenant disponible dans le commerce n'exige que de 20 à 25 mn de cuisson.

2 Partagez le poivron en deux, épépinez-le et détaillez-le en petites lanières. Effilez le céleri et coupez-le en dés. Nettoyez les champignons et émincez-les finement. Faites cuire les petits pois et le maïs surgelés, selon les indications portées sur l'emballage, et égouttez-les.

3 Faites revenir l'oignon à feu doux sans le laisser prendre couleur. Ajoutez l'ail, le poivron, le céleri, les champignons et laissez cuire à feu doux jusqu'à évaporation complète du liquide. Ajoutez les petits pois et le maïs. Salez et poivrez.

4 Mélangez les légumes et le riz et présentez sur un plat de service chaud. Garnissez avec les brins de persil.

RISOTTO AUX LÉGUMES

NIVEAU DE DIFFICULTÉ	Facile
TEMPS DE PRÉPARATION	1 h
PRÉPARATION À L'AVANCE	Oui

●○○

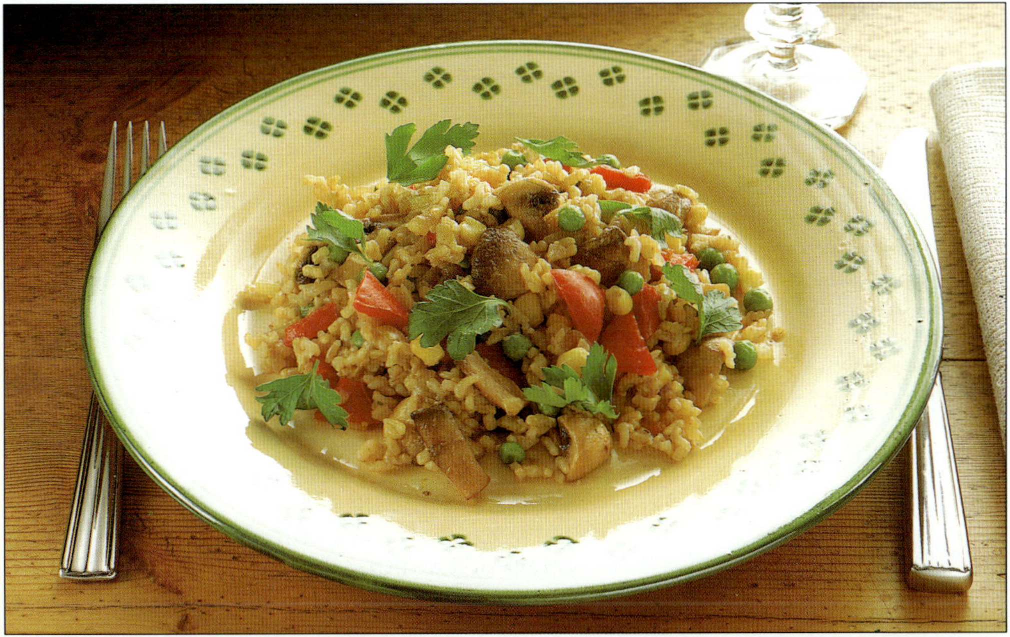

BOISSON

Eau minérale, vin blanc sec ou rouge léger, comme un orvieto ou un touraine

POIS CHICHES FANTAISIE

Pour 4 personnes

1 pomme
2 carottes
2 oignons hachés
1/2 cuil. à café d'huile
1 ou 2 cuil. à café de curry
2 gousses d'ail écrasées
500 g de tomates pelées entières dans leur jus
sel et poivre
1 banane
1 kg de pois chiches en boîte
25 g d'amandes effilées
persil ciselé pour garnir

POUR ACCOMPAGNER :
riz brun
yaourt nature

PRÉPARATION

1 Pelez la pomme, enlevez-en le cœur et les pépins et coupez-la en dés. Grattez les carottes et coupez-les en rondelles.

2 Faites chauffer l'huile dans une casserole et faites-y revenir les oignons sans les laisser prendre couleur. Ajoutez le curry et mélangez. Incorporez les dés de pomme, les carottes et l'ail en tournant avec une cuillère en bois. Ajoutez les tomates entières et leur jus en les écrasant grossièrement. Salez, poivrez, couvrez et laissez mijoter 25 mn.

3 Pelez la banane, coupez-la en rondelles et ajoutez-les à la préparation. Incorporez les pois chiches égouttés et les amandes effilées. Salez, poivrez, goûtez et additionnez d'un peu de curry si nécessaire.

4 Faites bien réchauffer et servez garni de persil et accompagné de riz brun et de yaourt.

Niveau de difficulté

Assez facile

Temps de préparation

1 h

Préparation à l'avance

Oui

●●○

Boisson

Eau ou bière blonde

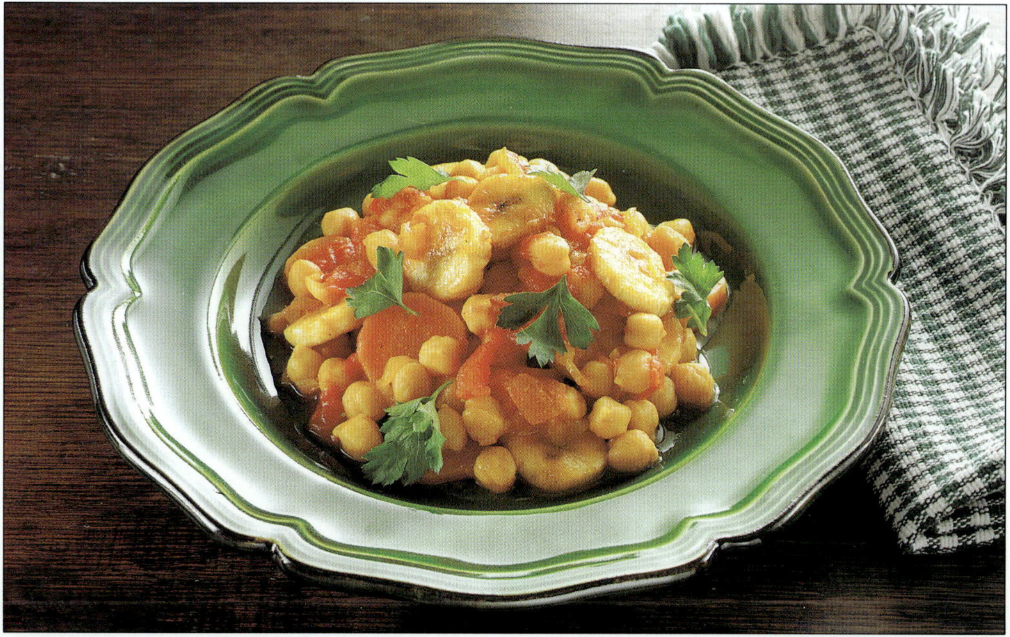

PURÉE DE NAVETS GRATINÉE

Pour 6 à 8 personnes

750 g de navets
750 g de carottes
1 litre d'eau
1 tablette de bouillon de légumes
sel et poivre blanc
2 œufs
2 cuil. à soupe de chapelure
margarine pour graisser le plat

POUR ACCOMPAGNER :
jambon cuit ou fumé

PRÉPARATION

1 Faites blanchir les navets pendant 10 mn et coupez-les en dés. Grattez les carottes et coupez-les en tranches.

2 Émiettez la tablette de bouillon dans une grande casserole, recouvrez de 1 litre d'eau et portez à ébullition. Ajoutez les carottes et faites-les cuire pendant 20 mn. Incorporez les navets et prolongez la cuisson de 20 mn. Préchauffez le four à 200 °C, thermostat 6.

3 Jetez le liquide de cuisson et réduisez carottes et navets en purée dans un robot ménager. Salez et poivrez. Battez légèrement les œufs et incorporez-les à la purée. Versez celle-ci dans un plat graissé allant au four. Hachurez la surface avec une fourchette et poudrez de chapelure.

4 Faites dorer au four pendant 20 mn. Servez accompagné de jambon cuit ou fumé.

PURÉE DE NAVETS GRATINÉE

NIVEAU DE DIFFICULTÉ Facile
TEMPS DE PRÉPARATION 2 h
PRÉPARATION À L'AVANCE Oui

●○○

BOISSON

Eau ou bière blonde

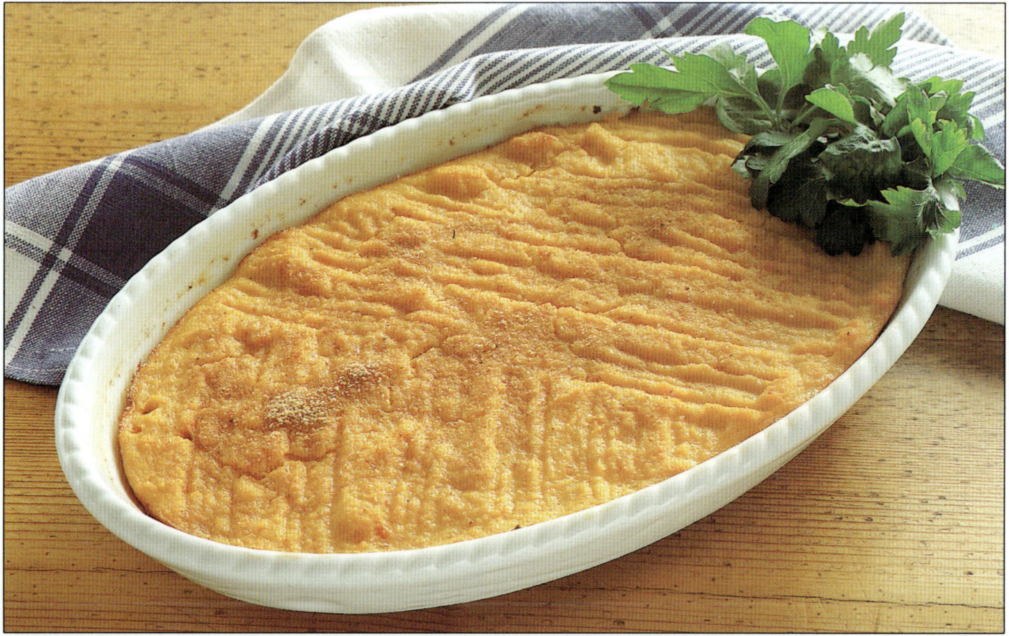

MACÉDOINE DES ÎLES

Pour 4 personnes

350 g de haricots noirs séchés
1 cuil. à café de sel
1 cuil. à soupe d'huile
125 g de chou vert en lanières
1 oignon haché
1 grosse carotte grattée, en dés
125 g de céleri-rave en dés
1 navet en dés
1 poivron rouge et 1 vert, épépinés, en dés
2 tomates en morceaux
2 cuil. à soupe de purée de tomate
1 tablette de bouillon de légumes
sel et poivre noir
1 petite boîte d'ananas en morceaux

PRÉPARATION

1 Rincez les haricots noirs et laissez-les tremper pendant 10 ou 12 h.

2 Égouttez les haricots noirs, mettez-les dans une casserole, recouvrez-les d'eau et ajoutez 1 cuillerée à café de sel. Portez à ébullition, couvrez et faites cuire 45 mn à feu doux en changeant l'eau après 15 mn de cuisson. Égouttez les haricots.

3 Faites chauffer l'huile dans une grande casserole et faites-y revenir chou, oignon, carotte, céleri, navet, poivrons pendant 8 ou 10 mn à feu doux, sans cesser de tourner. Ajoutez les tomates, la purée de tomate et la tablette de bouillon émiettée. Salez et poivrez. Ajoutez suffisamment d'eau pour recouvrir les légumes et laissez mijoter de 15 à 20 mn jusqu'à ce qu'ils soient tendres.

4 Ajoutez les haricots noirs, les morceaux d'ananas et faites réchauffer.

NIVEAU DE DIFFICULTÉ

Facile

TEMPS DE PRÉPARATION

1 h 30 + temps de trempage

PRÉPARATION À L'AVANCE

Oui

●○○

BOISSON

Eau ou bière blonde

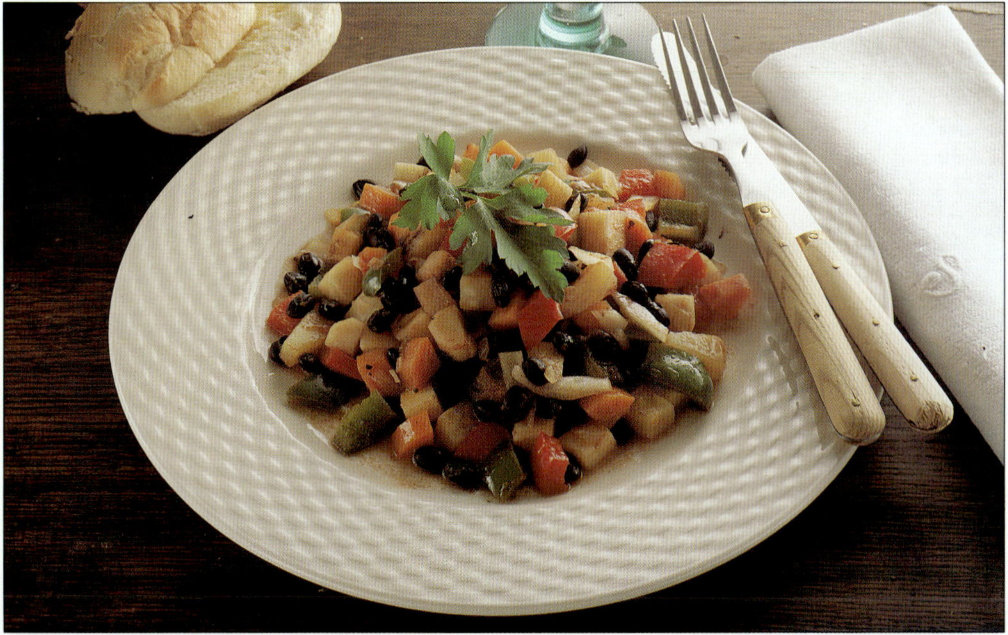

290

POMMES DE TERRE À L'ANETH

Pour 6 personnes

1,5 kg de pommes de terre
4 œufs
50 cl de lait
2 gousses d'ail écrasées
sel et poivre noir
4 cuil. à soupe d'aneth ciselé
margarine pour graisser le plat

POUR SERVIR :
romsteck au sel (voir recette 269) ou jambon

PRÉPARATION

1 Préchauffez le four à 180 °C, thermostat 4. Épluchez les pommes de terre et découpez-les très finement.

2 Préparez la sauce : mélangez au fouet les œufs, le lait et l'ail. Salez et poivrez.

3 Graissez un plat allant au four. Disposez-y les de pommes de terre émincées en couches successives en parsemant chacune d'elles d'aneth ciselé. Nappez de sauce. Agitez légèrement le plat pour que la sauce pénètre bien et imbibe toutes les couches de pommes de terre. Glissez au four pour 1 h 30.

4 Laissez tiédir avant de servir avec le plat de viande suggéré.

POMMES DE TERRE À L'ANETH

NIVEAU DE DIFFICULTÉ
Facile

TEMPS DE PRÉPARATION
2 h

PRÉPARATION À L'AVANCE
Oui

●○○

BOISSON

Bière blonde ou vin blanc sec

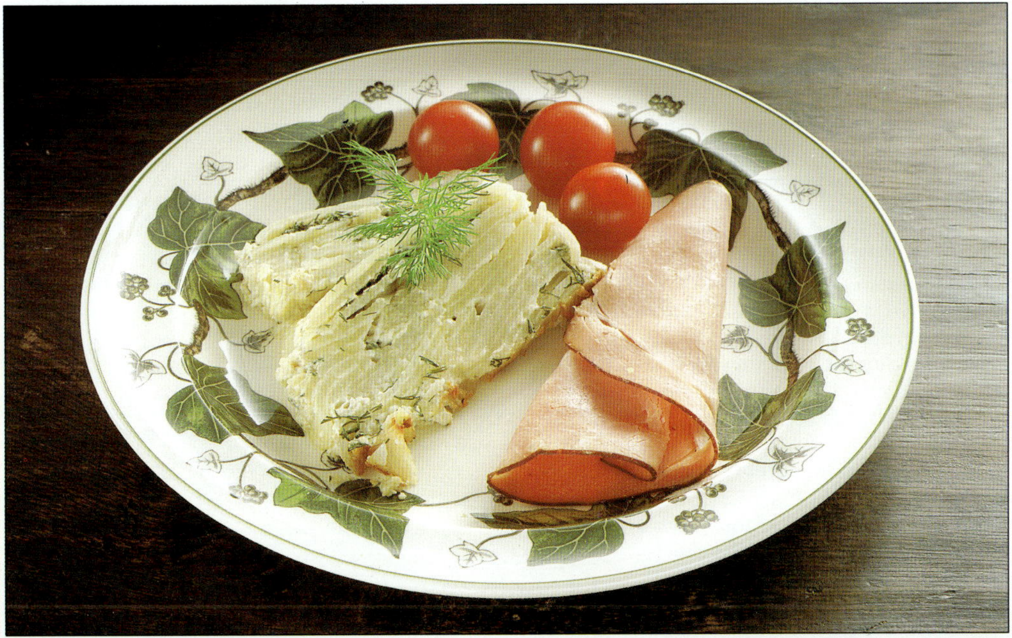

TOURTE AUX LÉGUMES

Pour 4 personnes

POUR LA PÂTE :

125 g de farine complète
125 g de farine
125 g de margarine refroidie, en dés
1 ou 2 cuil. à soupe d'eau

POUR LA GARNITURE :

4 carottes
1 poireau
250 g de brocolis congelés
15 cl d'eau
1/2 tablette de bouillon de légumes
1 cuil. à soupe d'huile
4 œufs
150 g de fromage blanc allégé à la faisselle ou de cottage cheese
sel et poivre noir
1 cuil. à café d'herbes aromatiques

PRÉPARATION

1 Préparez la pâte à la main ou dans un robot ménager en malaxant les farines et la margarine refroidie pour obtenir une masse légèrement granuleuse. Ajoutez l'eau et pétrissez rapidement pour que la pâte reste souple.

2 Préchauffez le four à 200 °C, thermostat 6. Étalez la pâte au rouleau à pâtisserie et tapissez-en une tourtière de 24 cm. Piquez le fond de plusieurs coups de fourchette. Mettez la tourte non garnie 20 mn au réfrigérateur, puis faites-la cuire 10 mn au four.

3 Décongelez et coupez les brocolis en petits morceaux. Grattez et râpez les carottes. Nettoyez et coupez le poireau en rondelles .

4 Mettez les légumes dans une casserole, ajoutez l'eau et la tablette de bouillon. Faites cuire 5 mn environ en tournant jusqu'à évaporation de tout le liquide.

5 Mélangez au fouet les œufs et le fromage blanc. Salez, poivrez et parsemez d'herbes aromatiques. Incorporez les légumes et versez dans la tourtière.

6 Faites cuire la tourte dans le bas du four de 30 à 40 mn, jusqu'à ce qu'elle soit bien dorée. Servez chaud, tiède ou froid.

NIVEAU DE DIFFICULTÉ

Facile

TEMPS DE PRÉPARATION

1 h + temps de réfrigération

PRÉPARATION À L'AVANCE

Oui

●●○

BOISSON

Vin blanc sec, un vin d'Alsace par exemple

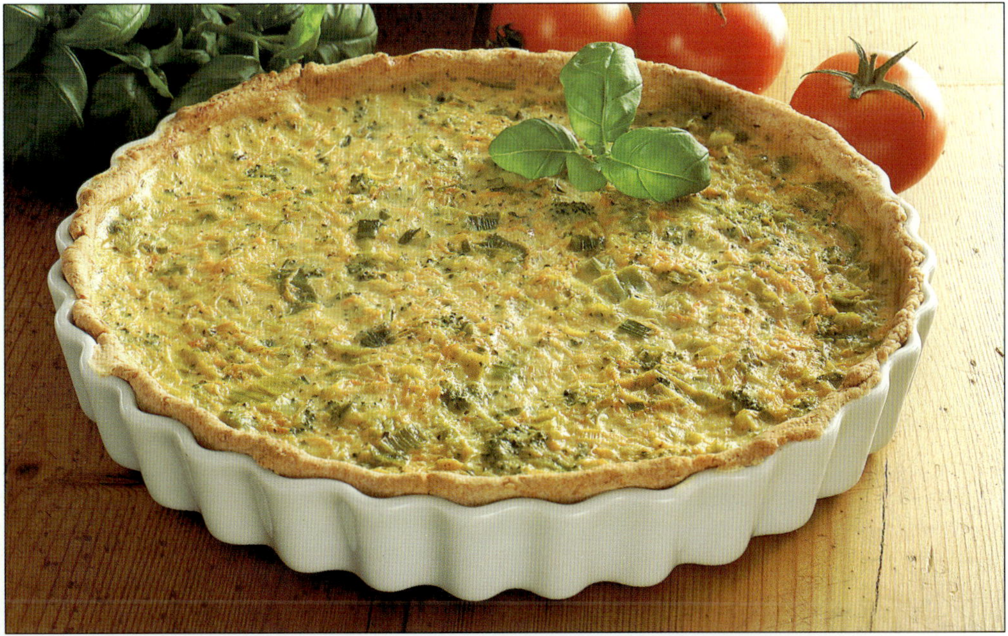

QUICHE AUX PANAIS

Pour 6 personnes

POUR LA PÂTE :

175 g de farine complète
175 g de farine
200 g de pommes de terre bouillies refroidies et râpées
75 g de margarine refroidie, en dés
1 ou 2 cuil. à soupe d'eau

POUR LA GARNITURE :

2 oignons en rouelles
2 ou 3 panais
250 g de petits champignons de Paris
1 cuil. à soupe de margarine
3 œufs
20 cl de lait
75 g de fromage râpé
1/2 cuil. à café de paprika
1 cuil. à café d'herbes aromatiques séchées
sel et poivre noir
1/2 cuil. à café de persil ciselé

PRÉPARATION

1 Préparez la pâte à la main ou dans un robot ménager en malaxant les farines et la margarine refroidie, puis les pommes de terre, afin d'obtenir une masse légèrement granuleuse. Ajoutez l'eau et pétrissez rapidement pour que la pâte reste souple. Mettez 1 h au réfrigérateur.

2 Pelez les panais et coupez-les en tranches. Nettoyez et émincez les champignons. Faites chauffer la margarine dans une casserole. Ajoutez-y oignons, panais et champignons. Couvrez et laissez fondre 5 mn. Retirez le couvercle et continuez la cuisson jusqu'à évaporation de tout le liquide. Laissez refroidir.

3 Préchauffez le four à 200 °C, thermostat 6. Étendez la pâte et garnissez-en une tourtière de 24 cm. Piquez-la de plusieurs coups de fourchette. Mettez 20 mn au réfrigérateur.

4 Faites cuire la tourtière non garnie au four pendant 10 mn. Mélangez au fouet les œufs, le lait, le fromage râpé, les herbes et le paprika. Salez, poivrez et ajoutez le persil. Versez les légumes puis la sauce dans la tourtière. Faites cuire de 25 à 30 mn au four jusqu'à ce que la garniture ait cessé de monter et soit bien dorée.

Niveau de difficulté	Facile
Temps de préparation	1 h 30
Préparation à l'avance	Oui

●●○

Boisson

Eau minérale ou bière blonde

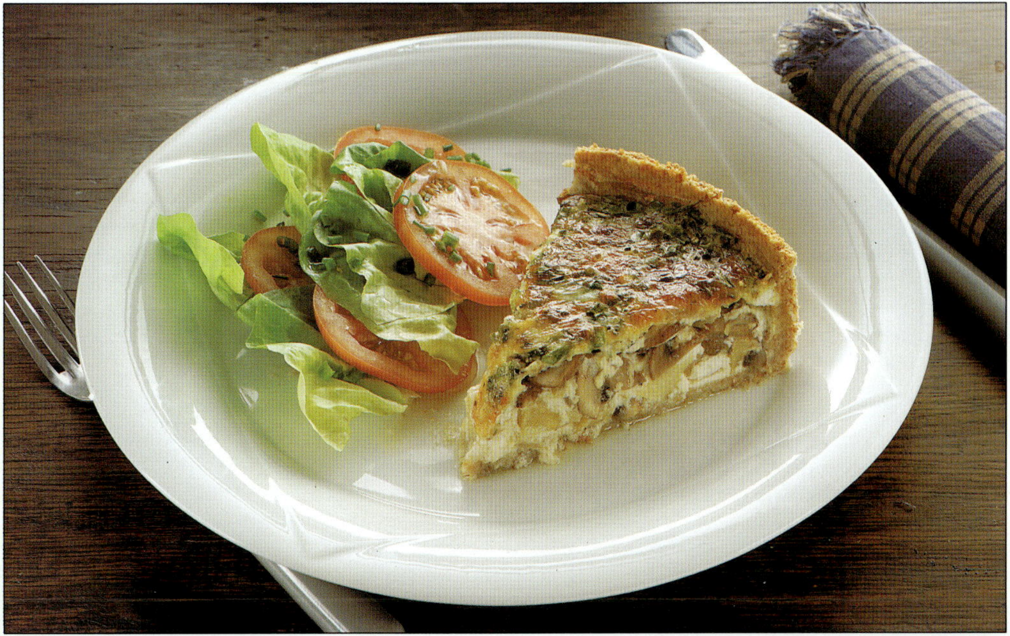

293

TOURTE PARMENTIER

Pour 10 personnes

POUR LA PÂTE :

175 g de farine complète
175 g de farine
75 g de margarine refroidie, en dés
200 g de pommes de terre bouillies refroidies et râpées
1 ou 2 cuil. à soupe d'eau

POUR LA GARNITURE :

1 oignon haché
1 cuil. à soupe de margarine
250 g d'épinards en branches congelés
400 g de pommes de terre bouillies refroidies, en dés
500 g de tomates pelées entières dans leur jus
3 cuil. à soupe de persil ciselé
2 gousses d'ail écrasées
4 œufs
30 cl de lait
1/2 cuil. à café de noix de muscade râpée
sel et poivre noir
125 g de fromage râpé

PRÉPARATION

1 Préparez la pâte selon la recette 292. Placez 20 mn au réfrigérateur. Préchauffez le four à 200 °C, thermostat 6. Étendez la pâte et garnissez-en une tourtière de 24 cm. Piquez de plusieurs coups de fourchette et mettez 10 mn au réfrigérateur, puis faites cuire 10 mn au four .

2 Faites revenir l'oignon dans la margarine sans le laisser prendre couleur. Décongelez les épinards, pressez-les pour en exprimer toute l'eau et mélangez-les avec l'oignon. Égouttez et coupez les tomates en morceaux.

3 Répartissez les dés de pommes de terre dans la tourtière. Salez, poivrez et parsemez de la moitié de l'ail. Ajoutez la moitié du râpé et du persil, puis les tomates et les épinards. Salez, poivrez et parsemez du reste de l'ail. Parsemez du reste du râpé et du persil.

4 Mélangez au fouet les œufs et le lait. Salez, poivrez et muscadez. Versez dans la tourtière et faites cuire de 35 à 45 mn dans le bas du four, jusqu'à ce que la garniture ait cessé de monter et soit bien dorée.

NIVEAU DE DIFFICULTÉ
Facile

TEMPS DE PRÉPARATION
1 h 30

PRÉPARATION À L'AVANCE
Oui

●●○

BOISSON

Eau minérale,
bière blonde
ou vin rouge léger

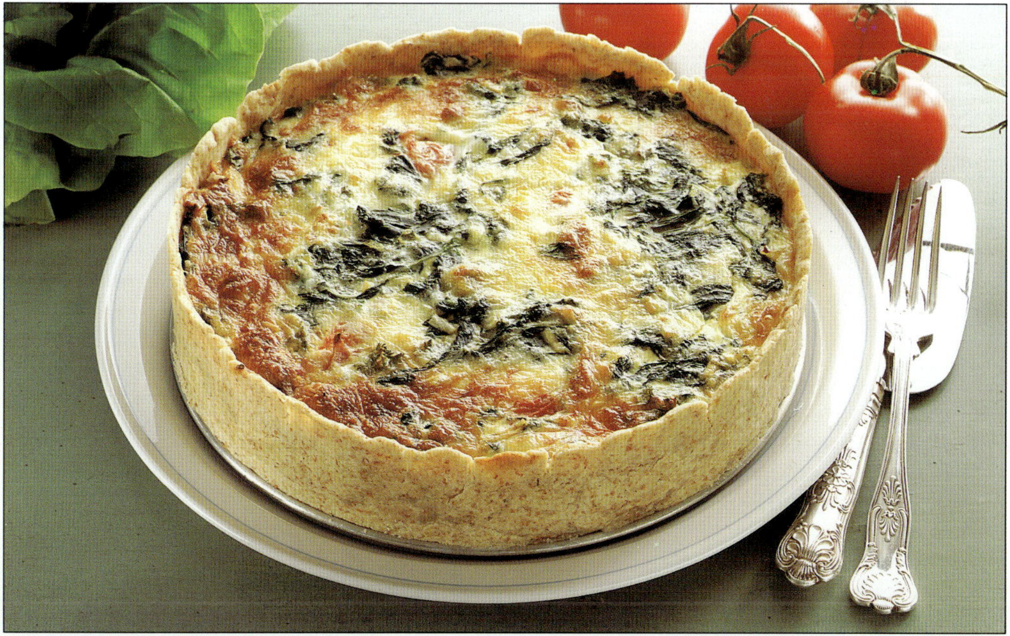

NOUILLES CHINOISES

Pour 4 personnes

250 g d'épinards en branches congelés
2 cuil. à soupe d'huile de sésame
sel et poivre
350 à 400 g de nouilles chinoises
150 g de bâtonnets de crabe
12 grosses crevettes roses non décortiquées ou 12 queues de langoustine crues

POUR LA MARINADE :
2 cuil. à soupe de jus de citron
3 cuil. à soupe de ketjap bengteng (sauce soja ayant la consistance du ketchup) ou sauce de soja
2 gousses d'ail écrasées
sel et poivre

POUR ACCOMPAGNER :
salade verte

PRÉPARATION

1 Décongelez les épinards et pressez-les pour éliminer toute l'eau. Versez 1 cuillerée à soupe d'huile de sésame dans une casserole et faites-la chauffer à feu moyen. Ajoutez les épinards, tournez plusieurs fois, puis salez et poivrez.

2 Faites cuire les nouilles selon les indications portées sur l'emballage. Mettez-les dans une passoire et rincez-les sous l'eau froide courante. Mélangez les nouilles et les épinards dans une poêle.

3 Détaillez les bâtonnets de crabe en petits morceaux et mélangez-les avec les nouilles et les épinards.

4 Préparez la marinade : mélangez le jus de citron, la sauce soja et l'ail. Salez et poivrez. Badigeonnez-en les crevettes et versez le reste sur les nouilles.

5 Faites frire les crevettes dans le reste de l'huile de sésame quelques minutes de chaque côté.

6 Réchauffez les nouilles en tournant, incorporez les crevettes et servez aussitôt accompagné d'une salade.

NIVEAU DE DIFFICULTÉ
Facile

TEMPS DE PRÉPARATION
1 h environ

PRÉPARATION À L'AVANCE
Non

●●○

BOISSON
Eau ou thé

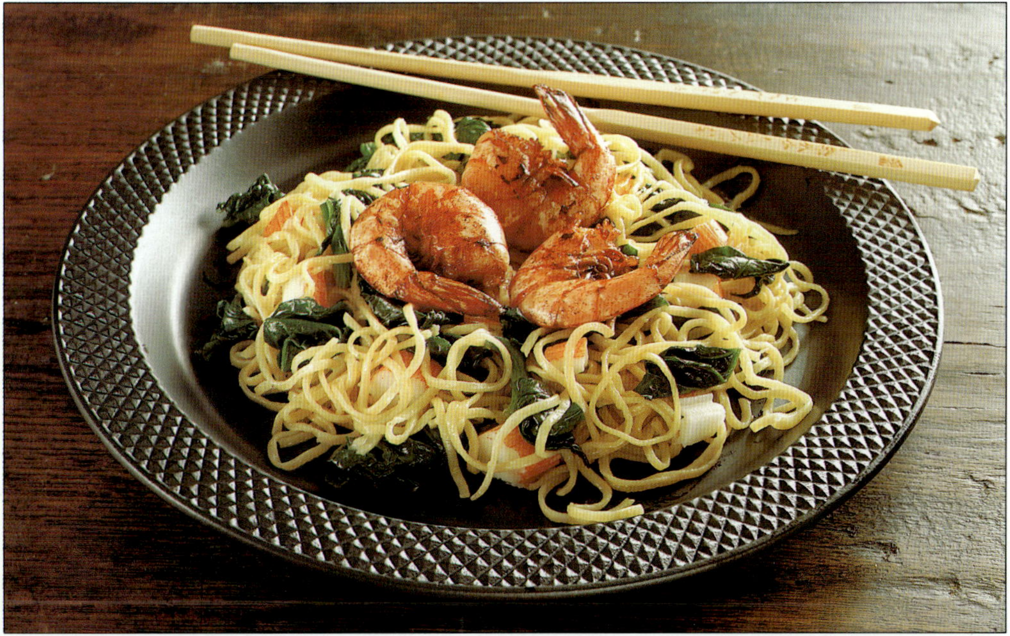

TAGLIATELLES AUX ÉCREVISSES

Pour 4 personnes

250 g de queues d'écrevisses décortiquées ou 300 g de queues non décortiquées
2 tomates
1 poireau
3 côtes de céleri
1 cuil. à soupe d'huile
1 cuil. à soupe de farine
20 cl d'eau
1 tablette de court-bouillon ou de bouillon de légumes
2 cuil. à soupe de purée de tomate
5 cl de vermouth sec
1 cuil. à café de jus de citron
20 cl de yaourt nature
sel et poivre noir
1 pincée de poivre de Cayenne
400 g de tagliatelles

POUR DÉCORER :
queues d'écrevisse non décortiquées

PRÉPARATION

1 Décortiquez les queues d'écrevisses. Ébouillantez les tomates, pelez-les, épépinez-les et coupez-les en lanières. Rincez le poireau et coupez-le en rondelles. Détaillez les côtes de céleri en tranches fines.

2 Faites chauffer l'huile dans une grande poêle et faites-y rapidement sauter le poireau et le céleri. Poudrez de farine et ajoutez la tablette de bouillon émiettée. Versez l'eau et remuez. Incorporez la purée de tomate, le vermouth, le jus de citron et le yaourt. Laissez mijoter quelques minutes. Assaisonnez de sel, de poivre et de poivre de Cayenne.

3 Faites cuire les tagliatelles selon les indications portées sur l'emballage puis égouttez-les soigneusement.

4 Incorporez les queues d'écrevisses décortiquées et les lanières de tomate à la sauce. Laissez rechauffer sans laisser bouillir et servez avec les tagliatelles. Décorez avec des queues d'écrevisses entières.

TAGLIATELLES AUX ÉCREVISSES

NIVEAU DE DIFFICULTÉ Facile
TEMPS DE PRÉPARATION 1 h environ
PRÉPARATION À L'AVANCE En partie
●●○ BOISSON Vin blanc sec

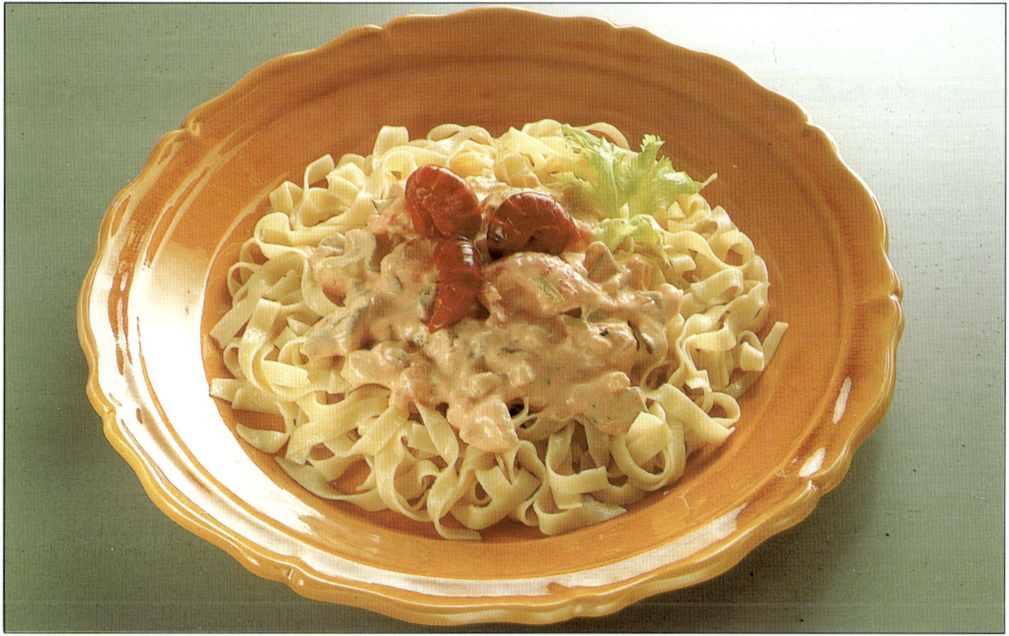

NOUILLES AUX ARTICHAUTS

Pour 4 personnes

400 g de fonds d'artichauts en boîte
250 g de brocolis
1/2 cuil. à soupe d'huile d'olive
1 oignon haché
1 gousse d'ail écrasée
1 cuil. à café d'herbes de Provence séchées
50 g de noix hachées
20 cl d'eau
1 tablette de bouillon de légumes
sel et poivre noir
400 g de nouilles
50 g d'olives noires dénoyautées

POUR ACCOMPAGNER :
salade verte

PRÉPARATION

1 Coupez les fonds d'artichauts en quatre. Divisez les brocolis en bouquets et coupez leurs tiges en dés. Faites blanchir ces légumes dans de l'eau salée puis égouttez-les.

2 Faites chauffer l'huile dans une sauteuse et faites-y revenir l'oignon et l'ail sans les laisser brunir. Incorporez les herbes aromatiques.

3 Mettez les noix et l'eau dans un robot ménager et réduisez en une sauce claire. Versez celle-ci dans la sauteuse, ajoutez la tablette de bouillon émiettée et portez à ébullition en tournant. Ajoutez les brocolis et les fonds d'artichauts. Salez et poivrez.

4 Faites cuire les nouilles "al dente", égouttez-les et mettez-les dans un plat chaud. Versez la sauce, garnissez d'olives noires et servez aussitôt.

NOUILLES AUX ARTICHAUTS

NIVEAU DE DIFFICULTÉ

Facile

TEMPS DE PRÉPARATION

1 h environ

PRÉPARATION À L'AVANCE

En partie

●●○

BOISSON

Eau minérale ou mâcon blanc

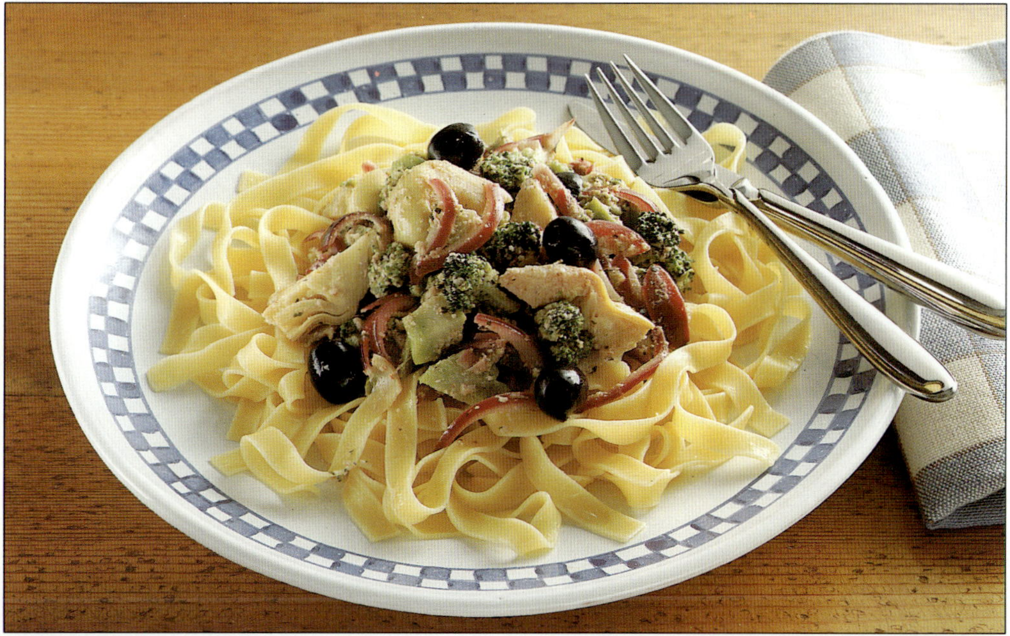

297

FETTUCINE SAUCE CHAMPIGNONS

Pour 4 personnes

250 g de petits champignons de Paris
1 oignon
1 courgette
2 carottes
1 poivron rouge
1 cuil. à soupe d'huile ou de margarine
1 gousse d'ail écrasée
20 cl de bouillon de légumes
sel et poivre noir
1 cuil. à soupe de basilic frais ou 1 cuil. à café de basilic séché
10 cl de yaourt nature
400 g de fettucine

PRÉPARATION

1 Ôtez le bout sableux du pied des champignons, lavez-les et essuyez-les. Pelez et hachez l'oignon. Coupez la courgette en dés. Grattez les carottes et détaillez- les en rondelles. Partagez le poivron en deux, épépinez-le et découpez-le en dés.

2 Faites chauffer l'huile ou la margarine dans une poêle et faites-y revenir les légumes à feu doux, sans les laisser colorer. Salez, poivrez, ajoutez le basilic et laisser mijoter 10 mn. Incorporez le yaourt et rectifiez l'assaisonnement s'il y a lieu. Faites bien chauffer la sauce, mais sans la laisser bouillir.

3 Faites cuire les fettucine selon les indications portées sur l'emballage puis égouttez-les. Mélangez avec la sauce dans un grand plat chaud et servez aussitôt.

NIVEAU DE DIFFICULTÉ

Facile

TEMPS DE PRÉPARATION

1 h environ

PRÉPARATION À L'AVANCE

En partie

●○○

BOISSON

Eau, vin blanc sec ou rosé

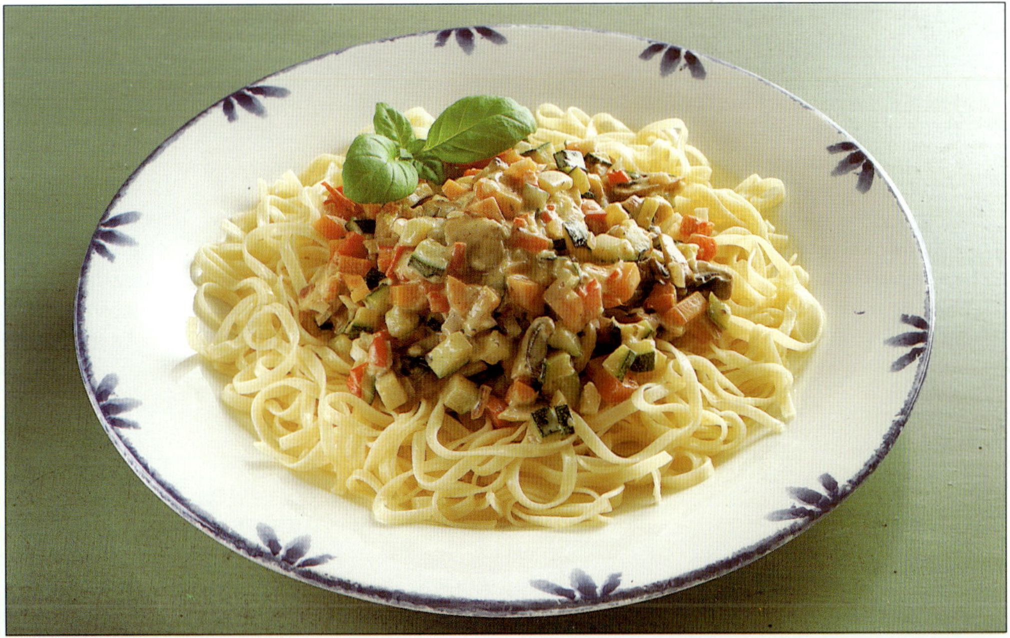

TAGLIATELLES AUX ASPERGES

Pour 4 personnes

250 g d'asperges vertes
250 g d'épinards en branches
150 g de pleurotes
2 cuil. à soupe d'huile d'olive
1 oignon haché
150 g de carottes
sel et poivre noir
50 g de noix concassées
5 cl de vin blanc sec
5 cl de bouillon de légumes concentré
1 1/2 cuil. à soupe de farine
10 cl de yaourt nature
400 g de tagliatelles

POUR LA GARNITURE :
basilic frais

PRÉPARATION

1 Lavez les asperges, coupez-en le bout terreux et détaillez-les en tronçons de 4 cm. Faites-les blanchir quelques minutes dans de l'eau salée, puis égouttez-les. Décongelez les épinards et pressez-les pour en extraire toute l'eau. Nettoyez les pleurotes, émincez-les et faites-les revenir dans un peu d'huile.

2 Grattez les carottes et coupez-les en rondelles fines. Faites revenir l'oignon et les carottes dans l'huile sans les laisser prendre couleur. Ajoutez les asperges, les champignons, les épinards et mélangez soigneusement. Salez et poivrez.

3 Passez les noix, le vin et le bouillon dans un robot ménager. Mélangez la farine et le yaourt puis incorporez ces deux mélanges à la préparation précédente. Laissez mijoter cette sauce quelques minutes et diluez-la avec un peu d'eau, si elle semble trop épaisse. Vérifiez l'assaisonnement.

4 Faites cuire les tagliatelles selon les indications portées sur l'emballage puis égouttez-les. Incorporez les pâtes à la sauce et servez garni de quelques feuilles de basilic.

TAGLIATELLES AUX ASPERGES

NIVEAU DE DIFFICULTÉ
Facile

TEMPS DE PRÉPARATION
1 h environ

PRÉPARATION À L'AVANCE
En partie

●●○

BOISSON
Eau minérale

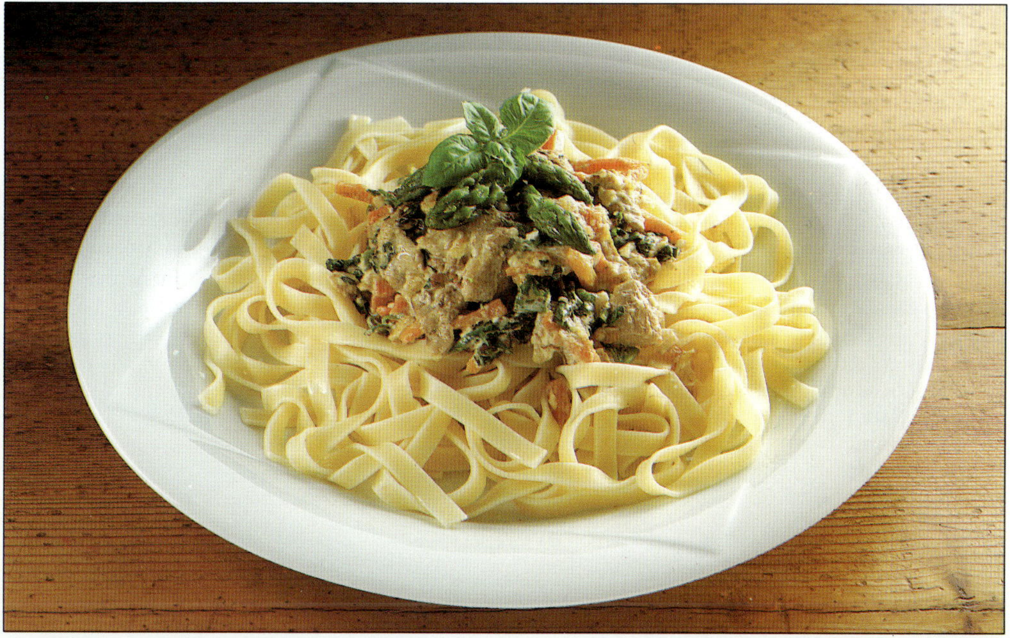

NOUILLES AUX ÉPINARDS

Pour 4 personnes

1 petit poireau
1 navet
250 g d'épinards en branches congelés
1 cuil. à soupe d'huile d'olive
1 oignon haché
2 gousses d'ail écrasées
25 cl d'eau
1 tablette de bouillon de légumes
1 pincée d'origan séché
1 cuil. à soupe de basilic ciselé
2 cuil. à soupe de persil ciselé
sel et poivre noir
1 ou 2 cuil. à soupe de crème fraîche allégée
400 g de nouilles

POUR LA GARNITURE :
quelques feuilles de persil ou de basilic

PRÉPARATION

1 Lavez le poireau et coupez-le en fines rondelles. Pelez le navet, rincez-le et coupez-le en lanières. Décongelez les épinards et pressez-les pour en extraire toute l'eau.

2 Faites chauffer l'huile dans une casserole et faites-y revenir l'oignon et l'ail sans les laisser colorer. Ajoutez-y les rondelles de poireau et les lanières de navet et laissez-les revenir également quelques minutes. Ajoutez l'eau, la tablette de bouillon émiettée et laissez mijoter 10 mn. Incorporez les épinards, l'origan, le basilic et le persil. Salez et poivrez. Retirez du feu et versez la crème fraîche. Gardez la sauce au chaud, mais ne la laissez pas bouillir.

3 Faites cuire les nouilles selon les indications portées sur l'emballage puis égouttez-les. Répartissez-les sur 4 assiettes chaudes, garnissez de feuilles de persil ou de basilic et servez aussitôt.

NOUILLES AUX ÉPINARDS

Niveau de difficulté
Facile
Temps de préparation
30 mn
Préparation à l'avance
En partie

●○○

Boisson

Eau ou vin blanc sec

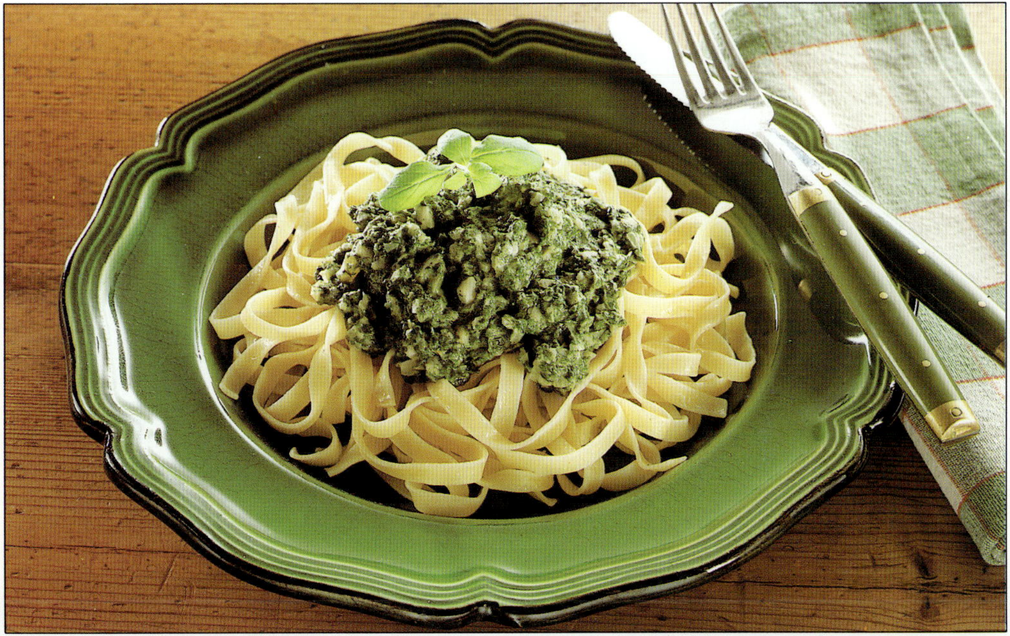

100 PLATS DE RÉSISTANCE

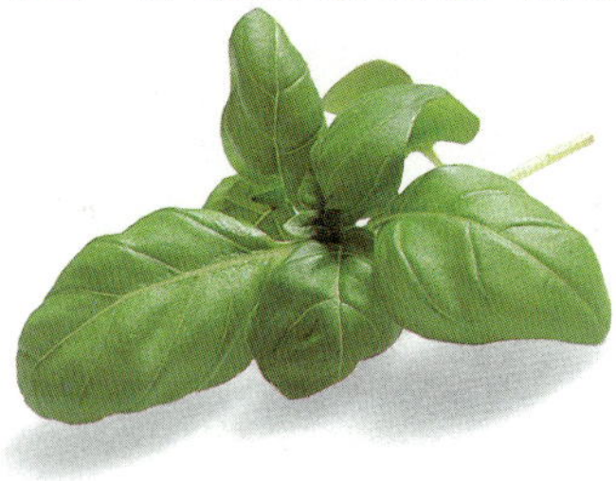

100 DESSERTS

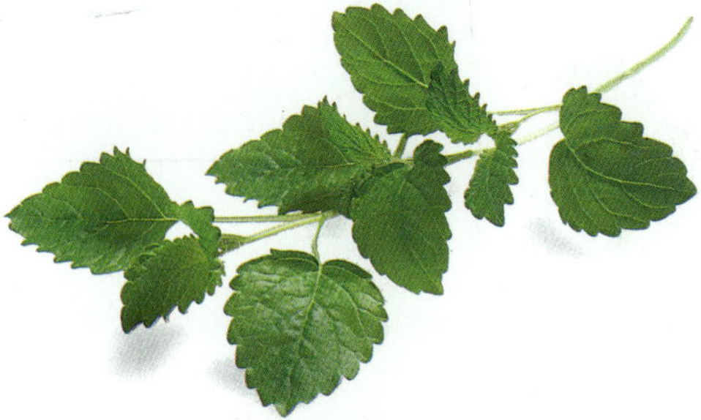

FROMAGE FRAIS

Pour 8 personnes

1 litre de babeurre ou du fromage allégé à la faisselle
10 cl de crème aigre

PRÉPARATION

1 Versez le babeurre dans une casserole et faites-le chauffer à 50 °C. Ajoutez la crème aigre. Versez ce mélange dans une passoire conique, munie d'un filtre en papier, et posée sur une grande jatte. La filtration exigera de 4 à 5 h. À défaut de babeure, vous pouvez utiliser du fromage allégé à la faisselle. Laissez-le égoutter comme indiqué ci-dessus, mais ne le faites pas chauffer.

2 Salez le fromage frais ainsi obtenu et ajoutez-y des ingrédients choisis parmi les suivants :

- Ail écrasé, poivre noir et ciboulette ou persil ciselés
- Poivre noir moulu, poivre blanc moulu ou graines de cumin entières
- Grains de poivre concassés
- Noix hachées
- Mélange d'herbes aromatiques ciselées

POUR ACCOMPAGNER :

Radis
Languettes de poivron rouge et vert.

TARTE ÉPICÉE AU FROMAGE

NIVEAU DE DIFFICULTÉ	
Assez facile	

NIVEAU DE DIFFICULTÉ
Assez facile

TEMPS DE PRÉPARATION
1 h 30

PRÉPARATION À L'AVANCE
oui

●●●

BOISSON

Vin blanc sec, par exemple un muscadet

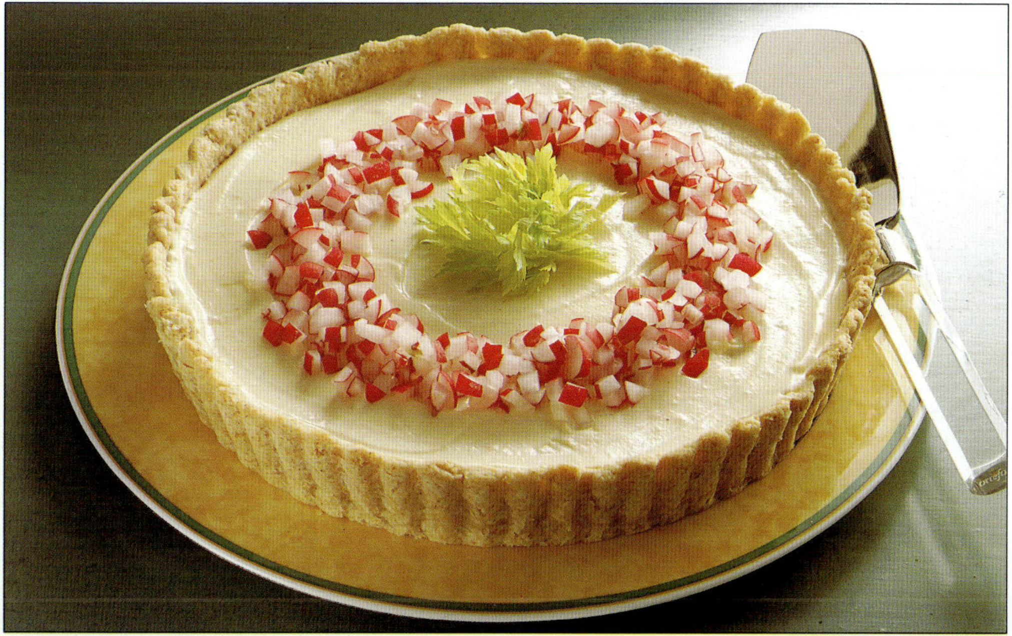

303

ORANGES AU CAMPARI

Pour 4 personnes

4 oranges
4 ou 5 cuil. à soupe de miel blond
4 cuil. à soupe de Campari

POUR DÉCORER :
feuilles de menthe ou de citronnelle

1 Pelez les oranges à cru en retirant les membranes blanches et épépinez-les. Partagez-les en quartiers.

2 Faites légèrement chauffer le miel et mélangez avec le Campari. Répartissez entre 4 coupes les quartiers d'oranges et la sauce au Campari et laissez refroidir. Servez garni de feuilles de menthe ou de citronnelle.

ORANGES AU CAMPARI

NIVEAU DE DIFFICULTÉ

Facile

TEMPS DE PRÉPARATION

30 mn

PRÉPARATION À L'AVANCE

Oui

●○○

D N'utilisez que 1 cuil. de miel, complétée par un édulcorant de synthèse

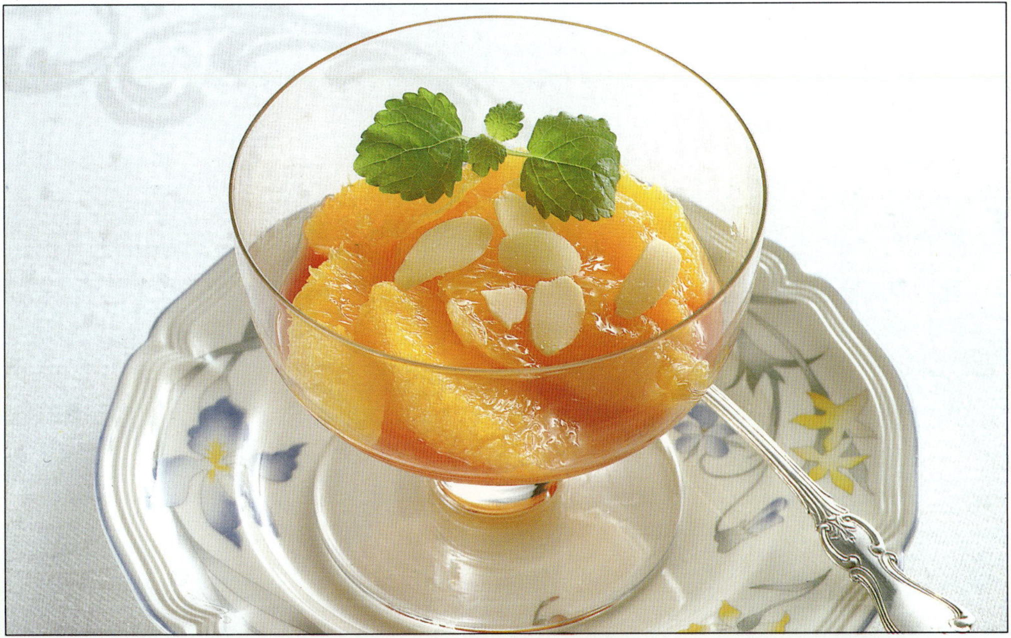

FRAISES AU SIROP

Pour 4 personnes

700 g de fraises
2 oranges non traitées

POUR LE SIROP :
5 cl d'eau
4 cuil. à soupe de sucre
le jus de 1 orange
2 cuil. à soupe de Grand Marnier ou de Cointreau (facultatif)

PRÉPARATION

1 Commencez par préparer le sirop. Versez l'eau dans une casserole, ajoutez-y le sucre et portez à ébullition. Faites cuire à feu doux, jusqu'à obtention d'un sirop d'une consistance épaisse. Laissez refroidir. Ajoutez alors le jus d'une orange et, éventuellement, le Grand Marnier ou le Cointreau.

2 Rincez les fraises, équeutez-les et coupez-les en quartiers. Placez-les dans une grande coupe et recouvrez-les de sirop froid. Laissez macérer pendant 2 h au réfrigérateur.

3 Épluchez les deux oranges à cru, en retirant les membranes blanches, et épinez-les. Divisez-les en quartiers. Râpez un peu de zeste en filaments et réservez-les pour la décoration.

4 Répartissez les quartiers de fraises et d'oranges entre 4 assiettes à dessert, nappez-les de sirop et garnissez-les de filaments de zeste.

FRAISES AU SIROP 304

NIVEAU DE DIFFICULTÉ
Facile

TEMPS DE PRÉPARATION
2 h 30 + temps de macération

PRÉPARATION À L'AVANCE
Oui

●○○

D Remplacez le sucre de la marinade par un édulcorant de synthèse

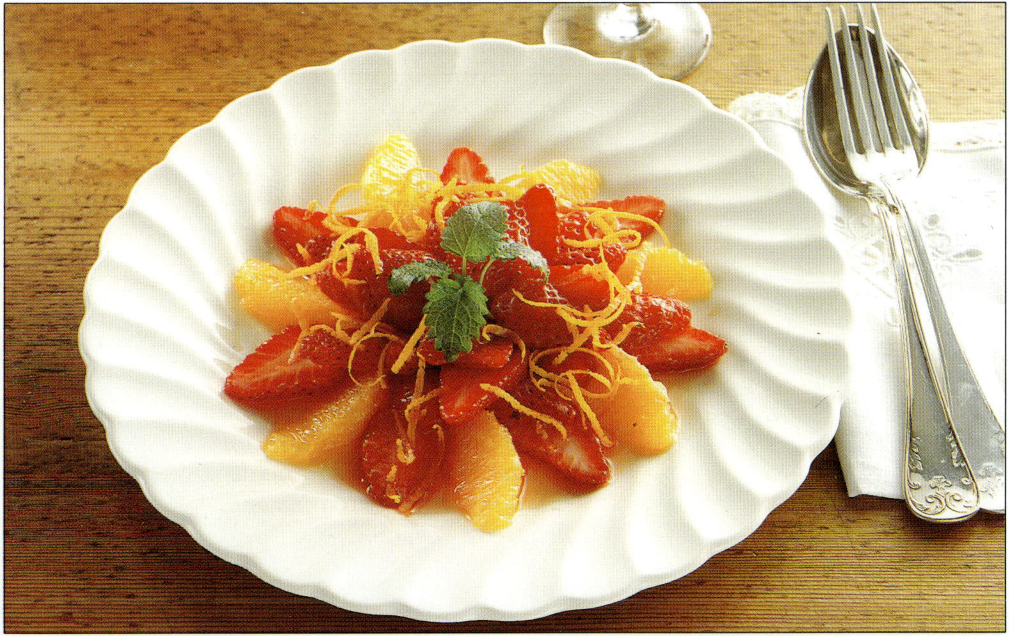

305

ORANGES MERINGUÉES

Pour 6 personnes

8 oranges

POUR LA MERINGUE :
2 blancs d'œufs
4 cuil. à soupe de sucre

POUR GARNIR :
amandes effilées

POUR ACCOMPAGNER :
glace à la vanille

PRÉPARATION

1 Pelez les oranges à cru en retirant les parties blanches qui se trouvent sous la peau. Détachez-les en quartiers et ôtez la membrane qui les recouvre. Placez-les dans un grand plat ou 6 petits allant au four.

2 Préchauffez le four à 200 °C, thermostat 6. Battez les blancs d'œufs en neige très ferme, puis incorporez-y le sucre. Versez sur les oranges et parsemez d'amandes effilées. Faites dorer sous le gril doux. Servez accompagné de glace à la vanille.

NIVEAU DE DIFFICULTÉ
Assez facile

TEMPS DE PRÉPARATION
1 h environ

PRÉPARATION À L'AVANCE
En partie

●●●

D Utilisez 2 cuil. de sucre glace pour la meringue. Sucrez la crème à la vanille avec 1 cuil. à café de sucre vanillé. Goûtez et ajoutez un édulcorant de synthèse si nécessaire.

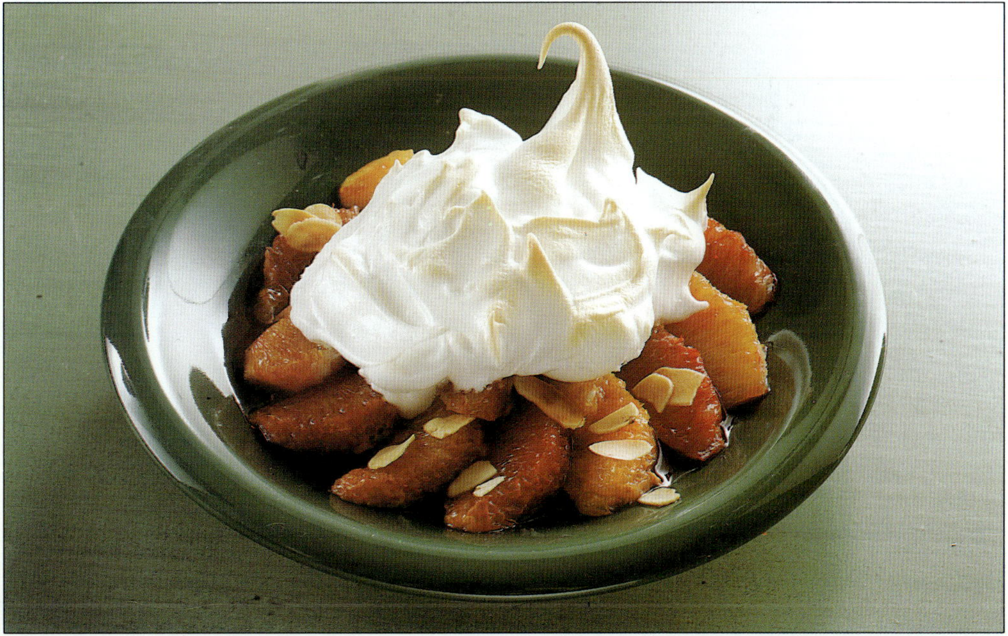

BANANES AU FOUR

Pour 4 personnes

4 bananes
1 cuil. à soupe de margarine
1/2 cuil. à café de cardamome concassée
2 cuil. à soupe de sirop de cassonade

POUR LA SAUCE :
20 cl de crème fraîche allégée
1 cuil. à café de menthe ciselée

PRÉPARATION

1 Préparez la sauce : mélangez la crème fraîche et la menthe ciselée. Mettez-la dans le compartiment à glace du réfrigérateur.

2 Préchauffez le four à 240 °C, thermostat 9. Pelez les bananes et coupez-les en deux dans le sens de la longueur. Faites fondre la margarine dans un plat allant au four et faites-y rouler délicatement les bananes, afin qu'elles en soient bien enduites. Parsemez de cardamome et nappez de sirop.

3 Glissez le plat au four pendant 5 mn. Servez chaud avec la sauce à la menthe glacée.

BANANES AU FOUR 306

Niveau de difficulté
Facile

Temps de préparation
30 mn

Préparation à l'avance
En partie

●●●

D Ne consommez qu'une demi-part

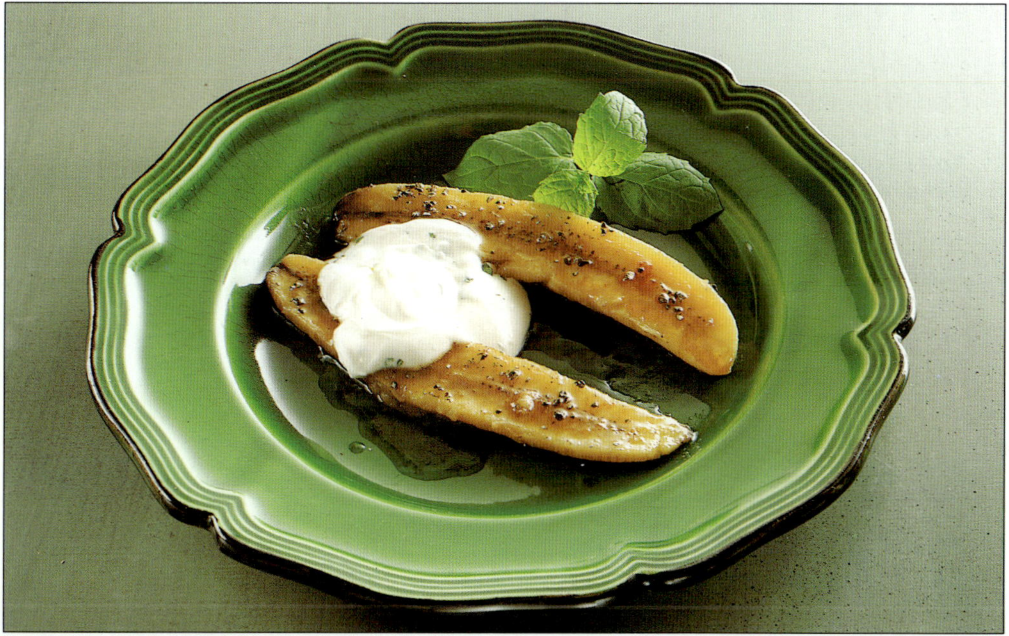

307

SABAYON AUX FRUITS

Pour 6 personnes

6 jaunes d'œufs
3 cuil. à soupe de sucre
3 cuil. à soupe de marsala, porto, muscat ou xérès doux

POUR ACCOMPAGNER :
1 kg de fruits frais ou congelés, par exemple, fraises, framboises ou mûres

PRÉPARATION

1 Versez les blancs d'œufs et le sucre dans une casserole émaillée et battez-les en neige très ferme. Incorporez-y progressivement le vin doux en tournant délicatement avec une cuillère en bois. Faites chauffer la préparation à feu très doux ou au bain-marie, en battant constamment et sans jamais laisser bouillir, jusqu'à ce que le mélange soit bien pris.

2 Servez la sabayon chaud ou froid avec des fruits frais ou décongelés.

Niveau de difficulté

Facile

Temps de préparation

30 mn

Préparation à l'avance

Oui

●○○

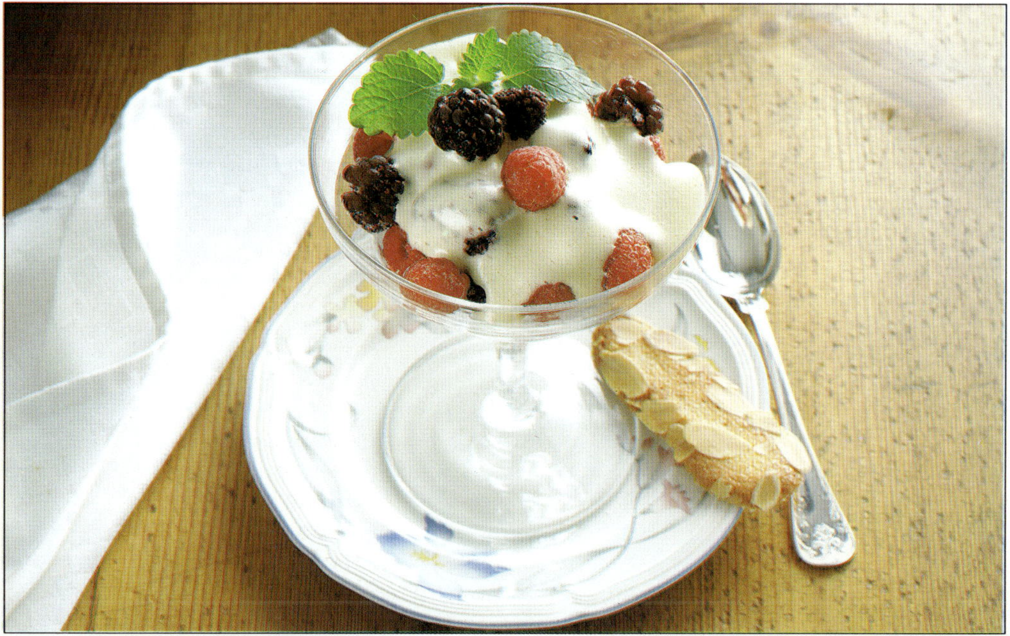

Boisson

Vin blanc moelleux, montbazillac par exemple

308

GRAND DESSERT

Pour 4 personnes

1 petit melon d'hiver
12 fraises
2 fruits de la passion
2 kiwis
4 groseilles à maquereau
2 kumquats
4 petites tranches de gâteau aux noix (voir recette 357)
4 boules de crème glacée allégée à la vanille
feuilles de citronnelle pour décorer

PRÉPARATION

1 Partagez le melon en deux, retirez-en les graines et les parties filandreuses, et coupez-le en quartiers. Rincez et équeutez les fraises. Découpez en deux les fruits de la passion. Pelez les kiwis et détaillez-les en quartiers ou en rondelles. Coupez les kumquats en deux.

2 Disposez les fruits sur 4 assiettes refroidies. Ajoutez un morceau de gâteau aux noix et une boule de crème glacée dans chacune d'elles. Décorez de feuilles de citronnelle.

Remarque : ce dessert se prête à d'infinies variations. Choisissez des fruits selon la saison ou votre fantaisie. Complétez-le avec d'autres pâtisseries, des crèmes glacées ou des sorbets de différents parfums.

NIVEAU DE DIFFICULTÉ
Facile

TEMPS DE PRÉPARATION
Variable

PRÉPARATION À L'AVANCE
En partie

●○○

D Si vous renoncez au sorbet, vous pouvez vous permettre une demi-part de pâtisserie.

BOISSON
Vin blanc doux

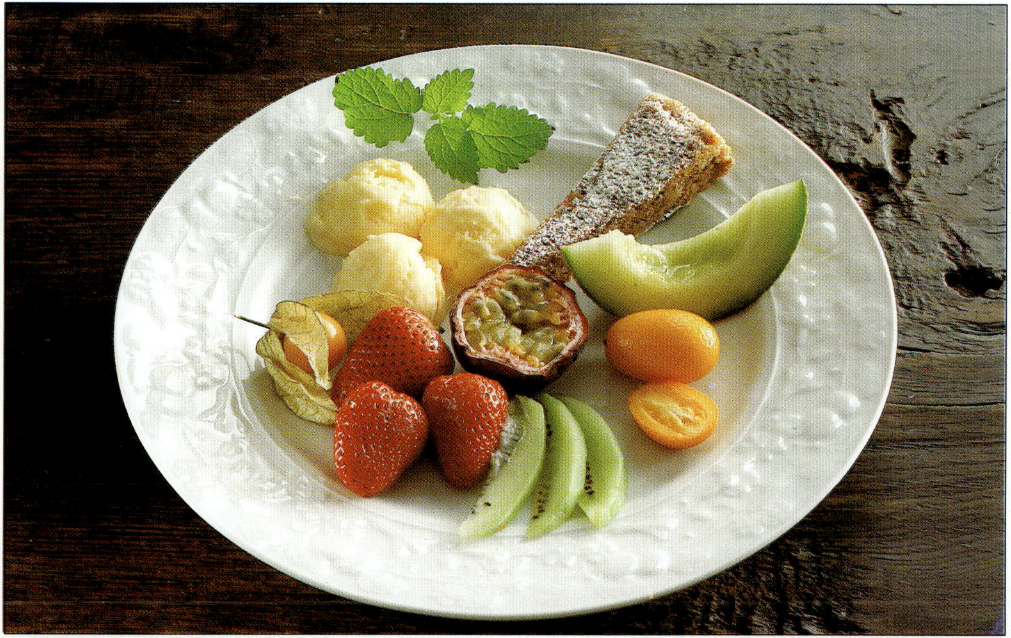

309

DESSERT SUR ASSIETTE

Pour 6 ou 8 personnes

1 ananas frais
2 kiwis
3 petites mangues
8 physalis (à défaut, utilisez des groseilles à maquereau)
6 ou 8 boules de sorbet ou de crème glacée allégée
feuilles de citronnelle ou de menthe pour décorer

PRÉPARATION

1 Ôtez le cœur fibreux de l'ananas et partagez-le verticalement en six ou huit portions. Conservez quelques feuilles pour leur effet décoratif. Pelez et coupez en rondelles les kiwis et les mangues. Les physalis se mangent entiers : bornez-vous à déplier leurs feuilles dont l'aspect est très décoratif.

2 Répartissez les fruits sur 6 ou 8 assiettes. Placez une boule de sorbet ou de crème glacée au centre et décorez de quelques feuilles de citronnelle ou de menthe.

Remarque : le physalis (ou coqueret du Pérou, ou groseille du Cap) est une plante originaire d'Amérique du Sud qui, après floraison, forme une baie entourée d'un calice orangé. Vous pourrez en trouver dans les grandes surfaces ou les boutiques de produits exotiques, frais ou en conserve.

NIVEAU DE DIFFICULTÉ
Facile

TEMPS DE PRÉPARATION
30 mn

PRÉPARATION À L'AVANCE
En partie

●○○

D Remplacez le sorbet par une crème glacée allégée ou préparez votre propre sorbet (recette 418).

BOISSON

Vin liquoreux, par exemple un sauternes

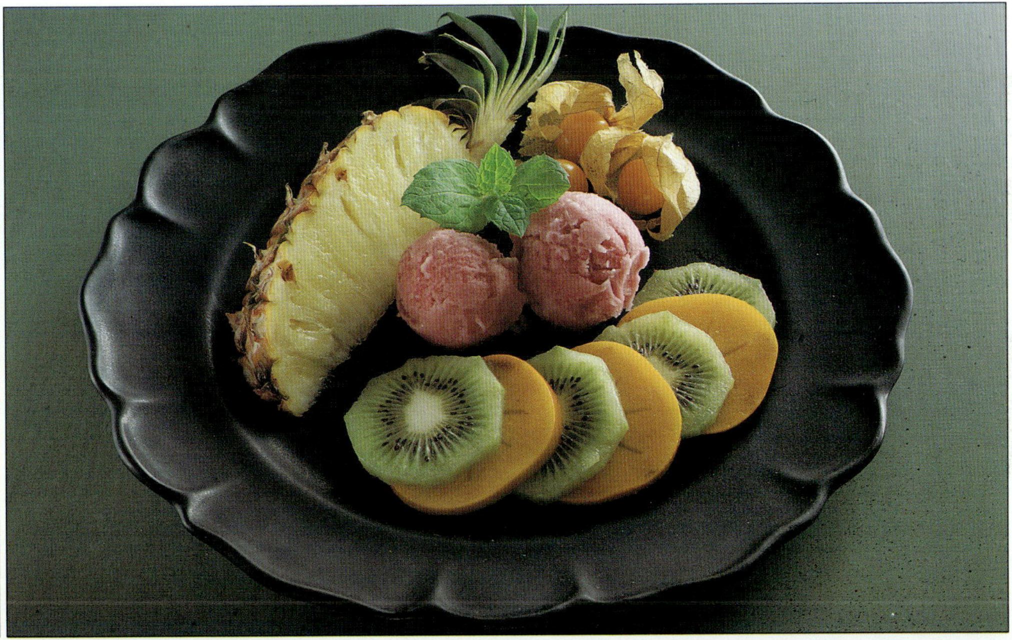

310

ASSIETTE DE FRUITS

Pour 4 personnes

1/2 melon (cantaloup)
2 kiwis
4 petites grappes de raisin noir
8 fraises
1 carambole (fruit en étoile)

POUR ACCOMPAGNER :
crème glacée allégée ou sorbet

PRÉPARATION

1 Partagez le melon en deux et retirez-en les graines et les parties filandreuses. Coupez-le en tranches fines. Pelez et détailles les kiwis en rondelles. Rincez et équeutez les grains de raisin et les fraises. Coupez transversalement la carambole en tranches fines.

2 Disposez tous les fruits sur 4 assiettes à dessert et présentez la crème glacée ou le sorbet séparément.

Remarque : la carambole est un fruit d'un jaune ivoire qui peut atteindre une douzaine de centimètres de longueur, et dont la surface est striée de cinq côtes distinctes, de telle sorte qu'une coupe transversale donne une forme étoilée.

NIVEAU DE DIFFICULTÉ
Facile

TEMPS DE PRÉPARATION
30 mn

PRÉPARATION À L'AVANCE
En partie

●○○

D Choisissez une crème glacée allégée pour accompagner les fruits.

BOISSON
Vin blanc léger doux

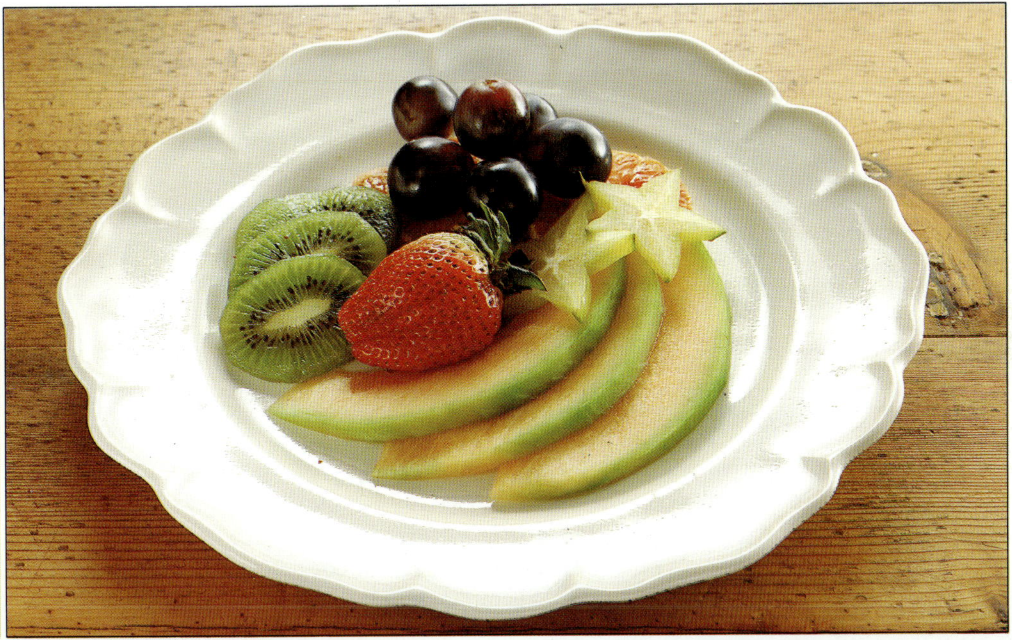

311

FRUITS EN GELÉE

Pour 6 personnes

1 grande boîte d'ananas en tranches au naturel
2 poires
1 petite grappe de raisin blanc
1 petite grappe de raisin noir

POUR LA GELÉE :
4 feuilles de gélatine
15 cl de jus d'ananas (voir ci-dessus)
30 cl de cidre ou de vin blanc

POUR LA SAUCE :
175 g de fromage blanc allégé
10 cl de crème fraîche allégée
2 cuil. à soupe de sucre glace

PRÉPARATION

1 Faites tremper la gélatine 10 mn dans de l'eau froide. Faites chauffer le jus d'ananas dans une casserole. Égouttez la gélatine et faites-la dissoudre dans le jus d'ananas. Ajoutez le cidre ou le vin et laissez refroidir.

2 Coupez les tranches d'ananas en morceaux. Pelez les poires, ôtez-en le cœur et détaillez-les en petits cubes. Partagez en deux les grains de raisin et épépinez-les. Répartissez les fruits entre 3 coupes et recouvrez-les du jus d'ananas mélangé à la gélatine. Placez les coupes au réfrigérateur pendant 3 h.

3 Mélangez tous les ingrédients de la sauce et mettez-la au frais jusqu'au moment de servir.

NIVEAU DE DIFFICULTÉ

Facile

TEMPS DE PRÉPARATION

30 mn + temps de réfrigération

PRÉPARATION À L'AVANCE

Oui

●●○

BOISSON

Vin blanc léger doux

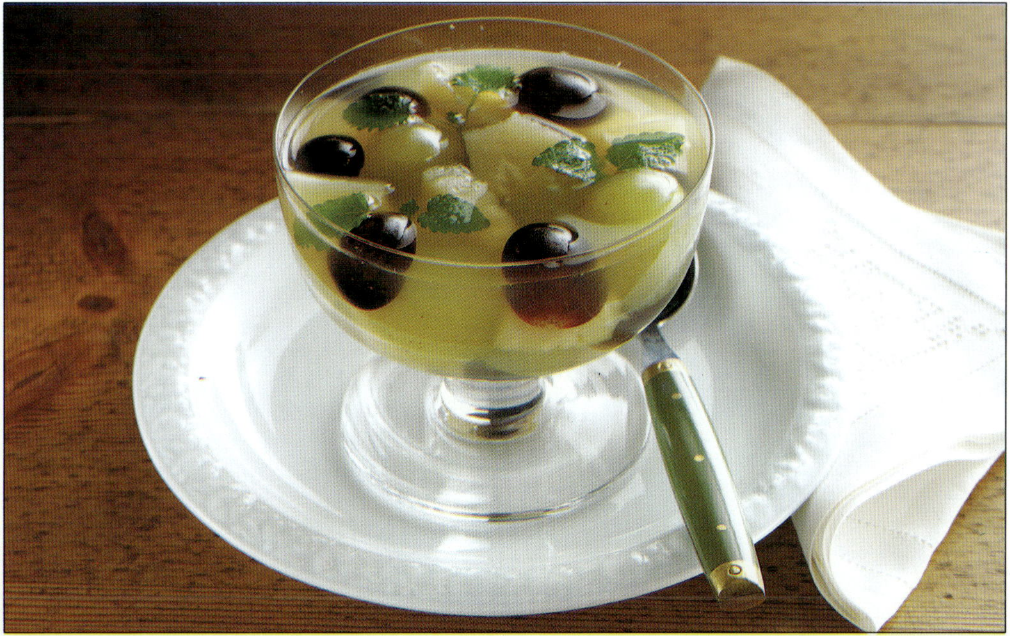

312

COCKTAIL DE FRUITS

Pour 6 personnes

1 petit melon (cantaloup)
2 kiwis
1 banane
200 g de raisin blanc et noir
450 g de fraises
1 carambole
10 cl de jus d'orange ou de vin moelleux

PRÉPARATION

1 Coupez le melon en deux et retirez-en les graines et les parties filandreuses. Détaillez la pulpe en dés ou en billes avec une cuillère à racine. Pelez les kiwis et coupez-les en rondelles ou en quartiers. Épluchez la banane et découpez-la en rondelles. Partagez les grains de raisin en deux et épépinez-les. Rincez et équeutez les fraises. Détaillez la carambole en fines tranches transversales.

2 Répartissez les fruits dans 6 coupes. Ajoutez le jus d'orange ou le vin moelleux et laissez reposer au moins 10 mn. Servez bien frais.

NIVEAU DE DIFFICULTÉ	Facile
TEMPS DE PRÉPARATION	30 mn
PRÉPARATION À L'AVANCE	oui

●○○

D Omettez la banane ou les raisins

BOISSON

Madère

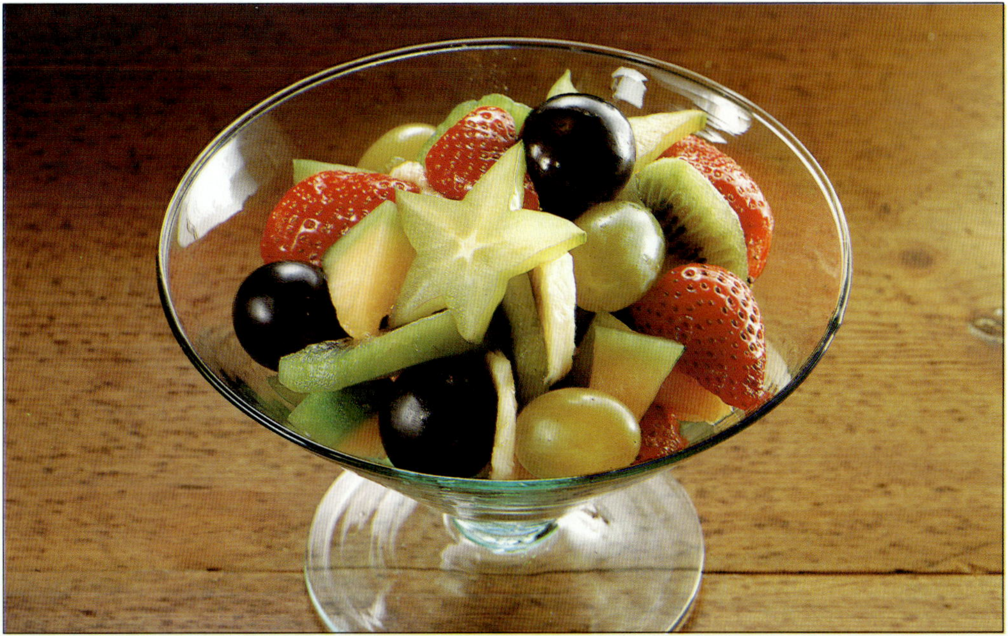

313

FRUITS AU COULIS DE PÊCHES

Pour 10 personnes

3 boîtes de pêches au naturel
2 cuil. à soupe de xérès
4 kiwis
500 g de fraises
1 kg de raisin noir
2 caramboles

PRÉPARATION

1 Passez les pêches et 20 cl de leur jus dans un robot. Versez le xérès dans le coulis obtenu et versez-le dans le plat de service.

2 Pelez les kiwis et coupez-les en rondelles ou en quartiers. Rincez les grains de raisin et les fraises et équeutez ces dernières. Découpez transversalement les caramboles en fines tranches. Disposez les fruits sur le coulis aux pêches et laissez reposer 15 mn. Servez frais.

FRUITS AU COULIS DE PÊCHES

NIVEAU DE DIFFICULTÉ	Facile
TEMPS DE PRÉPARATION	1 h environ
PRÉPARATION À L'AVANCE	Oui

●●○

D Omettez les raisins

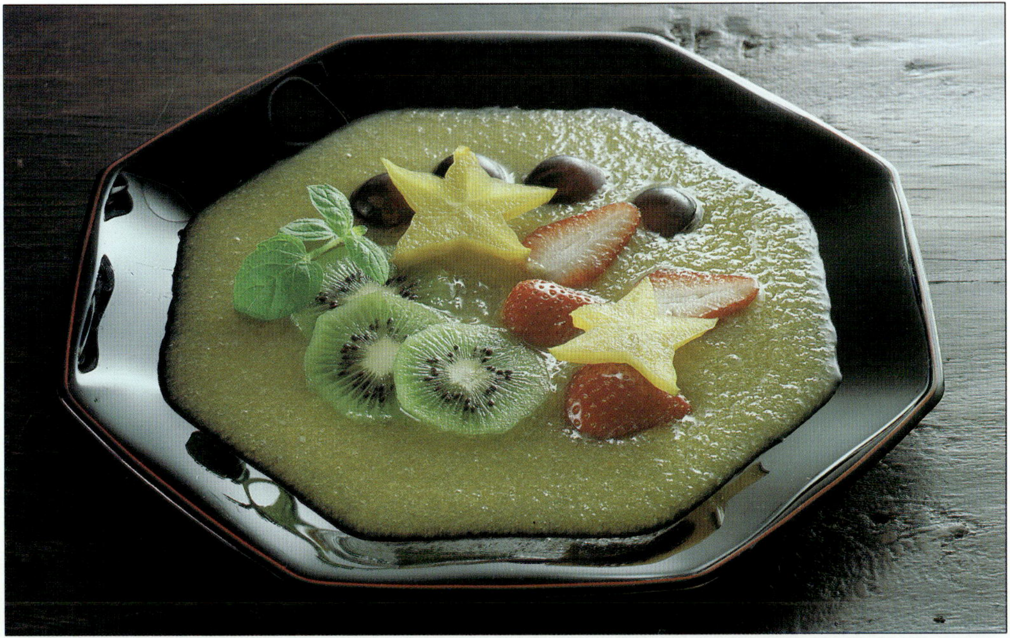

COMPOTE À LA MENTHE

Pour 10 personnes

15 cl d'eau
50 g de sucre
2 cuil. à soupe de Maïzena
10 cl de jus de pomme non dilué
le jus de 1 citron
4 tranches d'ananas frais ou en boîte
450 g de fraises ou de raisin blanc
4 poires pelées et épépinées
2 kiwis
3 bananes
2 cuil. à soupe de menthe fraîche ciselée

PRÉPARATION

1 Portez l'eau à ébullition, ajoutez-y la Maïzena et le sucre. Tournez avec une spatule en bois jusqu'à ce que le liquide recommence à bouillir. Retirez alors du feu et laissez refroidir. Ajoutez ensuite le jus de pomme et le jus de citron.

2 Rincez les fruits, pelez ceux qui en ont besoin et coupez-les en tranches ou en morceaux. Ajoutez les fruits et la menthe ciselée au sirop et mettez au réfrigérateur 1 h avant de servir.

NIVEAU DE DIFFICULTÉ

Facile

TEMPS DE PRÉPARATION

1 h + temps de réfrigération

PRÉPARATION À L'AVANCE

Oui

●●○

D Privez-vous de sucre et remplacez les bananes par des fraises ou des raisins suivant la saison.

BOISSON

Champagne moelleux ou mousseux demi-sec

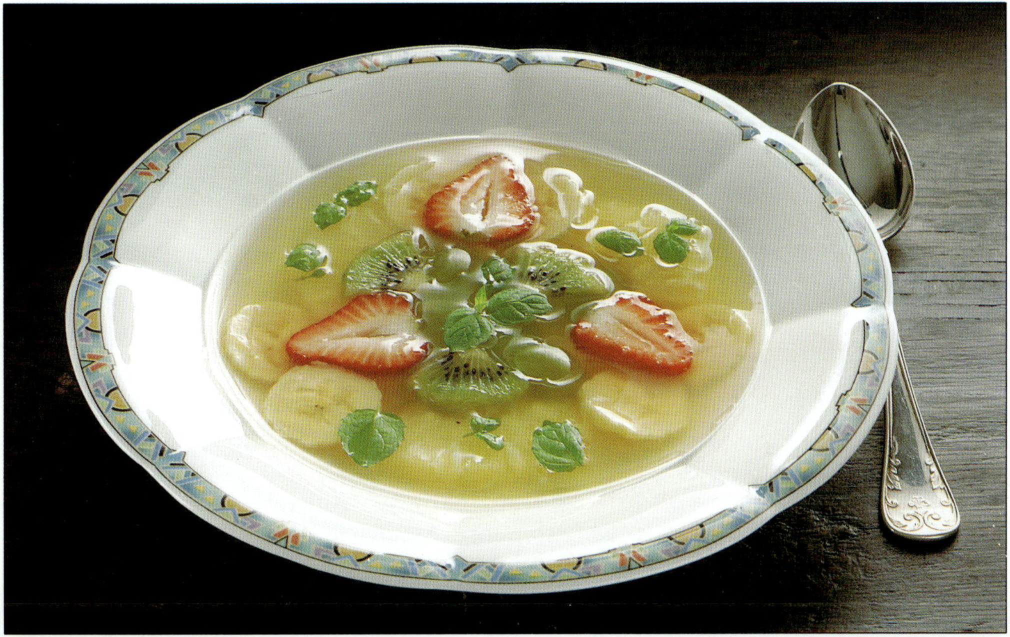

315

SOUPE DE FRUITS GLACÉE

Pour 4 personnes

275 g de fruits secs de votre choix (pommes, dattes, abricots, raisins)
60 cl d'eau
1 cuil. à soupe de miel
1 cuil. à soupe de jus de citron
2 pêches fraîches ou 4 demi-pêches au sirop en boîte
12 fraises

PRÉPARATION

1 La veille, mettez les fruits secs à tremper dans l'eau. Le lendemain, placez ces derniers et leur eau de trempage dans une casserole. Portez à ébullition et faites cuire 20 mn à petits bouillonnements. Laissez les fruits refroidir dans le jus de cuisson.

2 Passez les fruits dans un robot ménager avec un peu de leur jus de cuisson, en y ajoutant le miel, le jus de citron. Réduisez en purée et versez celle-ci dans un compotier. Ajoutez le reste du jus de cuisson et diluez avec un peu d'eau si la compote est trop épaisse. Faites glacer au réfrigérateur.

3 Rincez les fraises, équeutez-les et partagez-les en deux. Égouttez les pêches si elles sont au sirop, pelez-les et détaillez-les en quartiers, si elles sont fraîches. Répartissez la soupe dans 4 assiettes ou coupes individuelles. Garnissez de quartiers de pêches et de demi-fraises.

NIVEAU DE DIFFICULTÉ
Facile

TEMPS DE PRÉPARATION
4-5 h

PRÉPARATION À L'AVANCE
oui

●●○

BOISSON
Vin blanc sec

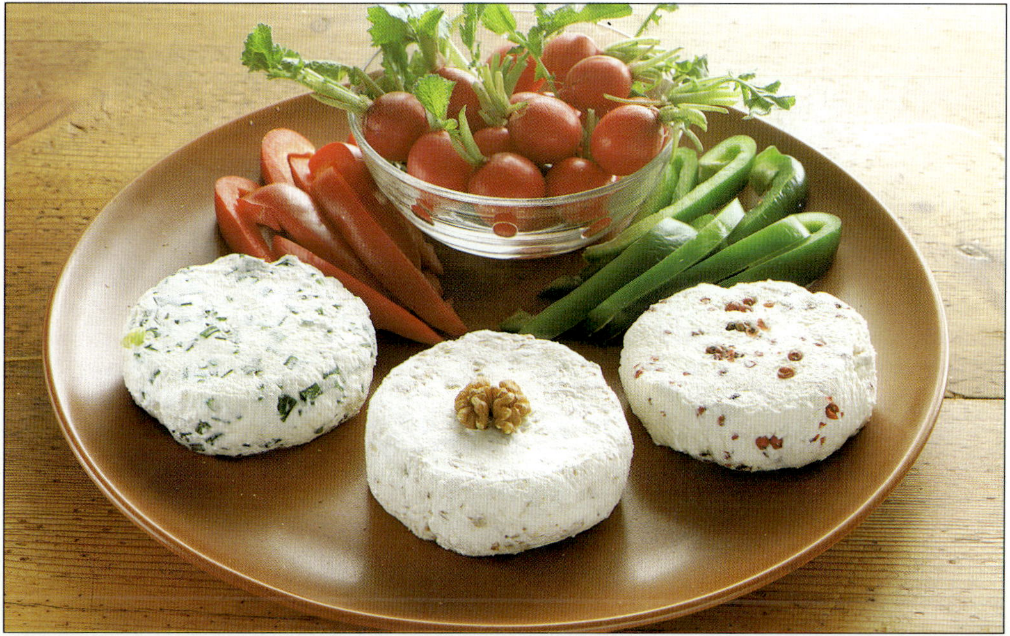

SOUFFLÉ AU FROMAGE

Pour 6 personnes

50 g de margarine
4 cuil. à soupe de farine
25 cl de lait
150 g de gruyère râpé
4 jaunes d'œufs
1 cuil. à soupe de Maïzena
sel et poivre
6 blancs d'œufs
margarine et farine pour enduire le moule

PRÉPARATION

1 Faites fondre la margarine dans une casserole à fond épais, qui ne soit pas en aluminium, et incorporez-y la farine en pluie. Versez peu à peu le lait en tournant constamment avec une spatule en bois, jusqu'à obtention d'une sauce lisse. Portez à ébullition et faites cuire quelques minutes à feu doux. Retirez du feu et incorporez le gruyère râpé. Laisser légèrement refroidir. Ajoutez les jaunes d'œufs un à un, puis la margarine. Salez et poivrez.

2 Préchauffez le four à 180 °C, thermostat 4. Battez les blancs d'œufs en neige ferme. Incorporez soigneusement celle-ci à la préparation précédente avec une spatule, en soulevant délicatement afin que les blancs en neige ne retombent pas.

3 Versez dans un moule bien graissé et fariné, choisi en tenant compte que le volume du soufflé augmentera de moitié pendant la cuisson. Faites cuire de 30 à 40 mn dans le bas du four. Servez immédiatement : un soufflé ne peut attendre, sous peine de le voir retomber.

NIVEAU DE DIFFICULTÉ
Assez facile

TEMPS DE PRÉPARATION
1 h

PRÉPARATION À L'AVANCE
oui

●●●

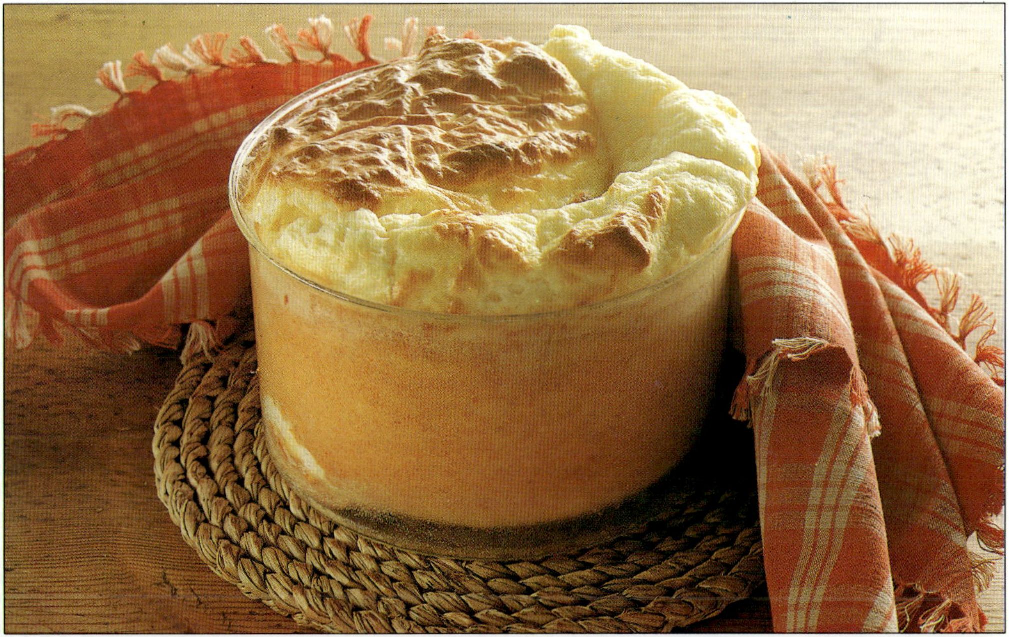

TARTE ÉPICÉE AU FROMAGE

Pour 8 personnes

POUR LA PÂTE :

150 g de farine
75 g de beurre
40 g de sucre en poudre

POUR LA GARNITURE :

75 g de fromage persillé
3 œufs
10 cl de crème fleurette
300 g de cottage cheese ou de fromage à la faisselle
1/2 cuil. à café de paprika
1 pincée de poivre de Cayenne
sel
1 cuil. à soupe de cognac

POUR DÉCORER :

1 botte de radis, coupés en petits dés
1/2 cuil. à soupe de persil ciselé

PRÉPARATION

1 Travaillez la farine, le beurre et le sucre dans une jatte pour obtenir une pâte granuleuse. Pétrissez-la jusqu'à ce qu'elle soit souple, puis laissez-la reposer 30 mn au réfrigérateur. Étendez la pâte au rouleau et garnissez-en un moule à tarte de 24 cm. Laissez reposer de 15 à 20 mn dans un endroit frais.

2 Préchauffez le four à 170 °C, thermostat 3. Enfournez le moule sans la garniture pour 10 mn, tout en bas du four.

3 Préparez la garniture : émiettez le fromage persillé et battez légèrement les œufs. Malaxez le fromage persillé, le cottage cheese, les œufs battus, le paprika et le cognac. Assaisonnez de sel et de poivre de Cayenne.

4 Versez la garniture dans le moule et faites dorer au four de 15 à 20 mn. Laissez refroidir.

5 Décorez avec les dés de radis et le persil ciselé.

NIVEAU DE DIFFICULTÉ	Facile
TEMPS DE PRÉPARATION	1 h
PRÉPARATION À L'AVANCE	Oui

●○○

D Omettez les pêches et garnissez avec 2 fraises coupées en tranches.

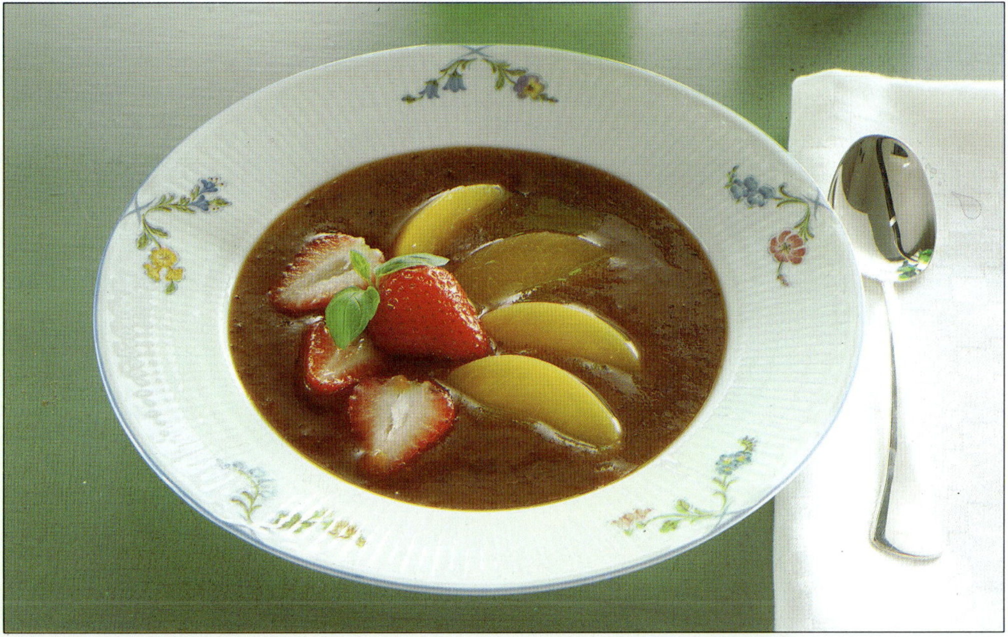

MELONS GARNIS

Pour 4 personnes

2 petits melons

POUR LA GARNITURE :

500 g de framboises fraîches ou décongelées

20 cl de porto

POUR LA DÉCORATION :

quartiers de citron

feuilles de citronnelle

PRÉPARATION :

1 Partagez les melons en deux et retirez-en les graines et les parties filandreuses.

2 Garnissez les demi-melons de tous les fruits.

3 Déposez les demi-melons garnis sur 4 assiettes et arrosez-les de porto.

4 Décorez avec les quartiers de citron et les feuilles de citronnelle.

NIVEAU DE DIFFICULTÉ
Facile

TEMPS DE PRÉPARATION
30 mn

PRÉPARATION À L'AVANCE
Oui

●●○

D Remplacez le porto par du xérès demi-sec ou du moelleux modérément sucré.

BOISSON
Champagne ou mousseux moelleux ou demi-sec

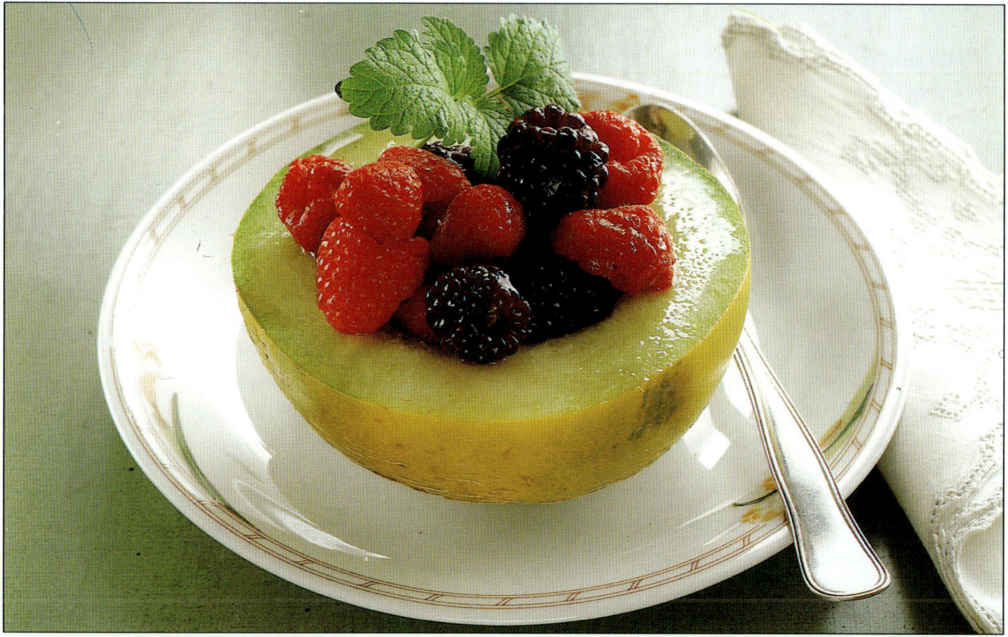

POMMES FARCIES

Pour 4 personnes

4 pommes
le jus de 1/2 citron

POUR LA FARCE :
2 1/2 cuil. à soupe de margarine
1 1/2 cuil. à soupe de cassonade
2 cuil. à café de farine
1 1/2 cuil. à café de cannelle
1/2 cuil. à café de clous de girofle concassés
2 cuil. à soupe de noix hachées
2 cuil. à soupe de lamelles de noix de coco

POUR ACCOMPAGNER :
crème glacée allégée ou crème fouettée (facultatif)

PRÉPARATION

1 Préchauffez le four à 200 °C, thermostat 6. Partagez les pommes en deux et retirez-en le cœur et les pépins avec une petite cuillère. Badigeonnez-les avec un peu de jus de citron pour les empêcher de noircir.

2 Faites fondre la margarine et ajoutez-y les ingrédients de la farce en tournant avec une cuillère en bois. Répartissez celle-ci entre les demi-pommes et rangez-les dans un plat allant au four.

3 Faites cuire au four de 15 à 25 mn, ou jusqu'à ce que les pommes soient tendres. Le temps de cuisson varie selon la variété de pommes choisies.

4 Présentez éventuellement avec de la crème glacée ou de la crème fouettée.

NIVEAU DE DIFFICULTÉ
Facile

TEMPS DE PRÉPARATION
1 h environ

PRÉPARATION À L'AVANCE
Oui

●●●

D Omettez la cassonade

BOISSON
Porto

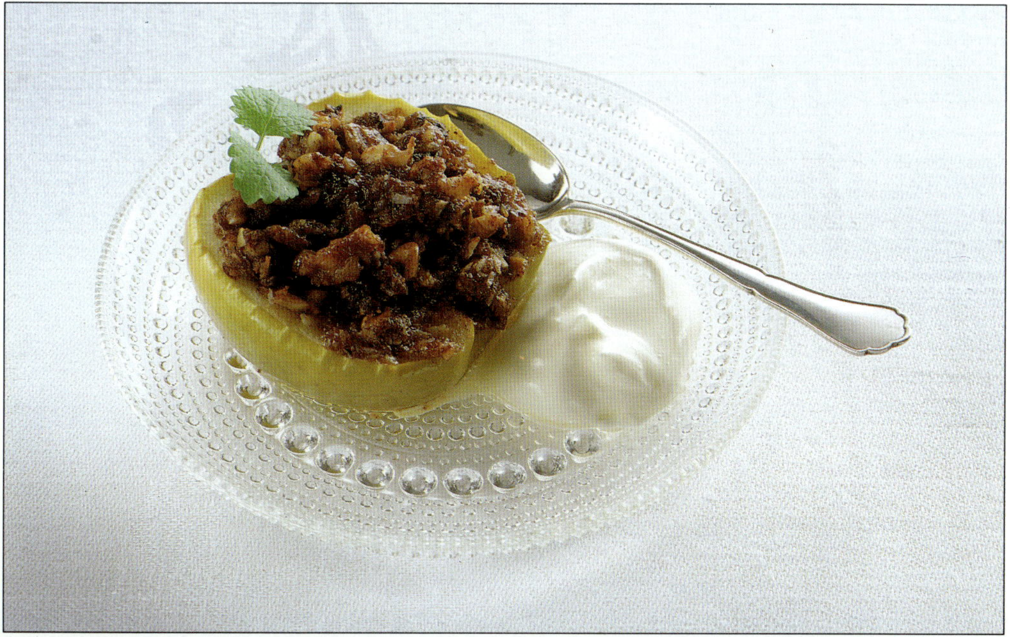

FRUITS AU CHOCOLAT BLANC

Pour 8 personnes

125 g de chocolat blanc
4 kiwis
2 bananes
24 fraises

POUR ACCOMPAGNER :
50 cl de crème glacée allégée à la vanille

PRÉPARATION

1 Préchauffez le gril du four. Râpez le chocolat blanc. Pelez les kiwis et découpez-les en six. Épluchez les bananes et débitez-les en bâtonnets de 2,5 cm de longueur environ. Rincez les fraises, équeuttez-les et coupez-les en deux.

2 Disposez les fruits dans un plat allant au four. Parsemez-les de chocolat blanc râpé.

3 Glissez de 1 à 2 mn sous le gril, jusqu'à ce que le chocolat ait fondu. Prenez soin de ne pas laisser brûler la préparation.

4 Servez aussitôt avec des boules de crème glacée à la vanille.

NIVEAU DE DIFFICULTÉ

Facile

TEMPS DE PRÉPARATION

30 mn

PRÉPARATION À L'AVANCE

Oui

●●○

D Supprimez le chocolat et accompagnez les fruits d'une crème glacée allégée sucrée avec un édulcorant de synthèse.

BOISSON

Champagne brut ou mousseux sec

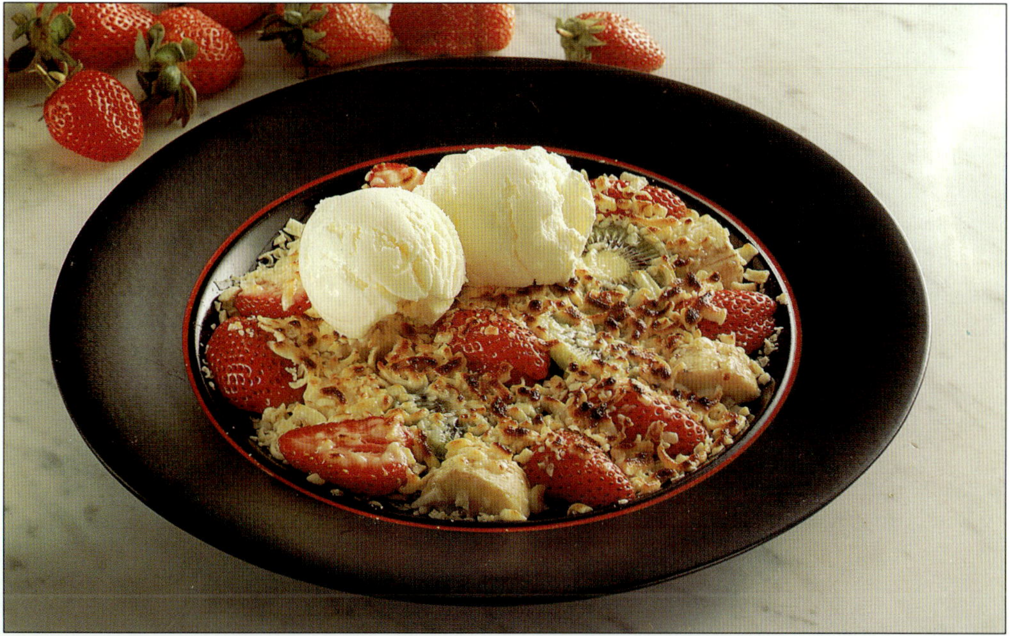

PÊCHES AU FOUR

Pour 6 personnes

12 demi-pêches au naturel en boîte

POUR LA GARNITURE :

5 cl de vin blanc
2 cuil. à soupe de miel
75 g d'abricots secs hachés
45 g de macarons émiettés
75 g de noisettes hachées
2 cuil. à soupe de raisins secs

POUR LA SAUCE :

20 cl de jus de pêche (voir ci-dessus)
5 cl de vin blanc
1 cuil. à soupe de miel

PRÉPARATION

1 Préchauffez le four à 180 °C, thermostat 4. Mélangez intimement les ingrédients de la garniture.

2 Égouttez les demi-pêches en réservant leur jus. Disposez-les dans un plat allant au four et répartissez la garniture entre elles. Faites dorer au four 15 mn environ.

3 Préparez la sauce : versez le jus de pêche dans une casserole. Versez-y le vin et le miel. Portez à ébullition et faites cuire à petits bouillonnements jusqu'à épaississement de la sauce.

4 Pour servir, disposez les demi-pêches sur le plat de service et présentez la sauce séparément.

NIVEAU DE DIFFICULTÉ
Assez facile
TEMPS DE PRÉPARATION
30 mn
PRÉPARATION À L'AVANCE
oui
●●●
D Ne prenez qu'une demi-part ou une part entière sans la garniture.
BOISSON
Vin blanc doux léger

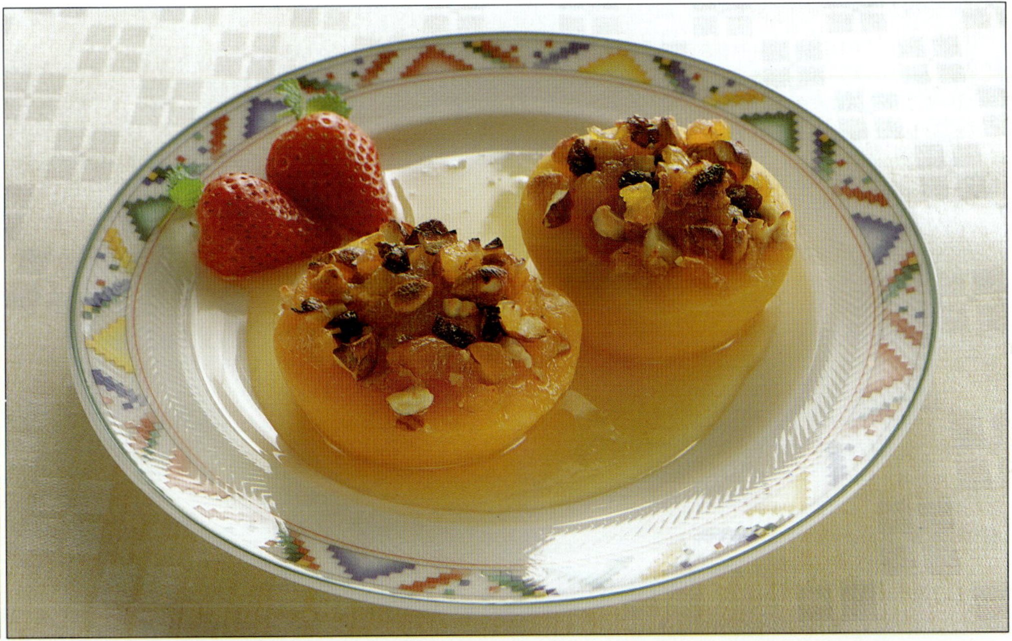

SALADE DE FRUITS VERTS

Pour 10 à 12 personnes

1 melon d'hiver
250 g de raisin blanc
4 kiwis
1 poire
2 avocats
2 cuil. à café de zeste de citron vert

POUR DÉCORER :
feuilles de menthe ou de citronnelle

POUR LE SIROP :
15 cl d'eau
150 g de sucre
1 cuil. à soupe de miel
1 1/2 cuil. à soupe de jus de citron vert

PRÉPARATION

1 Versez l'eau et le sucre dans une casserole. Portez à ébullition, puis versez-y le miel et le jus de citron vert. Laissez le sirop refroidir.

2 Partagez le melon en deux et retirez-en les graines et les parties filandreuses. Coupez la pulpe en dés ou en billes avec une cuillère à racine. Coupez les grains de raisin en dés et épépinez-les. Pelez les kiwis et détaillez-les en quarts de tranches. Coupez la poire en deux, mais ne la pelez pas. Ôtez-en le cœur et les pépins et débitez la pulpe en dés. Divisez les avocats en deux, enlevez-en le noyau, pelez-les et détaillez-les en dés.

3 Mettez tous les fruits dans une grande coupe et arrosez-les de sirop. Décorez avec un peu de zeste râpé de citron vert. Conservez au froid avant de servir.

SALADE DE FRUITS VERTS 320

NIVEAU DE DIFFICULTÉ
Facile
TEMPS DE PRÉPARATION
1 h environ
PRÉPARATION À L'AVANCE
Oui

●○○

D Mangez la salade de fruits sans le sirop

BOISSON

Champagne ou mousseux moelleux ou demi-sec

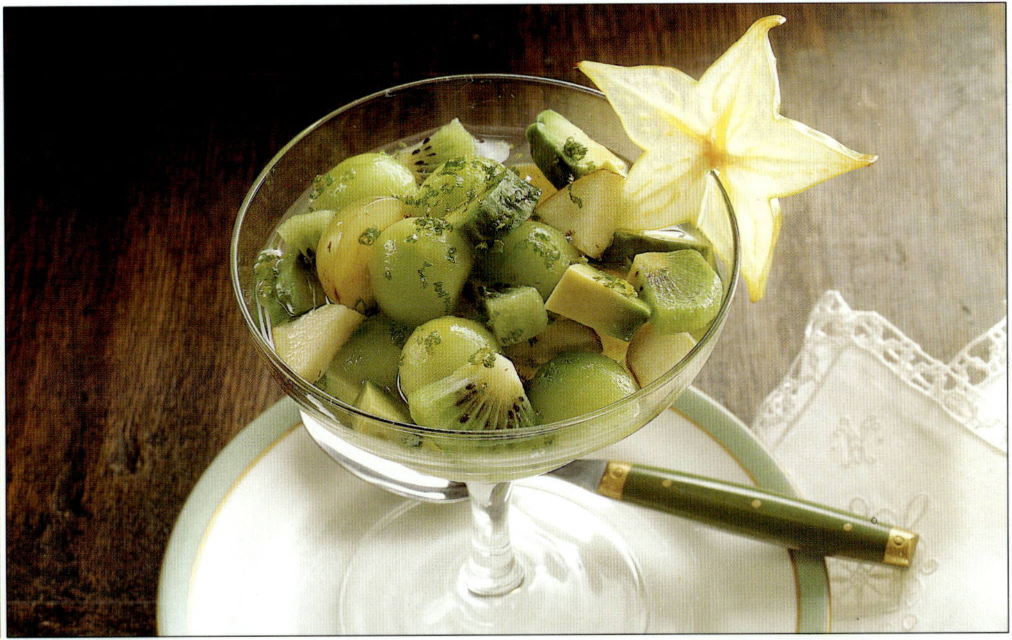

FRAMBOISES EN GELÉE

Pour 10 personnes

12 feuilles de gélatine
40 cl d'eau
20 cl de sirop de framboise non dilué
400 g de framboises congelées

PRÉPARATION

1 Faites tremper les feuilles de gélatine pendant 10 mn dans de l'eau froide. Versez l'eau dans le sirop de framboise et mélangez soigneusement. Si le liquide vous semble trop pâle, ajoutez-y quelques gouttes de colorant alimentaire rouge. Faites égouttez les feuilles de gélatine et faites-les dissoudre dans 15 cl d'eau. Incorporez au sirop de framboise et mettez 30 mn environ au réfrigérateur, afin que la gelée prenne légèrement.

2 Transportez les framboises du congélateur au réfrigérateur pour qu'elles dégèlent un peu. Versez une première couche de gelée dans un plat (de préférence en verre). Laissez prendre au réfrigérateur, puis versez alternativement des couches de framboises et de gelée en terminant par une couche de framboises. Réservez quelques framboises pour la décoration. Gardez au réfrigérateur pour laisser prendre complètement.

3 Retirez le plat du réfrigérateur juste avant de servir et décorez des quelques framboises réservées.

NIVEAU DE DIFFICULTÉ

Facile

TEMPS DE PRÉPARATION

1 h environ + temps de réfrigération

PRÉPARATION À L'AVANCE

Oui

●○○

D Choisissez une liqueur de framboise non sucrée et un gâteau à la liqueur fantaisie

BOISSON

Vin blanc doux et léger

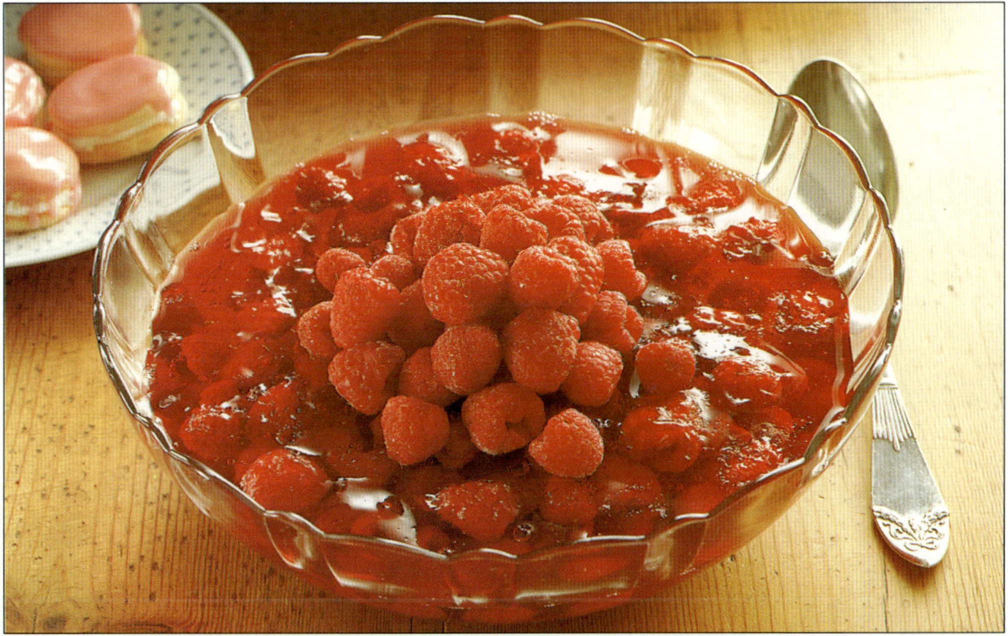

COMPOTE DE FRAMBOISES

Pour 5 personnes

30 cl de sirop de framboise (sucré en cas de besoin avec un édulcorant de synthèse)
50 cl d'eau
4 cuil. à soupe de farine
250 g de framboises congelées ou fraîches

PRÉPARATION

1 Mélangez le sirop de framboise, l'eau et la farine dans une casserole. Portez à ébullition et faites cuire en tournant constamment avec une cuillère en bois, jusqu'à ce que le mélange commence à épaissir. Retirez du feu et ajoutez les framboises. Laissez complètement refroidir, en remuant de temps à autre.

2 Servez la compote froide ou glacée.

NIVEAU DE DIFFICULTÉ
Facile

TEMPS DE PRÉPARATION
30 mn

PRÉPARATION À L'AVANCE
Oui

●●○

D Choisissez une liqueur de framboise non sucrée additionnée d'un édulcorant de synthèse si nécessaire.

BOISSON

Vin liquoreux, par exemple un sauternes

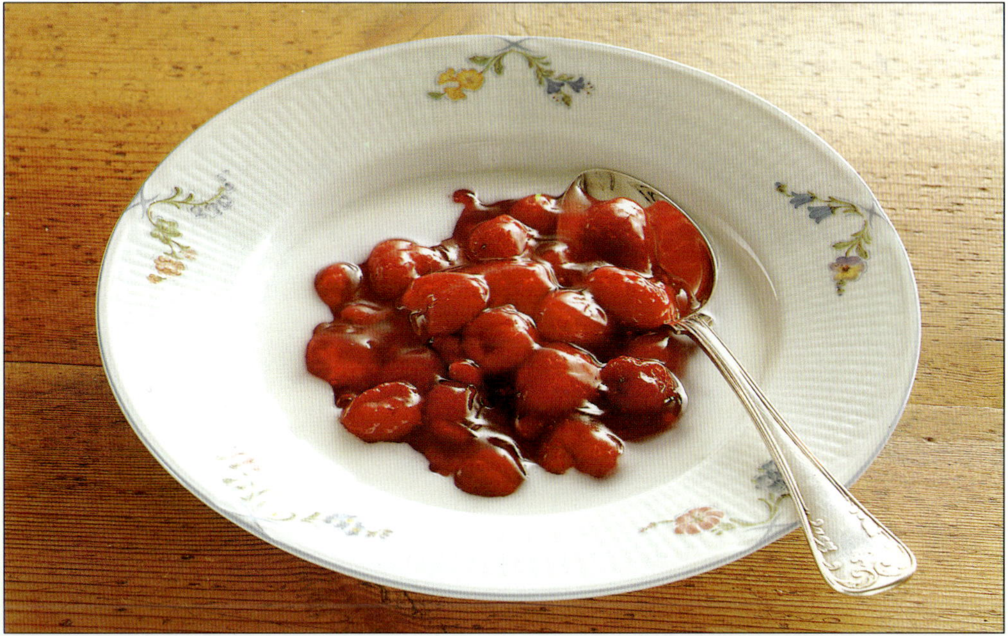

323

FRAISES EN GELÉE

Pour 4 personnes

4 feuilles de gélatine
700 g de fraises
30 cl de sirop de sureau non dilué

POUR DÉCORER :
quelques feuilles de citronnelle

PRÉPARATION

1 Faites tremper les feuilles de gélatine 10 mn dans de l'eau froide. Rincez et équeutez les fraises.

2 Laissez égoutter les feuilles de gélatine et faites-les dissoudre à feu doux dans un peu de sirop de sureau. Versez le reste du sirop et laissez refroidir sans laisser prendre.

3 Répartissez les fraises dans 4 ramequins et couvrez de gelée. Faites prendre pendant 2 ou 3 heures au réfrigérateur.

4 Juste avant de servir, plongez rapidement la base des ramequins dans de l'eau bouillante et démoulez sur des assiettes à dessert individuelles. Décorez de quelques feuilles de citronnelle.

NIVEAU DE DIFFICULTÉ	Facile
TEMPS DE PRÉPARATION	1 h environ + temps de réfrigération
PRÉPARATION À L'AVANCE	Oui

●○○

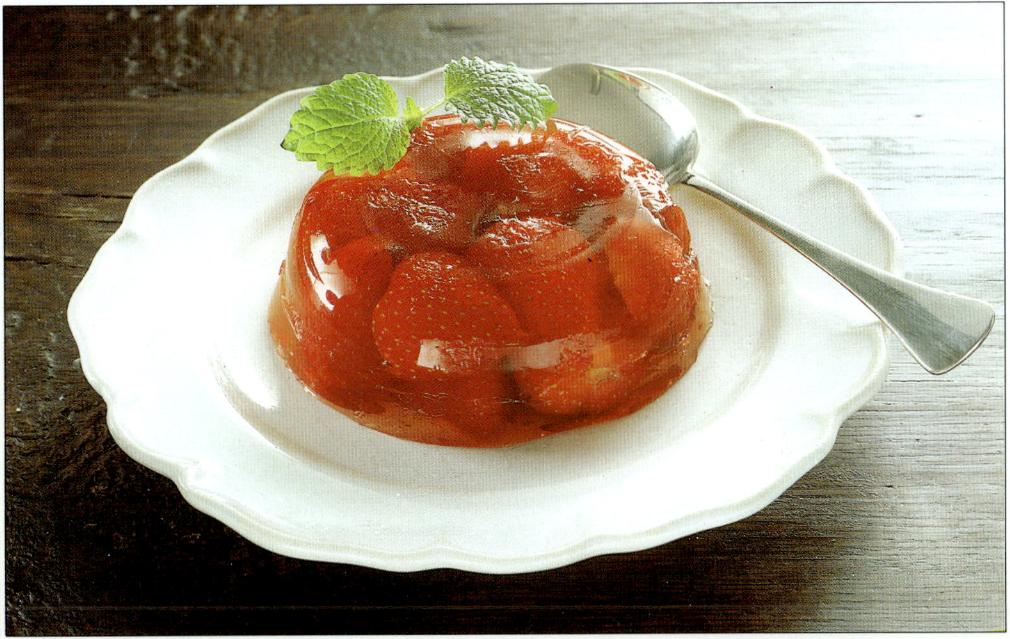

BOISSON

Vin mousseux sec

SALADE DE MANDARINES ET KIWIS

Pour 4 personnes

2 mandarines
3 kiwis
2 bananes
5 cl de vin blanc (facultatif)

Pour décorer :
feuilles de citronnelle

Préparation

1 Pelez à cru les mandarines, en retirant la partie blanche qui se trouve sous la peau, et épépinez-les. Détaillez-les en quartiers. Épluchez les kiwis et les bananes et coupez-les en tranches. Disposez les fruits dans un plat en verre et arrosez éventuellement de vin blanc. Gardez au frais avant de servir, décoré de feuilles de citronnelle.

SALADE DE MANDARINES ET KIWIS

Niveau de difficulté
Facile
Temps de préparation
30 mn
Préparation à l'avance
Oui

●○○

D Ne prenez qu'une demi-part

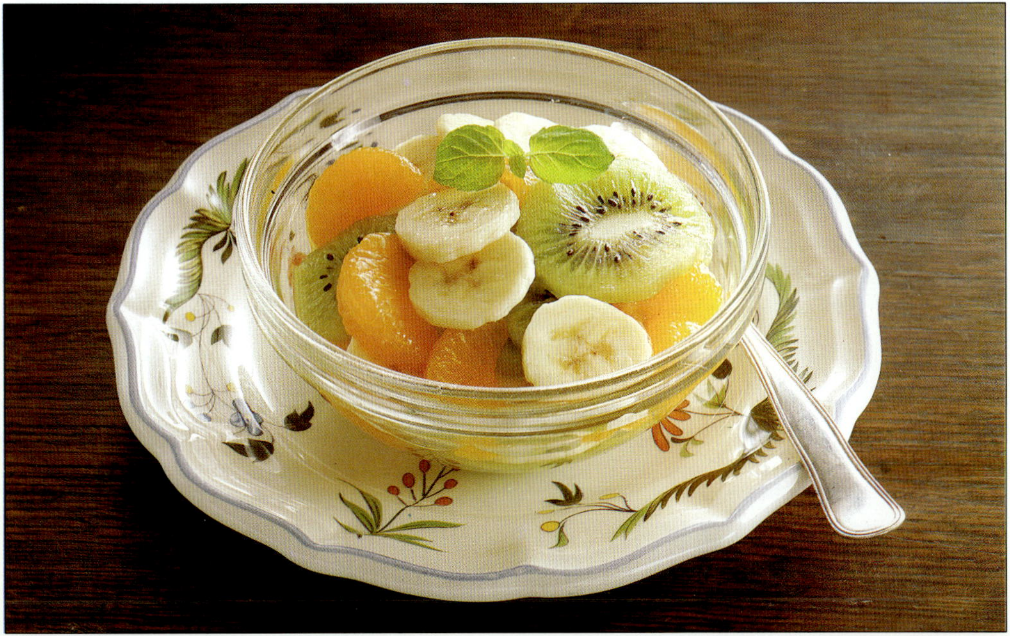

325

SOUPE DE MANGUES

Pour 6 personnes

2 mangues bien mûres
le jus de 2 oranges
2 cuil. à soupe de sucre glace

POUR LA GARNITURE :
4 fruits de la passion bien mûrs
250 g de framboises
250 g de fraises

POUR DÉCORER :
feuilles de citronnelle

PRÉPARATION

1 Coupez les mangues en deux et retirez-en le noyau aplati avec un couteau bien aiguisé. Découpez la pulpe en petits morceaux et détachez-en la peau (la mangue est difficile à manipuler lorsqu'elle est pelée). Passez-les dans un robot ménager avec le jus d'orange et le sucre, jusqu'à obtention d'une sauce lisse. Réservez dans un endroit frais.

2 Partagez les fruits de la passion en deux et prélevez-en la pulpe, y compris les grains noirs dont elle est garnie.

3 Répartissez la sauce à la mangue dans 6 bols individuels et garnissez avec les framboises, les fraises et les fruits de la passion. Servez décoré de feuilles de citronnelle.

NIVEAU DE DIFFICULTÉ
Facile

TEMPS DE PRÉPARATION
30 mn

PRÉPARATION À L'AVANCE
Oui

●○○

D Remplacez le sucre par un édulcorant de synthèse et n'utilisez qu'une des garnitures suggérées ou 2 fraises ou framboises et un peu de fruit de la passion.

BOISSON
Porto ou vin cuit

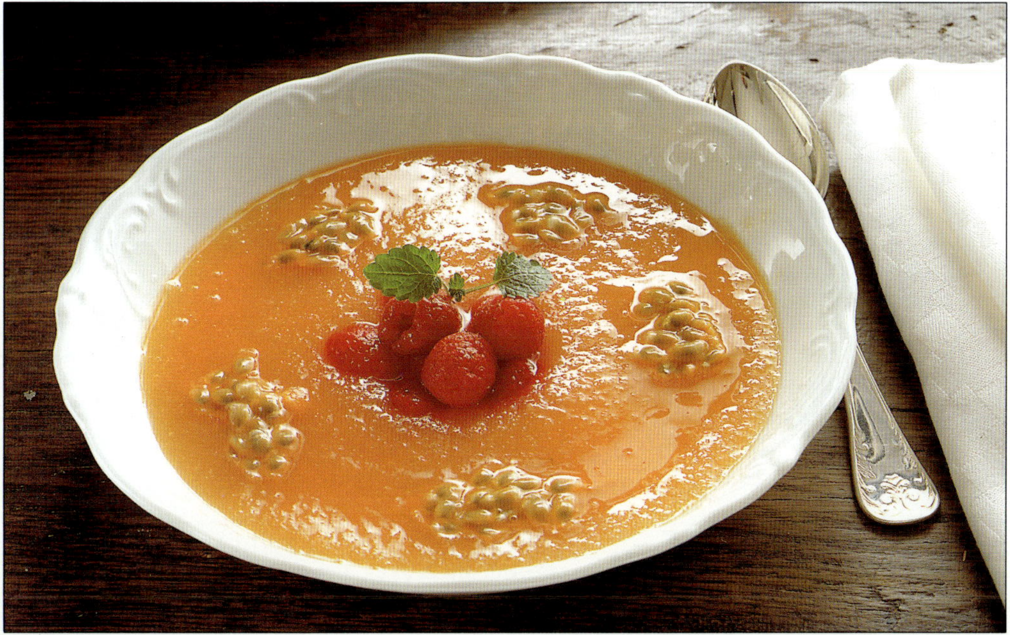

MELON D'EAU EN PANIER

Pour 8 personnes

1 melon d'eau
1 kg de fruits de saison (fraises, kiwis, melon en billes ou en dés, bananes, poires, ananas, pêches, pommes, etc.)

POUR DÉCORER :
carambole

POUR LE SIROP :
le jus de 2 citrons
3 cuil. à soupe de sucre glace
5 cl de Cointreau (facultatif)

PRÉPARATION

1 Préparer le melon en forme de panier. Dessinez la découpe sur la peau du melon avec un crayon, ou la pointe d'un couteau, pour délimiter une moitié qui restera intacte et l'autre dont il ne restera que l'anse du panier. Entaillez profondément le melon côté anse, selon les lignes tracées. Retirez-en la pulpe, débarrassez-la des graines et coupez-la en dés ou en billes avec un ustensile adéquat.

2 Parez les fruits comme pour une salade et découpez-les en dés ou en tranches. Mélangez-les dans une grande jatte avec les dés ou les billes de melon.

3 Faites dissoudre le sucre dans le jus de citron et, éventuellement, le Cointreau. Arrosez-en les fruits, mélangez délicatement et couvrez d'une feuille de film alimentaire. Laissez reposer 1 h dans un endroit frais.

4 Garnissez de fruits rafraîchis le panier-melon, juste avant de servir.

MELON D'EAU EN PANIER

NIVEAU DE DIFFICULTÉ

Facile

TEMPS DE PRÉPARATION

1 h-2 h

PRÉPARATION À L'AVANCE

Oui

●●○

D Limitez-vous à 20 cl de salade de fruits.

BOISSON

Montbazillac ou sauternes

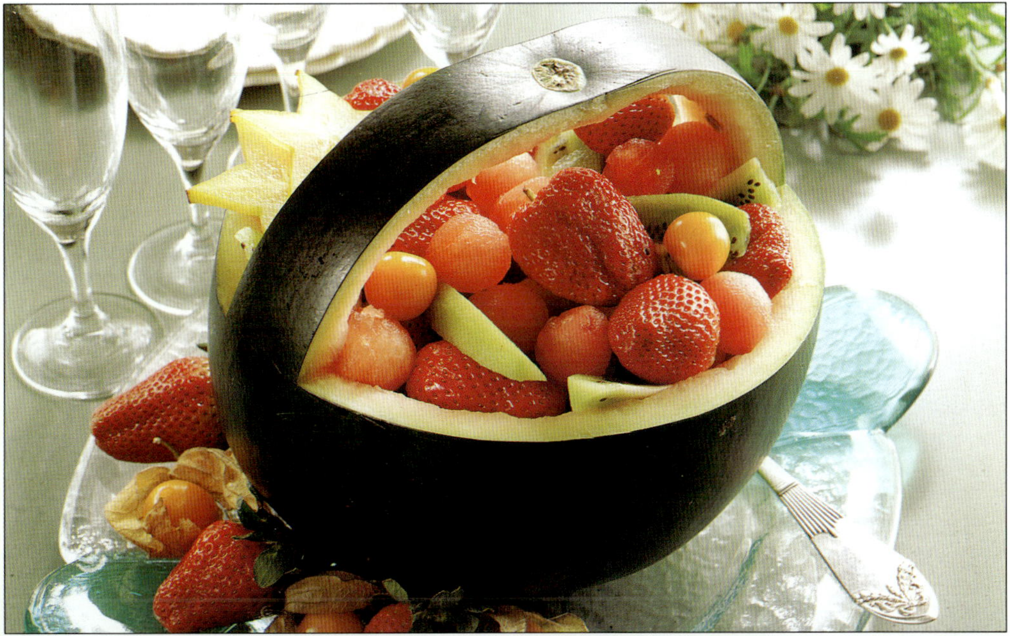

327

MELON EN GELÉE AU VIN

Pour 4 personnes

700 g de billes ou de dés de melon, de préférence de différentes variétés et couleurs
3 1/2 feuilles de gélatine
10 cl d'eau
1 cuil. à soupe de sucre
20 cl de vin blanc moelleux
1/2 cuil. à café de jus de citron

POUR DÉCORER :

quelques feuilles de menthe fraîche

PRÉPARATION

1 Faites tremper les feuilles de gélatine 10 mn dans de l'eau froide. Coupez les melons en deux et retirez-en les graines et les parties filandreuses. Coupez la pulpe en dés ou en billes avec une cuillère à racine.

2 Versez l'eau dans une casserole et ajoutez-y le sucre. Portez à ébullition et faites dissoudre les feuilles de gélatine égouttées. Incorporez le vin et le jus de citron. Laissez refroidir, mais sans laisser prendre.

3 Mettez les dés ou les billes de melon dans 4 bols ou 4 petits moules. Recouvrez du mélange précédent et gardez au réfrigérateur pendant 2 ou 3 h.

4 Juste avant de servir, plongez rapidement la base des bols ou des moules dans de l'eau bouillante et démoulez sur des assiettes à dessert individuelles. Décorez de quelques feuilles de menthe.

MELON EN GELÉE AU VIN

NIVEAU DE DIFFICULTÉ Facile
TEMPS DE PRÉPARATION 1 h environ + temps de réfrigération
PRÉPARATION À L'AVANCE Oui
●○○ D Omettez le sucre BOISSON Vin blanc moelleux ou mousseux

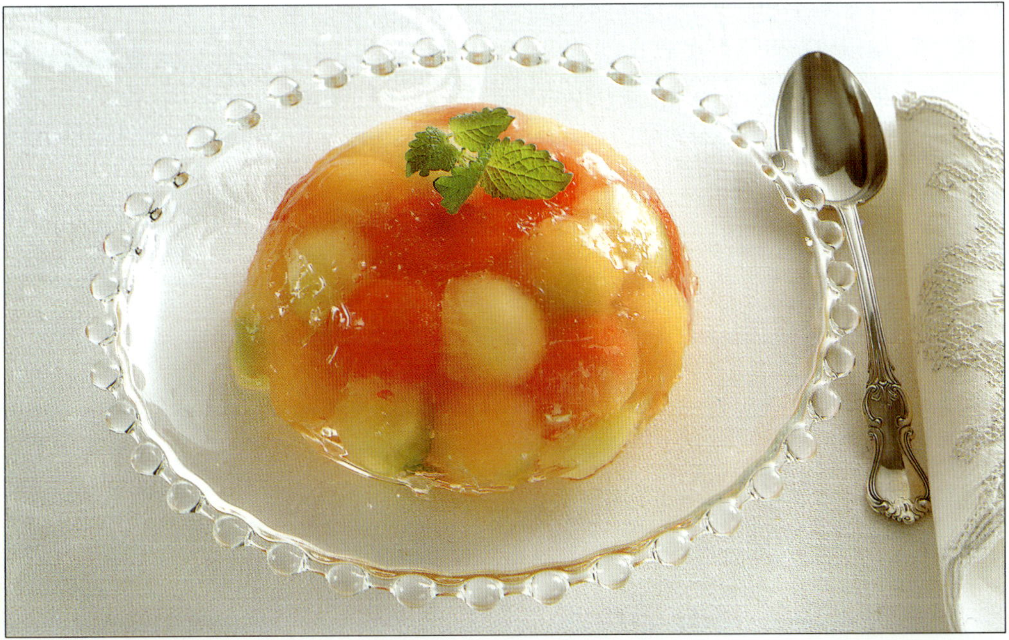

COMPOTE DE PÊCHES

Pour 6 personnes

3 pêches (ou 3 nectarines)
le zeste râpé d'une demi-orange non traitée
le jus de 1 orange
10 cl d'eau
cardamome fraîchement moulue
2 cuil. à soupe de sucre
1 cuil. à café de Maïzena
200 g de fraises

PRÉPARATION

1 Partagez les pêches en deux, ôtez-en le noyau et coupez-les en quartiers. Lavez la demi-orange et pressez-la. Prélevez-en soigneusement le zeste et râpez-le.

2 Mélangez dans une casserole le jus et le zeste d'orange, l'eau, la cardamome et le sucre. Ajoutez-y les quartiers de pêches et laissez frémir jusqu'à ce que ces dernières soient tendres, sans les laisser se désagréger. Délayez la Maïzena dans un peu d'eau froide et incorporez-la à la compote. Portez à ébullition et faites cuire en tournant avec une cuillère en bois, jusqu'à épaississement. Retirez du feu.

3 Lavez et équeutez les fraises et coupez-les en tranches. Incorporez à la compote et laissez refroidir.

NIVEAU DE DIFFICULTÉ Facile
TEMPS DE PRÉPARATION 1 h environ
PRÉPARATION À L'AVANCE Oui
●○○ BOISSON Vin blanc moelleux

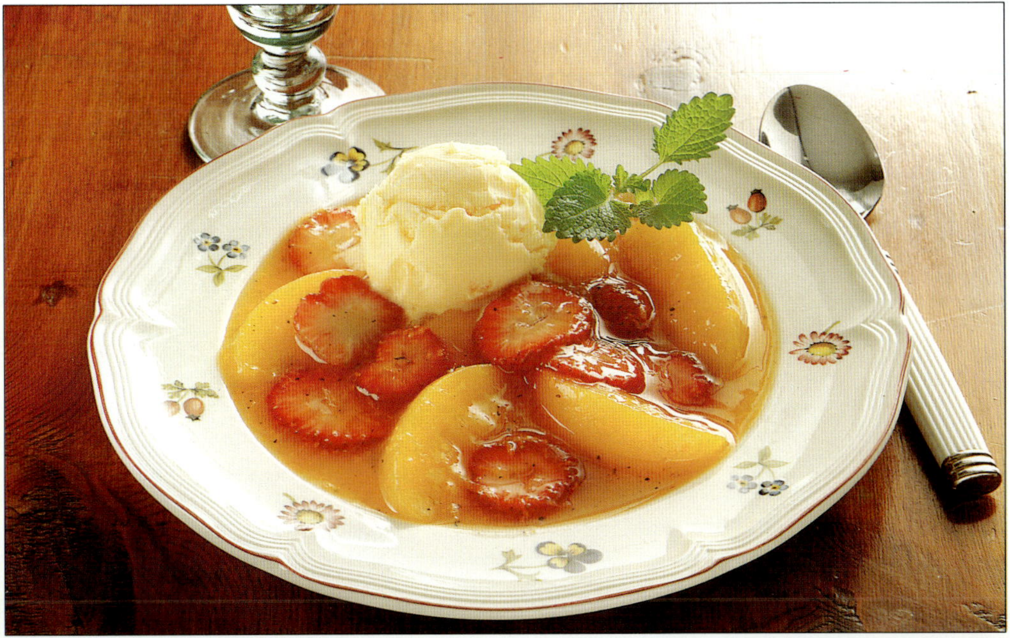

PÊCHES MELBA

Pour 4 personnes

2 pêches
50 cl de crème glacée allégée à la vanille

POUR LA PURÉE DE FRAMBOISES :
250 g de framboises fraîches (ou décongelées)
sucre glace

POUR DÉCORER :
feuilles de citronnelle

PRÉPARATION

1 Passez les framboises dans un robot ménager et filtrez la sauce obtenue pour en éliminer les graines. Diluez-la avec un peu d'eau, si elle vous semble trop épaisse. Ajoutez un peu de sucre glace et laissez glacer au réfrigérateur.

2 Pelez les pêches, coupez-les en deux et retirez-en le noyau.

3 Disposez les demi-pêches, ainsi que 1 ou 2 boules de crème glacée dans des coupes individuelles. Nappez de sauce aux framboises et décorez avec des feuilles de citronnelle.

Niveau de difficulté
Facile

Temps de préparation
30 mn

Préparation à l'avance
En partie

●○○

Boisson
Champagne brut

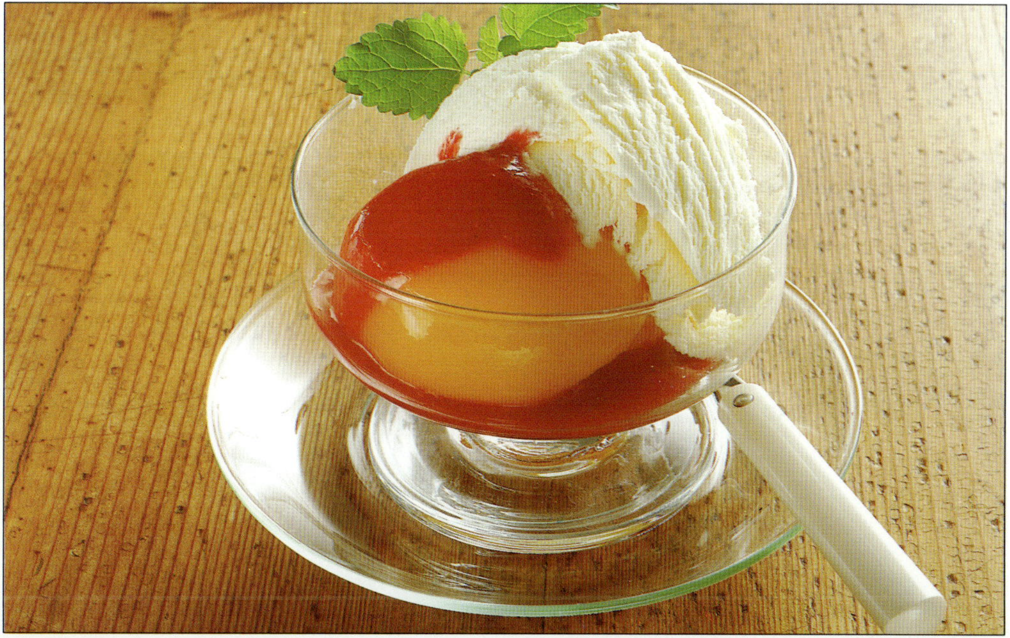

COMPOTE DE RHUBARBE

Pour 6 personnes

700 g de rhubarbe
125 g de sucre

POUR LA SAUCE :
15 cl de crème fraîche allégée
2 cuil. à soupe de gingembre très finement haché

PRÉPARATION

1 Préparez la sauce, mélangez la crème fraîche et le gingembre et réservez au frais.

2 Ôtez les feuilles de la rhubarbe, coupez la base des tiges et retirez la pellicule qui les recouvre. Lavez-les, essuyez-les et coupez-les en tronçons de 3 cm. Mettez-les dans une casserole (de préférence inoxydable à fond épais) avec le sucre et faites-les cuire de 8 à 10 mn à feu très doux, jusqu'à ce qu'elles soient tendres. Vous pouvez ajouter 1 cuillerée à soupe d'eau, pour éviter que la compote n'attache ou ne brûle. Laissez refroidir.

3 Servez la compote froide avec la sauce au gingembre.

Remarque : la rhubarbe doit être tendre mais pas trop cuite car elle deviendrait alors spongieuse et décolorée.

COMPOTE DE RHUBARBE

NIVEAU DE DIFFICULTÉ

Facile

TEMPS DE PRÉPARATION

30 mn

PRÉPARATION À L'AVANCE

Oui

●○○

D Servez-vous d'un édulcorant de synthèse pour sucrer la rhubarbe et remplacez la crème fraîche par de la crème glacée allégée

BOISSON

Porto

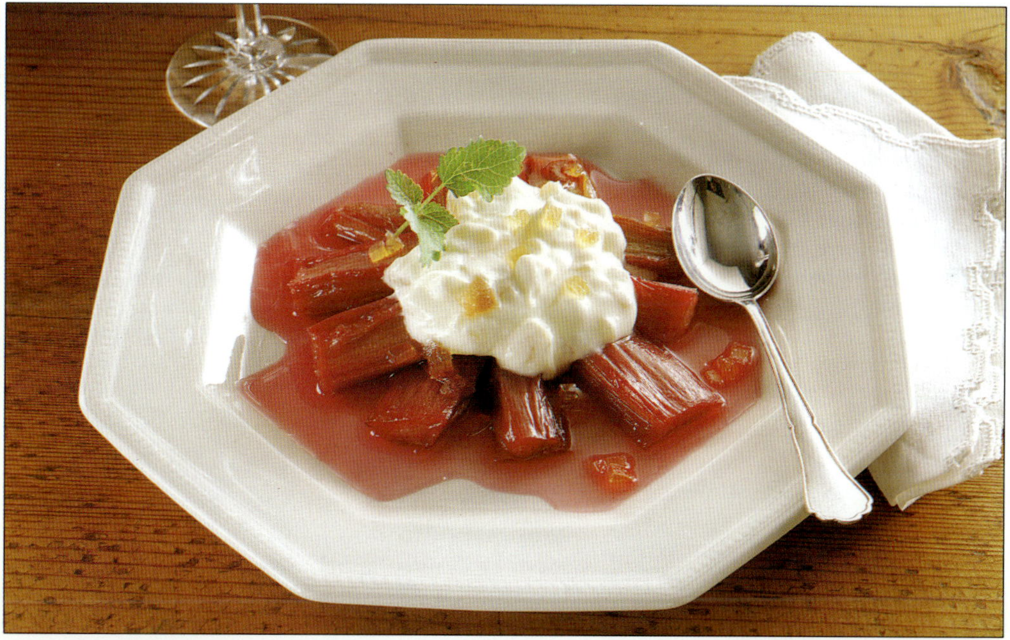

331

RHUBARBE ET FRAMBOISES

Pour 5 personnes

4 tiges de rhubarbe
60 cl d'eau
le zeste de 1/2 citron non traité
1 cuil. à soupe de jus de citron
175 g de sucre
2 cuil. à soupe de Maïzena
250 g de framboises fraîches ou décongelées

POUR DÉCORER :
feuilles de citronnelle

PRÉPARATION

1 Ôtez les deux extrêmités de 2 tiges de rhubarbe. Retirez la pellicule qui les recouvre, lavez-les, essuyez-les et coupez-les en tronçons de 3 cm. Mettez-les dans une casserole avec l'eau, le zeste et le jus de citron et le sucre. Portez à ébullition, couvrez et laissez frémir 10 mn. Passez au chinois au-dessus d'une casserole propre pour en recueillir le plus de sauce possible.

2 Préparez le reste de la rhubarbe comme-ci dessus, coupez-la en morceaux de 1 cm et ajoutez-la à la sauce. Portez à ébullition et laissez frémir quelques minutes. Retirez du feu. Délayez la Maïzena dans un peu d'eau froide, puis incorporez-la à la sauce en tournant sans cesse. Portez à ébullition, puis retirez du feu.

3 Ajoutez les framboises lavées et équeutées à la sauce tiède. Laissez complètement refroidir. Servez décoré de feuilles de citronnelle.

NIVEAU DE DIFFICULTÉ
Facile

TEMPS DE PRÉPARATION
30 mn

PRÉPARATION À L'AVANCE
Oui

●●○

D Remplacez le sucre par un édulcorant artificiel. Vous pourriez compléter ce dessert par un biscuit.

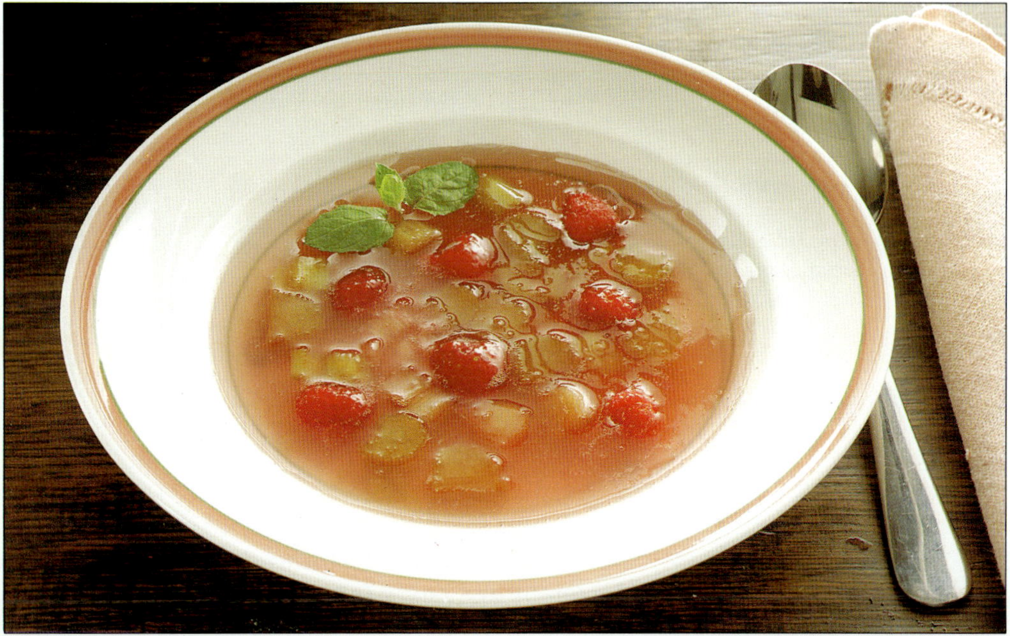

POMMES AU VIN ROUGE

Pour 6 personnes

25 cl de vin rouge
50 g de sucre
1 bâton de cannelle
6 pommes bien fermes

POUR ACCOMPAGNER :
crème glacée allégée

PRÉPARATION

1 Versez le vin dans une casserole avec le sucre et la cannelle. Portez à ébullition et laissez réduire de moitié sur feu doux.

2 Épluchez les pommes, ôtez-en le cœur avec un vide-pommes, et détaillez-les en billes avec un ustensile adéquat. Faites-les cuire dans le vin rouge pendant 6 ou 8 mn à petits bouillonnemts, sans les laisser se défaire. Laissez-les refroidir dans le vin, puis placez le tout au réfrigérateur.

3 Répartissez les billes de pommes entre 6 assiettes, nappez de sauce au vin et servez avec de la crème glacée allégée.

NIVEAU DE DIFFICULTÉ	Facile
TEMPS DE PRÉPARATION	1 h environ
PRÉPARATION À L'AVANCE	Oui

●●○

D Utilisez de la crème glacée allégée et ne prenez pas de sirop.

BOISSON

Vin rouge fruité

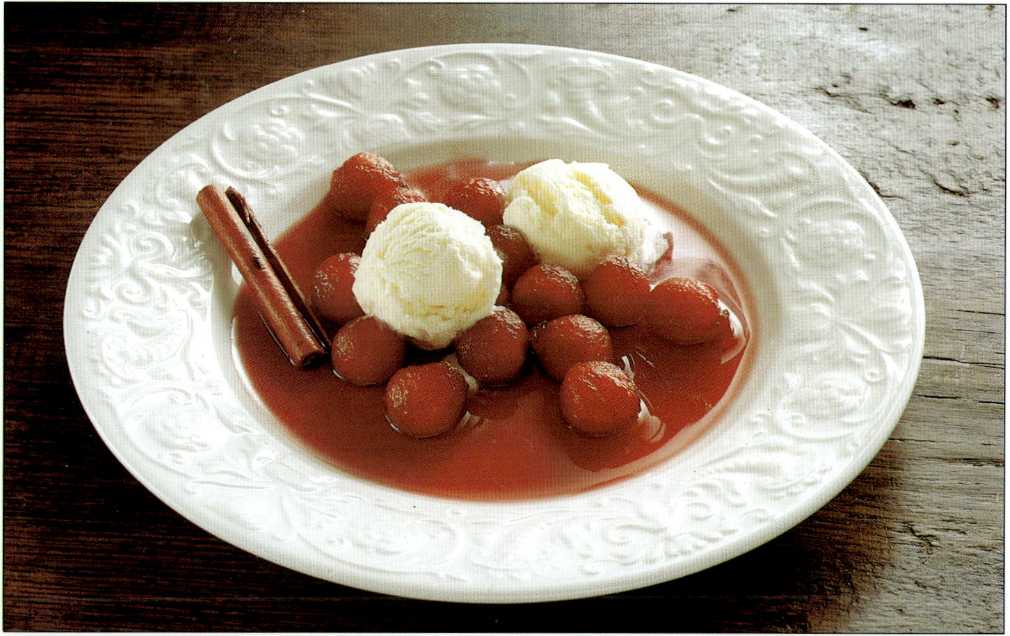

333

POIRES SAUCE CARAMEL

Pour 6 personnes

12 demi-poires cuites à l'eau

POUR LE CARAMEL :

50 g de margarine
40 g d'amandes effilées
50 g de sucre
1 cuil. à soupe de farine
1 cuil. à soupe de lait

POUR ACCOMPAGNER :

crème glacée allégée

PRÉPARATION

1 Préchauffez le four à 220 °C, thermostat 7. Commencez par préparer le caramel : faites fondre la margarine dans une casserole, ajoutez-y les autres ingrédients et portez à ébullition en tournant constamment avec une cuillère en bois.

2 Égouttez les poires et rangez-les dans un plat allant au four. Nappez-les de sauce au caramel et faites-les dorer au four pendant 10 mn environ. Servez accompagné avec de la crème glacée allégée.

POIRES SAUCE CARAMEL

Niveau de difficulté	Facile
Temps de préparation	30 mn
Préparation à l'avance	Oui

●●●

D Un édulcorant de synthèse ne pouvant se substituer au sucre pour la préparation du caramel, il faut donc y renoncer

Boisson

Porto

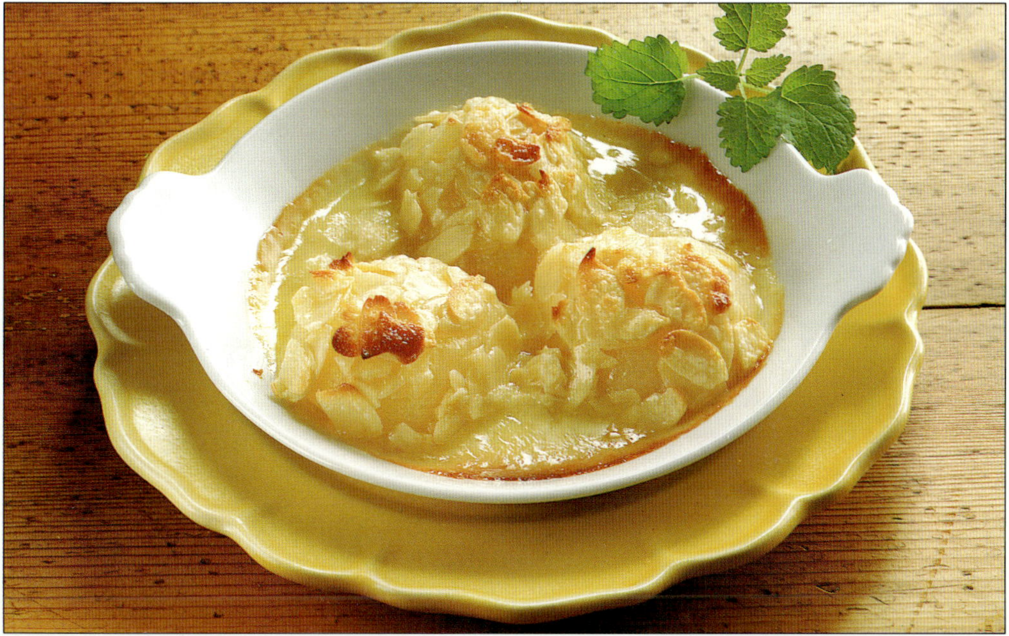

POIRES AUX MÛRES

Pour 4 personnes

4 poires
40 cl d'eau
125 g de sucre
1/2 gousse de vanille
quelques feuilles de citronnelle

POUR LA SAUCE :
250 g de mûres
25 g de sucre

PRÉPARATION

1 Pelez délicatement les poires en en conservant la queue. Versez l'eau dans une casserole avec le sucre et la gousse de vanille et portez à ébullition. Ajoutez les poires et faites-les cuire jusqu'à ce qu'elles soient tendres, en prenant soin qu'elles ne se défassent pas. Laissez refroidir et placez au réfrigérateur.

2 Préparez la sauce : après les avoir lavées, réservez quelques mûres pour la décoration et réduisez le reste en purée dans un robot ménager. Sucrez le coulis et placez-le au réfrigérateur jusqu'au moment de servir.

3 Répartissez le coulis entre 4 assiettes. Disposez dessus les poires et décorez avec les mûres réservées et les feuilles de citronnelle.

POIRES AUX MÛRES

Niveau de difficulté	Facile
Préparation à l'avance	1 h environ
Préparation à l'avance	Oui

●●○

D Ne mangez qu'une demi-part et servez-vous d'un édulcorant de synthèse pour préparer la sauce aux mûres.

Boisson

Lambrusco

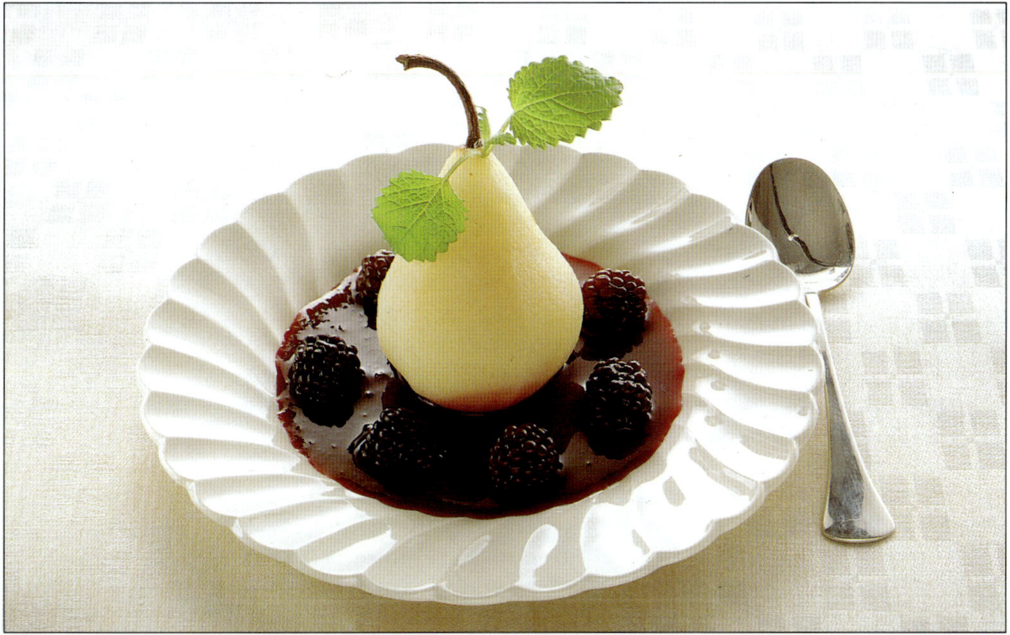

POMMES POCHÉES

Pour 4 personnes

1 litre d'eau
Le jus de 1 citron
4 pommes bien fermes
1/2 bouteille de vin blanc moelleux
50 g de sucre
1 bâton de cannelle

POUR LA GARNITURE :
50 g de gelée de fruits rouges

POUR ACCOMPAGNER :
crème fraîche allégée ou crème chantilly allégée (facultatif)

PRÉPARATION

1 Versez le jus de citron dans l'eau. Épluchez les pommes, enlevez-en le cœur avec un vide-pomme et coupez-les en deux. Plongez-les à mesure dans l'eau citronnée, pour éviter qu'elles ne noircissent.

2 Versez le vin dans une casserole, avec le sucre et la cannelle. Portez à ébullition, couvrez et laissez mijoter 15 mn à petits bouillonnements. Plongez-y ensuite les pommes et faites-les pocher 10 mn environ à feu doux, jusqu'à ce qu'elles soient tendres. Retirez-les avec une écumoire et laissez-les refroidir.

3 Portez la sauce au vin à ébullition et laissez-la réduire jusqu'à obtenir 15 cl de liquide environ. Arrosez de sauce les pommes refroidies. Déposez un peu de gelée au centre de chaque demi-pomme et servez avec de la crème fraîche ou de la crème chantilly, si vous le souhaitez.

NIVEAU DE DIFFICULTÉ	Facile
TEMPS DE PRÉPARATION	1 h environ
PRÉPARATION À L'AVANCE	Oui

●●○

D Privez-vous de sirop.

BOISSON

Champagne brut

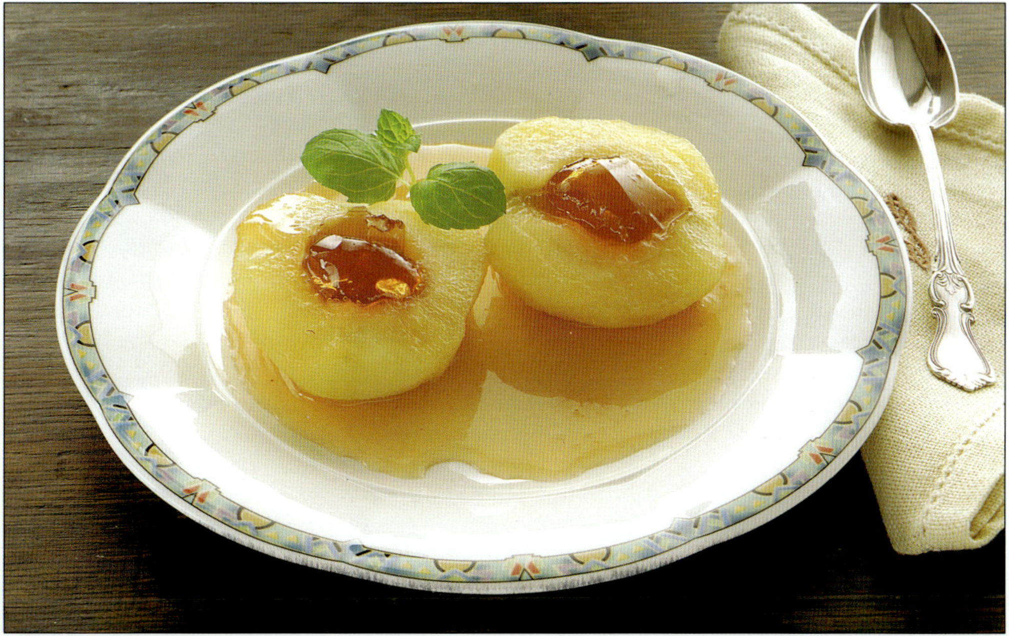

GÂTEAU À LA MOUSSE D'ORANGE

Pour environ 12 tranches

POUR LE GÂTEAU :

125 g d'amandes moulues
125 g de sucre
4 blancs d'œufs
margarine pour graisser
chapelure pour le moule

POUR LA MOUSSE :

275 g de fromage blanc
2 jaunes d'œufs
50 g de sucre
15 g de gélatine trempée dans
3 cuil. à soupe de jus d'orange
le zeste râpé d'une demi-orange
non traitée
20 cl de crème fraîche

POUR LA GARNITURE :

20 cl de gelée de groseilles rouges
3 oranges pelées coupées en
tranches fines

PRÉPARATION

1 Préchauffez le four à 200 °C, thermostat 6. Mélangez les amandes râpées et le sucre dans une jatte.

2 Battez les blancs d'œufs en neige ferme et incorporez-la aux amandes et au sucre. Graissez un moule à fond amovible de 24 cm de diamètre, parsemez-le de chapelure et versez-y l'appareil à gâteau. Faites cuire dans le bas du four de 18 à 20 mn. Démoulez le gâteau et laissez-le complètement refroidir sur une grille.

3 Préparez la mousse : battez au fouet dans une jatte le fromage blanc, les jaunes d'œufs, le sucre et le zeste pour obtenir un mélange souple. Faites dissoudre la gélatine dans le jus d'orange à feu doux, puis incorporez au mélange avec la crème fraîche. Remettez le gâteau dans le moule nettoyé. Étalez régulièrement la mousse à la surface et laissez durcir au réfrigérateur.

4 Faites fondre la gelée de groseilles sur feu très doux en la laissant épaissir légèrement. Disposez les tranches d'orange sur la mousse et nappez le tout de gelée de groseilles. Gardez au réfrigérateur jusqu'à ce que la gelée soit ferme.

GÂTEAU À LA MOUSSE D'ORANGE

NIVEAU DE DIFFICULTÉ
Assez facile

TEMPS DE PRÉPARATION
2 h

PRÉPARATION À L'AVANCE
Oui

●●●

D Préparez vous-même le fromage (recette 373) et servez avec un florentin aux flocons d'avoine (recette 416).

BOISSON

Vin moussseux sec ou demi-sec

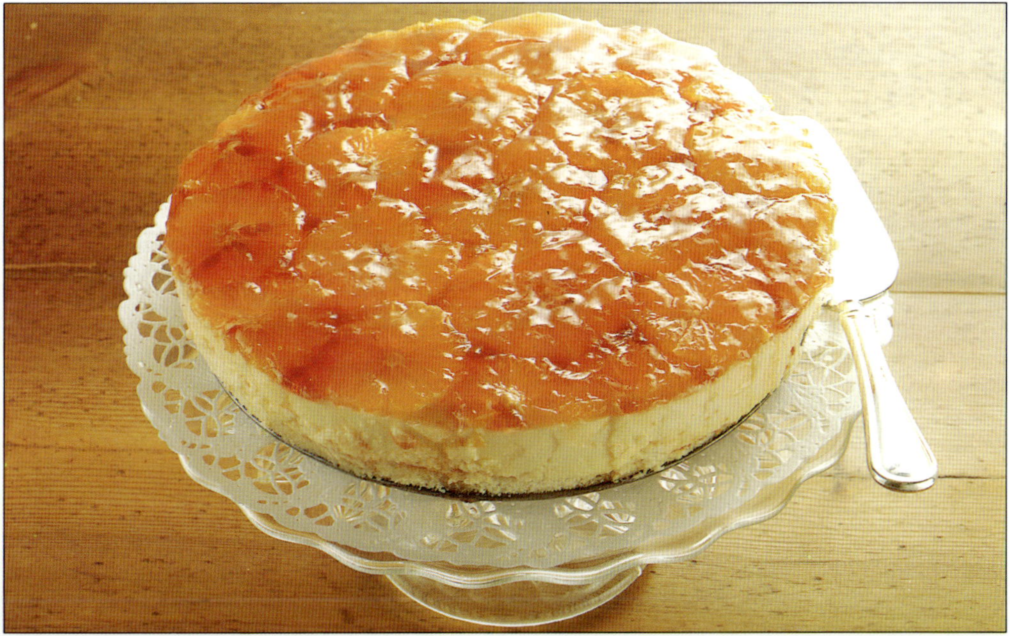

337

TARTE AUX MÛRES

Pour 10 personnes

POUR LA PÂTE :

125 g de flocons d'avoine
125 g de farine
75 g de sucre
75 g de margarine ramollie
2 cuil. à soupe de fromage blanc à la faisselle ou de cottage cheese

POUR LA GARNITURE :
1 cuil. à soupe de Maïzena
2 cuil. à soupe de sucre
250 g de mûres

POUR ACCOMPAGNER :
crème anglaise (voir recette 415)

PRÉPARATION

1 Préchauffez le four à 200 °C, thermostat 6. Malaxez soigneusement tous les ingrédients de la pâte. Pétrissez-la et étalez-la au rouleau sur un plan de travail fariné. Tapissez-en un moule à tarte de 24 cm de diamètre. Pressez fermement la pâte dans son moule pour la faire bien adhérer et placez 15 mn au réfrigérateur.

2 Pendant ce temps, lavez les mûres et laissez-les égoutter. Mélangez le sucre et la Maïzena. Disposez les mûres et ce mélange sur le fond de tarte. Glissez dans le bas du four, et laissez cuire pendant 30 mn environ. Servez accompagné de crème anglaise.

NIVEAU DE DIFFICULTÉ

Facile

TEMPS DE PRÉPARATION

1 h

PRÉPARATION À L'AVANCE

Oui

●●●

D La pâte d'une part de tarte équivaut à un morceau de pain.

BOISSON

Vin blanc moelleux

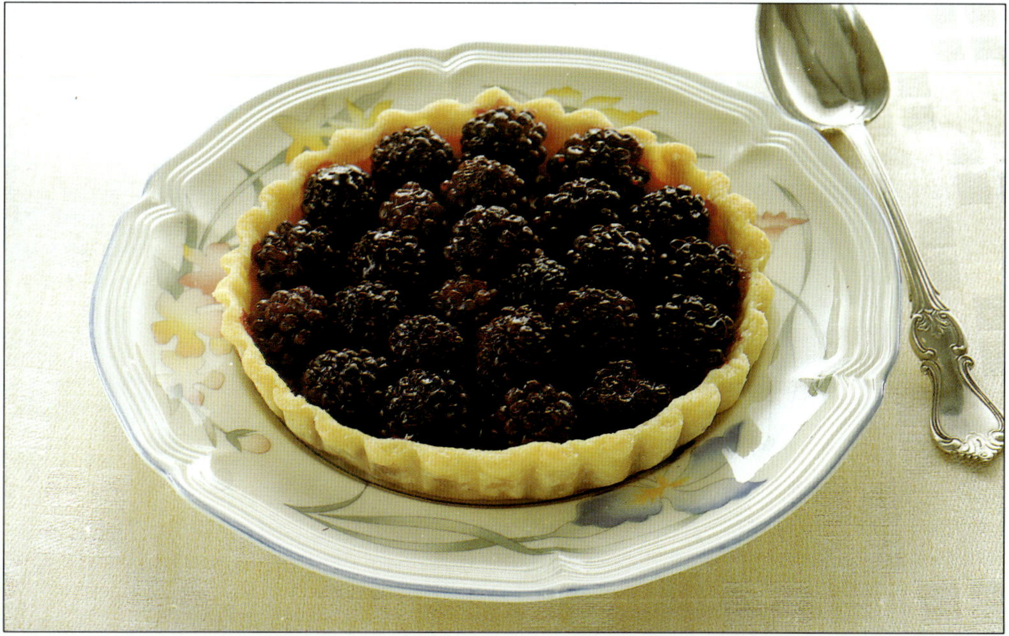

338

TARTELETTES AUX FRUITS

Pour 6 ou 8 tartelettes

POUR LA PÂTE :

125 g de farine
50 g de margarine froide
1 cuil. à soupe de sucre
1 1/2 cuil. à soupe d'eau froide

POUR LA GARNITURE :

10 ou 15 cl de crème anglaise (voir recette 415)
10 cl de gelée de groseilles
350 g de framboises, fraises et mûres

PRÉPARATION

1 Travaillez dans un bol la farine, la margarine et le sucre pour obtenir une pâte granuleuse. Ajoutez l'eau froide et pétrissez soigneusement. Mettez 30 mn au réfrigérateur.

2 Préchauffez le four à 200 °C, thermostat 6. Étendez la pâte au rouleau sur un plan de travail fariné et garnissez-en des moules à tartelettes ou des moules jetables en aluminium ménager. Faites cuire les fonds de tartelettes pendant 12 ou 15 mn au four. Laissez-les refroidir.

3 Confectionnez la crème anglaise et laissez-la refroidir.

4 Faites fondre la gelée de groseilles à feu doux et laissez-la refroidir, sans toutefois la laisser prendre.

5 Garnissez les tartelettes de crème anglaise et surmontez-les des fruits choisis. Nappez de gelée.

TARTELETTES AUX FRUITS

NIVEAU DE DIFFICULTÉ
Assez facile

TEMPS DE PRÉPARATION
1 h

PRÉPARATION À L'AVANCE
Oui

●○○

BOISSON
Vin blanc moelleux

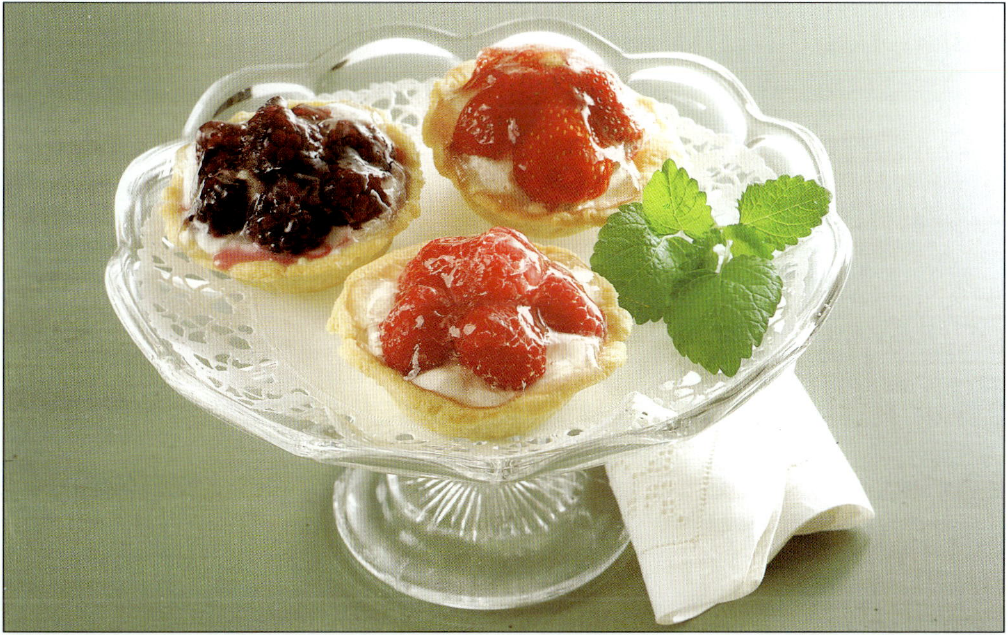

TARTE AU FROMAGE BLANC

Pour 12 tranches

POUR LA PÂTE :

10 biscuits à la farine complète
75 g de margarine

POUR LA GARNITURE :

5 feuilles de gélatine
500 g de fromage blanc à la faisselle ou de cottage cheese
75 g de sucre
1 cuil. à café de sucre vanillé
le zeste râpé d'un demi-citron non traité
le jus et le zeste râpé d'une orange non traitée

POUR LA SAUCE :

250 g de framboises fraîches ou décongelées
5 cl d'eau
un peu de sucre (facultatif)

POUR DÉCORER :

filaments de zeste d'orange
fraises

PRÉPARATION

1 Enfermez les biscuits dans un sac en matière plastique alimentaire et écrasez-les avec un rouleau à pâtisserie. Faites fondre la margarine et malaxez-la soigneusement avec la chapelure de biscuits. Garnissez de cette pâte le fond et les flancs d'un moule à tarte de 24 cm à fond amovible, en pressant pour la faire bien adhérer. Gardez 15 mn au réfrigérateur.

2 Faites tremper la gélatine 10 mn dans de l'eau froide. Mélangez le fromage blanc, le sucre, le sucre vanillé et les zestes râpés de citron et d'orange. Pressez les feuilles de gélatine pour en exprimer toute l'eau. Faites-les fondre à feu doux dans le jus d'orange et incorporez-la à la préparation précédente. Garnissez le fond de tarte et conservez au moins 4 h au réfrigérateur.

3 Réduisez en purée les framboises avec un peu d'eau (et du sucre si vous le souhaitez) dans un robot ménager.

4 Décorez la tarte de filaments de zeste d'orange et de fraises. Servez la sauce aux framboises à part.

NIVEAU DE DIFFICULTÉ

Facile

TEMPS DE PRÉPARATION

1 h environ + temps de réfrigération

PRÉPARATION À L'AVANCE

Oui

●●●

D Remplacez le sucre de la garniture par un édulcorant de synthèse et supprimez celui de la sauce.

BOISSON

Vin blanc moelleux

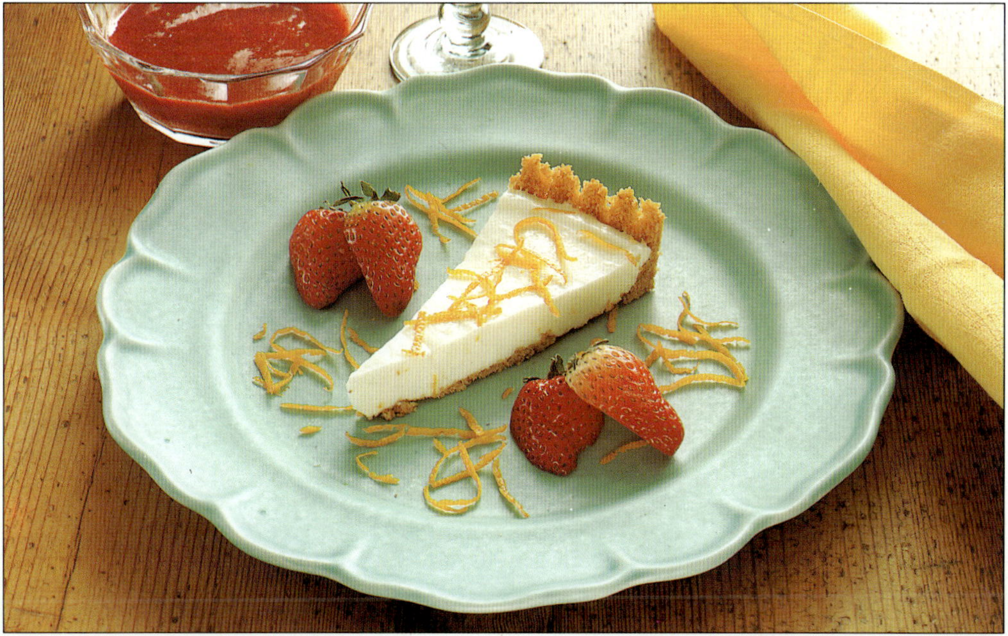

MINI-TARTES AU FROMAGE BLANC

Pour 8 personnes

margarine pour graisser les moules
250 g de fromage blanc
2 œufs
75 g de sucre
le zeste râpé de 1 citron non traité
le jus de 1/2 citron
10 cl de crème aigre
1 cuil. à café de sucre vanillé
1 biscuit à la farine complète écrasé

POUR ACCOMPAGNER :
fraises fraîches ou décongelées

PRÉPARATION

1 Préchauffez le four à 180 °C, thermostat 4. Graissez 8 moules à tartelettes jetables en aluminium ménager. Mélangez intimement le fromage blanc, les œufs, le jus et le zeste de citron et le sucre. Versez cette préparation dans les moules.

2 Glissez à mi-hauteur du four et faites cuire 15 mn environ. Retirez du four et laissez tiédir. Portez la température du four à 220 °C, thermostat 7.

3 Mélangez la crème aigre et le sucre vanillé et répartissez sur la surface des tartelettes. Faites cuire encore 5 mn, toujours à mi-hauteur du four.

4 Retirez du four, parsemez de chapelure de biscuit et laissez refroidir.

5 Servez les mini-tartelettes accompagnées de fraises.

MINI-TARTES AU FROMAGE BLANC 340

NIVEAU DE DIFFICULTÉ	Facile
TEMPS DE PRÉPARATION	1 h environ
PRÉPARATION À L'AVANCE	oui

●○○

BOISSON

Vin blanc moelleux

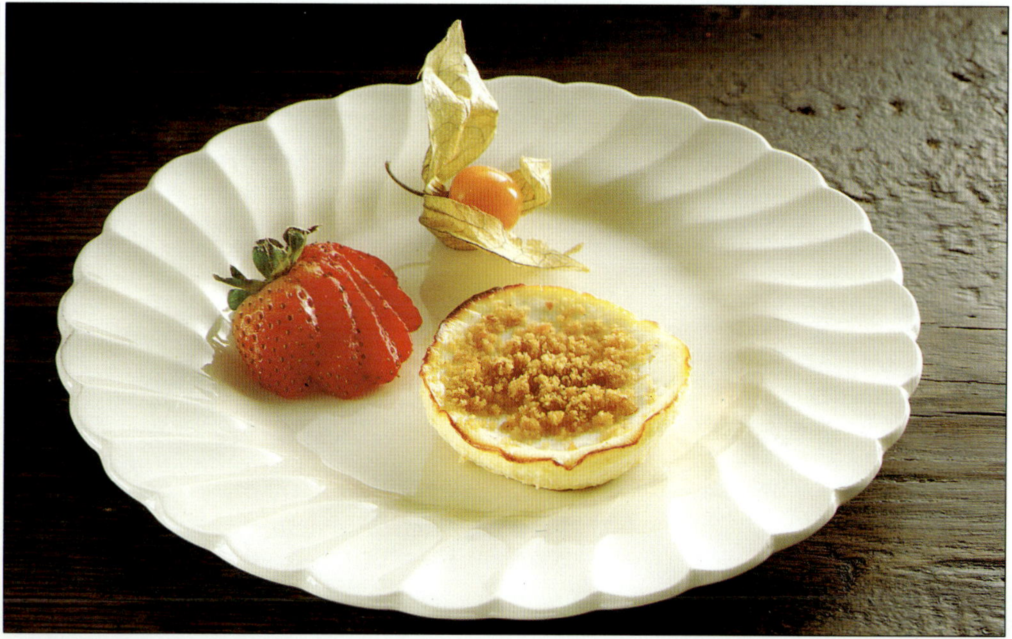

341

GÂTEAU AU CHOCOLAT

Pour 10 tranches

50 g de farine
1/2 cuil. à café de levure chimique
40 g de cacao en poudre
1 cuil. à soupe de café instantané
2 cuil. à café d'essence de vanille
1 pincée de sel
3 œufs
225 g de sucre
250 g de fromage blanc à la faisselle ou de cottage cheese
2 cuil. à soupe de margarine fondue
1 cuil. à soupe d'eau
1 cuil. à soupe de cognac (facultatif)
margarine et chapelure pour le moule

POUR ACCOMPAGNER (facultatif) :
crème fouettée
copeaux de chocolat

PRÉPARATION

1 Préchauffez le four à 200 °C, thermostat 6. Préparez la garniture : mélangez dans une jatte la farine, la levure, le cacao, le café, la vanille et le sel.

2 Préparez la garniture : battez au fouet les œufs et le sucre. Incorporez-y le fromage blanc, la farine aromatisée, la margarine, l'eau et, éventuellement, le cognac.

3 Graissez un moule à tarte de 24 cm à fond amovible. Poudrez-le de chapelure et versez-y la garniture.

4 Glissez dans le bas du four et faites cuire de 20 à 25 mn, mais pas plus longtemps sinon le gâteau serait trop sec. Laissez refroidir avant de démouler, puis maintenez au réfrigérateur jusqu'au moment de servir.

5 Servez si vous le souhaitez avec de la crème légèrement fouettée et des copeaux de chocolat

NIVEAU DE DIFFICULTÉ Facile
TEMPS DE PRÉPARATION 1 h
PRÉPARATION À L'AVANCE Oui
●●● D Ne mangez qu'une demi-part BOISSON Muscat

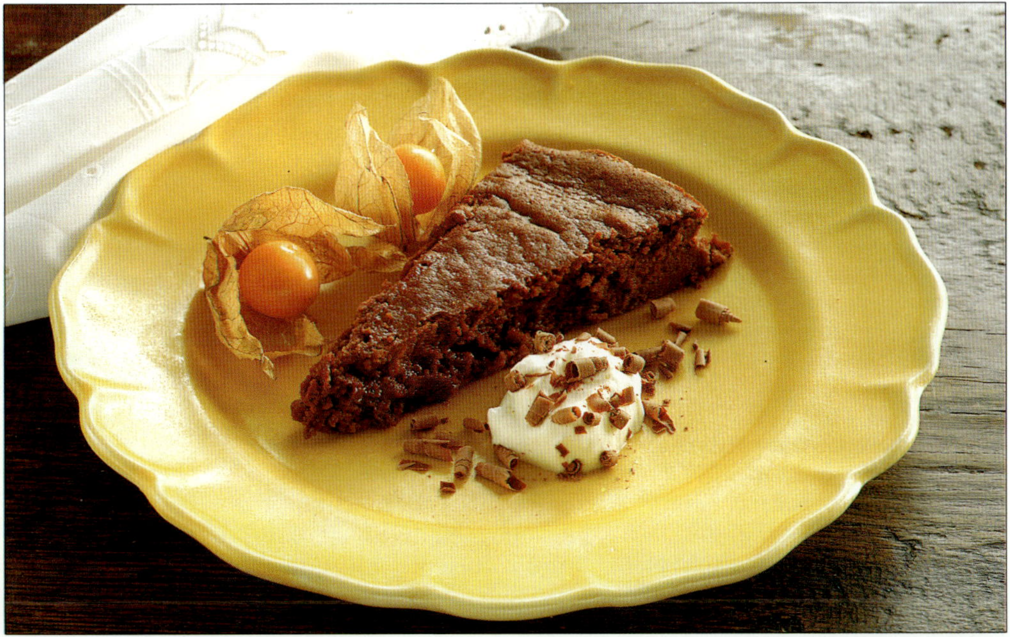

342 TARTE AUX FRUITS FRAIS

Pour 14 tranches

1 fond de tarte traditionnel ou, par exemple, aux noix (voir recette 357)
10 cl de marmelade ou de confiture d'abricots

POUR LA GELÉE :
2 feuilles de gélatine
5 cl d'orangeade mélangée à 10 cl d'eau

POUR LA GARNITURE :
assortiment de fruits frais et en boîte (framboises, ananas, pêches, poires, banane, raisin blanc et noir, quartiers d'orange, etc). Ne choisissez pas de pamplemousse frais, de kiwi ou de papaye qui empêcheraient la gelée de prendre.

PRÉPARATION

1 Faites tremper les feuilles de gélatine pendant 10 mn dans de l'eau froide. Faites chauffer le mélange d'orangeade et d'eau à feu doux. Pressez la gélatine pour en exprimer toute l'eau, ajoutez-la ensuite à la citronnade chaude et tournez jusqu'à ce qu'elle ait fondu. Laissez refroidir sans laisser prendre.

2 Enduisez le fond de tarte de marmelade ou de confiture d'abricots. Disposez les fruits choisis de manière à former un ensemble décoratif. Nappez de gelée.

3 Maintenez au réfrigérateur jusqu'à ce que la gelée soit bien prise.

NIVEAU DE DIFFICULTÉ

Assez facile

TEMPS DE PRÉPARATION

1 h environ + temps de réfrigération

PRÉPARATION À L'AVANCE

Oui

●○○

BOISSON

Vin blanc moelleux

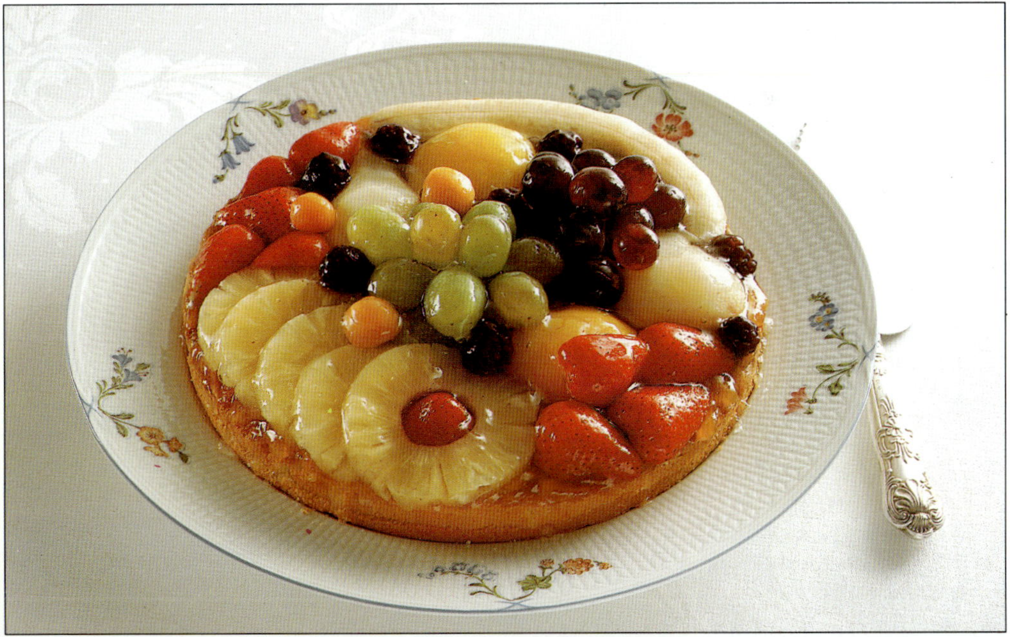

343 PETITS FOURS À LA CRÈME

Pour 5 personnes

15 petits fonds de petits fours (voir recette tartelettes 338)

POUR LA CRÈME AU CHOCOLAT :

250 g de fromage frais
1 1/2 cuil. à soupe de cacao en poudre
2 cuil. à soupe de sucre
1 pincée de sucre vanillé
1 pincée de cannelle
1 pincée de café instantané

POUR LA CRÈME A LA VANILLE :

250 g de cottage cheese
2 cuil. à soupe de sucre glace
1/2 cuil. à soupe de sucre vanillé
1 jaune d'œuf

POUR LA CRÈME À LA FRAMBOISE :

250 g de fromage frais
10 cl de gelée de framboise
1 pincée de cannelle

POUR DÉCORER (facultatif)

Fraises, framboises et copeaux de chocolat

PRÉPARATION

1 Choisissez une ou plusieurs crèmes pour garnir les petits fours (30 cl de crème sont suffisants pour 15 pièces). Mélangez tous les ingrédients de chaque crème et emplissez les petits fours. Décorez, si vous le souhaitez, de fraises, de framboises et de copeaux de chocolat.

NIVEAU DE DIFFICULTÉ

Facile

TEMPS DE PRÉPARATION

30 mn

PRÉPARATION À L'AVANCE

Oui

●○○

D Contentez-vous d'un seul petit four.

BOISSON

Champagne moelleux

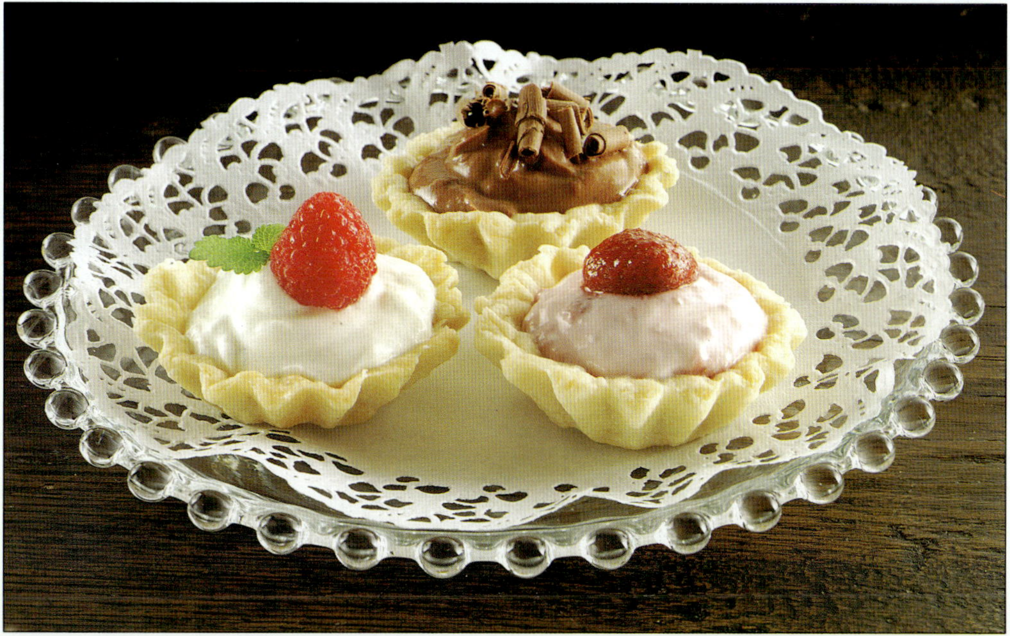

PROFITEROLES À LA FRAISE

Pour 24 profiteroles

POUR LA PÂTE :
20 cl d'eau
50 g de margarine
150 g de farine
3 œufs

POUR LA GARNITURE :
50 cl de crème glacée allégée

POUR LA SAUCE :
200 g de framboises fraîches ou décongelées
sucre glace

PRÉPARATION

1 Préchauffez le four à 200 °C, thermostat 6. Portez l'eau additionnée de margarine à ébullition. Ajoutez-y progressivement la farine, en mélangeant vigoureusement avec une spatule en bois, jusqu'à ce que la pâte se détache du fond et des parois de la casserole.

2 Recouvrez la plaque du four de papier sulfurisé. Posez dessus des noix de pâte avec une poche à douille lisse ou une cuillère. Glissez à mi-hauteur du four et faites cuire 20 mn environ, jusqu'à ce que les profiteroles aient gonflé et soient dorées. Laissez refroidir sur une grille.

3 Réduisez les fraises en purée dans un robot ménager. Diluez-la avec un d'eau si nécessaire. Sucrez selon le goût de chacun.

4 Fendez les profiteroles à mi-hauteur et garnissez-les de crème glacée. Servez le sirop de fraise séparément.

NIVEAU DE DIFFICULTÉ	Assez facile
TEMPS DE PRÉPARATION	1 h
PRÉPARATION À L'AVANCE	En partie

●○○

D Contentez-vous de 2 profiteroles.

BOISSON

Vin blanc moelleux

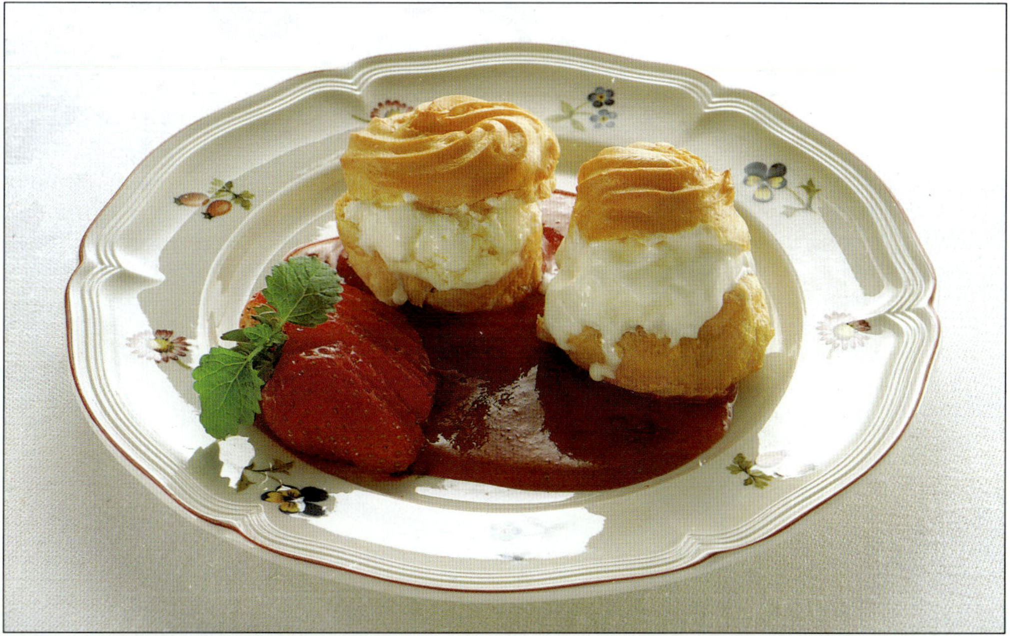

345

PROFITEROLE EN COURONNE

Pour 8 personnes

POUR LA PÂTE :
Voir recette 344

POUR LA GARNITURE :
30 cl de crème anglaise (voir recette 415)
un filet d'extrait de vanille
450 g de fraises ou de framboises fraîches ou décongelées

PRÉPARATION

1 Préchauffez le four à 200 °C, thermostat 6. Préparez la pâte selon la recette 344. Formez une couronne de pâte avec une poche à douille lisse ou une cuillère sur une plaque à pâtisserie recouverte de papier sulfurisé. Glissez à mi-hauteur du four et laissez cuire 25 mn environ, sans jamais ouvrir la porte du four, et jusqu'à ce que la pâte soit gonflée et dorée. Laissez refroidir sur une grille.

2 Préparez la crème anglaise selon la recette 415. Ajoutez un filet d'extrait de vanille et laissez refroidir.

3 Rincez les fraises, équeutez-les et coupez-les en tranches .

4 Découpez la couronne de pâte en deux horizontalement avec un couteau bien aiguisé. Garnissez la moitié inférieure avec la crème anglaise, les fraises ou les framboises et posez dessus la moitié supérieure. Maintenez au frais jusqu'au moment de servir.

Niveau de difficulté
Assez facile
Temps de préparation
1 h
Préparation à l'avance
Oui
●○○
Boisson
Porto tawny

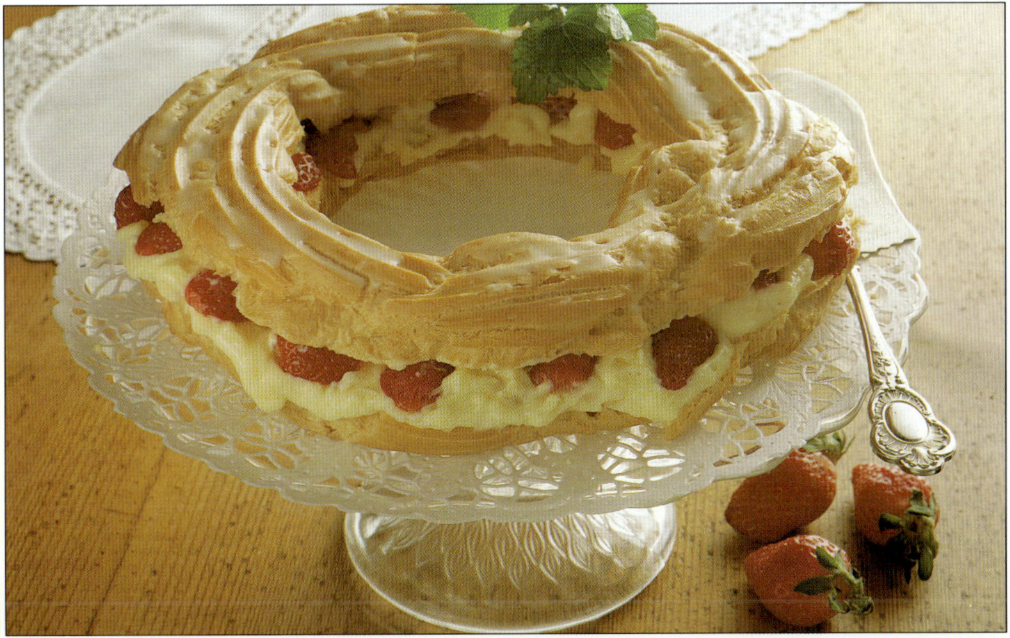

PETITS FOURS À LA LIQUEUR

Pour une trentaine de petits fours

1 œuf entier
4 cuil. à soupe de sucre
2 blancs d'œufs
2 jaunes d'œufs
4 cuil. à soupe de Maïzena

POUR LE GLAÇAGE :
350 g de sucre glace
2 cuil. à soupe de cherry brandy (ou d'eau rougie avec un colorant alimentaire)
1 cuil. à soupe de jus de citron
1 cuil. à soupe d'eau

POUR LA GARNITURE :
15 cl de crème fleurette aromatisée à la vanille ou au cherry brandy

PRÉPARATION

1 Préchauffez le four à 180 °C, thermostat 4. Battez au fouet l'œuf entier et le sucre. Ajoutez-y les deux jaunes d'œufs, puis la Maïzena sans cesser de travailler au fouet. Battez les blancs d'œufs en neige ferme dans une jatte, puis incorporez-la délicatement au mélange précédent.

2 Recouvrez la plaque à pâtisserie du four de papier sulfurisé. Déposez dessus des noix de pâte avec une poche à douille lisse ou une cuillère. Faites cuire au four de 8 à 10 mn, jusqu'à ce que les choux aient gonflé. Laissez refroidir.

3 Mélangez le sucre glace, le cherry brandy et le jus de citron. Arrosez d'eau et tournez jusqu'à ce que le sirop soit onctueux. Badigeonnez-en les choux et laissez prendre.

4 Découpez un chapeau au sommet de chaque chou, emplissez la partie inférieure de crème fouettée aromatisée à la vanille ou au cherry brandy et remettez les chapeaux.

NIVEAU DE DIFFICULTÉ
Assez facile

TEMPS DE PRÉPARATION
1 h

PRÉPARATION À L'AVANCE
Oui

●○○

D Ne mangez qu'un seul petit four

BOISSON
Champagne ou mousseux moelleux

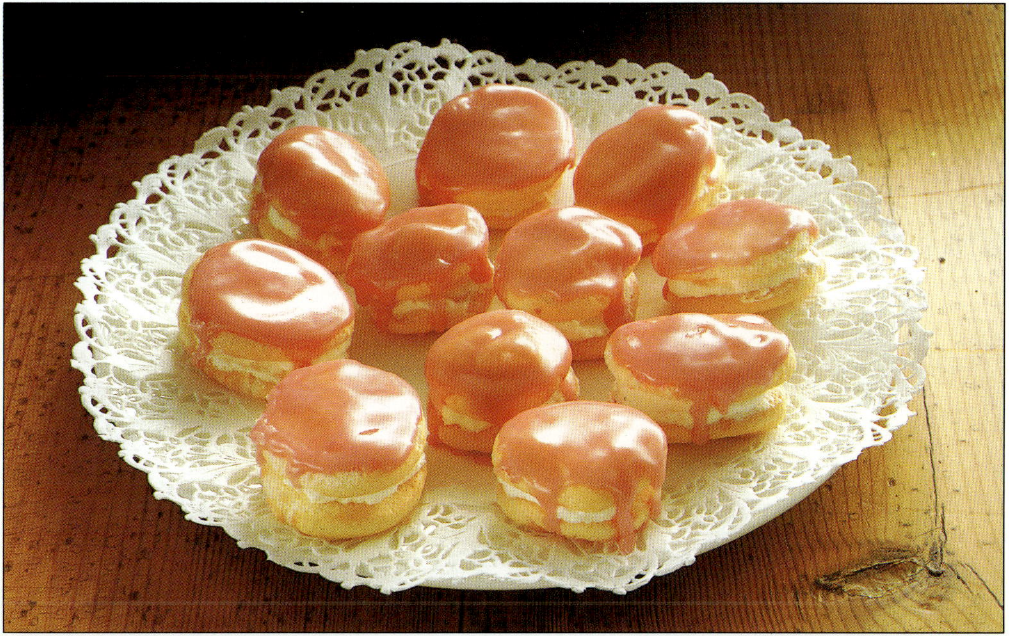

347

GÂTEAU À LA CRÈME GLACÉE

Pour 10 personnes

POUR LA PÂTE :

175 g de flocons d'avoine
2 cuil. à soupe de sucre
75 g de farine
1/2 cuil. à café de levure chimique
2 cuil. à soupe de sirop de cassonade
2 cuil. à soupe de lait
125 g de margarine fondue

POUR LA GARNITURE :

1 litre de crème glacée allégée

POUR DÉCORER :

quelques fraises

PRÉPARATION

1 Préchauffez le four à 180 °C, thermostat 4. Mélangez les flocons d'avoine, le sucre, la farine et la levure dans une jatte. Ajoutez-y le sirop de cassonade, le lait et la margarine fondue. Malaxez soigneusement pour obtenir une pâte homogène.

2 Recouvrez deux plaques à pâtisseries de papier sulfurisé et délimitez deux cercles de 20 cm environ de diamètre. Répartissez la pâte à l'intérieur de ces deux cercles avec une spatule. Faites cuire à mi-hauteur du four pendant 10 ou 15 mn. Laissez les disques de pâte refroidir avant de les retirer du four.

3 Déposez le premier disque de pâte sur un plat de service, garnissez-le d'une couche de crème glacée, puis recouvrez-le avec le second. Décorez de quelques fraises et servez.

NIVEAU DE DIFFICULTÉ	Assez facile
TEMPS DE PRÉPARATION	1 h environ
PRÉPARATION À L'AVANCE	Oui

●●●

BOISSON

Porto

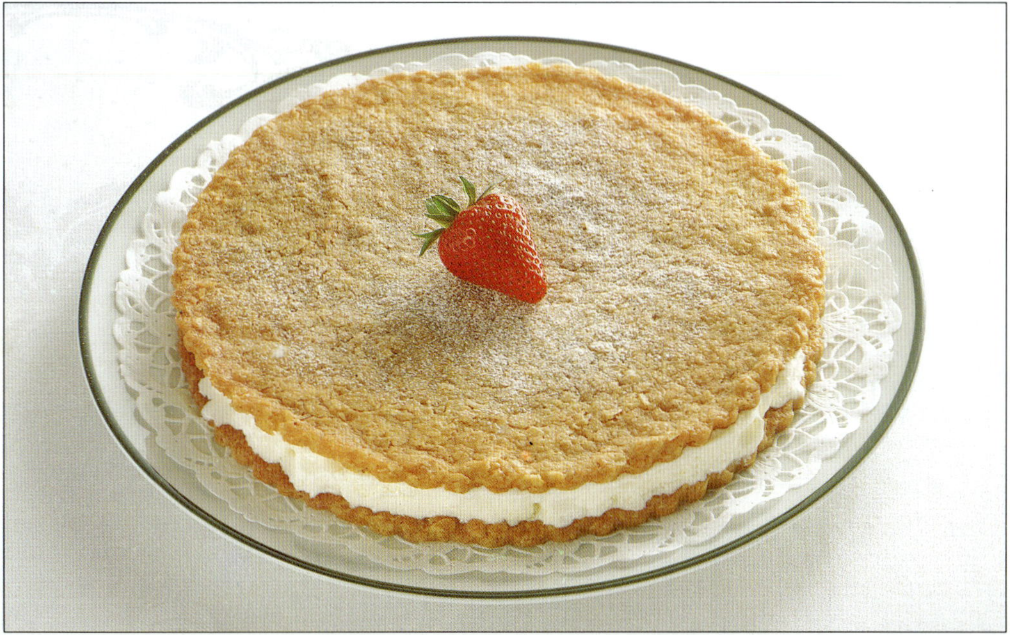

TARTE AUX FRAISES ET KIWIS

Pour 10 ou 12 tranches

POUR LA PÂTE :

125 g de margarine
75 g de sucre
150 g de flocons d'avoine
75 g de farine
1 cuil. à café de levure chimique

POUR LA GARNITURE :

15 cl de crème fleurette
450 g de fraises lavées et équeutées
1 kiwi épluché et coupé en tranches

PRÉPARATION

1 Préchauffez le four à 200 °C, thermostat 6. Mélangez au fouet la farine et le sucre. Ajoutez-y les flocons d'avoine, la farine et la levure et mélangez soigneusement.

2 Recouvrez la plaque à pâtisserie du four de papier sulfurisé et délimitez un cercle d'environ 30 cm. Répartissez la pâte à l'intérieur de ce cercle avec une spatule. Faites cuire au milieu du four environ 15 mn. Laissez le disque de pâte refroidir avant de le retirer du four.

3 Fouettez la crème. Posez le disque sur le plat de service, nappez-le de crème fouettée, disposez les fraises au centre et entourez-les d'une couronne de kiwis.

TARTE AUX FRAISES ET KIWIS

NIVEAU DE DIFFICULTÉ	Facile
TEMPS DE PRÉPARATION	1 h environ
PRÉPARATION À L'AVANCE	Oui

●●●

D Une part contient autant de farine et de céréales qu'une tranche de pain

BOISSON

Porto

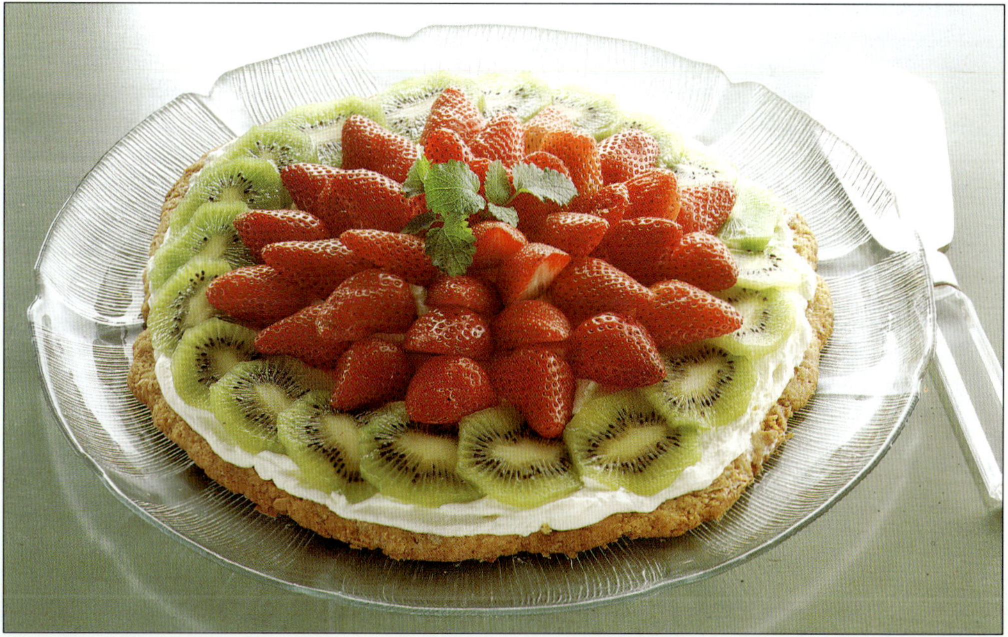

349

GÂTEAU AUX FRAISES

Pour 10 tranches

POUR LA PÂTE :

4 œufs
75 g de sucre
50 g de Maïzena
1/2 cuil. à café de levure chimique
margarine pour graisser le moule

POUR LA GARNITURE :

2 cuil. à soupe de gelée de groseilles
700 g de fraises
75 g de sucre
5 cl de jus d'orange
5 cl de crème fleurette fouettée
2 cuil. à soupe d'amandes effilées

PRÉPARATION

1 Préchauffez le four à 180 °C, thermostat 4. Graissez un moule de 24 cm de diamètre.

2 Mélangez la farine et la levure. Séparez les blancs des jaunes d'œufs. Battez les blancs en neige ferme. Ajoutez-y alternativement les jaunes et du sucre sans cesser de battre. Incorporez à la farine. Versez la pâte obtenue dans le moule et faites cuire 25 mn environ dans le bas du four. Retirez du four et laissez tiédir quelques minutes dans le moule. Démoulez sur une grille et laissez refroidir recouvert d'une serviette.

3 Faites fondre la gelée dans une petite casserole. Laissez refroidir mais ne laissez pas prendre. Lavez et équeutez les fraises. Réservez-en une partie pour recouvrir le gâteau et écrasez le reste avec le sucre. Coupez le gâteau horizontalement en trois tranches. Tartinez les deux premières de purée de fraises et posez-les l'une sur l'autre. Surmontez de la troisième imbibée de jus d'orange. Garnissez des fraises réservées coupées en tranches, et nappez de gelée. Étalez la crème fouettée sur les flancs du gâteau et appliquez d'amandes effilées. Réfrigérez avant de servir.

Niveau de difficulté

Assez facile

Temps de préparation

1 h

Préparation à l'avance

Oui

●●●

D Faites cuire au four un fond de tarte garni de la moitié de la garniture indiquée. Nappez de crème et décorez de fraises et d'amandes effilées

Boisson

Champagne ou mousseux demi-sec

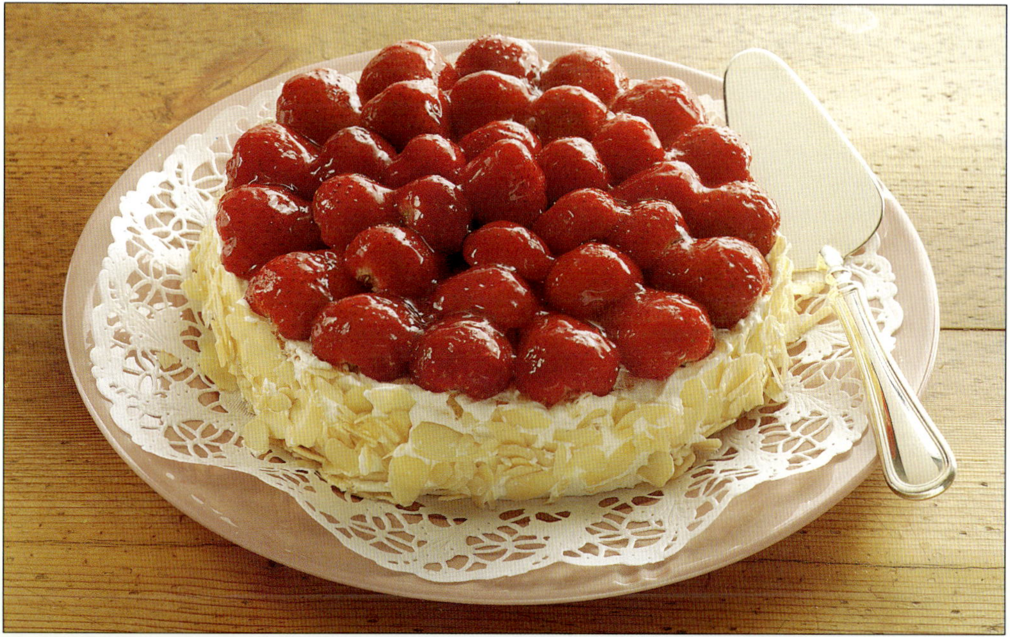

GÂTEAU AUX POMMES DE TERRE

Pour 12 tranches

50 g de margarine + 10 g pour graisser le moule
2 cuil. à soupe de chapelure
50 g de sucre
2 pommes de terre bouillies de taille moyenne, refroidies et pelées
2 œufs
125 g d'amandes râpées

POUR LE GLAÇAGE :
15 cl de crème fleurette, fouettée
50 g de sucre
5 cl de sirop

POUR DÉCORER :
quelques fraises coupées en tranches

PRÉPARATION

1 Préchauffez le four à 180 °C, thermostat 4. Graissez un moule de 24 cm de diamètre et poudrez-le de chapelure. Râpez les pommes de terre aussi finement que possible.

2 Mélangez au fouet la margarine et le sucre. Ajoutez-y les œufs un à un, sans cesser de tourner avec une cuillère en bois, puis les amandes et les pommes de terre. Versez la pâte obtenue dans le moule et faites-la cuire environ 40 mn dans le bas du four. Laissez tiédir avant de démouler.

3 Mélangez la crème fouettée, le sucre et le sirop dans une casserole. Portez à ébullition et faites cuire, à découvert, à gros bouillons pendant 10 ou 15 mn, ou jusqu'à ce que le mélange commence à épaissir. Laissez refroidir puis nappez-en le gâteau. Décorez avec une couronne de tranches de fraise.

Remarque : pour réduire la teneur en sucre, on peut remplacer le glaçage par un peu de sucre glace.

GÂTEAU AUX POMMES DE TERRE

Niveau de difficulté
Facile

Temps de préparation
1 h

Préparation à l'avance
Oui

●●●

D Remplacez la couverture par un peu de sucre glace.

Boisson

Porto blanc

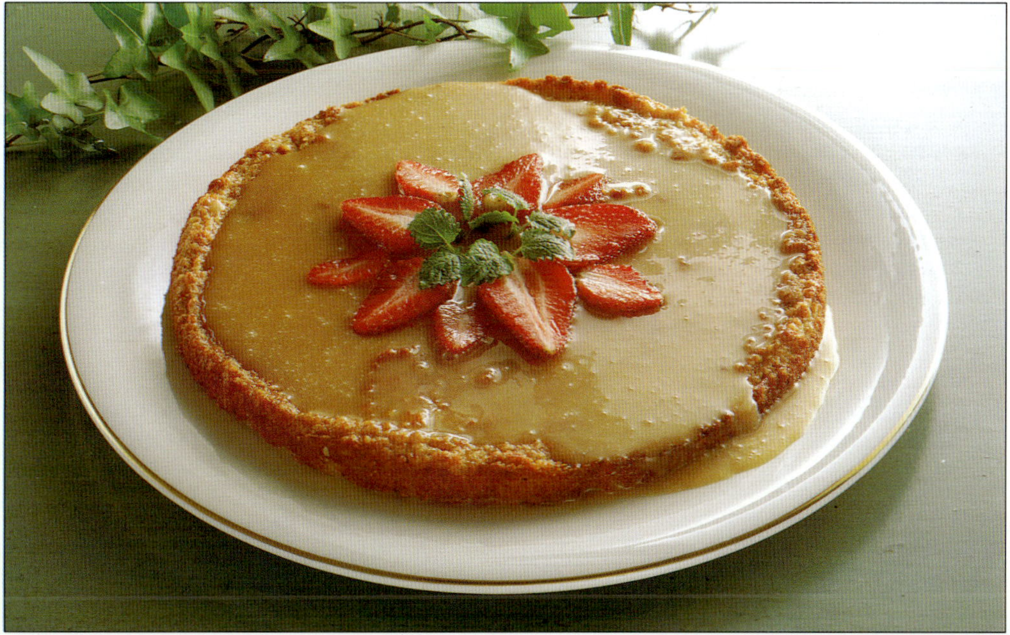

351

PETITS PANIERS AUX AMANDES

Pour 14 paniers

POUR LES PANIERS :

100 g de margarine + 15 g pour graisser les plaques à pâtisserie
2 cuil. à soupe de sirop léger
150 g de sucre
50 g de farine
2 cuil. à soupe de lait
75 g d'amandes effilées

POUR LA GARNITURE :

sorbet ou crème glacée allégée
groseilles ou framboises fraîches ou décongelées

PRÉPARATION

1 Préchauffez le four à 200 °C, thermostat 6. Graissez trois plaques à pâtisserie.

2 Mettez tous les ingrédients des paniers dans une casserole à fond épais et laissez mijoter quelques minutes sans cesser de tourner la pâte avec une spatule en bois.

3 Déposez de petits tas de pâte (environ 1 1/2 cuillerée à soupe) sur les plaques, à une certaine distance les uns des autres car ils s'étaleront à la cuisson. Glissez chaque plaque au four pour 5 mn environ, en veillant que la pâte ne brûle pas. Prélevez les disques de pâte à l'aide d'une spatule et disposez-les autour de petits bols retournés pour former des paniers.

4 Juste avant de servir, garnissez les paniers de boules de sorbet ou de crème glacée et groseilles ou de framboises.

NIVEAU DE DIFFICULTÉ
Assez facile

TEMPS DE PRÉPARATION
1 h environ

PRÉPARATION À L'AVANCE
Oui

●●●

D Garnissez les paniers avec des fruits non sucrés

BOISSON
Vin blanc moelleux

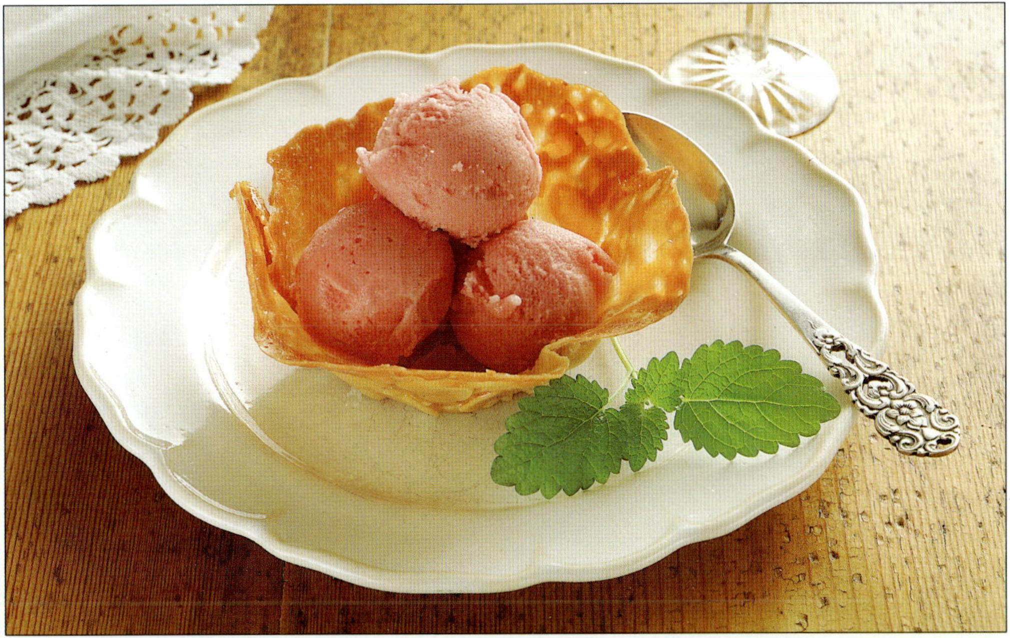

COURONNE MERINGUÉE

Pour 8 à 10 personnes

POUR LA MERINGUE :
6 blancs d'œufs
125 g de sucre

POUR LE MOULE :
175 g de sucre
2 cuil. à soupe d'eau bouillante

POUR GARNIR ET ACCOMPAGNER :
salade de fruits ou fraises fraîches ou décongelées

PRÉPARATION

1 Préchauffez le four à 200 °C, thermostat 6. Préparez la meringue : battez les blancs d'œufs en neige ferme, puis incorporez-y le sucre en continuant à battre jusqu'à ce que l'appareil à meringue soit bien ferme et luisant.

2 Pour le moule, versez le sucre dans une poêle sèche. Placez sur feu moyen et tournez jusqu'à ce que le sucre brunisse. Ajoutez alors l'eau bouillante et mélangez pour obtenir un caramel fluide. Versez-le aussitôt dans un moule à savarin chaud de 1,2 litre, en agitant ce dernier en tous sens pour qu'il en soit bien nappé.

3 Versez l'appareil à meringue dans le moule et faites cuire 10 mn environ au bain-marie dans le four, jusqu'à ce que la surface commence à colorer. Baissez la température à 150 °C, thermostat 2, et prolongez la cuisson de 2 h. Laissez le moule refroidir dans le bain-marie.

4 Démoulez la couronne sur un plat de service, garnissez-la d'une partie de la salade de fruits ou des fraises. Servez le reste à part.

NIVEAU DE DIFFICULTÉ
Assez facile

TEMPS DE PRÉPARATION
3 h

PRÉPARATION À L'AVANCE
Oui

●●○

D Privez-vous de meringue et mangez les fruits avec une petite cuillerée de crème allégée fouettée.

BOISSON
Porto tawny

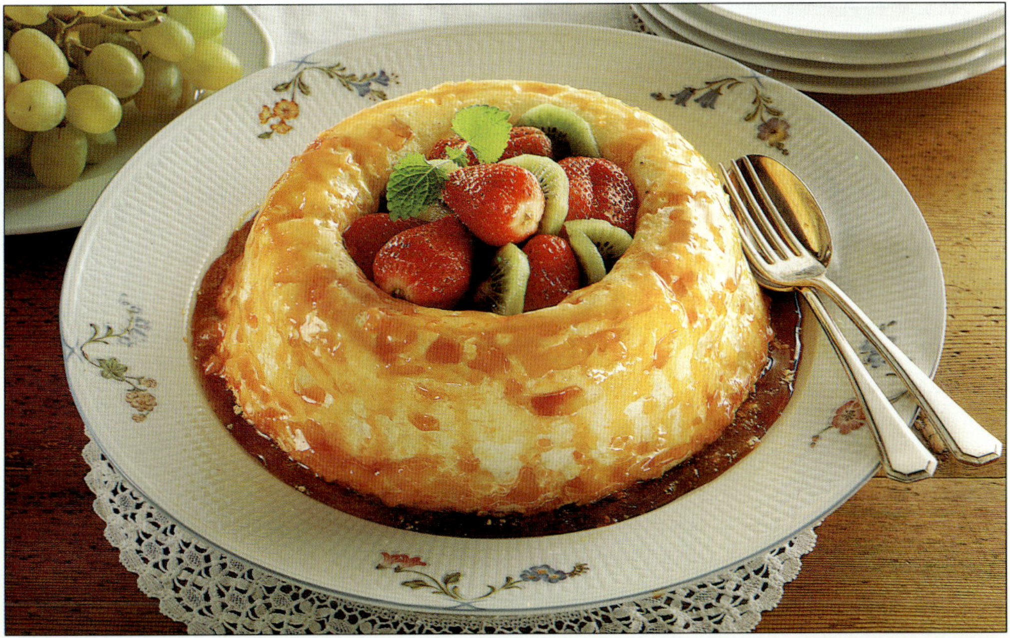

353

GÂTEAU AUX CAROTTES

Pour 12 tranches

margarine et chapelure pour enduire le moule
4 œufs
175 g de cassonade
50 g de margarine fondue légèrement refroidie
125 g de cottage cheese
250 g de carottes râpées
225 g de farine
2 cuil. à café de levure chimique
1 cuil. à café de cannelle
1 cuil. à café de clous de girofle moulus
1 cuil. à café de sucre vanillé

POUR LE GLAÇAGE :
125 g de fromage blanc à la faisselle ou de cottage cheese
3 cuil. à café de sucre glace
25 g de margarine ramollie
cannelle en poudre

PRÉPARATION

1 Préchauffez le four à 180 °C, thermostat 4. Graissez un moule à fond amovible de 24 cm de diamètre et poudrez-le de chapelure.

2 Battez au fouet dans une jatte les œufs et le sucre. Incorporez-y la margarine fondue, le fromage blanc et les carottes râpées ; mélangez soigneusement. Mêlez dans un bol la farine, la levure, la cannelle, les clous de girofle moulus, le sucre vanillé, et ajoutez-les à la pâte. Versez celle-ci dans le moule et faites cuire 40 mn environ dans le bas du four. Laissez refroidir.

3 Mélangez tous les ingrédients du glaçage et nappez-en le gâteau démoulé. Poudrez d'un peu de cannelle.

NIVEAU DE DIFFICULTÉ
Facile

TEMPS DE PRÉPARATION
1 h

PRÉPARATION À L'AVANCE
Oui

●●●

D Remplacez le glaçage par un peu de sucre glace et de cannelle. La quantité de farine d'une part équivaut à celle d'un morceau de pain

BOISSON

Café

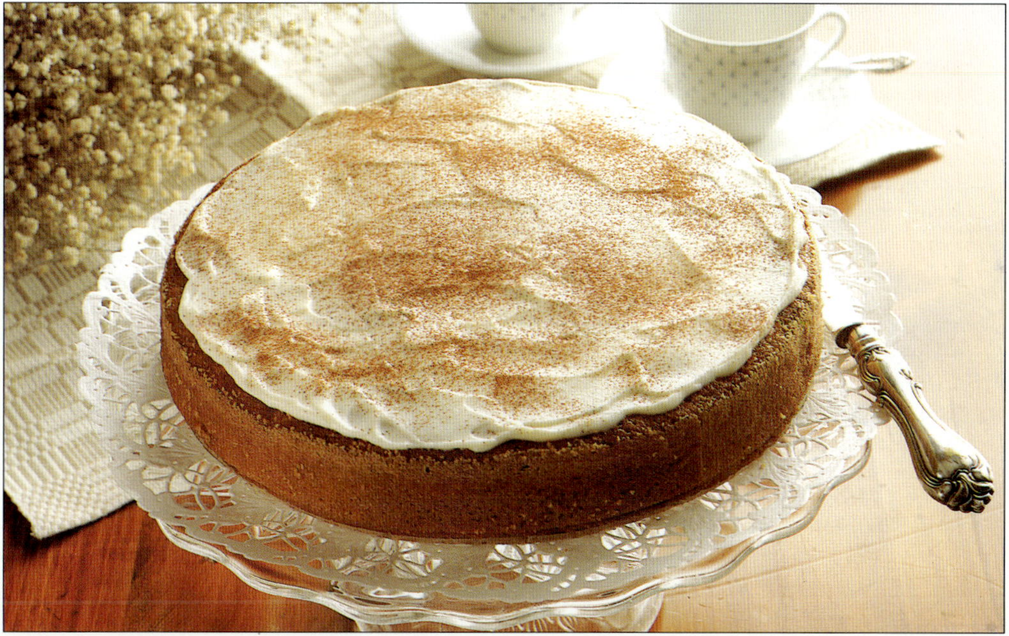

FRUITS PAVLOVA

Pour 10 personnes

margarine pour graisser
Farine pour poudrer
4 blancs d'œufs
1 cuil. à café de vinaigre
150 g de sucre
1 cuil. à soupe de Maïzena

POUR LA GARNITURE :
30 cl de crème fouettée
450 g de fraises
4 kiwis
3 fruits de la passion
fruits de votre choix, par exemple banane, pêches, framboises, etc.

PRÉPARATION

1 Dessinez un disque de 30 cm sur une feuille de papier sulfurisé, graissez-le avec un peu de margarine et poudrez-le de farine. Secouez la feuille pour en faire tomber l'excès de farine, puis placez-la sur une plaque à pâtisserie.

2 Préchauffez le four à 150 °C, thermostat 2. Battez en neige ferme les blancs d'œufs additionnés de vinaigre. Ajoutez peu à peu le sucre et continuez à battre jusqu'à ce que la meringue soit bien ferme et luisante. Incorporez-y alors la Maïzena. À l'aide d'une spatule, répartissez la meringue sur le disque en creusant une petite échancrure au centre. Faites cuire 1 h 30 environ, à mi-hauteur du four. Éteignez le four et laissez sécher la meringue pendant quelques heures ou jusqu'au lendemain.

3 Garnissez la meringue de crème fouettée et des fruits choisis.

Remarque : cette recette peut s'appliquer à de petites meringues d'environ 8 cm de diamètre comme celle figurant sur l'illustration. Dans ce cas, limiter le cuisson à 1 h.

NIVEAU DE DIFFICULTÉ

Assez facile

TEMPS DE PRÉPARATION

30 mn + temps de séchage au four

PRÉPARATION À L'AVANCE

En partie

●●○

D Ce dessert ne convient pas aux diabétiques.

BOISSON

Vin blanc moelleux

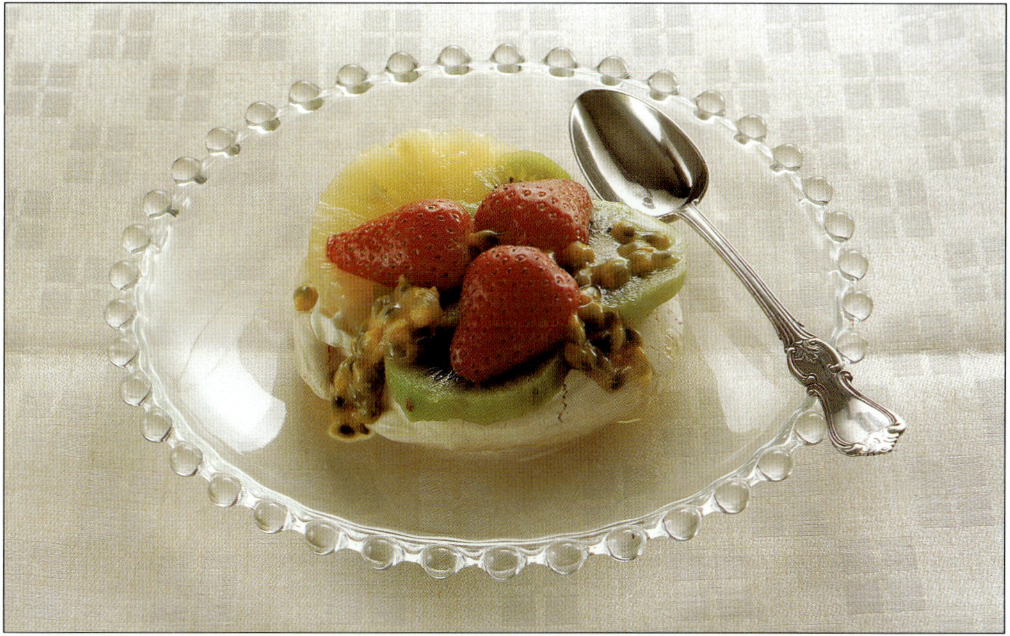

355

GÂTEAU À LA CONFITURE

Pour 10 à 12 tranches

margarine pour graisser et chapelure pour poudrer le moule
2 œufs
225 g de sucre
2 cuil. à café d'essence de vanille
75 g de margarine fondue
150 g de farine
15 cl de confiture (de cerises, de framboises ou de cassis)

POUR LA COUVERTURE :
50 g de margarine fondue
1 cuil. à soupe de sucre
125 g de flocons d'avoine

PRÉPARATION

1 Préchauffez le four à 180 °C, thermostat 4. Graissez un moule à tarte de 28 cm de diamètre et poudrez-le de chapelure. Battez au fouet l'œuf, le sucre et l'essence de vanille. Ajoutez la margarine fondue au mélange et incorporez-y délicatement la farine. Versez la pâte dans le moule et faites-la cuire 25 mn dans le bas du four.

2 Préparez la couverture : mélangez la margarine fondue, le sucre et les flocons d'avoine.

3 Enduisez le gâteau de confiture et recouvrez de flocons d'avoine. Remettez 10 mn au four.

NIVEAU DE DIFFICULTÉ	Facile
TEMPS DE PRÉPARATION	1 h environ
PRÉPARATION À L'AVANCE	Oui

●●○

BOISSON

Champagne
ou mousseux moelleux
ou demi-sec

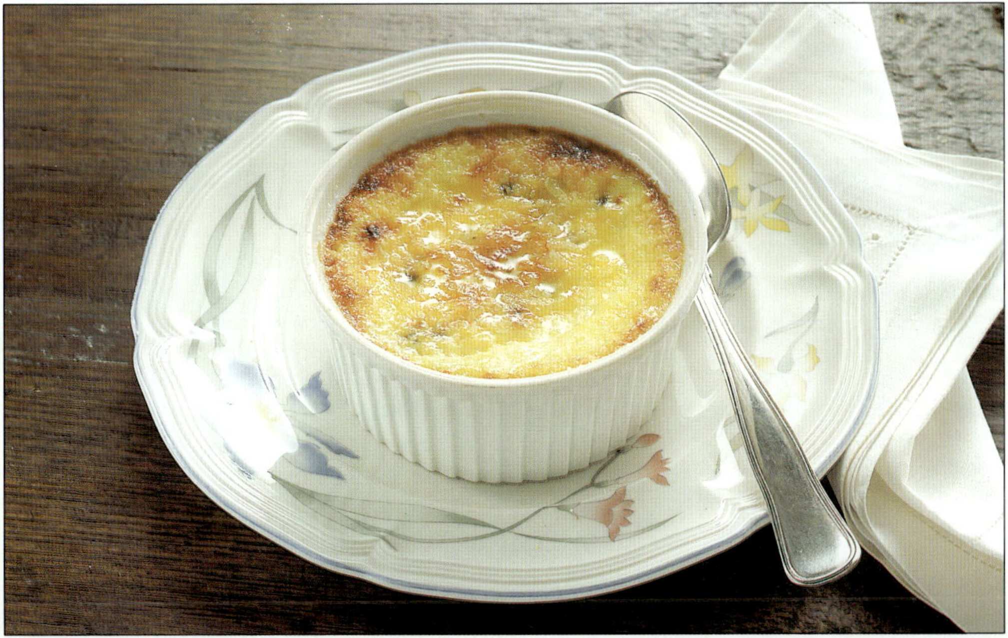

CRÊPES AU CASSIS

Pour 8 personnes

3 œufs
75 g de farine
35 cl de lait
1 pincée de sel
2 cuil. à soupe de margarine
+ 1 cuil. à café pour graisser
la poêle à crêpes

POUR LA GARNITURE :
1 litre de crème glacée allégée

POUR LA SAUCE :
30 cl de confiture de cassis

PRÉPARATION

1 Pour faire la pâte, malaxez au fouet les œufs et la farine. Ajoutez-y progressivement le lait sans cesser de battre, afin d'obtenir une pâte souple. Salez et incorporez la margarine fondue.

2 Faites cuire les crêpes une à une dans une petite poêle ou une poêle à crêpes graissée à la margarine. Superposez-les au fur et à mesure, en les séparant d'une feuille de papier sulfurisé, sur un plat posé sur une casserole d'eau bouillante, ou entreposez-les dans le four tiède.

3 Juste avant de servir, faites chauffer la confiture de cassis dans une petite casserole à fond épais et versez-la dans une saucière. Fourrez les crêpes de crème glacée et servez immédiatement, accompagné de la sauce de cassis.

NIVEAU DE DIFFICULTÉ

Facile

TEMPS DE PRÉPARATION

30 mn

PRÉPARATION À L'AVANCE

Oui

●●●

D Remplacez la confiture par une compote non sucrée. Une part équivaut à un petit canapé.

BOISSON

Vin blanc liquoreux ou xérès

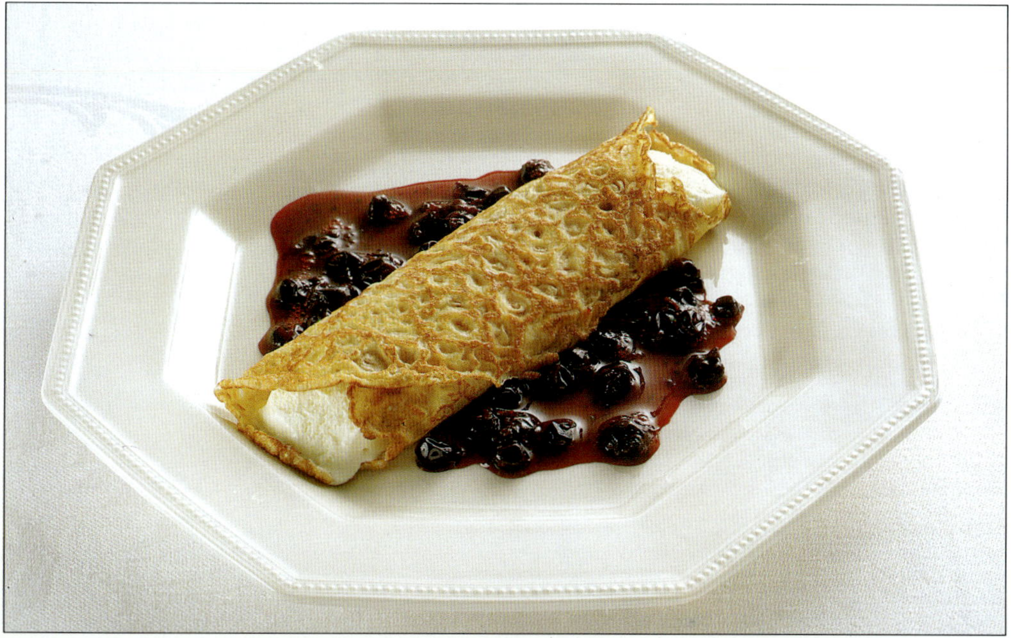

CRÊPES AUX FRAMBOISES

Pour 6 personnes

2 œufs
50 cl de lait écrémé
150 g de farine
1/2 cuil. à café de sel
2 cuil. à soupe de margarine

POUR LA GARNITURE :
900 g de framboises ou de mûres fraîches ou décongelées

PRÉPARATION

1 Pour faire la pâte, battez les œufs au fouet, puis ajoutez-y un peu de lait sans cesser de battre. Incorporez la farine et le reste du lait. Salez et battez jusqu'à obtention d'une pâte souple.

2 Faites cuire les crêpes une à une dans une petite poêle ou une poêle à crêpes graissée à la margarine, en les faisant dorer des deux côtés. Posez-les au fur et à mesure sur un plat posé sur une casserole d'eau bouillante, ou dans le four tiède, en les séparant d'une feuille de papier sulfurisé.

3 Juste avant de servir, fourrez les crêpes de framboises ou de mûres.

NIVEAU DE DIFFICULTÉ Facile
TEMPS DE PRÉPARATION 30 mn
PRÉPARATION À L'AVANCE En partie
●●○ D Une part contient autant de farine qu'un morceau de pain.

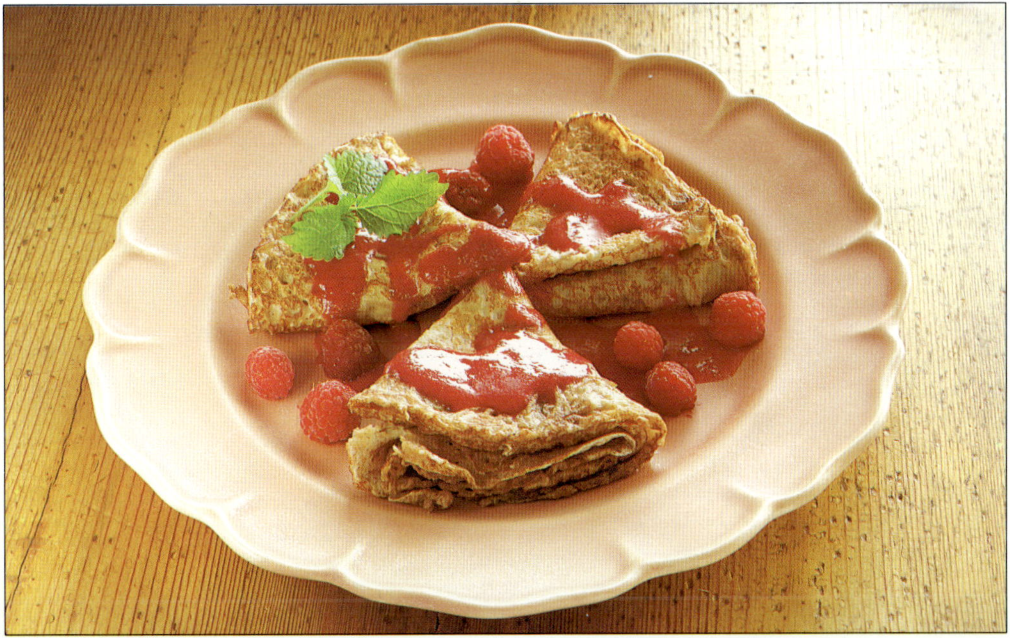

CRÈME À LA VANILLE

Pour 6 personnes

90 cl de lait
75 g de Maïzena
1 cuil. à soupe de sucre
1 œuf
1 ou 2 cuil. à café de sucre vanillé ou 1 cuil. à soupe de zeste râpé de citron non traité

POUR ACCOMPAGNER :
petits fruits frais, compote ou confiture

PRÉPARATION

1 Mélangez avec une cuillère en bois, le lait, la Maïzena, le sucre et l'œuf dans une casserole à fond épais. Faites chauffer en tournant constamment avec une cuillère en bois jusqu'à ce que le mélange épaississe.

2 Incorporez le sucre vanillé ou le zeste de citron sans cesser de tourner. Versez la crème dans un plat et placez-le dans un endroit frais jusqu'au moment de servir.

3 Présentez la crème accompagnée de petits fruits frais, de compote ou de confiture.

NIVEAU DE DIFFICULTÉ	Facile
TEMPS DE PRÉPARATION	30 mn
PRÉPARATION À L'AVANCE	Oui

●●○

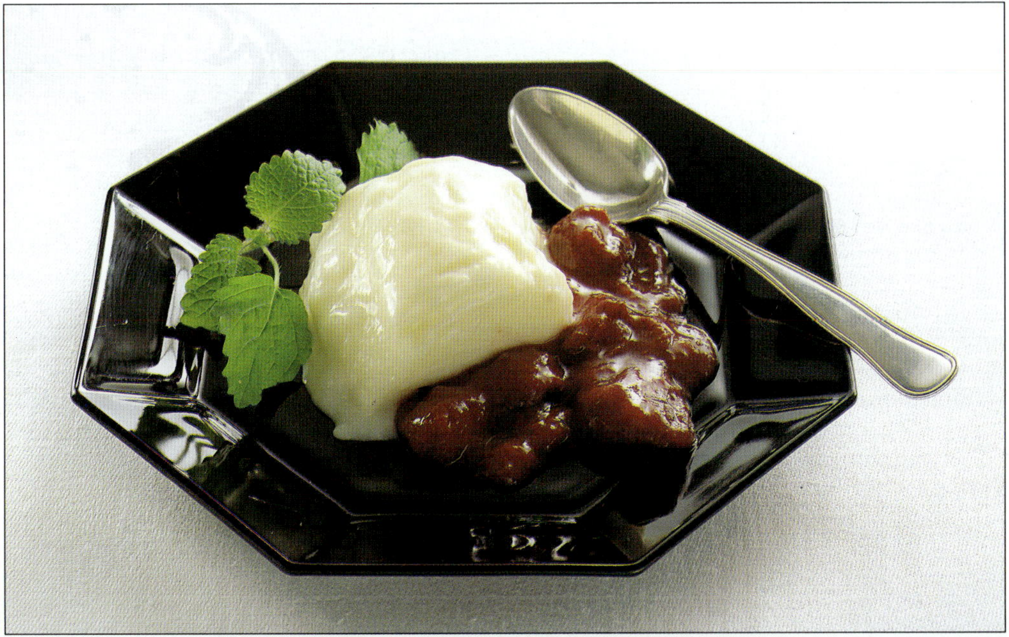

367

OMELETTE SOUFFLÉE AUX FRUITS

Pour 6 personnes

6 œufs
6 cuil. à café d'eau
6 cuil. à café de sucre
un peu de sucre vanillé
1 cuil. à soupe de margarine

POUR LA GARNITURE :
3 cuil. à soupe de cognac
450 g de petits fruits mélangés (framboises, fraises, mûres, groseilles rouges, cassis, etc)
un peu de sucre

PRÉPARATION

1 Préchauffez le four à 240 °C, thermostat 9. Cassez les œufs en séparant les jaunes des blancs. Travaillez au fouet les jaunes d'œufs, l'eau, le sucre et le sucre vanillé jusqu'à ce que le mélange soit bien blanc et mousseux. Battez les blancs en neige ferme et incorporez-les à la préparation précédente à l'aide d'une spatule, en soulevant délicatement.

2 Faites chauffer la margarine dans une poêle pouvant aller au four. Confectionnez très rapidement l'omelette et placez la poêle dans le four jusqu'à ce que la surface de l'omelette soit prise et gonflée.

3 Faites chauffer le cognac. Sucrez les fruits, faites-les chauffer à feu doux, puis mettez-les dans un plat de service creux. Fourrez l'omelette de quelques fruits, repliez-la et faites-la glisser sur un plat de service chaud. Versez le cognac chaud sur les fruits et faites flamber. Servez sans attendre l'omelette accompagnée du plat de fruits flambés.

OMELETTE SOUFFLÉE AUX FRUITS

NIVEAU DE DIFFICULTÉ	Assez facile
TEMPS DE PRÉPARATION	30 mn
PRÉPARATION À L'AVANCE	Non

●●○

BOISSON

Porto

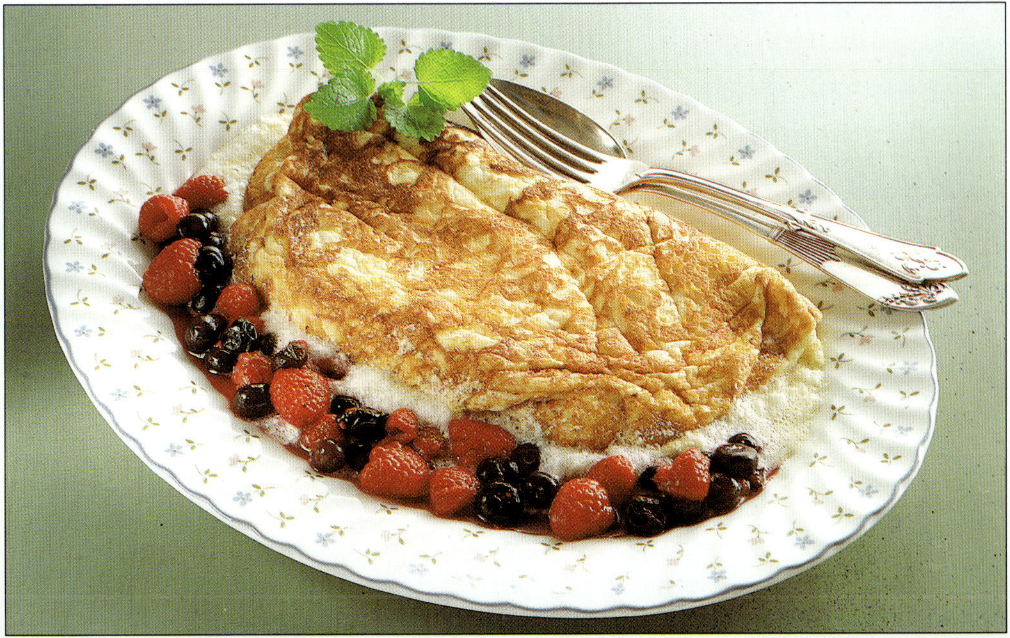

FROMAGE BLANC AUX AMANDES

Pour 8 personnes

3 œufs
2 cuil. à soupe de sucre
25 g de farine
30 cl de lait
500 g de fromage blanc à la faisselle ou de cottage cheese
75 g d'amandes grossièrement hachées
margarine pour graisser la timbale

POUR ACCOMPAGNER :
petits fruits frais ou décongelés (framboises, mûres ou groseilles rouges)

PRÉPARATION

1 Préchauffez le four à 180 °C, thermostat 4. Mélangez à l'aide d'un fouet les œufs et le sucre, jusqu'a ce qu'ils soient bien blancs et mousseux. Incorporez la farine, le lait, le fromage blanc et les amandes hachées. Versez l'appareil dans une timbale graissée de 24 cm de diamètre. Glissez à mi-hauteur du four et laissez cuire 1 h.

2 Servez froid accompagné de petits fruits frais ou décongelés.

FROMAGE BLANC AUX AMANDES

NIVEAU DE DIFFICULTÉ
Facile

TEMPS DE PRÉPARATION
1 h 30

PRÉPARATION À L'AVANCE
Oui

●●●

BOISSON
Porto

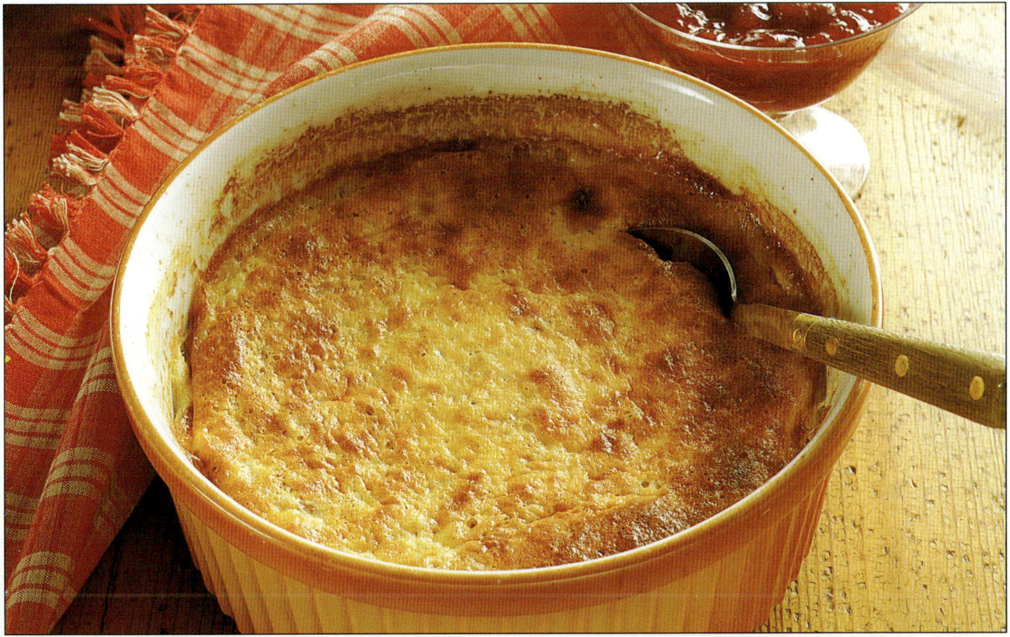

369

PASHKA ET FRUITS

Pour 6 personnes

50 g de raisins secs
50 g d'amandes
350 g de fromage blanc cottage cheese allégé
10 cl de crème fleurette
1 1/2 cuil. à soupe de sucre
1/2 cuil. à café d'essence de vanille ou 1 cuil. à café de sucre vanillé
25 g de fruits confits émincés
2 jaunes d'œufs

POUR LA GARNITURE :
fruits de saison

PRÉPARATION

1 Mêlez les raisins secs et les amandes et hachez-les manuellement ou dans un robot ménager. Passez le fromage blanc dans un robot ménager jusqu'à ce que sa consistance soit bien lisse.

2 Mélangez intimement le fromage blanc, les raisins secs, les amandes, la crème fleurette, le sucre, la vanille ou le sucre vanillé, les fruits confits et les jaunes d'œufs.

3 Versez le mélange dans un grand filtre à café et posez ce dernier sur un grand bol. Laissez égoutter au frais jusqu'au lendemain.

4 Retournez le filtre sur le plat de service et retirez le papier filtre. Garnissez de fruits de saison de votre choix.

NIVEAU DE DIFFICULTÉ

Facile

TEMPS DE PRÉPARATION

30 mn + temps de réfrigération

PRÉPARATION À L'AVANCE

Oui

●●○

BOISSON

Vin blanc moelleux

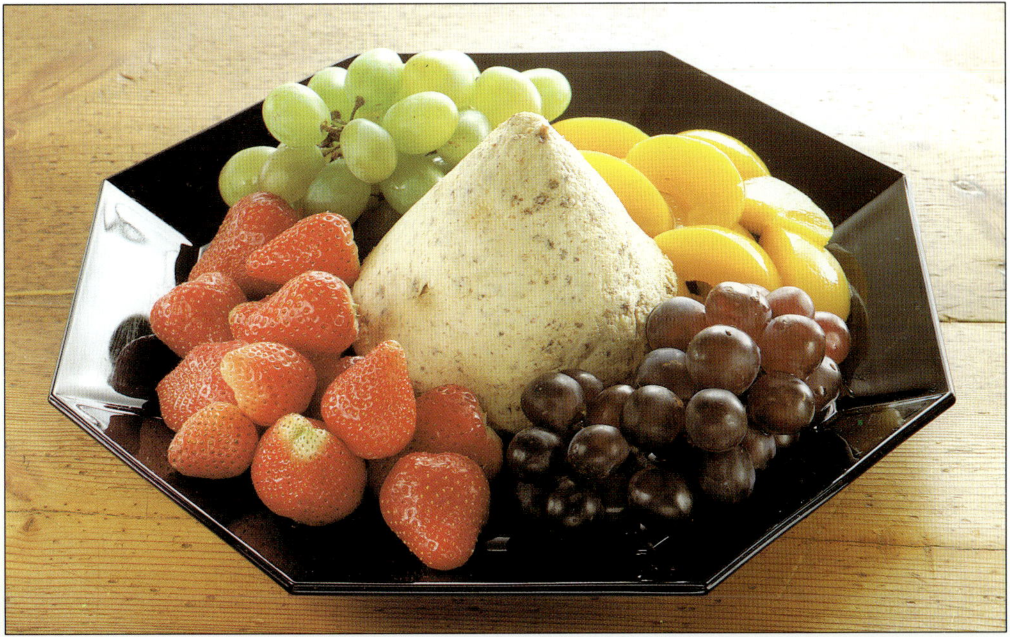

MOUSSE À L'ORANGE

Pour 6 personnes

2 grosses oranges non traitées
1 cuil. à soupe de jus de citron
6 cuil. à soupe de sucre
3 œufs
4 cuil. à café de poudre de gélatine
2 cuil. à soupe d'eau chaude
5 cl de Grand Marnier ou de Cointreau
225 g de fromage blanc à la faisselle ou de cottage cheese
1 cuil. à soupe de cacao en poudre

PRÉPARATION

1 Lavez les oranges, pressez-les et râpez-en finement le zeste.

2 Cassez les œufs en séparant les jaunes des blancs. Versez les jaunes, le sucre, le jus d'orange et le jus de citron dans une grande jatte. Placez cette dernière dans un bain-marie et travaillez le mélange au fouet jusqu'à ce qu'il épaississe. Retirez du bain-marie et laissez tiédir en remuant de temps à autre.

3 Faites fondre la gélatine dans de l'eau chaude.

4 Mélangez la liqueur et la gélatine. Réservez.

5 Fixez une feuille de papier sulfurisé autour d'un moule à soufflé de 20 cm de diamètre pour en augmenter la hauteur.

6 Incorporez la préparation du bain-marie au fromage blanc. Battez les blancs d'œufs en neige ferme et ajoutez-la délicatement au mélange précédent avec une spatule. Versez la mousse dans le moule et laissez reposer 3 h dans un endroit frais.

7 Poudrez la mousse de poudre de cacao et retirez la feuille de papier sulfurisé juste avant de servir.

MOUSSE À L'ORANGE

Niveau de difficulté
Assez facile
Temps de préparation
1 h + temps de réfrigération
Préparation à l'avance
Oui

●●○

D Remplacez le sucre par un édulcorant artificiel

Boisson

Vin blanc doux

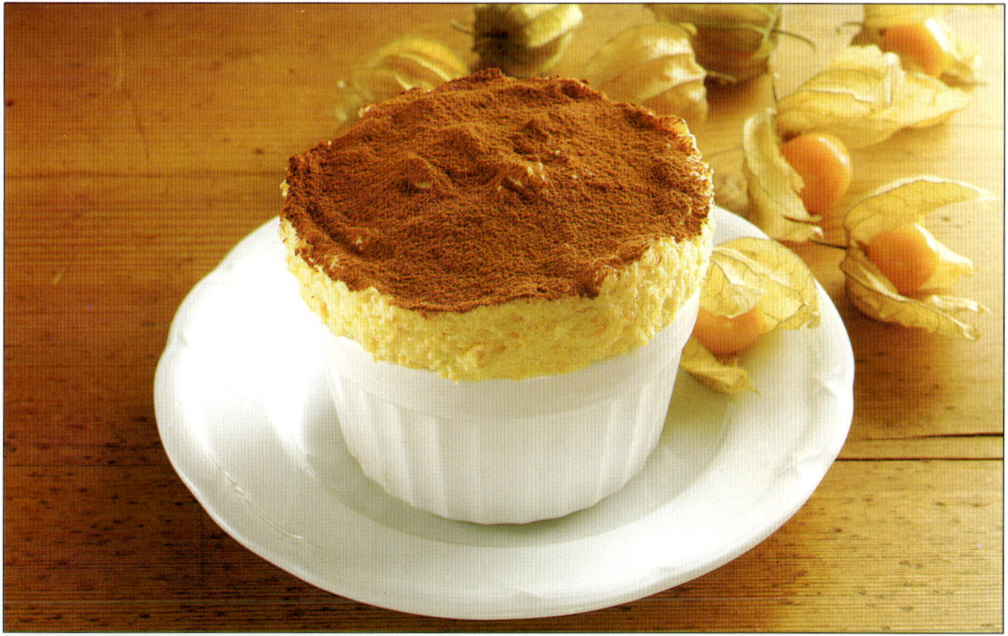

371

SOUFFLÉ À L'ORANGE

Pour 6 personnes

2 cuil. à soupe de margarine
4 cuil. à soupe de farine
25 cl de lait
4 œufs, blancs et jaunes séparés
2 cuil. à soupe de sucre
le jus et le zeste râpé de 1 orange non traitée
2 cuil. à café de Maïzena
margarine pour graisser le moule

PRÉPARATION

1 Faites chauffer la margarine dans une casserole. Ajoutez-y la farine, puis le lait sans cesser de tourner avec une cuillère en bois. Faites bouillir quelques minutes, puis retirez du feu et laissez tiédir. Incorporez les jaunes d'œufs un à un, puis ajoutez le sucre, la Maïzena, le jus et le zeste d'orange.

2 Préchauffez le four à 180 °C, thermostat 4. Battez les blancs en neige ferme et incorporez-la délicatement à la préparation précédente avec une spatule, en soulevant le mélange. Versez dans un moule à soufflé graissé de 1,5 litre. Glissez dans le bas du four et faites cuire pendant 40 mn. Servez aussitôt.

Niveau de difficulté
Assez facile
Temps de préparation
1 h environ
Préparation à l'avance
En partie

●●○

D Remplacez le sucre par un édulcorant artificiel supportant la cuisson.

Boisson

Porto

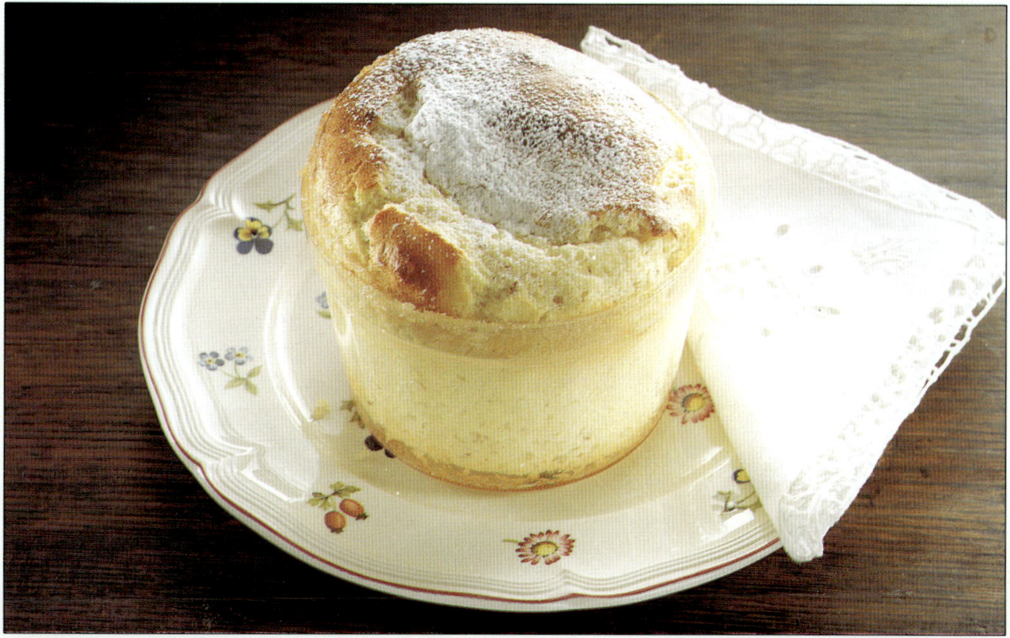

MOUSSE AUX MYRTILLES

Pour 4 personnes

3 feuilles de gélatine
450 g de myrtilles fraîches ou décongelées
50 g de sucre
200 g de fromage blanc à la faisselle ou de cottage cheese
10 cl de crème fleurette
quelques baies et feuilles de myrtille pour décorer

PRÉPARATION

1 Laissez tremper la gélatine pendant 10 mn dans de l'eau froide. Passez les myrtilles dans un robot ménager, ou dans un presse-légumes, pour obtenir une purée lisse.

2 Pressez la gélatine entre les doigts pour en exprimer toute l'eau et faites-la dissoudre dans un peu d'eau, sur feu doux. Mélangez intimement la purée de myrtilles, le sucre et le fromage blanc, puis incorporez-y la gélatine. Fouettez la crème et ajoutez-la au mélange. Versez la mousse dans un plat ou des coupes individuelles. Laissez reposer 2 ou 3 h au réfrigérateur.

3 Servez décoré de quelques feuilles de myrtilles et de quelques baies.

NIVEAU DE DIFFICULTÉ

Facile

TEMPS DE PRÉPARATION
30 mn + temps de réfrigération

PRÉPARATION À L'AVANCE

Oui

●○○

BOISSON

Champagne
ou mousseux moelleux
ou demi-sec

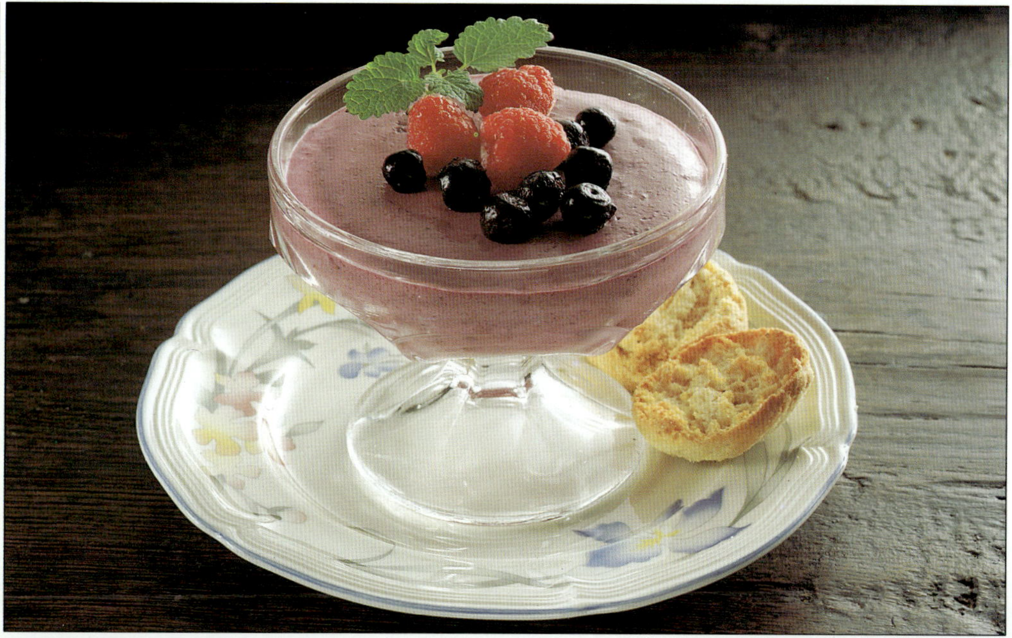

373

MOUSSE AU CITRON

Pour 4 personnes

20 cl de babeurre (ou fromage léger frais)
4 feuilles de gélatine
3 œufs
3 cuil. à soupe de sucre
le jus et le zeste râpé de 1/2 citron non traité

POUR LA GARNITURE :
fraises ou quartiers d'orange
feuilles de citronnelle

PRÉPARATION

1 Versez le babeurre dans un filtre à café et laissez-le égoutter pendant 30 mn environ. Faites tremper la gélatine pendant 10 mn dans de l'eau froide.

2 Pressez la gélatine entre les doigts pour en exprimer toute l'eau et faites-la dissoudre dans un peu d'eau à feu doux. Cassez les œufs en séparant les jaunes des blancs. Mélangez au fouet les jaunes d'œufs et le sucre jusqu'à obtention d'une mousse blanche et mousseuse. Ajoutez-y le jus et le zeste de citron. Mélangez le babeurre retiré du filtre et la gélatine, battez les blancs d'œufs en neige ferme et incorporez-la au mélange. Versez dans une grande jatte ou 4 ramequins. Laissez reposer de 2 à 3 h au réfrigérateur.

3 Démoulez la mousse et garnissez de fraises ou de quartiers d'orange et de feuilles de citronnelle.

NIVEAU DE DIFFICULTÉ Facile
TEMPS DE PRÉPARATION 30 mn + temps de réfrigération
PRÉPARATION À L'AVANCE Oui
●○○
BOISSON Vin blanc moelleux

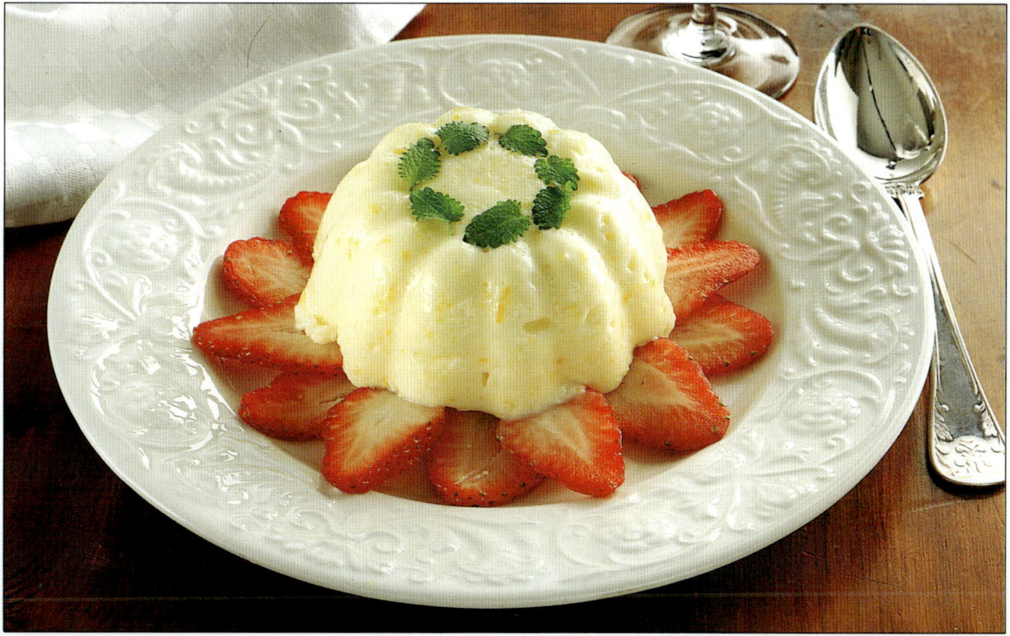

SOUFFLÉ AU CITRON

Pour 6 personnes

20 cl de lait
2 cuil. à soupe de farine
50 g de sucre + 2 cuil. à soupe de sucre
4 jaunes d'œufs
le jus de 1 1/2 citron
le zeste de 1/2 citron non traité
5 blancs d'œufs
margarine pour graisser le moule

PRÉPARATION

1 Mélangez le lait, la farine et 50 g de sucre dans une casserole. Portez à ébullition puis laissez mijoter quelques minutes à feu doux. Incorporez alors un à un les jaunes d'œufs. Poursuivez la cuisson sans laisser bouillir. Retirez du feu et ajoutez le jus et le zeste de citron.

2 Préchauffez le four à 180 °C, thermostat 4. Battez les blancs d'œufs en neige ferme, puis ajoutez-y le sucre sans cesser de battre. Incorporez doucement à l'appareil à soufflé avec une spatule, en soulevant délicatement la masse. Glissez dans le bas du four et faites cuire de 30 à 40 mn.

3 Servez sans attendre.

NIVEAU DE DIFFICULTÉ Assez facile
TEMPS DE PRÉPARATION 1 h environ
PRÉPARATION À L'AVANCE En partie

●●○

D Remplacez le sucre du soufflé par un édulcorant artificiel supportant la cuisson. Il n'est pas nécessaire de remplacer le sucre dans les œufs en neige.

BOISSON

Porto tawny

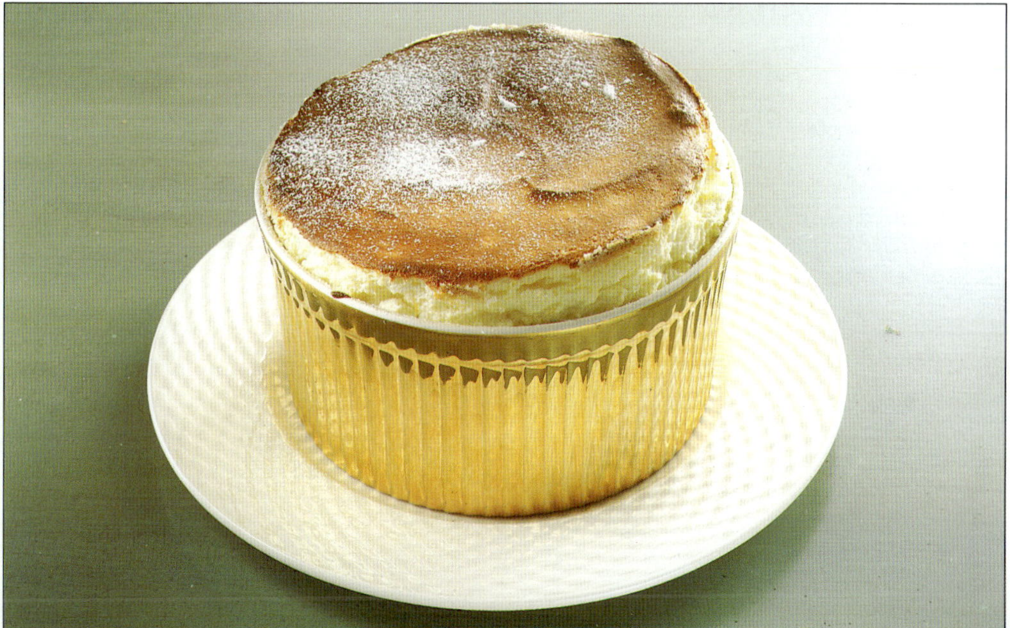

375

MOUSSE AU CHOCOLAT

Pour 8 personnes

125 g de chocolat pâtissier
2 cuil. à café de café instantané
1 1/2 cuil. à soupe d'eau chaude
4 blancs d'œufs
1 pincée de sel
3 cuil. à soupe de sucre glace

POUR LA GARNITURE :
copeaux de chocolat blanc ou noir

PRÉPARATION

1 Coupez le chocolat en morceaux et faites-les fondre au bain-marie. Faites dissoudre le café dans l'eau chaude et incorporez-le au chocolat en remuant vigoureusement. Laissez tiédir.

2 Battez les blancs d'œufs additionnés de sel en neige très ferme, puis incorporez-y le sucre glace sans cesser de battre. Ajoutez un tiers des œufs en neige au chocolat et mélangez soigneusement. Incorporez délicatement le reste des œufs en neige.

3 Versez l'appareil à soufflé dans 8 ramequins. Maintenez au réfrigérateur pour au moins 2 h ou, si cela est possible, jusqu'au lendemain.

4 Sortez la mousse du réfrigérateur 30 mn avant de servir et garnissez-la de copeaux de chocolat blanc ou noir.

Remarque : la mousse au chocolat peut être congelée. Retirez-la du congélateur et laissez-la décongeler à la température ambiante quelques heures avant de servir.

NIVEAU DE DIFFICULTÉ
Facile
TEMPS DE PRÉPARATION 30 mn + temps de réfrigération
PRÉPARATION À L'AVANCE
Oui

●●○

D Dessert dont chacun peut profiter sans appréhension.

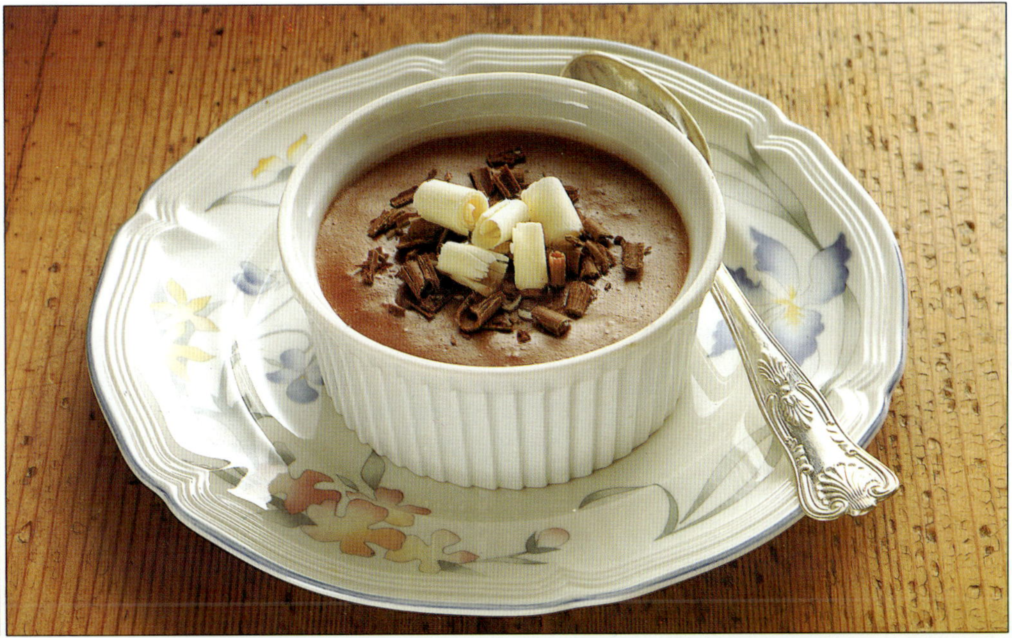

MOUSSE AUX GROSEILLES

Pour 6 personnes

700 g de groseilles à maquereau
3 cuil. à soupe de sucre
2 œufs, blancs et jaunes séparés
20 cl de crème aigre
4 feuilles de gélatine

POUR LA GARNITURE :
quelques groseilles
amandes effilées (facultatives)

PRÉPARATION

1 Mettez 1 cuillerée à soupe de sucre dans un peu d'eau et portez à ébullition. Ajoutez-y les groseilles, en en réservant quelques-unes pour la garniture, et laissez mijoter jusqu'à ce qu'elles soient tendres. Réduisez-les en purée dans un robot ménager et laissez refroidir. Faites tremper la gélatine pendant 10 mn dans de l'eau froide.

2 Battez les jaunes d'œufs additionnés de sucre, jusqu'à ce qu'ils soient bien blancs et mousseux. Incorporez-y la purée de groseilles et la crème aigre. Pressez la gélatine pour en exprimer toute l'eau, faites-la fondre dans 2 cuillerées à soupe d'eau à feu doux, puis incorporez-la au mélange. Battez les blancs d'œufs en neige ferme et ajoutez-la délicatement à la préparation avec une spatule. Répartissez la mousse entre 6 coupes ou versez-la dans une grande jatte. Maintenez au réfrigérateur jusqu'au lendemain.

3 Garnissez de quelques groseilles et d'amandes effilées (facultatives) juste avant de servir.

MOUSSE AUX GROSEILLES

NIVEAU DE DIFFICULTÉ Facile
TEMPS DE PRÉPARATION 1 h environ + temps de réfrigération
PRÉPARATION À L'AVANCE Oui
●○○

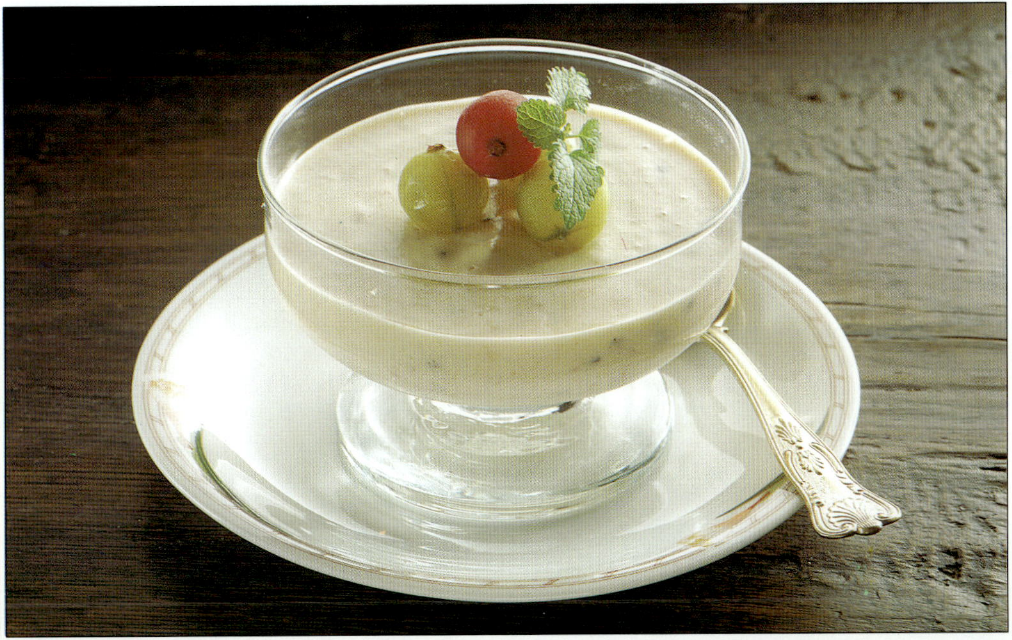

377

MOUSSE AU CASSIS

Pour 8 personnes

4 feuilles de gélatine
900 g de cassis
2 jaunes d'œufs
75 à 125 g de sucre
15 cl de crème fleurette
3 blancs d'œufs

POUR LA GARNITURE :
10 cl de crème fouettée
quelques cassis
amandes effilées (facultatives)

PRÉPARATION

1 Faites tremper les feuilles de gélatine 10 mn dans de l'eau froide. Réduisez les baies de cassis en purée dans un robot ménager en en réservant quelques-unes pour la garniture.

2 Fouettez les jaunes d'œufs additionnés de sucre, jusqu'à ce qu'ils soient bien blancs et mousseux. Incorporez-y la purée de cassis et la crème fleurette. Pressez la gélatine entre les doigts pour en exprimer toute l'eau, faites-la fondre dans 2 cuillerées à soupe d'eau à feu doux, puis incorporez-la à la préparation.

3 Battez les blancs d'œufs en neige ferme et incorporez-la délicatement au mélange avec une spatule, en le soulevant. Répartissez la mousse obtenue entre 6 bols ou versez-la dans une grande coupe. Maintenez de 2 à 3 h au réfrigérateur.

4 Juste avant de servir, garnissez de crème fouettée, des baies de cassis réservées et, si vous le souhaitez, d'amandes effilées.

Niveau de difficulté
Facile
Temps de préparation
30 mn + temps de réfrigération
Préparation à l'avance
Oui
●●○

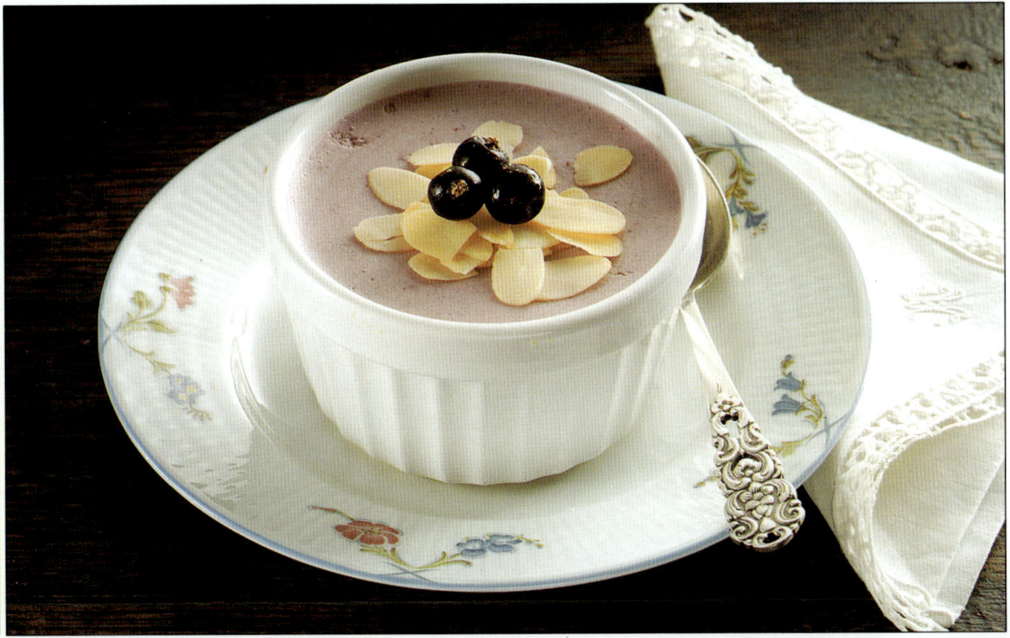

SOUFFLÉ AUX POMMES

Pour 8 personnes

2 pommes
75 g de sucre
2 cuil. à soupe d'eau
50 g de farine
15 cl de lait
2 cuil. à soupe de margarine
25 g de noisettes concassées
1 pincée de sel
4 jaunes d'œufs
5 blancs d'œufs
2 cuil. à soupe de Maïzena
margarine pour graisser le moule

PRÉPARATION

1 Préchauffez le four à 200 °C, thermostat 6. Pelez les pommes, enlevez-en le cœur et les pépins avec un vide-pommes et coupez-les en petits morceaux. Portez l'eau additionnée de sucre à ébullition, ajoutez-y les morceaux de pommes et faites-les bouillir jusqu'à ce qu'ils deviennent très tendres. Laissez refroidir.

2 Mélangez au fouet le lait et la farine dans une casse-role. Portez à ébullition en tournant. Ajoutez la margarine, les noisettes concassées et le sel. Incorporez un à un les jaunes d'œufs. Laissez refroidir.

3 Mélangez les deux préparations. Battez les blancs d'œufs en neige ferme et incorporez-y la Maïzena.

4 Incorporez les blancs en neige au mélange avec une spatule, en soulevant la masse. Versez dans un moule à soufflé graissé et faites cuire de 25 à 30 mn dans le bas du four. Servez aussitôt.

NIVEAU DE DIFFICULTÉ Assez facile
TEMPS DE PRÉPARATION 1 h
PRÉPARATION À L'AVANCE En partie
●●●
BOISSON Vin blanc moelleux

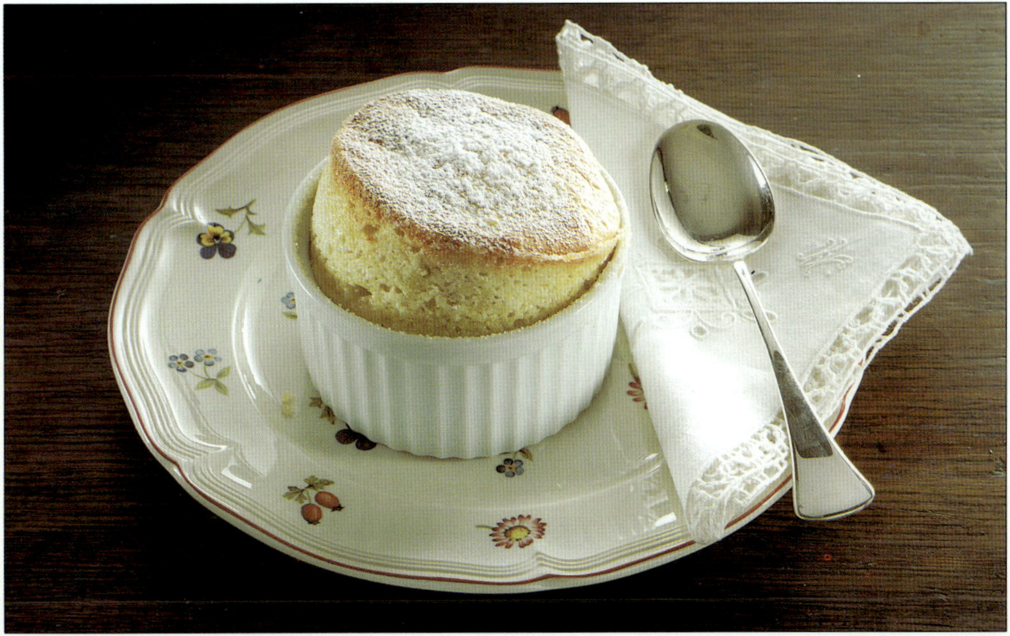

CRÈME GLACÉE À L'AVOCAT

Pour 4 personnes

2 bananes
le jus de 1 orange
1 avocat bien mûr

POUR LA GARNITURE :
fraises, framboises ou autre fruit

PRÉPARATION

1 Placez les bananes non pelées pendant 1 h au congélateur.

2 Épluchez les bananes et coupez-les en rondelles. Pelez et dénoyautez l'avocat. Retirez-en la pulpe et mettez-la dans un robot ménager. Faites fonctionner l'appareil, puis ajoutez les rondelles de banane. Versez le jus d'orange et laissez tourner encore quelques secondes. Maintenez au réfrigérateur pendant quelques heures.

3 Répartissez la crème glacée dans des coupes, garnissez de fruits et servez sans attendre.

NIVEAU DE DIFFICULTÉ

Facile

TEMPS DE PRÉPARATION

30 mn + temps de réfrigération

PRÉPARATION À L'AVANCE

En partie

●●○

D Limitez-vous à une petite part de mousse sans la garniture

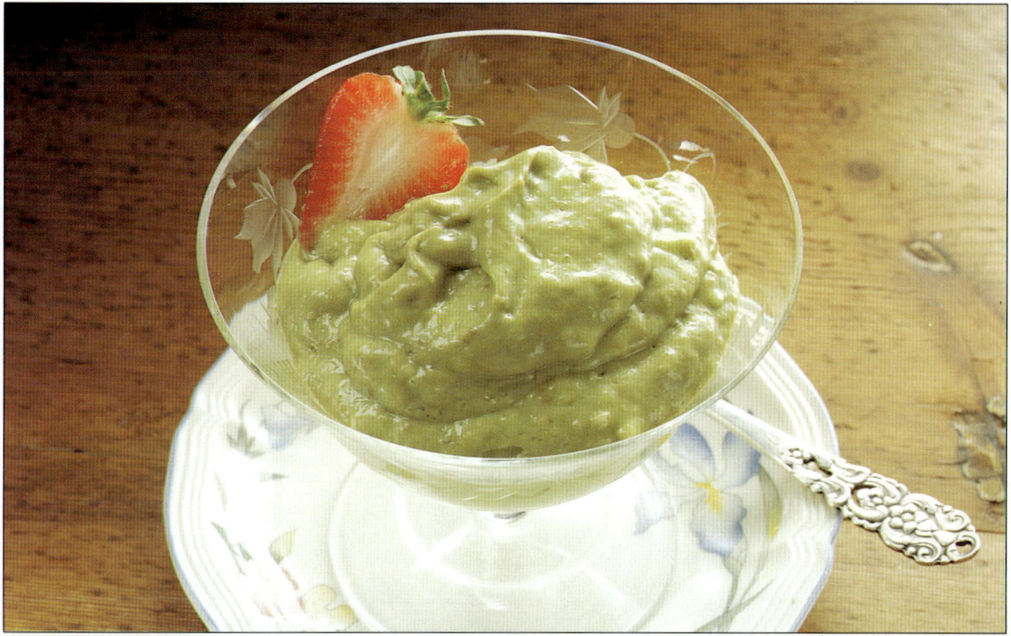

380

SORBET AUX MYRTILLES

Pour 8 personnes

500 g de myrtilles congelées non sucrées
2 à 4 cuil. à soupe de miel
30 ou 40 cl de lait écrémé

PRÉPARATION

1 Retirez les myrtilles du congélateur et laissez-les dégeler 5 mn à température ambiante. Passez le miel et les myrtilles dans un robot ménager et faites-le fonctionner pendant quelques secondes. Versez le lait dans l'appareil et laissez tourner encore quelques secondes.

2 Répartissez le sorbet dans des coupes et servez aussitôt.

Remarque : vous pouvez placer le sorbet au congélateur un moment avant de servir.

SORBET AUX MYRTILLES

Niveau de difficulté
Facile
Temps de préparation
1 h environ
Préparation à l'avance
Non
●○○

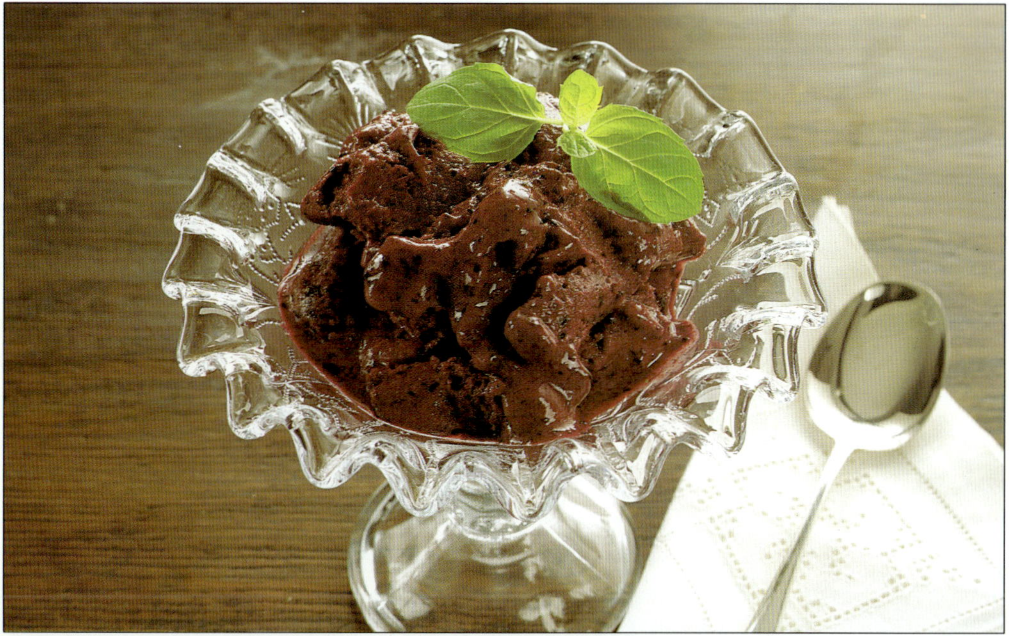

MOUSSE GLACÉE AU CHOCOLAT

Pour 4 personnes

1 paquet de mousse au chocolat instantané en poudre
2 cuil. à soupe d'eau
4 blancs d'œufs
50 g de sucre

POUR LA GARNITURE :
filaments de zeste d'orange non traitée

PRÉPARATION

1 Préparez la mousse comme il est indiqué sur le paquet. Laissez-la refroidir. Battez les blancs d'œufs en neige, sucrez-la et incorporez-la à la mousse de chocolat.

2 Répartissez la mousse dans 4 bols et maintenez-les 2 h au congélateur.

3 Retirez du congélateur 15 mn avant de servir. Présentez garni de filaments de zeste d'orange.

MOUSSE GLACÉE AU CHOCOLAT

NIVEAU DE DIFFICULTÉ

facile

TEMPS DE PRÉPARATION

30 mn + temps de réfrigération

PRÉPARATION À L'AVANCE

Oui

●○○

BOISSON

Vin liquoreux

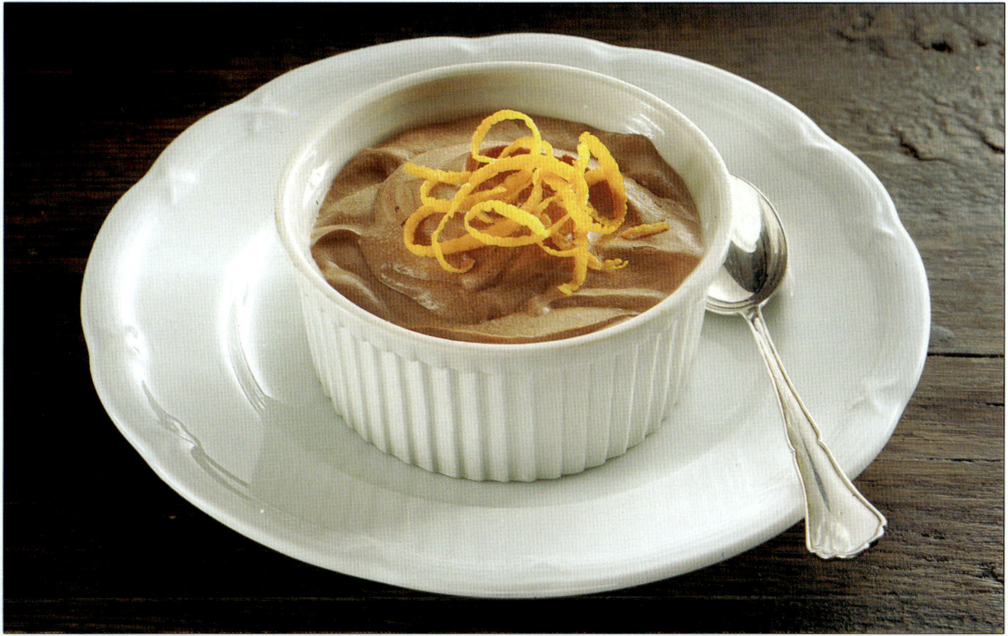

GRANITA AU CHOCOLAT

Pour 6 personnes

150 g de cacao en poudre
75 g de sucre
60 cl de lait écrémé
1/2 gousse de vanille
2 cuil. à soupe de crème fraîche allégée pour la pâtisserie

POUR LA GARNITURE :
filaments de zeste d'orange non traitée

PRÉPARATION

1 Mélangez dans une casserole le cacao, le sucre et le lait. Coupez la gousse de vanille en deux et extrayez-en les graines. Mettez ces graines et la gousse dans la casserole et portez à ébullition. Faites cuire ensuite quelques minutes en tournant avec une cuillère en bois. Laissez refroidir. Retirez la gousse de vanille et incorporez la crème fraîche.

2 Versez le mélange dans une jatte et maintenez 1 h au congélateur.

3 Au bout de ce temps, retirez le granita du congélateur et travaillez-le au fouet électrique, puis remettez dans le congélateur.

4 Retirez le granita du congélateur 30 mn avant de servir.

5 Répartissez le granita entre 6 coupes et garnissez de filaments de zeste d'orange.

NIVEAU DE DIFFICULTÉ	Facile
TEMPS DE PRÉPARATION	1 h + temps de réfrigération
PRÉPARATION À L'AVANCE	Oui

●●●

D Ce dessert ne peut être modifié de manière satisfaisante. Choisissez plutôt la mousse au chocolat (recette 375).

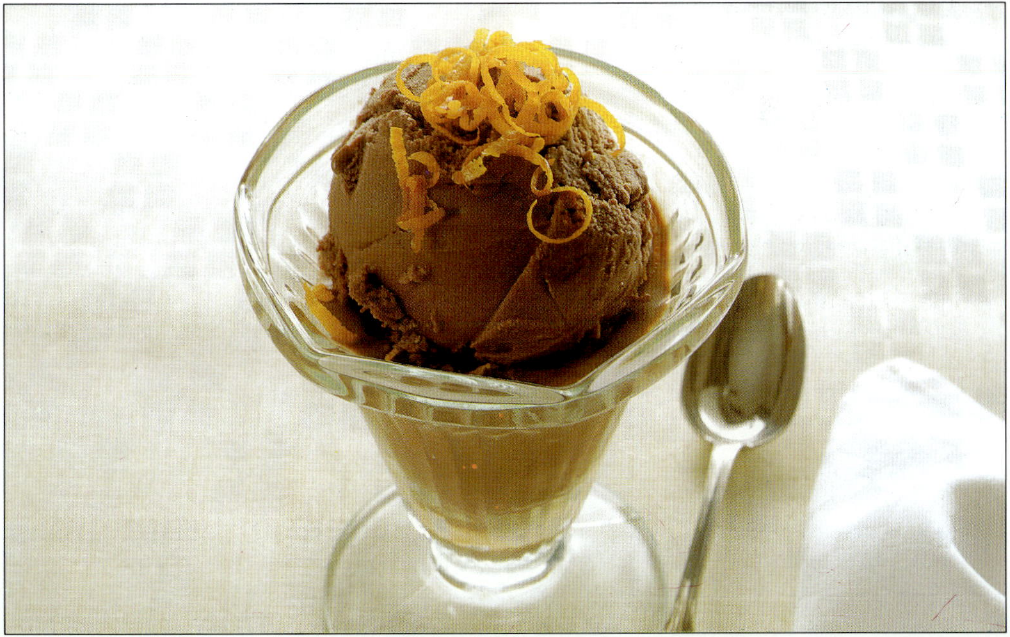

MOUSSE À LA SAUCE ORANGÉE

Pour 10 personnes

15 cl de crème fleurette
3 jaunes d'œufs
150 g de sucre
le jus et le zeste en filaments de 2 citrons non traités
30 cl de crème fraîche allégée
4 feuilles de gélatine
3 blancs d'œufs
50 g d'amandes hachées

POUR LA SAUCE :
4 fruits de la passion
5 cl d'eau
25 g de sucre

POUR LA GARNITURE :
feuilles de menthe ou de citronnelle

PRÉPARATION

1 Préparez la crème fouettée : mélangez au fouet le sucre et les jaunes d'œufs. Ajoutez-y le jus et le zeste de citron, la crème fouettée et la crème fraîche.

2 Faites tremper la gélatine pendant 10 mn dans 3 cuillerées à soupe d'eau. Faites fondre la gélatine à feu doux. Ajoutez-y la crème et mélangez soigneusement. Attendez que la préparation commence à prendre. Battez les blancs d'œufs en neige ferme et incorporez-la au mélange avec les amandes hachées.

3 Versez dans un moule à cake de 24 cm de diamètre à fond amovible, préalablement rincé à l'eau froide. Maintenez au moins 2 h dans la partie basse du réfrigérateur.

4 Coupez en deux les fruits de la passion et retirez-en la pulpe. Faites bouillir quelques minutes l'eau additionnée de sucre. Ajoutez-y les fruits de la passion et laissez reprendre l'ébullition. Retirez du feu et laissez refroidir.

5 Plongez rapidement la base du moule dans de l'eau chaude et démoulez sur le plat de service. Servez garni de feuilles de menthe ou de citronnelle avec la sauce à part.

NIVEAU DE DIFFICULTÉ

Assez facile

TEMPS DE PRÉPARATION

30 mn + temps de réfrigération

PRÉPARATION À L'AVANCE

Oui

●●○

D Supprimez le sucre de la sauce.

BOISSON

Champagne
ou mousseux moelleux
ou demi-sec

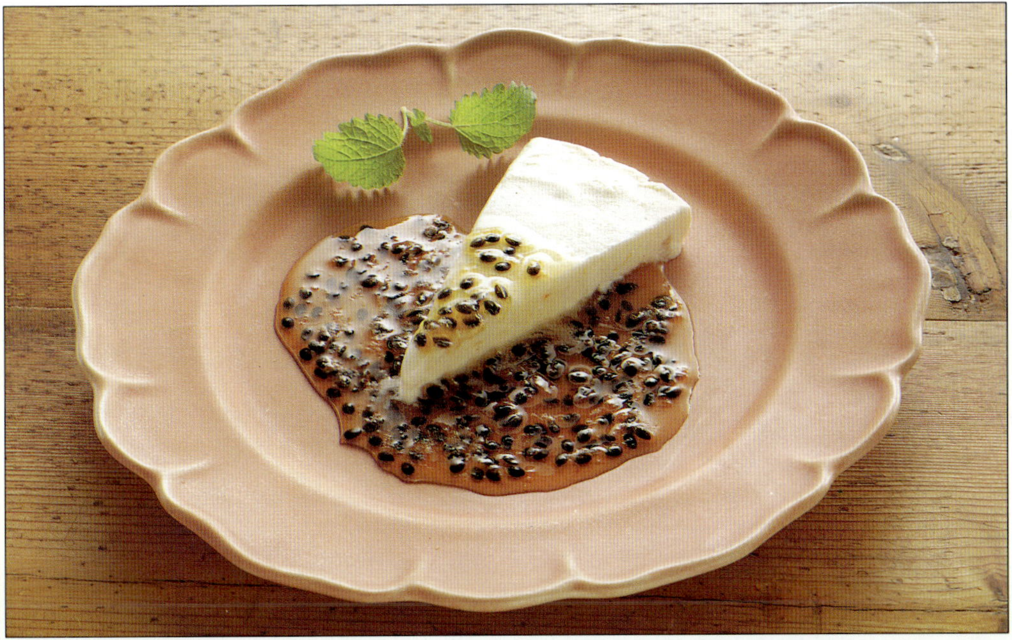

YAOURT GLACÉ AUX FRAMBOISES

Pour 4 personnes

325 g de framboises écrasées
1/2 cuil. à soupe de jus de citron
3 cuil. à soupe de miel blond
50 cl de yaourt nature
1 blanc d'œuf

POUR LA GARNITURE :
quelques framboises entières

PRÉPARATION

1 Mélangez les framboises écrasées, le jus de citron, le miel et le yaourt. Battez les blancs d'œufs en neige ferme et incorporez-la au mélange. Versez dans une grande jatte et maintenez pendant 3 h au congélateur. Remuez de temps à autre pendant la congélation.

2 Répartissez le yaourt glacé dans 4 coupes et garnissez-les de quelques framboises entières.

YAOURT GLACÉ AUX FRAMBOISES

NIVEAU DE DIFFICULTÉ Facile
TEMPS DE PRÉPARATION 30 mn + temps de réfrigération
PRÉPARATION À L'AVANCE Oui
●●○ D Remplacez le miel par un édulcorant de synthèse. BOISSON Vin blanc moelleux

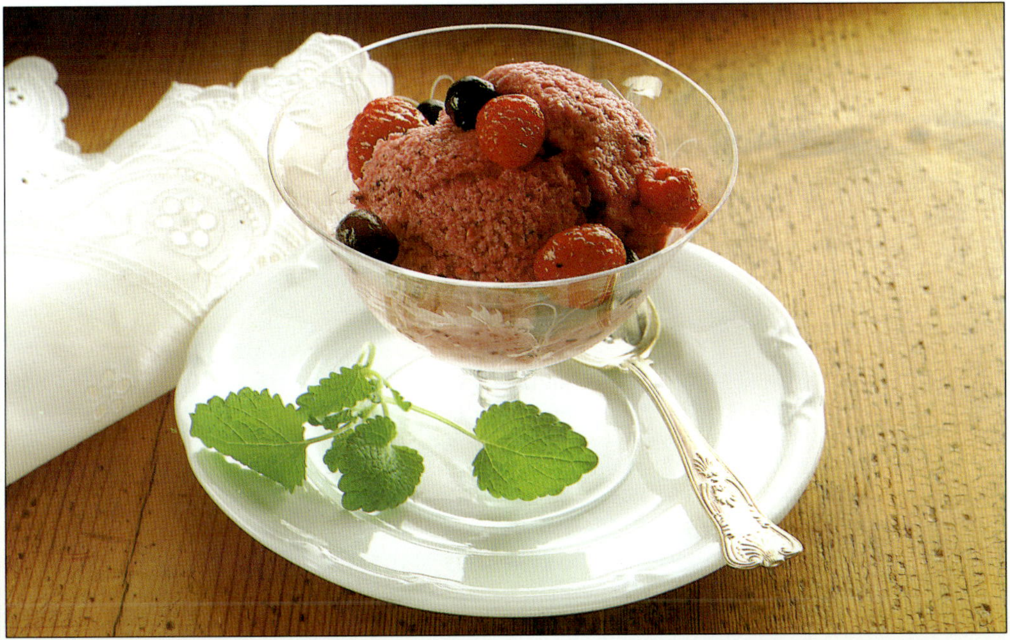

385

SORBET EXOTIQUE

Pour 8 personnes

250 g de tranches d'ananas en boîte
1 grosse orange
1 mangue bien mûre
1 banane
1 cuil. à soupe de jus de citron

PRÉPARATION

1 Égouttez les tranches d'ananas, en réservant leur jus, et coupez-les en morceaux. Pelez l'orange à cru et retirez-en la partie blanche qui se trouve sous la peau et les pépins. Détachez les quartiers. Partagez la mangue en deux et ôtez-en le noyau. Pelez-la et coupez la pulpe en morceaux. Étalez les morceaux d'ananas, d'orange et de mangue sur un grand plateau et mettez-le 1 h au congélateur.

2 Pelez la banane et coupez-la en rondelles. Retirez les fruits du congélateur et passez-les dans un robot ménager avec les tranches de banane. Réduisez en purée en ajoutant les jus d'ananas et de citron, sans cesser de faire fonctionner l'appareil. Continuez jusqu'à ce que le mélange soit bien souple et lisse.

3 Servez aussitôt le sorbet ou mettez-le au congélateur jusqu'au moment de servir.

NIVEAU DE DIFFICULTÉ	Facile
TEMPS DE PRÉPARATION	1 h environ
PRÉPARATION À L'AVANCE	En partie

●○○

BOISSON

Champagne
ou mousseux moelleux
ou demi-sec

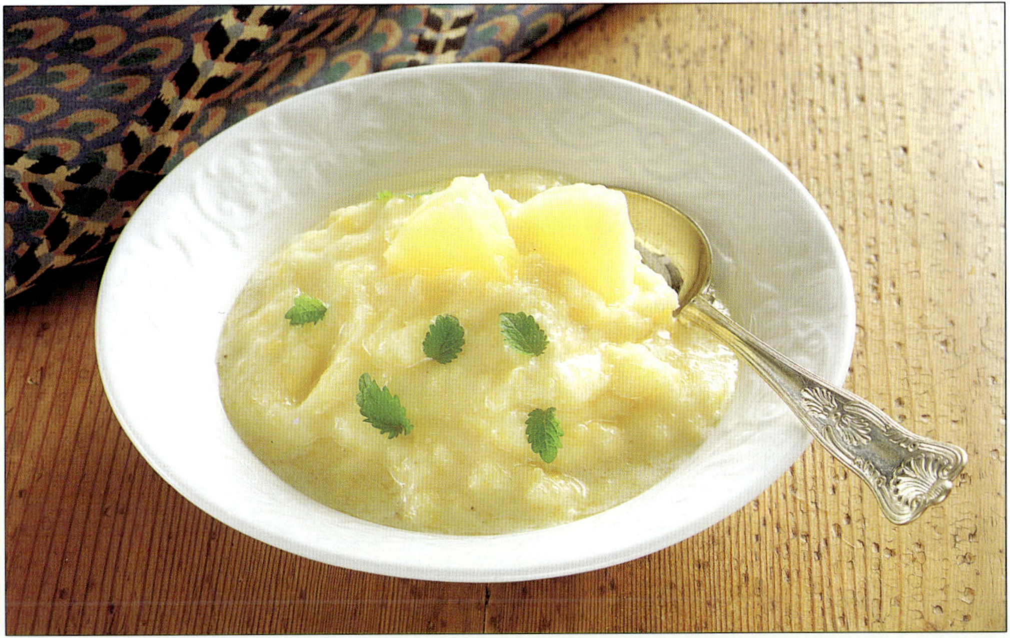

PARFAIT AU SUREAU

Pour 6 personnes

3 blancs d'œufs
3 cuil. à soupe de sucre glace
15 cl de crème fleurette
200 g de fromage blanc à la faisselle ou de cottage cheese
15 cl de liqueur de sureau

POUR LA GARNITURE :
tranches de kiwi
feuilles de citronnelle

PRÉPARATION

1 Mélangez au fouet les blancs d'œufs et le sucre glace jusqu'à ce que le mélange soit blanc et mousseux. Fouettez la crème fleurette.

2 Mélangez les blancs d'œufs avec le fromage blanc et la liqueur de sureau et incorporez-y la crème fouettée. Versez dans un moule à soufflé ou à savarin et maintenez au congélateur 4 h au moins.

3 Retirez le parfait du congélateur et mettez-le dans le réfrigérateur de 30 mn à 1 h avant de servir.

4 Détachez le parfait des parois du moule avec une spatule et plongez rapidement ce dernier dans de l'eau bouillante. Démoulez sur un plat de service. Garnissez de tranches de kiwi et de feuilles de citronnelle.

NIVEAU DE DIFFICULTÉ

Facile

TEMPS DE PRÉPARATION

30 mn + temps de réfrigération

PRÉPARATION À L'AVANCE

Oui

●●○

D Remplacez le parfait par de la crème glacée allégée, ramollie et parfumée avec 5 cl de liqueur de sureau.

BOISSON

Champagne ou mousseux moelleux ou demi-sec

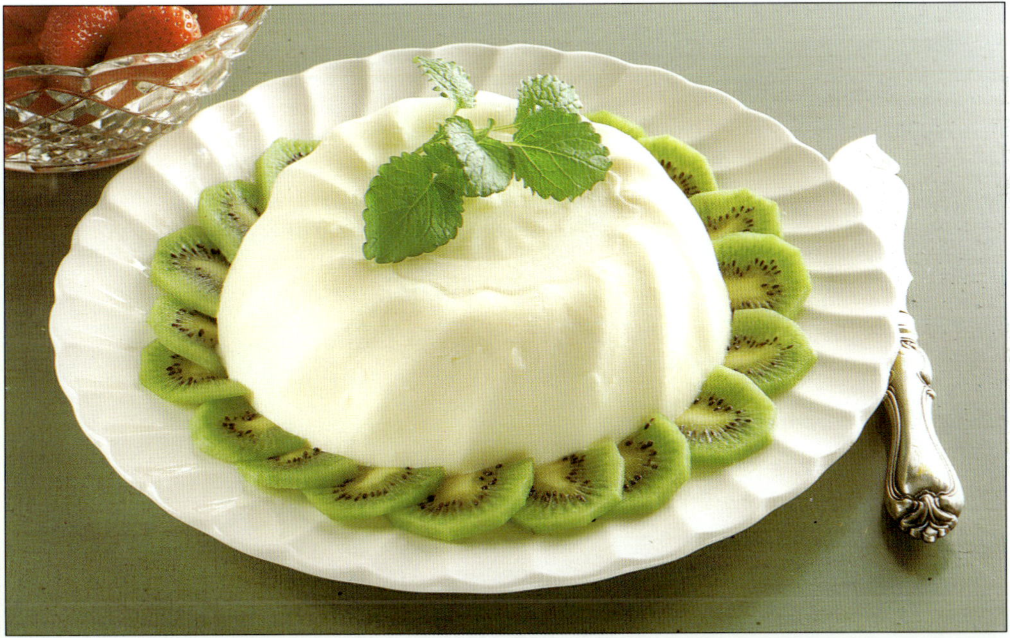

387

SUNDAE À LA VANILLE

Pour 6 personnes

10 cl de crème fleurette bien réfrigérée
1 cuil. à café d'extrait de vanille ou 1 cuil. à soupe de sucre vanillé
25 cl de yaourt nature allégé
75 g de sucre glace

POUR LA GARNITURE :
250 g de framboises congelées
2 kiwis
feuilles de citronnelle

POUR LA SAUCE :
1 œuf entier
2 cuil. à soupe de sucre glace
1 cuil. à soupe de jus d'orange concentré

PRÉPARATION

1 Battez la crème fleurette additionnée d'extrait de vanille ou de sucre vanillé. Incorporez-y le yaourt et le sucre glace. Versez la préparation dans un moule et maintenez celui-ci 2 h au congélateur. Remuez à plusieurs reprises pendant la congélation de la glace.

2 Décongelez les framboises. Pelez les kiwis et coupez-les en tranches.

3 Pour faire la sauce, mélangez au fouet les œufs et le sucre jusqu'à ce que le mélange soit blanc et mousseux. Ajoutez-y le jus d'orange.

4 Répartissez la glace entre 6 coupes. Garnissez de tranches de kiwis et de framboises. Nappez de sauce et décorez de feuilles de citronnelles.

NIVEAU DE DIFFICULTÉ

Facile

TEMPS DE PRÉPARATION

30 mn + temps de réfrigération

PRÉPARATION À L'AVANCE

Oui

●●○

D Substituez un édulcorant de synthèse au sucre de la crème glacée et de la sauce.

BOISSON

Champagne ou mousseux moelleux ou demi-sec

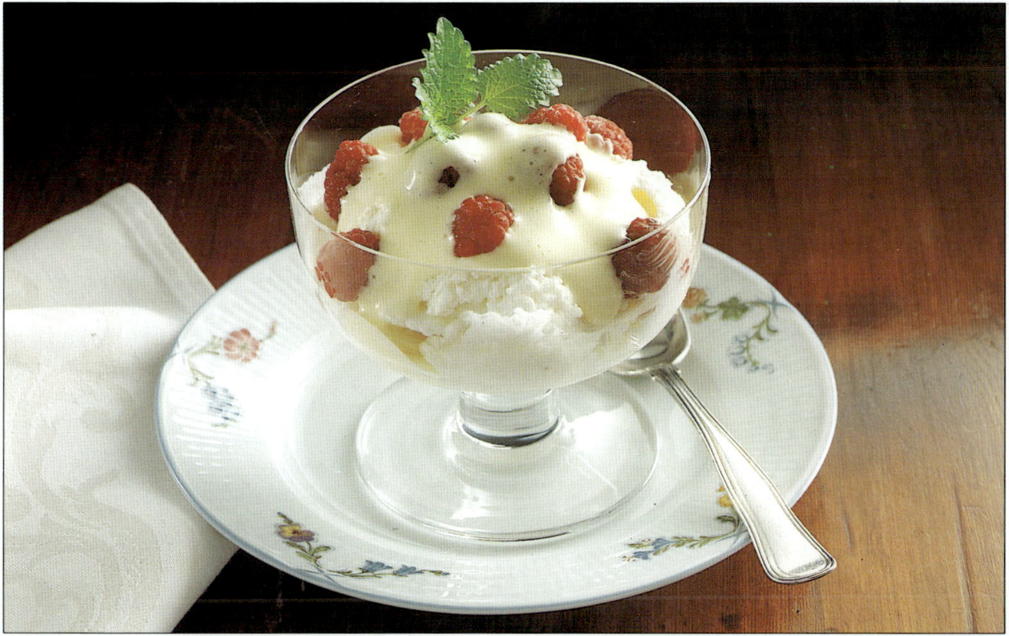

PARFAIT AU PAMPLEMOUSSE

Pour 12 personnes

4 blancs d'œufs
125 g de sucre glace
le jus et le zeste de 1 pamplemousse
1/2 gousse de vanille
20 cl de crème fleurette
250 g de fromage blanc à la faisselle ou de cottage cheese

POUR GARNIR LE MOULE :
2 gros ou 3 petits pamplemousses

POUR LA SAUCE AU CHOCOLAT :
15 cl d'eau
75 g de sucre
150 g de cacao en poudre

PRÉPARATION

1 Mélangez les blancs d'œufs, le sucre glace et le jus de pamplemousse dans une petite casserole. Coupez la gousse de vanille dans le sens de la longueur, retirez-en les graines et mettez-les dans la casserole avec la gousse. Travaillez au fouet dans un bain-marie jusqu'à épaississement. Laissez refroidir en remuant de temps à autre. Éliminez la gousse de vanille.

2 Fouettez la crème fleurette. Râpez le zeste de pamplemousse. Ajoutez au mélange et incorporez le fromage blanc et la crème fouettée.

3 Pour préparez le moule, pelez les pamplemousses à cru en retirant la partie blanche qui se trouve sous la peau. Coupez-les en tranches fines et ôtez-en les pépins. Tapissez le fond et les parois du moule de tranches de pamplemousse. Versez la préparation précédente dans le moule, lissez la surface et conservez de 4 à 5 h au congélateur.

4 Portez à ébullition l'eau additionnée de sucre dans une petite casserole, ajoutez-y le cacao en poudre et laissez mijoter en tournant jusqu'à ce que la sauce soit lisse.

5 Retirez le parfait du congélateur 30 mn avant de servir. Coupez-le en tranches et servez avec la sauce à part.

NIVEAU DE DIFFICULTÉ
Assez difficile

TEMPS DE PRÉPARATION
1 h + temps de réfrigération

PRÉPARATION À L'AVANCE
Oui

●●●

D Gardez le sucre pour le parfait mais utilisez un édulcorant de synthèse pour la sauce au chocolat.

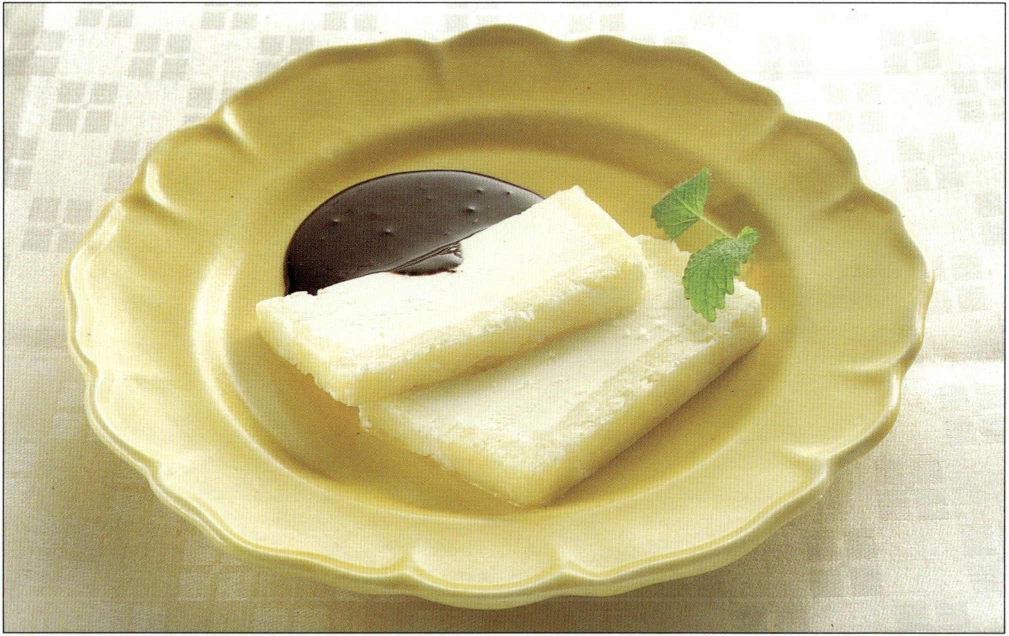

CRÈME GLACÉE AUX FRAMBOISES

Pour 6 personnes

200 g de framboises congelées
250 g de fromage blanc à la faisselle ou de cottage cheese
10 cl de crème fraîche allégée
2 blancs d'œufs
75 g de sucre glace

POUR LA GARNITURE :
quelques framboises
quelques quartiers ou tranches de kiwi

PRÉPARATION

1 Décongelez les framboises, réservez-en quelques-unes pour la garniture, réduisez les autres en purée à l'aide d'un fouet électrique ou dans un robot ménager. Mélangez la purée obtenue avec le fromage blanc et la crème fraîche.

2 Battez les blancs d'œufs en neige ferme, puis ajoutez le sucre glace. Incorporez délicatement à la préparation précédente.

3 Versez la crème obtenue dans un moule de 1 litre, couvrez avec du film alimentaire et maintenez au moins 3 h au congélateur.

4 Retirez du congélateur 30 mn avant de servir. Décollez la crème glacée des parois du moule avec une spatule. Démoulez et coupez en tranches. Rangez celles-ci sur un plat de service et servez sans attendre, garni de framboises entières et de quartiers ou de tranches de kiwi.

CRÈME GLACÉE AUX FRAMBOISES

NIVEAU DE DIFFICULTÉ	Facile
TEMPS DE PRÉPARATION	30 mn + temps de réfrigération
PRÉPARATION À L'AVANCE	Oui

●●○

D Réduisez de 3/4 la quantité de sucre glace.

BOISSON

Vin blanc moelleux

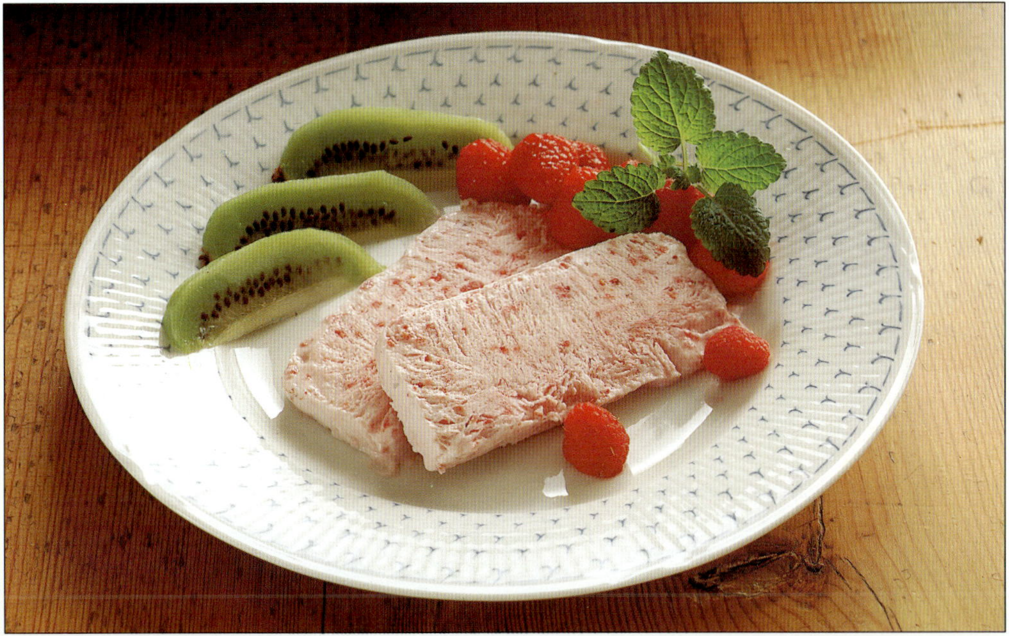

GÂTEAU GLACÉ AUX FRAMBOISES

Pour 8 à 10 personnes

75 g de noisettes décortiquées
250 g de framboises congelées
1 œuf entier
75 g de sucre
20 cl de crème fraîche allégée

POUR LA GARNITURE :
quelques framboises
quelques feuilles de citronnelle

PRÉPARATION

1 Faites griller les noisettes dans une poêle en les remuant constamment. Mettez-les sur un torchon et éliminez les peaux qui se sont détachées. Hachez finement les noisettes. Réservez quelques framboises pour la garniture et réduisez le reste en purée à la fourchette ou dans un robot ménager.

2 Mélangez au fouet les œufs et le sucre juqu'à ce que le mélange soit bien blanc et mousseux. Ajoutez-y la crème fraîche et la purée de framboises.

3 Étendez la moitié des noisettes au fond d'un moule à tarte. Recouvrez avec la préparation précédente et parsemez du reste des noisettes. Couvrez d'un film alimentaire et maintenez 3 h au congélateur.

4 Faites passer le gâteau du congélateur au réfrigérateur 15 mn avant de servir. Garnissez avec les framboises réservées et quelques feuilles de citronnelle.

NIVEAU DE DIFFICULTÉ
Facile

TEMPS DE PRÉPARATION
30 mn + temps de réfrigération

PRÉPARATION À L'AVANCE
Oui

●●○

BOISSON
Champagne
ou mousseux moelleux
ou demi-sec

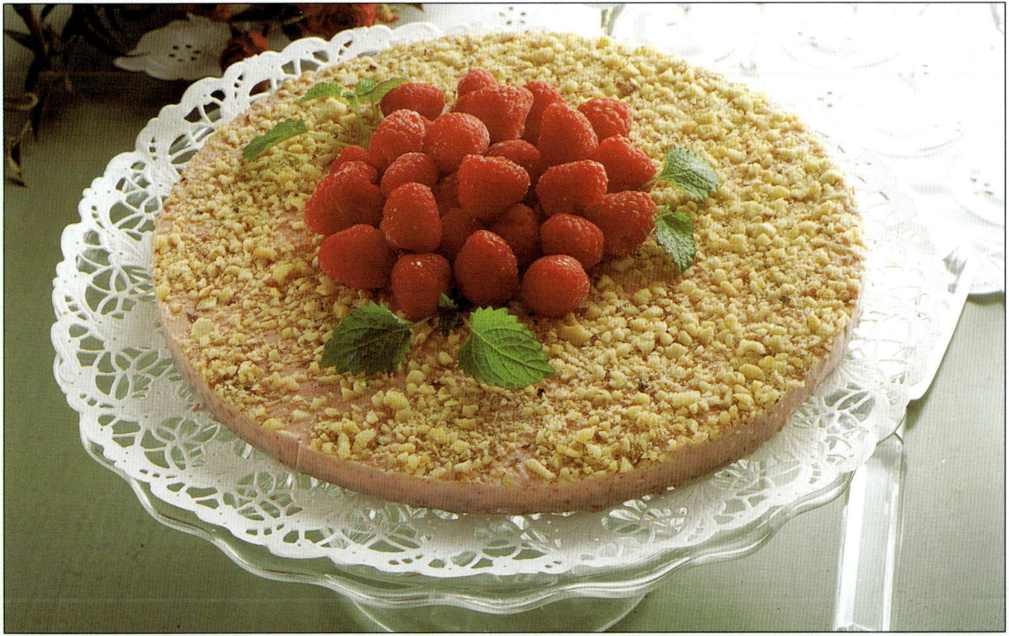

391

SORBET AUX KIWIS

Pour 6 personnes

15 cl d'eau
45 g de sucre
8 kiwis
1 cuil. à soupe de jus de citron

POUR LA GARNITURE :
2 kiwis pelés et coupés en tranches

PRÉPARATION

1 Faites bouillir l'eau additionnée de sucre jusqu'à obtention d'un sirop. Laissez refroidir.

2 Pelez et coupez en morceaux les kiwis. Passez-les dans un robot ménager et mélangez dans une jatte la purée obtenue avec le sirop de sucre et le jus de citron. Mettez 1 h au réfrigérateur.

3 Retirez le sorbet du réfrigérateur, battez-le avec un fouet électrique pour en éliminer les cristaux de glace, puis placez-le 2 h au congélateur. Remuez ou battez deux fois pendant la congélation.

4 Répartissez le sorbet entre 6 coupes, garnissez de tranches de kiwis et servez aussitôt.

NIVEAU DE DIFFICULTÉ

Facile

TEMPS DE PRÉPARATION

1 h + temps de réfrigération

PRÉPARATION À L'AVANCE

Oui

●○○

D N'utilisez que la moitié du sucre indiqué ou servez-vous d'un édulcorant de synthèse.

BOISSON

Champagne ou mousseux moelleux ou demi-sec

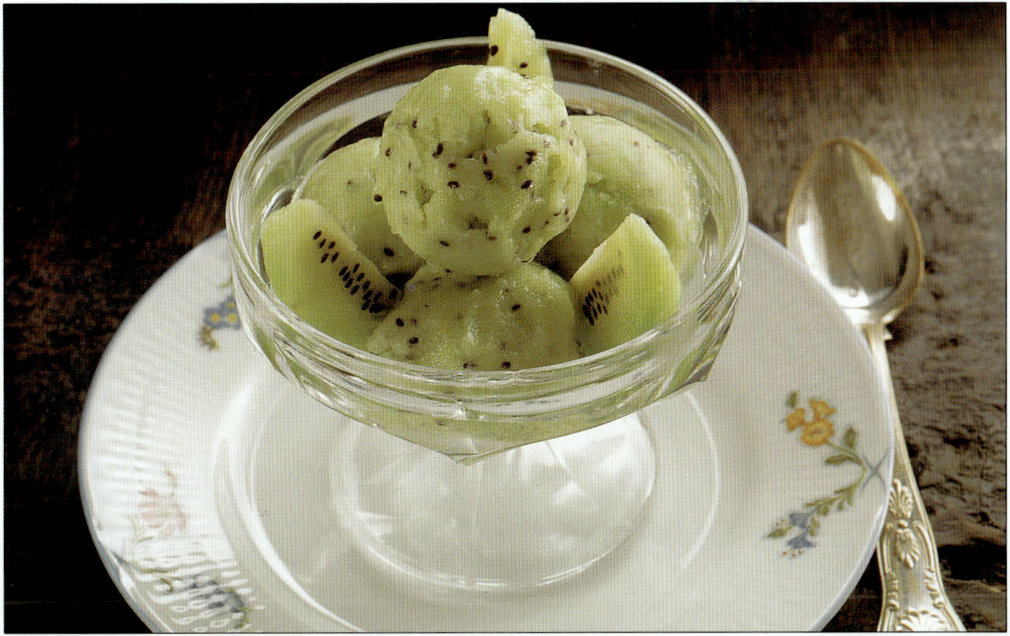

PARFAIT AUX AIRELLES

Pour 4 personnes

4 cuil. à soupe de gelée d'airelles
150 g de fromage blanc à la faisselle ou de cottage cheese
4 cuil. à soupe de crème aigre
50 g de sucre glace

POUR LA GARNITURE :
quelques airelles entières (facultatives)

PRÉPARATION

1 Mélangez dans une jatte la gelée d'airelles, le fromage blanc, la crème aigre et le sucre glace. Mettez 3 h au congélateur.

2 Retirez le parfait du congélateur 20 mn avant de servir. Présentez accompagné éventuellement d'airelles fraîches ou décongelées .

NIVEAU DE DIFFICULTÉ Facile
TEMPS DE PRÉPARATION 30 mn + temps de réfrigération
PRÉPARATION À L'AVANCE Oui
●●○

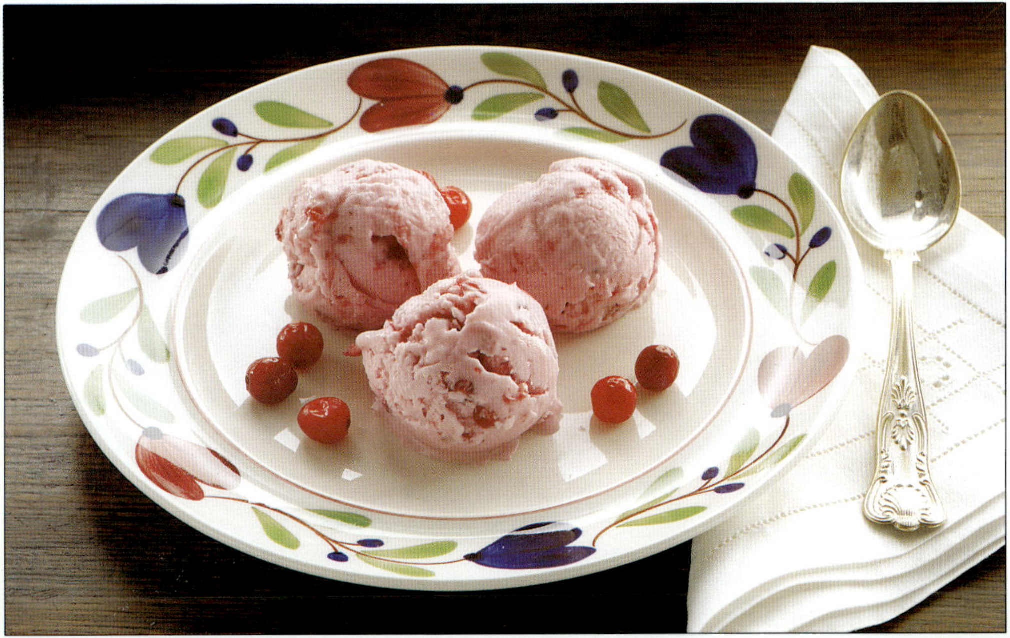

393

SORBET AUX AIRELLES

Pour 8 personnes

450 g d'airelles
20 cl d'eau
3 blancs d'œufs
2 cuil. à soupe de sucre

POUR LA GARNITURE :
quelques airelles fraîches
quelques feuilles de citronnelle

POUR ACCOMPAGNER :
10 cl de crème fouettée (facultative)

PRÉPARATION

1 Passez les airelles et l'eau dans un robot ménager. Versez dans une jatte la purée obtenue et placez-la pendant 2 h au congélateur.

2 Battez les blancs d'œufs en neige ferme en ajoutant progressivement le sucre.

3 Retirez la purée d'airelles du congélateur, battez-le avec un fouet électrique en y incorporant les blancs d'œufs en neige. Remettez 2 h au congélateur en remuant de temps à autre le sorbet.

4 Au bout de ce temps, répartissez le sorbet entre 8 coupes et garnissez-les de quelques airelles et de feuilles de citronnelle. Servez éventuellement avec de la crème fouettée.

NIVEAU DE DIFFICULTÉ

Facile

TEMPS DE PRÉPARATION

30 mn + temps de réfrigération

PRÉPARATION À L'AVANCE

Oui

●○○

D Remplacez le sucre par un édulcorant de synthèse.

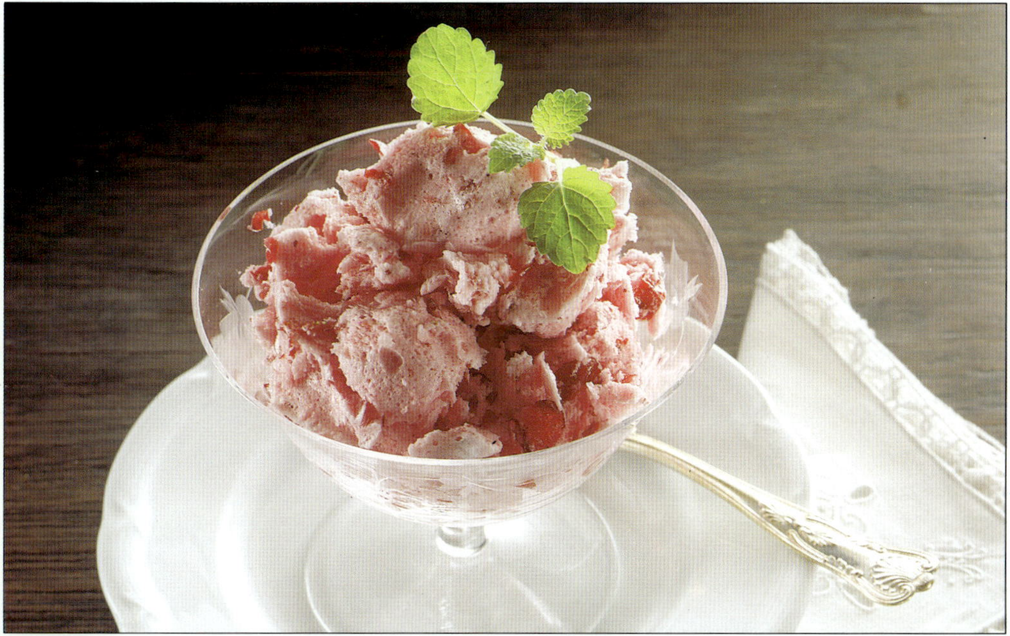

SORBET AU MELON

Pour 4 personnes

1 melon d'hiver
le jus de 1 citron
50 g de sucre glace
1 blanc d'œuf

POUR LA GARNITURE :
quelques feuilles de menthe

PRÉPARATION

1 Partagez le melon en deux et épépinez-le. Prélevez-en la pulpe, coupez-la en morceaux et réduisez-la en purée dans un robot ménager.

2 Mélangez soigneusement la purée de melon, le jus de citron et le sucre dans une jatte. Conservez 1 h au congélateur.

3 Retirez du congélateur et battez le mélange avec un fouet électrique. Battez les blancs d'œufs en neige ferme et incorporez-la à la préparation. Remettez le sorbet au congélateur pendant 2 h en le remuant de temps à autre.

4 Au bout de ce temps, répartissez le sorbet entre 4 coupes et servez garni de quelques feuilles de menthe.

NIVEAU DE DIFFICULTÉ

Facile

TEMPS DE PRÉPARATION
1 h environ + temps de réfrigération

PRÉPARATION À L'AVANCE

Oui

●○○

D Remplacez le sucre par un édulcorant de synthèse.

BOISSON

Champagne
ou mousseux moelleux
ou demi-sec

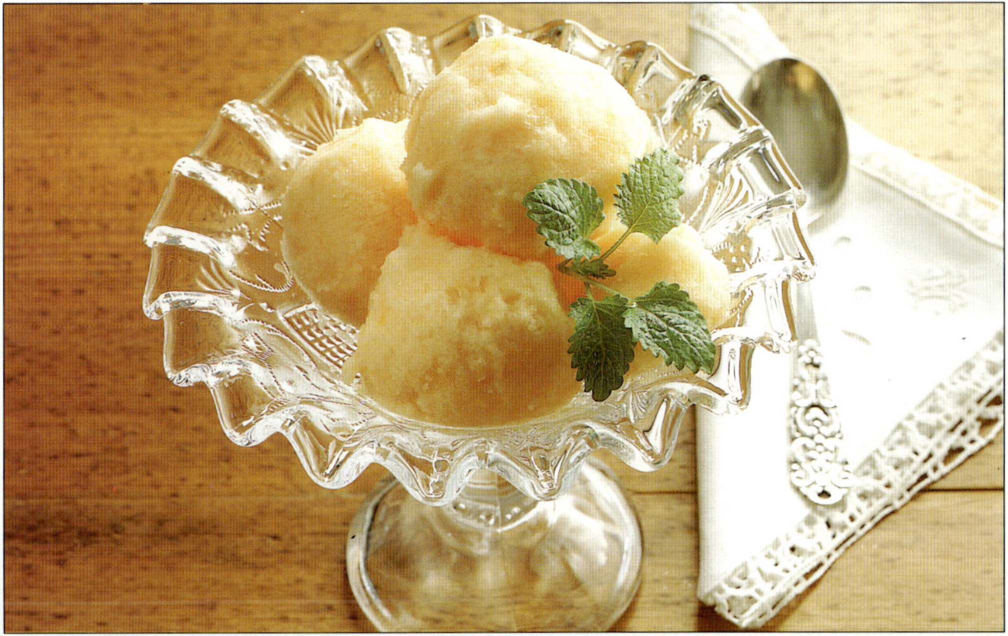

395

SORBET AU CHAMPAGNE

Pour 4 personnes

30 cl de jus d'oranges pressées
2 blancs d'œufs
1 1/2 ou 2 cuil. à soupe de sucre
1/2 bouteille de champagne sec ou demi-sec, frappé

PRÉPARATION

1 Battez les blancs d'œufs en neige ferme. Ajoutez-y le sucre en continuant à battre jusqu'à ce que la neige soit bien luisante. Incorporez le jus d'orange, puis mettez le sorbet 2 h au congélateur.

2 Retirez le sorbet du congélateur. Battez-le avec un fouet électrique (laissez un moment le sorbet à la température s'il est complètement gelé). Remettez au congélateur pour 2 h encore, en battant de temps à autre pour briser les cristaux de glace qui se forment.

3 Au bout de ce temps, versez le champagne frappé dans quatre grandes coupes, juqu'à mi-hauteur. Complétez avec autant de boules de sorbet qu'il sera nécessaire pour emplir les coupes. Servez immédiatement, avant que le champagne perde son effervescence et que le sorbet commence à fondre.

NIVEAU DE DIFFICULTÉ

Assez facile

TEMPS DE PRÉPARATION

30 mn + temps de réfrigération

PRÉPARATION À L'AVANCE

Oui

●○○

D Remplacez le sucre par un édulcorant de synthèse.

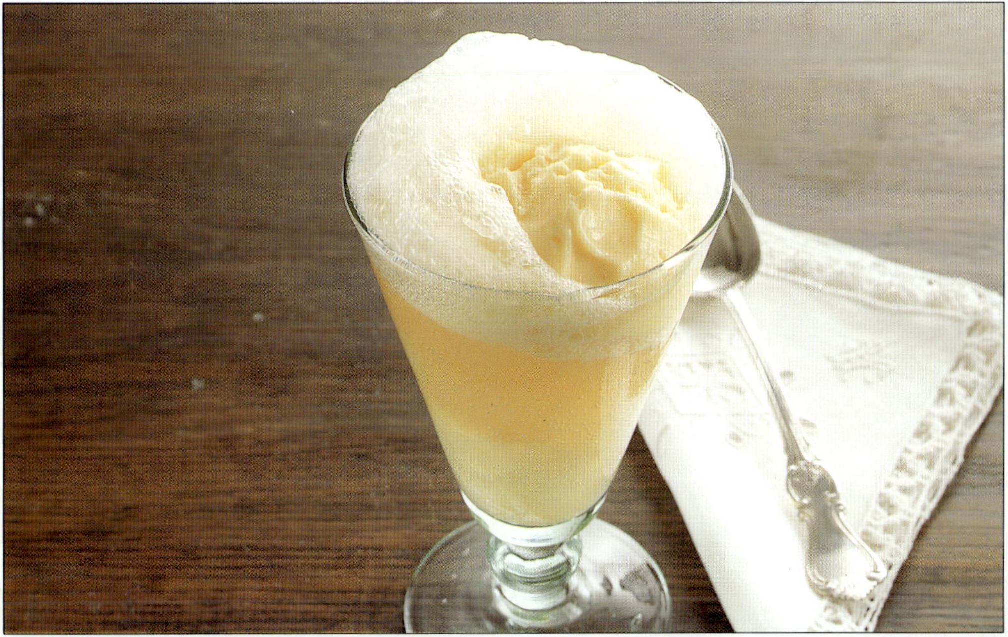

SORBET À LA RHUBARBE

Pour 6 personnes

600 g de rhubarbe
125 g de sucre
1 morceau de de 1 x 2,5 cm de gingembre pelé
3 blancs d'œufs
250 g de fraises
10 cl de vin moelleux ou de porto

PRÉPARATION

1 Ôtez la fine pellicule qui recouvre les tiges de rhubarbe, lavez-les, éliminez-en les deux extrémités et coupez-les en tranches fines. Ébouillantez-les puis mettez-les dans une casserole avec le sucre et le gingembre. Faites cuire la rhubarbe de 5 à 10 mn, jusqu'à ce qu'elle soit tendre. Retirez le morceau de gingembre.

2 Mettez la rhubarbe dans une jatte et conservez-la pendant 1 h au congélateur, jusqu'à ce qu'elle soit à moitié congelée. Battez les blancs d'œufs en neige ferme et incorporez-la à la rhubarbe. Remettez le sorbet 2 h au congélateur en remuant de temps à autre.

3 Rincez les fraises, équeutez-les et coupez-les en tranches, en en réservant quelques-unes pour la garniture. Déposez les tranches dans un plat creux, recouvrez-les de vin et laissez-les macérer 2 h.

4 Répartissez les fraises macérées dans 6 coupes, recouvrez de sorbet à la rhubarbe et servez aussitôt garni des fraises réservées.

NIVEAU DE DIFFICULTÉ

Facile

TEMPS DE PRÉPARATION
1 h environ + temps de réfrigération

PRÉPARATION À L'AVANCE

Oui

●●○

D Remplacez le sucre par un édulcorant de synthèse.

BOISSON

Vin blanc moelleux

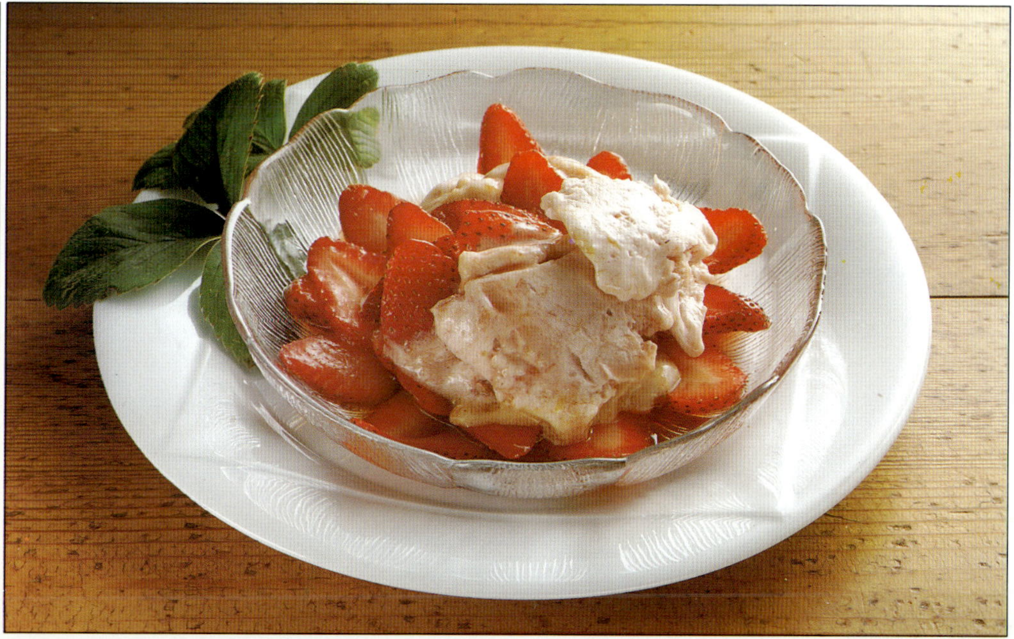

397

POMMES À LA CANNELLE

Pour 5 personnes

50 cl de crème glacée allégée
1 cuil. à soupe de cannelle
5 pommes
2 cuil. à soupe de margarine
2 cuil. à soupe de miel

PRÉPARATION

1 Tournez la crème glacée avec une spatule jusqu'à ce qu'elle se ramollisse. Incorporez-y la cannelle et mettez-la quelques heures au congélateur.

2 Pelez les pommes, ôtez-en le cœur et les pépins avec un vide-pomme et coupez-les en quartiers. Faites chauffer la margarine dans une casserole et versez-y le miel. Ajoutez les quartiers de pomme et laissez mijoter à feu très doux, jusqu'à ce que ces derniers soient tendres.

3 Servez les pommes chaudes accompagnées de la crème glacée parfumée à la cannelle.

POMMES À LA CANNELLE

NIVEAU DE DIFFICULTÉ

Facile

TEMPS DE PRÉPARATION

1 h environ + temps de réfrigération

PRÉPARATION À L'AVANCE

Oui

●●○

D N'utilisez que 1 cuil. de miel.

BOISSON

Porto blanc

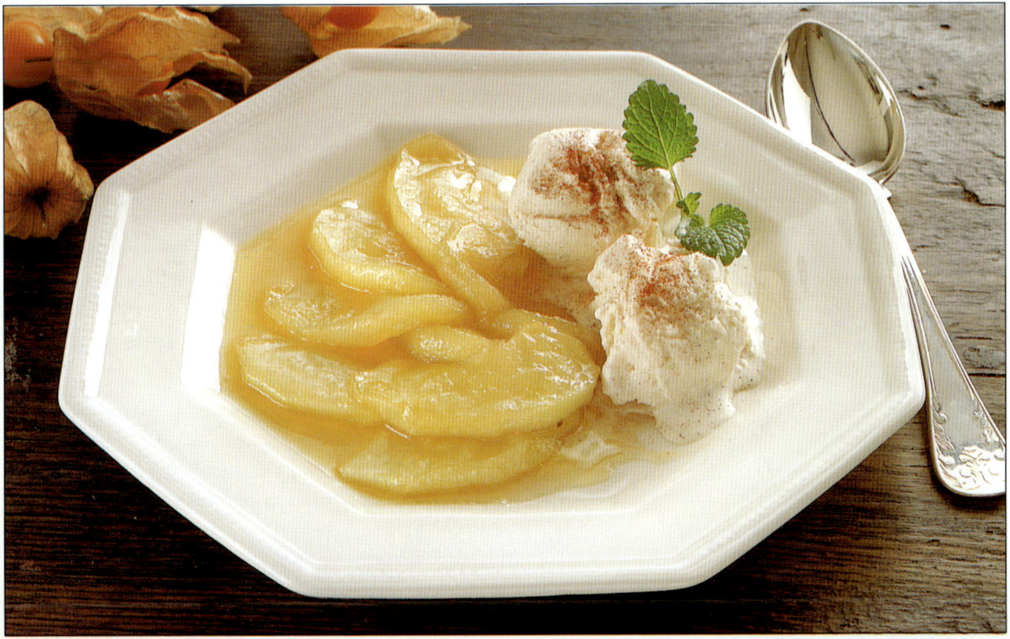

SORBET AU CASSIS

Pour 5 personnes

75 g de sucre
10 cl d'eau
250 g de baies de cassis fraîches ou décongelées
1 blanc d'œuf

POUR LA GARNITURE :

quelques baies de cassis

PRÉPARATION

1 Faites fondre le sucre dans l'eau et laissez bouillir jusqu'à obtention d'un sirop épais. Laissez refroidir.

2 Écrasez les baies à la fourchette ou passez-les dans un robot ménager. Mélangez la purée obtenue et le sirop de sucre, versez la préparation dans une jatte et mettez au congélateur 1 h environ, jusqu'à ce qu'elle commence à durcir. Retirez du congélateur et battez au fouet électrique pour briser les petits cristaux de glace qui se sont formés. Remettez le sorbet au congélateur. Battez les blancs d'œufs en neige ferme, incorporez-la délicatement au sorbet et laissez encore 2 h au congélateur.

3 Battez de nouveau le sorbet au fouet électrique et remettez au congélateur jusqu'au moment de servir.

4 Répartissez le sorbet entre 5 coupes, garnissez de quelques baies de cassis et servez sans attendre.

NIVEAU DE DIFFICULTÉ

Facile

TEMPS DE PRÉPARATION

1 h environ + temps de réfrigération

PRÉPARATION À L'AVANCE

Oui

●○○

D Essayez de n'utiliser que la moitié de la quantité de sucre indiquée ou remplacez-le par un édulcorant de synthèse.

BOISSON

Porto blanc

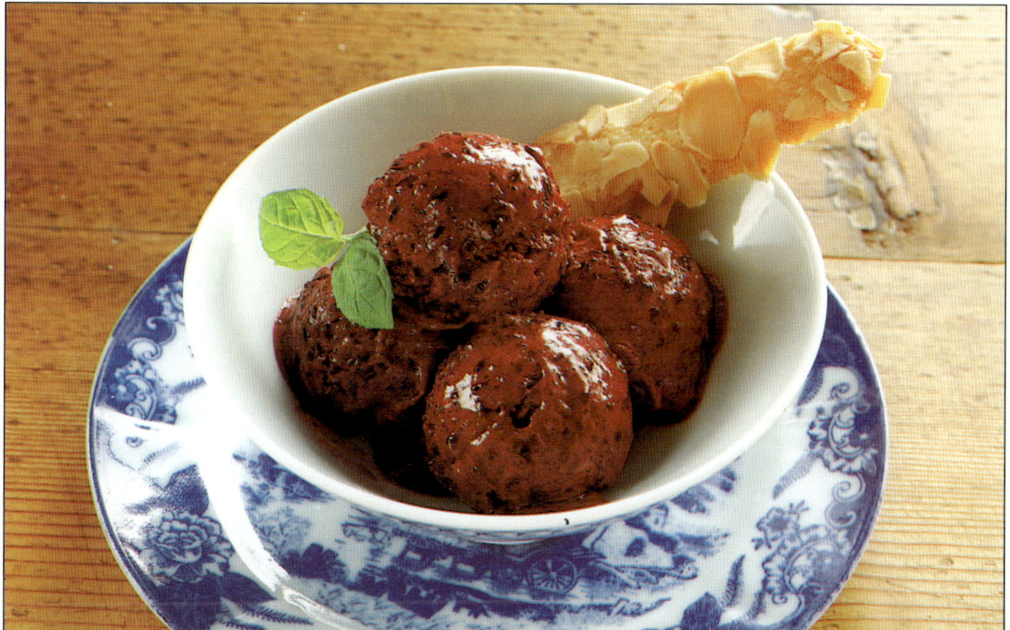

399

YAOURT GLACÉ AUX FRUITS

Pour 4 personnes

250 g de framboises, fraises ou mûres congelées
2 cuil. à soupe de sucre glace
1 cuil. à café de sucre vanillé
20 cl de yaourt nature
quelques fruits pour garnir

PRÉPARATION

1 Passez les framboises, fraises ou mûres congelées, additionnées de sucre glace et de sucre vanillé, dans un robot ménager. Ajoutez le yaourt dans l'appareil et continuez à le faire tourner pendant 30 secondes.

2 Répartissez la préparation entre 4 coupes et servez garni de quelques fruits.

NIVEAU DE DIFFICULTÉ

Facile

TEMPS DE PRÉPARATION

1 h

PRÉPARATION À L'AVANCE

Oui

●●●

D Il vaut mieux éviter ce dessert, sa composition ne pouvant être modifiée

BOISSON

Café ou thé

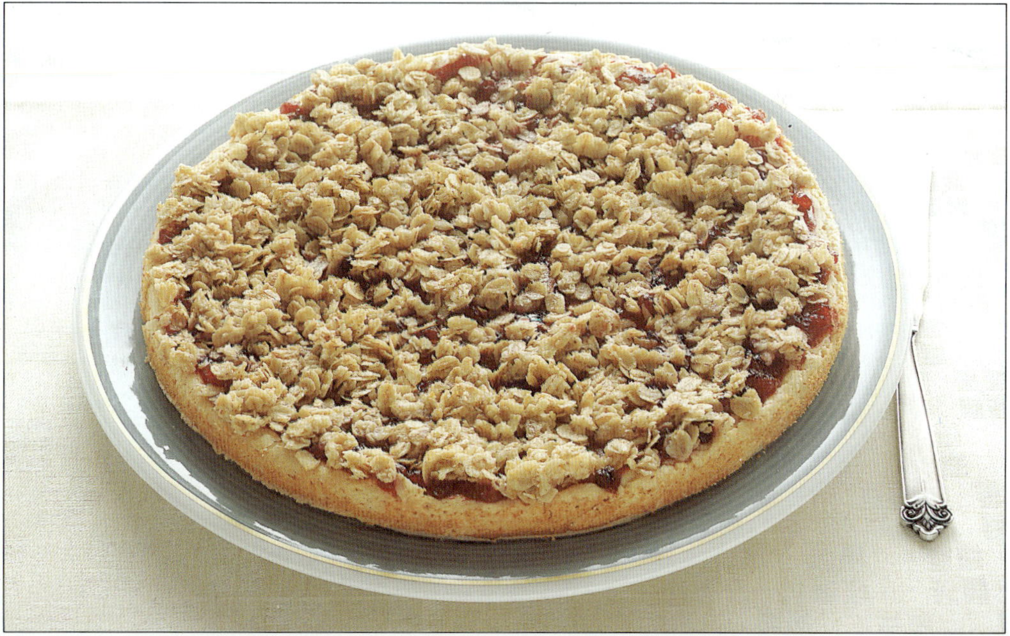

MERINGUES AU SORBET

Pour 8 à 10 meringues

POUR LES MERINGUES :

3 blancs d'œufs
200 g de sucre glace
3 cuil. à soupe d'amandes effilées

POUR LA GARNITURE :

50 cl de sorbet à l'orange ou aux cassis

PRÉPARATION

1 Préchauffez le four à 150 °C, thermostat 2. Mettez les blancs d'œufs et le sucre glace dans un récipient en inox placé dans un bain-marie. Battez en neige très ferme avec un fouet électrique.

2 Déposez de 8 à 10 petites boules de meringue sur deux plaques à pâtisserie recouvertes de papier sulfurisé. Aplatissez-en légèrement la moitié avec le dos d'une cuillère et modelez les autres en forme de cône en utilisant 2 cuillères. Parsemez ces dernières d'amandes effilées.

3 Glissez les deux plaques au four, permutez-les après 25 mn de cuisson (celle du bas remplaçant celle du haut) et faites cuire encore 25 mn. Baissez la température du four et poursuivez la cuisson 20 mn. Permutez de nouveau les plaques et faites cuire encore 20 mn. Arrêtez le four et laissez-y sécher les meringues jusqu'au lendemain.

4 Laissez les sorbets se ramollir un peu à la température de la pièce. Surmontez les meringues aplaties d'une bonne cuillerée de sorbet, Placez les meringues coniques au-dessus et servez aussitôt.

NIVEAU DE DIFFICULTÉ

Assez facile

TEMPS DE PRÉPARATION

3 h + temps de séchage des meringues

PRÉPARATION À L'AVANCE

Oui

●●○

D Les meringues ne peuvent être confectionnées sans sucre. Préparez un sorbet et un florentin aux amandes (recettes 417 et 418).

BOISSON

Champagne ou mousseux moelleux

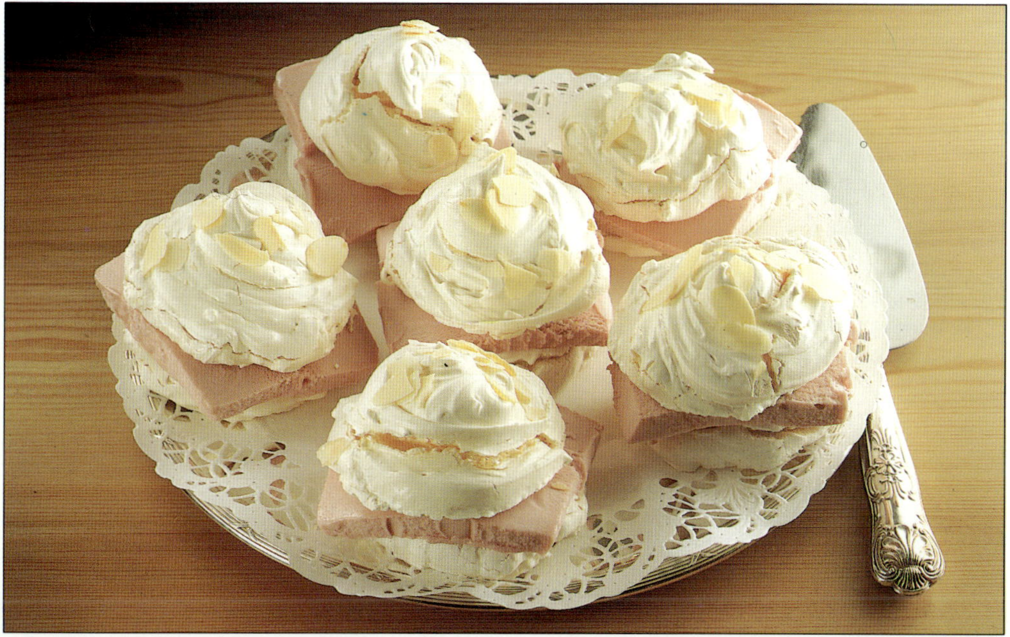

357

GÂTEAU AUX NOIX

Pour une douzaine de tranches

200 g de cerneaux de noix
3 œufs
125 g de sucre
margarine pour graisser le moule

POUR DÉCORER :
sucre glace
1 petite grappe de raisin ou
1 kiwi coupé en tranches

PRÉPARATION

1 Préchauffez le four à 180 °C, thermostat 4. Graissez un moule à fond amovible de 24 cm de diamètre.

2 Placez les cerneaux de noix, les œufs et le sucre dans un robot ménager et faites tourner l'appareil, jusqu'à ce que les cerneaux de noix soient bien hachés. Versez la pâte obtenue dans le moule et faites-la cuire 20 mn à mi-hauteur du four. Laissez refroidir.

3 Poudrez le gâteau de sucre glace et garnissez-le de grains de raisin ou de tranches de kiwis.

Niveau de difficulté	Facile
Temps de préparation	1 h
Préparation à l'avance	Oui

●○○

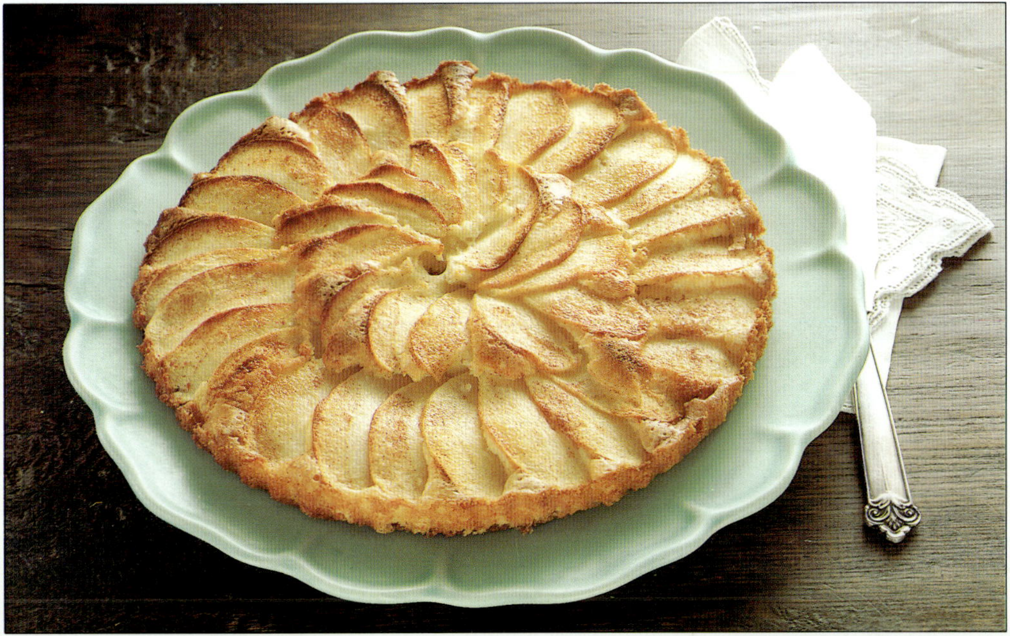

Boisson

Porto

TARTE AUX POMMES À LA CARDAMOME

Pour 10 personnes

POUR LA PÂTE :

125 g de farine
1 cuil. à soupe de sucre
75 g de margarine
1 jaune d'œuf

POUR LA GARNITURE :

3 pommes
150 g de fromage blanc à la faisselle ou de cottage cheese
2 œufs
75 g de sucre (ou d'édulcorant de synthèse)
1 cuil. à café de cardamome moulue

POUR LA SAUCE :

30 cl de confiture de groseilles

PRÉPARATION

1 Préchauffez le four à 200 °C, thermostat 6. Préparez la pâte à la main ou à l'aide d'un robot ménager. Travaillez rapidement la farine, le sucre, la margarine et le jaune d'œuf. Laissez reposer la pâte 30 mn au réfrigérateur.

2 Étalez la pâte au rouleau sur un plan de travail fariné et garnissez-en un moule à fond amovible graissé de 24 cm de diamètre. Faites cuire le fond de tarte 10 mn au four.

3 Pelez les pommes et enlevez-en le cœur avec un vide-pomme. Coupez-les en tranches fines et garnissez-en le fond de tarte.

4 Mélangez le fromage blanc, les œufs, le sucre et la cardamome. Nappez les pommes de ce mélange et faites cuire la tarte 25 mn dans le bas du four.

5 Passez la confiture de groseilles dans un robot ménager. Servez la tarte chaude ou froide avec la sauce à la groseille à part.

TARTE AUX POMMES À LA CARDAMOME

Niveau de difficulté
Facile
Temps de préparation
1 h 30
Préparation à l'avance
Oui

●●●

D Remplacez le sucre de la garniture par un édulcorant de synthèse.

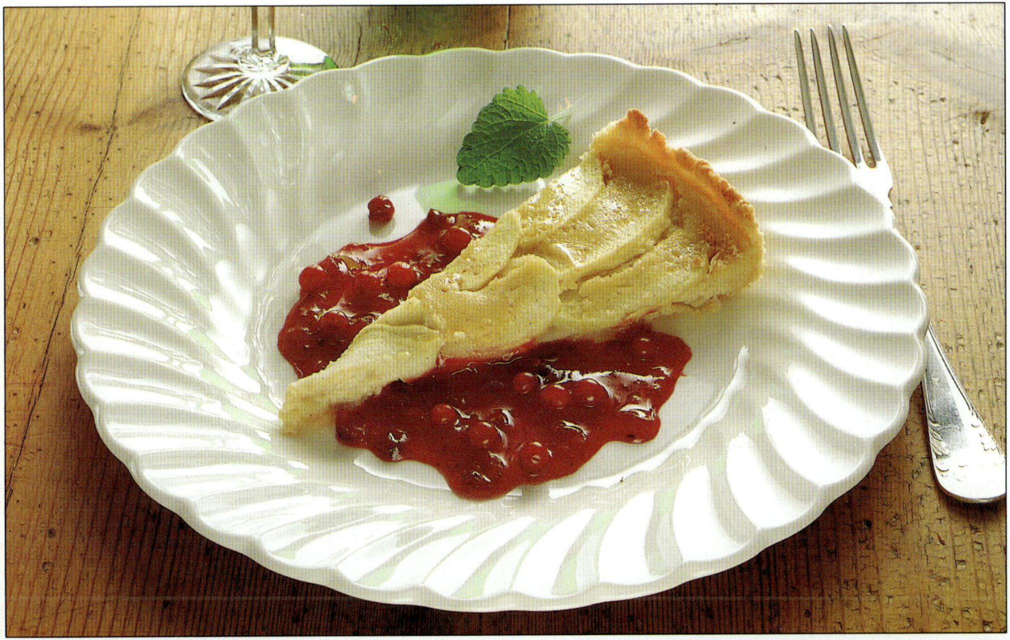

361

TARTE POMMES-ABRICOTS

Pour 8 à 10 personnes

POUR LA PÂTE :

75 g de margarine
175 g de farine
75 g de fromage blanc à la faisselle ou de cottage cheese

POUR LA GARNITURE :

3 grosses pommes
30 cl de marmelade d'abricot

POUR ACCOMPAGNER :

crème glacée allégée

PRÉPARATION

1 Travaillez dans une jatte la farine et la margarine pour obtenir une pâte granuleuse. Ajoutez le fromage blanc et pétrissez la pâte jussqu'à ce qu'elle soit souple. Laissez-la reposer 30 mn au réfrigérateur.

2 Préchauffez le four à 200 °C, thermostat 6. Étendez la pâte au rouleau sur un plan de travail fariné et garnissez-en un moule graissé à fond amovible de 26 cm de diamètre. Laissez reposer 15 mn au réfrigérateur. Glissez le fond de tarte au four et laissez-le cuire 10 mn.

3 Pelez les pommes, ôtez-en le cœur et les pépins avec un vide-pomme et coupez-les en tranches minces. Recouvrez le fond de tarte d'une couche de marmelade d'abricot. Disposez au-dessus les tranches de pommes en les faisant se chevaucher. Nappez du reste de marmelade et faites cuire 15 mn dans le bas du four.

NIVEAU DE DIFFICULTÉ

Assez facile

TEMPS DE PRÉPARATION

1 h 30

PRÉPARATION À L'AVANCE

Oui

●●○

D Une part contient autant de farine qu'un morceau de pain.

BOISSON

Vin blanc moelleux

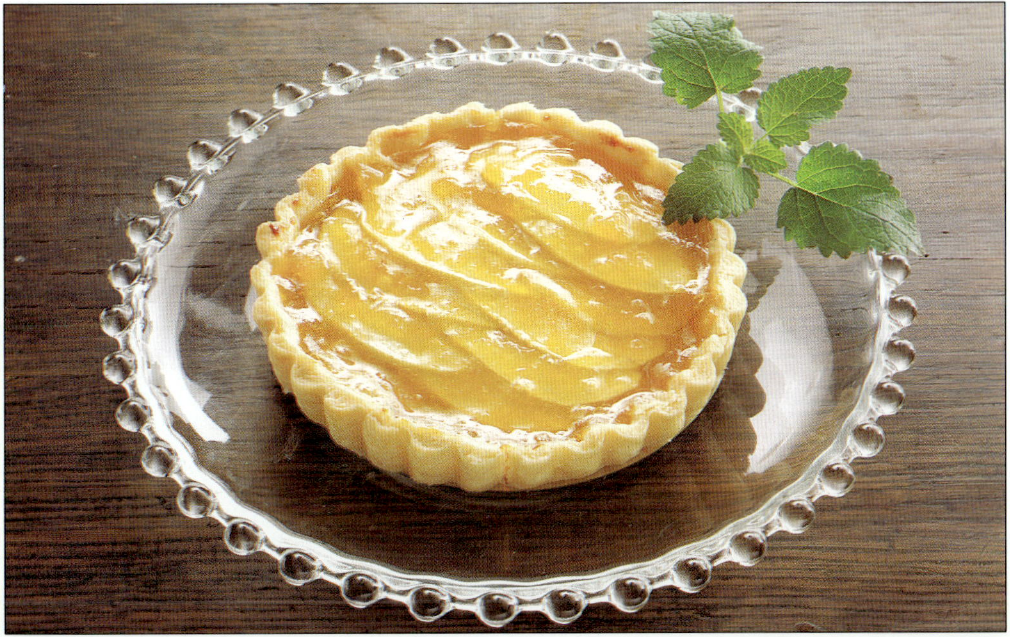

OMELETTE AUX FRUITS

Pour 4 personnes

3 œufs
3 cuil. à soupe de jus d'orange
le zeste râpé de 1/4 d'orange non traitée
1 cuil. à soupe de sucre
1 cuil. à soupe de margarine

POUR LA GARNITURE :
4 demi-poires pochées
8 fraises
1 kiwi

POUR DÉCORER :
feuilles de menthe ou de citronnelle

PRÉPARATION

1 Égouttez les poires et coupez-les en tranches. Pelez le kiwi et détaillez-le en rondelles. Lavez, égouttez et équeutez les fraises.

2 Battez en omelette mousseuse les œufs, le jus et le zeste d'orange et le sucre. Faites chauffer la margarine dans une poêle, versez-y le mélange et laissez cuire jusqu'à l'obtention d'une omelette à peine baveuse. Faites-la glisser sur un plat chaud, garnissez-la des fruits préparés et décorez-la de feuilles de menthe ou de citronnelle.

Remarque : ce plat peut se préparer avec toutes sortes d'autres fruits, frais, décongelés ou en boîte.

Niveau de difficulté
Facile
Temps de préparation
30 mn
Préparation à l'avance
Non
●●○

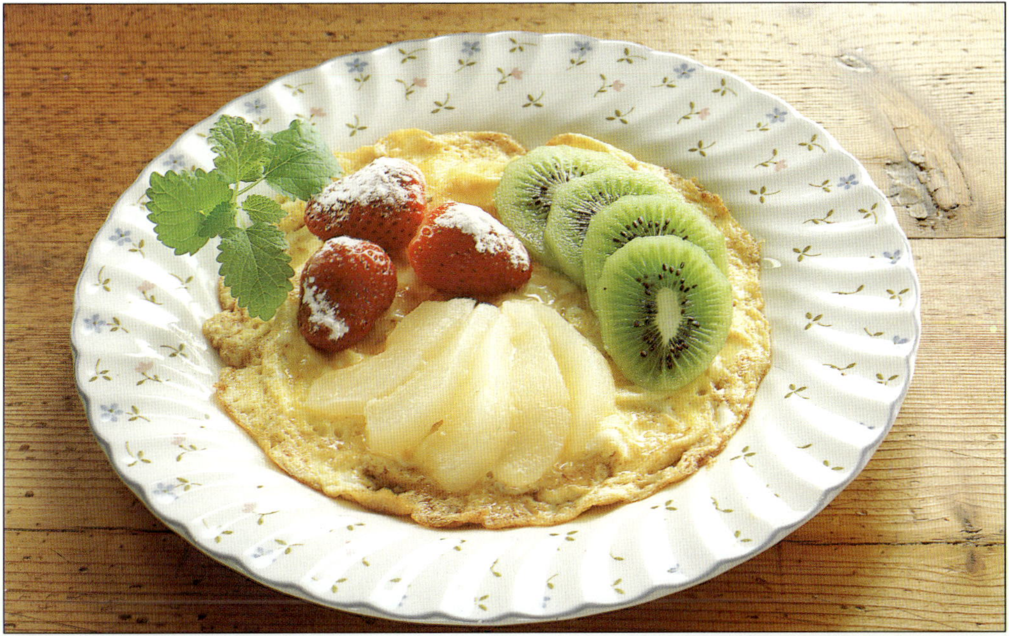

363

RAMEQUINS DE LA PASSION

Pour 4 personnes

4 fruits de la passion
2 œufs
2 cuil. à soupe de sucre
20 cl de lait
margarine pour graisser les ramequins

POUR LE GLAÇAGE :
2 cuil. à soupe de sucre glace

PRÉPARATION

1 Préchauffez le four à 180 °C, thermostat 4. Coupez en deux les fruits de la passion et prélevez-en la pulpe avec une petite cuillère.

2 Battez au fouet les œufs et le sucre jusqu'à ce que le mélange soit léger et mousseux. Portez le lait à ébullition et ajoutez-y la préparation précédente en battant vigoureusement. Incorporez ensuite la pulpe de fruit. Répartissez cet appareil entre 4 ramequins graissés. Faites cuire au four dans un bain-marie pendant 30 mn environ, jusqu'à ce que la crème ait cessé de gonfler. Retirez du four et laissez refroidir.

3 Juste avant de servir, chauffez le gril. Poudrez les ramequins de sucre glace et placez-les sous le gril pour les faire dorer. Servez sans attendre.

VEAU DE DIFFICULTÉ	Facile
EMPS DE PRÉPARATION	10 mn
ÉPARATION À L'AVANCE	Non

●○○

BOISSON
Porto

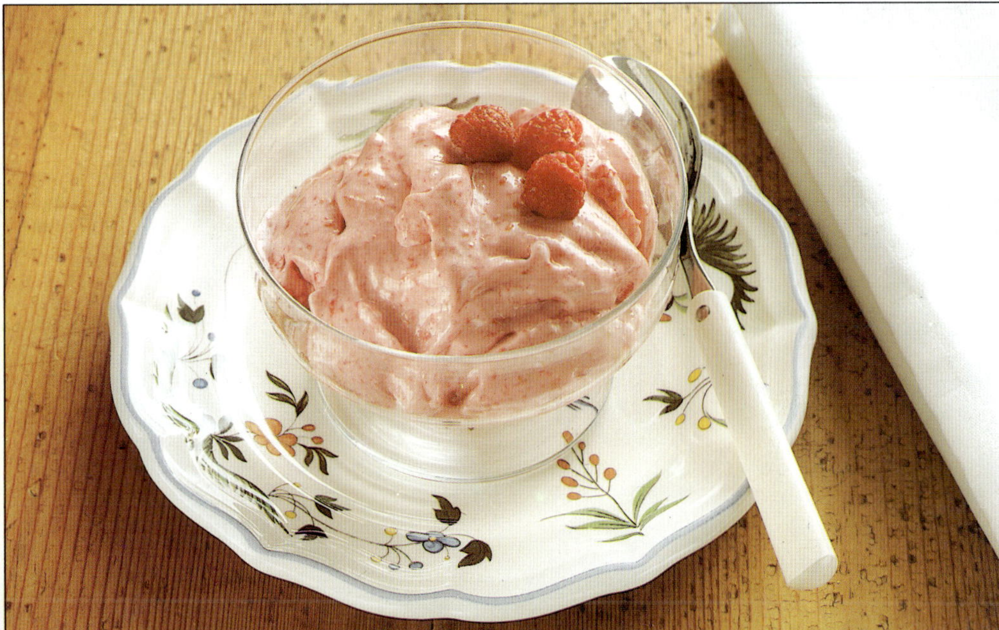

100 DESSERTS

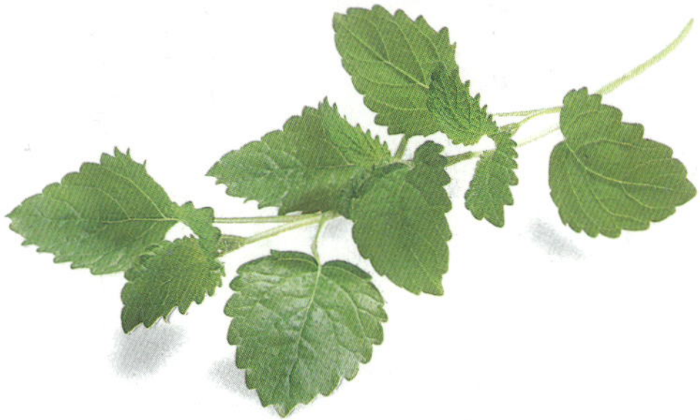

100 HORS-D'ŒUVRE

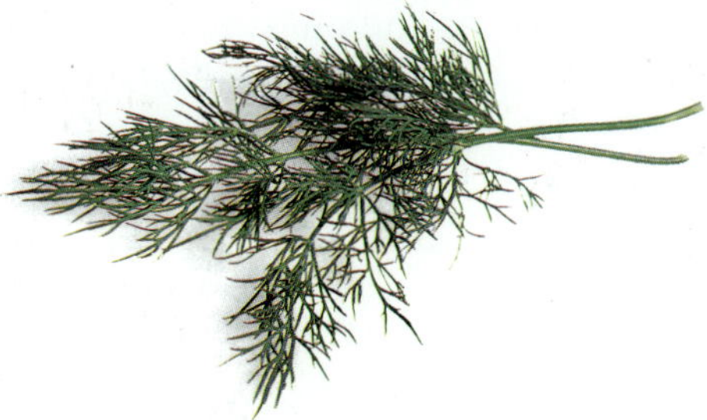

BROCHETTES-COCKTAIL

Servez ces brochettes avant le repas, avec l'apéritif.

Disposez l'assortiment choisi sur des pique-cocktails en bois et piquez une extrémité dans un pamplemousse ou un petit melon. Placez le tout sur une assiette et garnissez de cerises et de grains de raisin ou de tomates-cerises.

ASSORTIMENTS SUGGÉRÉS :

- Fragments de filet de hareng à l'huile avec petites pommes de terre nouvelles entières, ou en tranches, cuites à la vapeur
- Tranches ou billes de melon avec roulades de jambon de Bayonne ou de jambon fumé
- Dés de melon avec framboises ou fragments de kiwi
- Triangles de concombre avec crevettes
- Oignons au vinaigre avec cubes de fromage et olives noires
- Fromage persillé avec radis

Niveau de difficulté
Facile
Temps de préparation
Variable
Préparation à l'avance
Oui

●○○

Boisson

Xérès sec

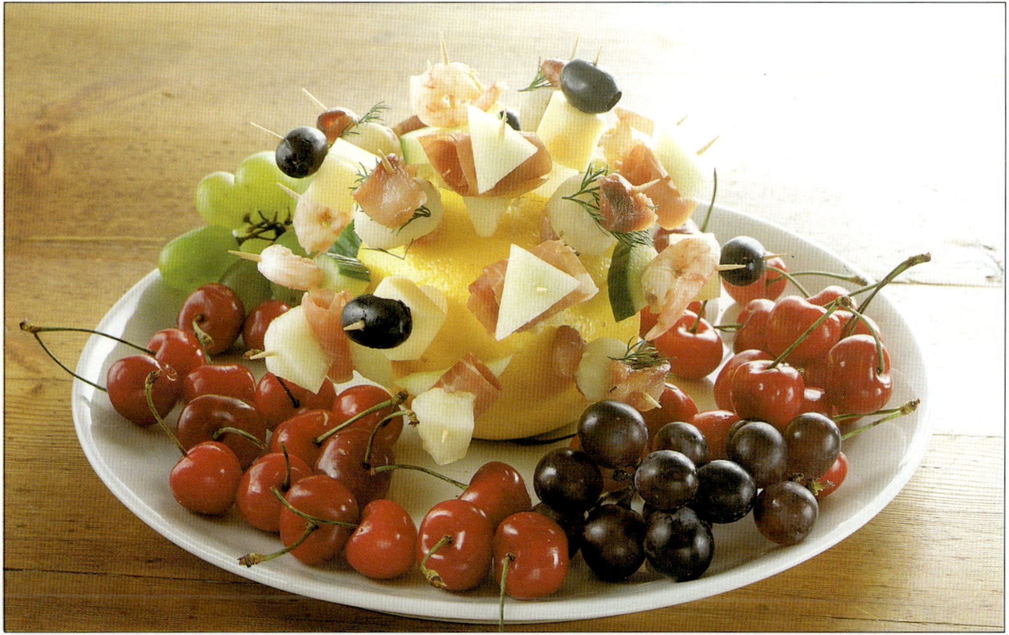

SNACKS POUR L'APÉRITIF

CHAMPIGNONS FARCIS

12 champignons de Paris moyens
60 g de filets d'anchois
200 g de fromage blanc allégé
1 petite gousse d'ail écrasée

Dans un mortier, faites une pâte avec les filets d'anchois, le fromage et l'ail. Nettoyez les champignons et éliminez-en le pied. Garnissez les chapeaux avec la préparation. Placez dans un endroit frais avant de servir.

TOMATES COCKTAIL FARCIES

24 tomates-cerises
100 g de fromage blanc allégé ou 50 g de crème fraîche allégée
75 g de fromage bleu émietté
2 cuil. à soupe de radis ou de céleri hachés
1 pincée de paprika

Coupez la partie supérieure des tomates, retirez-en les graines et retournez-les pour qu'elles s'égouttent. Mélangez tous les ingrédients et garnissez-en les tomates. Réservez au réfrigérateur avant de servir.

BOULETTES DE VIANDE MINIATURE

Pour 24 boulettes

2 cuil. à soupe de chapelure
2 cuil. à café de Maïzena
1 petit verre d'eau
250 g de viande hachée
sel et poivre
1/2 cuil. à soupe d'oignon haché
50 g de betterave cuite finement hachée
2 cuil. à soupe de cornichons hachés
1/2 cuil. à soupe de câpres
1 cuil. à soupe de margarine

Malaxez la chapelure, la Maïzena et l'eau, puis laissez reposer la pâte obtenue 10 mn. Incorporez la viande et tous les autres les ingrédients. Mélangez et assaisonnez. Formez des boulettes et faites-les rissoler dans la margarine pendant 10 mn. Servez chaud ou froid.

NIVEAU DE DIFFICULTÉ	Facile
TEMPS DE PRÉPARATION	1 h
PRÉPARATION À L'AVANCE	Oui

●○○

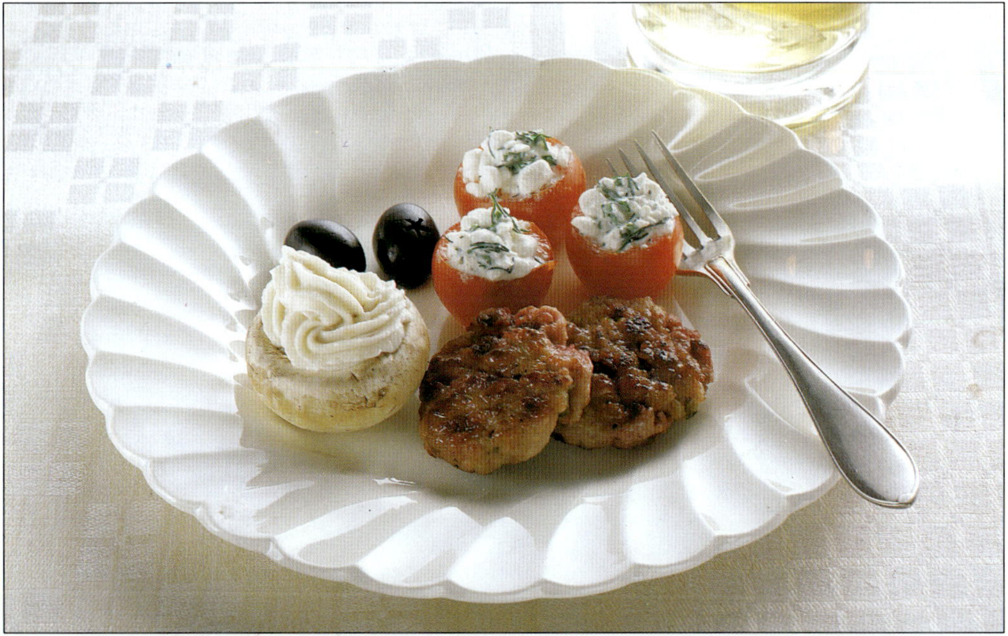

CANAPÉS

Ces petits canapés accompagneront agréablement l'apéritif servi avant le repas.

Pour 4 personnes
(3 canapés par personne)

12 tranches de pain blanc cylindrique de 5 cm de diamètre

CANAPÉS AU SAUMON FUMÉ
margarine de table allégée
4 tranches de saumon fumé
12 fines tranches de concombre

CANAPÉS AUX CREVETTES
mayonnaise allégée ou
margarine de table allégée
4 feuilles de laitue
12 à 16 crevettes décortiquées
quelques brins d'aneth

CANAPÉS À LA VIANDE FUMÉE
4 petites tranches de magret de canard fumé (ou de toute autre viande fumée)
fromage blanc allégé (parfumé au raifort de préférence)
margarine de table allégée
ciboulette ciselée

Placez les tranches de viande les unes à côté des autres en les faisant légèrement se chevaucher. Garnissez-les de fromage et formez un rouleau. Enveloppez d'une feuille de film alimentaire et placez 2 h au réfrigérateur. Tartinez les canapés de margarine et parsemez de ciboulette. Coupez le rouleau de viande en tranches fines et répartissez-les sur les canapés.

AUTRES SUGGESTIONS DE GARNITURE :

- Crevettes, margarine de table allégée et rondelles d'œuf dur
- Œufs de lompe, oignon rouge haché ou lamelles de poireau
- Rondelles d'œuf dur, filets d'anchois et ciboulette
- Tranches de pommes de terre nouvelles cuites à la vapeur, tronçons de filets de hareng, crème aigre et ciboulette
- Fromage bleu et rondelles de radis
- Rosbif froid, laitue, crème de raifort, cornichons et oignons au vinaigre, crème fraîche allégée, sel et curry.

NIVEAU DE DIFFICULTÉ
Facile

TEMPS DE PRÉPARATION
Variable

PRÉPARATION À L'AVANCE
oui

●○○

BOISSON

Champagne brut
ou tout autre
mousseux sec

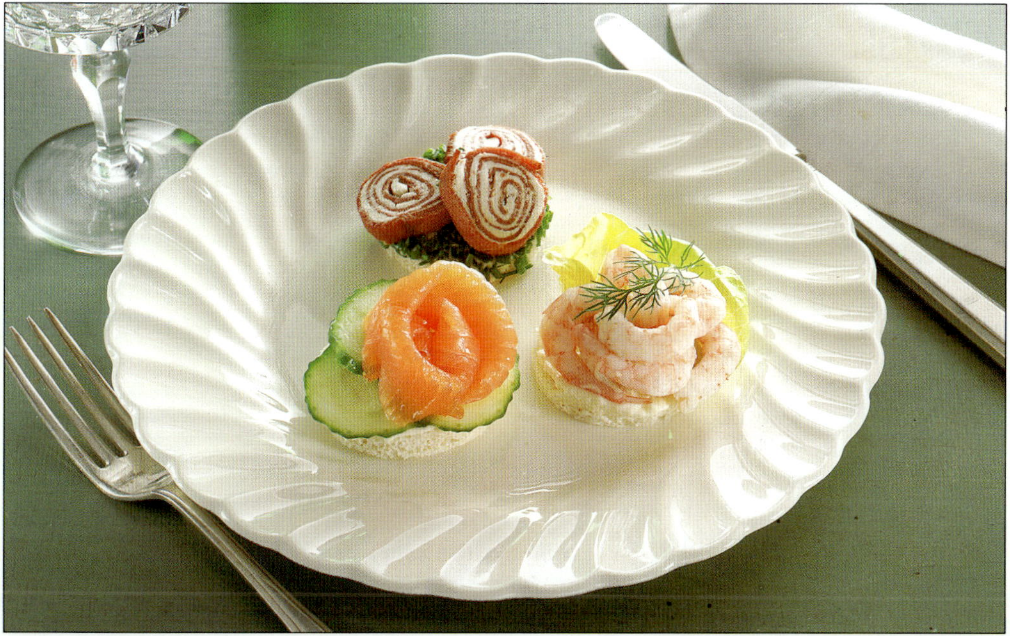

CANAPÉS VERTS

TOASTS AUX GRAINES DE SÉSAME

8 tranches de pain rond de 5 cm de diamètre ou 8 tranches de baguette
1 cuil. à soupe de margarine
2 cuil. à soupe de graines de sésame

PRÉPARATION

1 Tartinez la margarine sur le pain. Mettez les graines de sésame dans une assiette et posez dessus les tranches de pain, côté beurré vers le bas. Assurez-vous qu'elles sont bien couvertes de graines de sésame.

2 Faites dorer dans le four préchauffé à 230 °C, thermostat 8.

CANAPÉS AU CRESSON

8 tranches de pain rond de 5 cm de diamètre
1 ou 2 cuil. à soupe de mayonnaise allégée
1 botte de cresson

PRÉPARATION

Tartinez la mayonnaise sur le pain. Couvrez complètement de cresson haché.

CANAPÉS AU CONCOMBRE

8 tranches de pain rond de 5 cm de diamètre
1 ou 2 cuil. à soupe de mayonnaise allégée
1/2 concombre partiellement pelé, coupé en rondelles fines
sel
quelques brins de persil

PRÉPARATION

1 Disposez les rondelles de concombre dans un plat. Saupoudrez-les de sel et attendez qu'elles soient légèrement ramollies.

2 Tartinez les tranches de pain de margarine. Disposez-y les rondelles de concombre et surmontez-les d'un brin de persil.

NIVEAU DE DIFFICULTÉ	Facile
TEMPS DE PRÉPARATION	30 mn
PRÉPARATION À L'AVANCE	Oui

●●○

BOISSON

Vin blanc sec ou bière

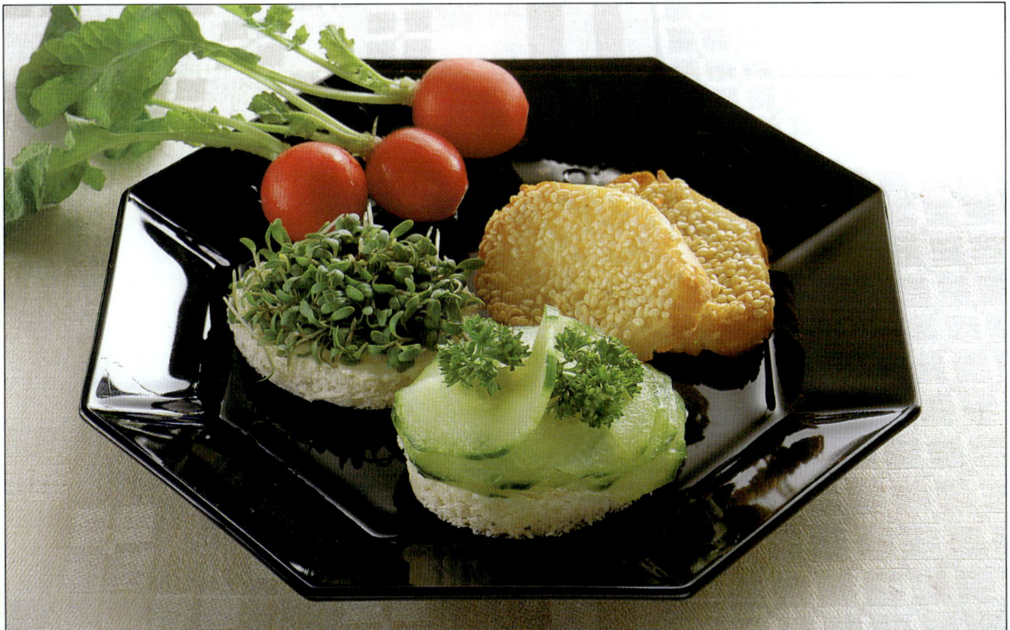

CAVIAR D'AUBERGINES

Pour 10 personnes

2 aubergines (environ 500 g)
4 cuil. à soupe de graines de sésame
2 gousses d'ail pelées et écrasées
1 petit oignon finement haché
3 cuil. à soupe de coriandre ciselée (ou de persil)
le jus de 1/2 citron
huile d'olive
sel et poivre

POUR SERVIR :
rondelles de baguette
bâtonnets de concombre
radis

PRÉPARATION

1 Préchauffez le four à 200 °C, thermostat 6. Percez les aubergines de plusieurs coups de fourchette. Enveloppez d'aluminium ménager et placez 45 mn au four. Laissez refroidir. Pilez les graines de sésame dans un mortier.

2 Prélevez la chair des aubergines et mettez-la dans un robot ménager avec les graines de sésame pilées, l'ail, l'oignon, la coriandre ou le persil et le jus de citron. Réduisez en purée, puis versez graduellement de l'huile d'olive en laissant tourner l'appareil. Salez et poivrez. Versez la purée dans un bol et gardez au frais jusqu'au moment de servir. On peut accompagner ce caviar d'aubergines de toutes sortes de légumes crus.

Niveau de difficulté	Facile
Temps de préparation	1 h-l h 30
Préparation à l'avance	Oui

●○○

Boisson

Vin blanc sec ou bière

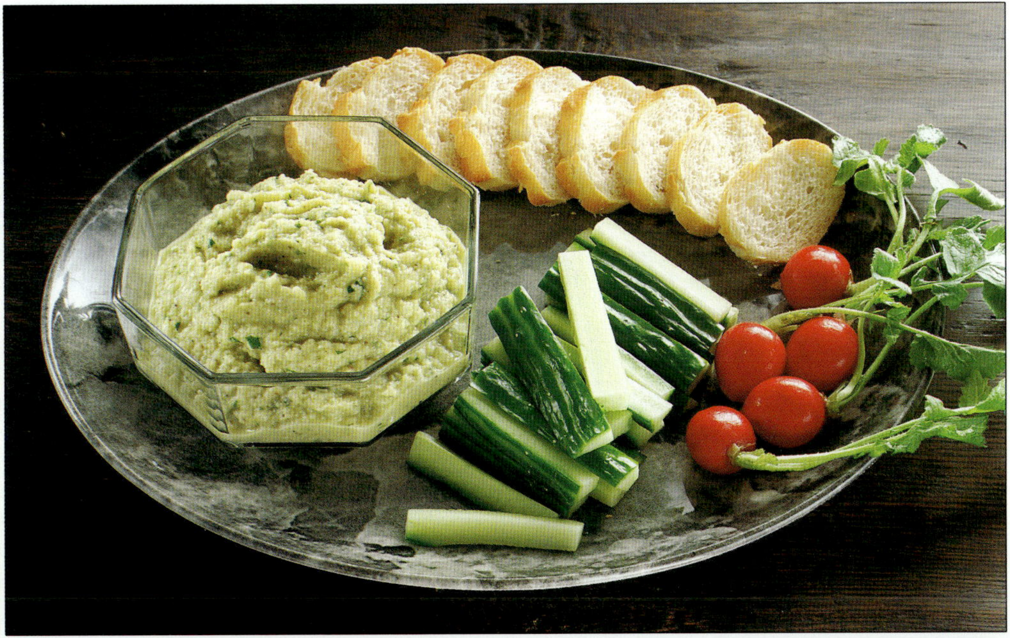

DIPS DE LÉGUMES

Les “dips” sont des légumes crus ou blanchis, bien frais, trempés dans une sauce onctueuse et parfumée, formant un délicieux hors-d'œuvre. Choisissez, par exemple, les légumes suivants : carottes, choux-fleurs, brocolis, céleri en branche, courgettes, concombres, mini-épis de maïs, champignons de Paris, radis, poivrons rouges, jaunes et verts.

SAUCE À L'AVOCAT
Réduisez en purée la chair de deux avocats bien mûrs et mélangez soigneusement avec un oignon finement haché, 1 cuillerée à soupe de jus de citron, du sel et une pincée de poivre de Cayenne. Servez sans attendre que l'avocat ne se décolore.

SAUCE AUX ANCHOIS
Mélangez 30 cl de crème aigre avec 2 cuillerées à soupe de sauce chilli, 10 filets d'anchois réduits en purée et 3 cuillerées à soupe d'oignon rouge finement haché.

SAUCE CHILLI
Mélangez 10 cl de crème aigre, 10 cl de mayonnaise allégée et 10 cl de sauce chilli. Incorporez de l'aneth et de la ciboulette ciselés. Salez selon les goûts de chacun.

SAUCE AU ROQUEFORT
Mélangez 30 cl de crème aigre avec 4 ou 5 cuillerées à soupe de roquefort émietté.

PRÉPARATION

1 Préparez les sauces et gardez-les au frais jusqu'au moment de servir.

2 Nettoyez et préparez les légumes. Détachez les bouquets de chou-fleur et de brocoli. Coupez les autres légumes en tronçons ou en tranches, sauf les tomates-cerise et les radis.

3 Faites blanchir les carottes, les bouquets de chou-fleur et de brocoli, ainsi que les mini-épis de maïs : faites-les blanchir dans de l'eau bouillante pendant 2 mn, puis plongez-les aussitôt dans de l'eau glacée afin qu'ils gardent leur couleur et restent croquants. Égouttez-les, enveloppez-les d'un film alimentaire et placez-les dans le réfrigérateur jusqu'au moment de servir. Groupez-les ensuite par catégories sur un grand plat et servez avec les sauces.

NIVEAU DE DIFFICULTÉ
Facile

TEMPS DE PRÉPARATION
30 mn + temps de réfrigération

PRÉPARATION À L'AVANCE
Oui

●○○

BOISSON

Vermouth sec, champagne brut ou tout autre mousseux sec

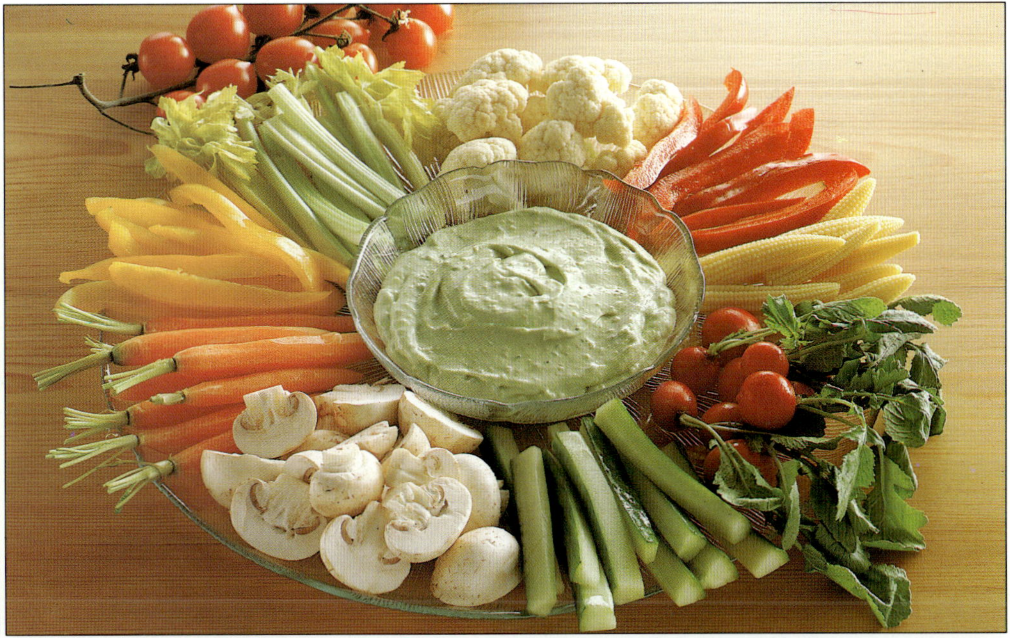

ARTICHAUTS

Pour 4 personnes

2 gros artichauts
eau légèrement salée
2 rondelles de citron

POUR LA SAUCE :

8 filets d'anchois
20 cl de crème fraîche allégée (ou de yaourt nature)
1 cuil. à soupe de purée de tomate
1 gousse d'ail écrasée
1 cuil. à soupe de câpres hachés
poivre blanc

PRÉPARATION

1 Cassez-les les tiges des artichauts. Portez à ébullition une grande casserole d'eau légèrement salée, avec les rondelles de citron. Plongez-y les artichauts et faites-les bouillir à couvert de 30 à 50 mn. Ils sont cuits quand les feuilles inférieures se détachent facilement. Retirez les artichauts avec une écumoire et faites-les égoutter la tête en bas.

2 Préparez la sauce pendant que la cuisson des artichauts. Réduisez les anchois en purée et mélangez avec les autres ingrédients. Conservez au froid.

3 Retirez les feuilles des artichauts et conservez les plus grandes. Enlevez la couronne de petites feuilles et le foin. Nettoyez soigneusement les fonds et coupez-les en tranches.

4 Disposez les feuilles d'artichauts sur un plat comme sur l'illustration. Répartissez les tranches de fonds et posez la sauce au centre.

Remarque : ne coupez pas les tiges des artichauts, mais cassez-les en prenant appui sur le bord de la table, ce qui libère les fibres dures indésirables.

Niveau de difficulté
Facile
Temps de préparation
1 h environ
Préparation à l'avance
Oui
●○○
Boisson
Xérès sec

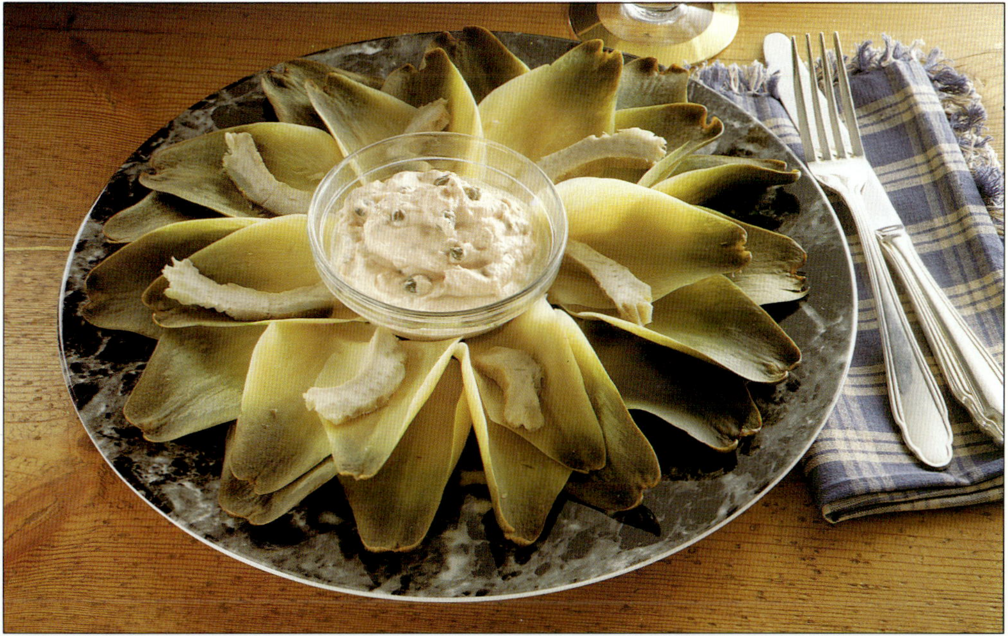

MINI-CROUSTADES

On trouve dans le commerce de petites croûtes prêtes à être garnies. Faites preuve d'imagination pour la garniture. Voici quelques suggestions :

PURÉE VIEIL HOMME

Pour 2 personnes

1 cuil. à soupe d'oignon finement haché
1/2 cuil. à soupe de margarine
4 ou 5 filets d'anchois hachés
1 œuf dur coupé en tranches
1 cuil. à soupe de persil ciselé
1 cuil. à soupe de crème aigre

Faites revenir les oignons dans la margarine sans laisser prendre couleur. Ajoutez les autres ingrédients et mélangez soigneusement.

GARNITURE AUX CREVETTES

Pour 2 personnes

1 douzaine de crevettes décortiquées et hachées
1 cuil. à soupe d'aneth ciselé
1 cuil. à soupe de mayonnaise allégée
1 cuil. à soupe de crème aigre
sel et poivre
1 cuil. à soupe d'œufs de saumon pour garnir

MOUSSE D'AVOCAT

Pour 2 personnes

1 avocat bien mûr réduit en purée
1 cuil. à café de jus de citron
2 cuil. à soupe de crème aigre
sel
ciboulette ciselée

Les garnitures peuvent être préparées longtemps à l'avance. Afin d'éviter que les croûtes ne ramollissent, ne les remplissez qu'au moment de servir.

Niveau de difficulté	Facile
Temps de préparation	Variable
Préparation à l'avance	En partie

●○○

Boisson

Vin blanc sec

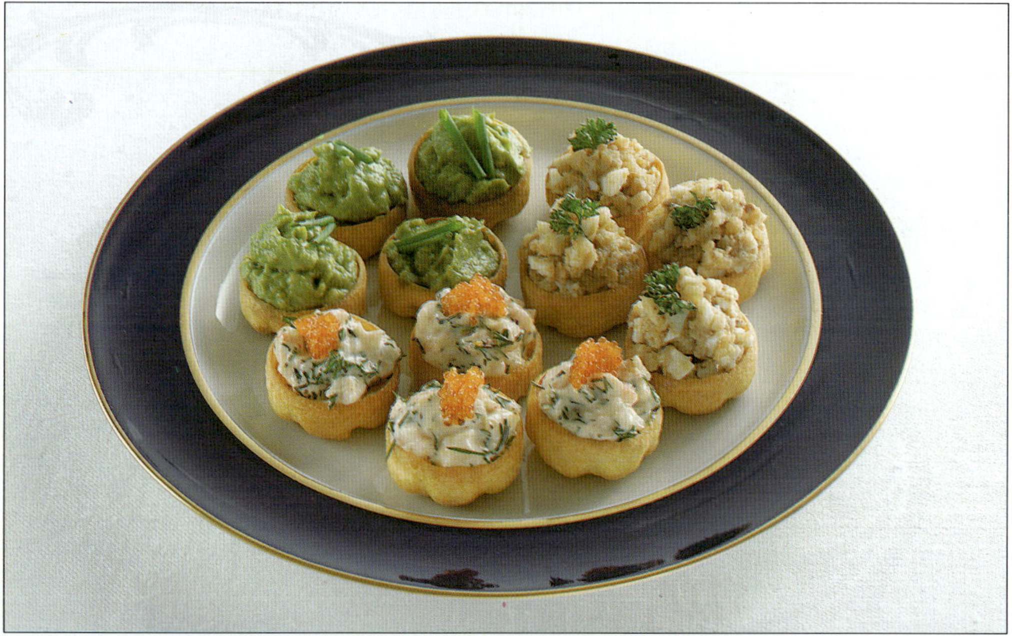

MINI-CHOUX

Pour 25 à 30 choux

POUR LA PÂTE :

50 g de margarine
20 cl d'eau
80 g de farine
3 œufs

PRÉPARATION

1 Préchauffez le four à 200 °C, thermostat 6. Mettez l'eau et la margarine dans une casserole et portez à ébullition. Ajoutez peu à peu la farine en tournant avec une spatule en bois, jusqu'à ce que la pâte se détache des parois. Retirez du feu et ajoutez les œufs un à un, sans cesser de tourner.

2 Déposez des noix de pâte sur une plaque recouverte de papier sulfurisé. Glissez au four à mi-hauteur et faites cuire 20 mn environ, jusqu'à ce que la pâte augmente de volume et soit bien dorée. Retirez du four et laissez refroidir sur une grille.

3 Pendant que les choux refroidissent, préparez au choix l'une des garnitures suivantes :

- Saumon fumé haché et aneth ciselé
- Œuf dur haché, filets d'anchois hachés, oignon rouge haché ou ciboulette ciselée
- Caviar et ciboulette hachée
- Œufs de saumon et oignon finement haché
- jambon fumé haché, raifort râpé et persil ciselé
- Fromage bleu émietté et noix hachées

4 Remplissez les choux avec l'une de ces garnitures mélangée à de la crème fraîche allégée.

Remarque : on peut congeler les choux vides. Les décongeler en les plaçant 5 mn environ dans le four préchauffé à 180 °C, thermostat 4.

NIVEAU DE DIFFICULTÉ
Assez facile

TEMPS DE PRÉPARATION
1 h

PRÉPARATION À L'AVANCE
En partie

●○○

BOISSON

Vin blanc sec

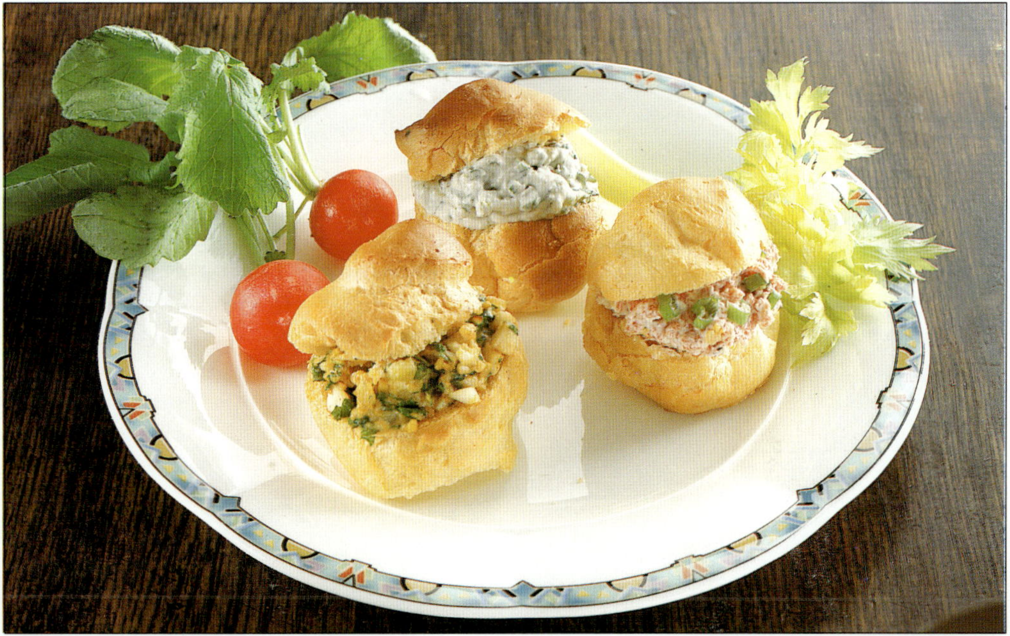

SANDWICHES ROULÉS

Pour 50 sandwiches

5 galettes sans levain souple de 20 x 20 cm (par exemple des chapattis indiens)

ROULÉ AU HARENG

Mélangez 1 hareng de la Baltique soigneusement nettoyé et haché avec 5 cl de crème fraîche allégée et 1 ou 2 cuillerées à soupe de ciboulette ciselée.

ROULÉ AU CAVIAR

Mélangez 1 œuf dur haché avec 1 cuillerée à soupe de caviar, 1 cuillerée à soupe de margarine de table allégée et 1 cuillerée à soupe d'aneth ciselé.

ROULÉ AU PÂTÉ DE FOIE

Mélangez 50 g de pâte de foie avec 2 cuillerées à soupe de cornichons au vinaigre hachés et 1/2 cuillerée à soupe de cognac (facultatif).

ROULÉ AU FROMAGE

Mélangez 50 g de fromage à tartiner allégé avec 1 cuillerée à soupe de fromage bleu émietté et 5 radis finement hachés.

ROULÉ AU GIBIER

Coupez 4 tranches minces de gibier fumé ou de toute autre viande fumée. Mélangez 5 cl de crème fraîche avec 2 cuillerées à café de raifort crémeux.

PRÉPARATION

Choisissez une ou plusieurs garnitures. (Chacune convient à une feuille de pain sans levain de 20 x 20 cm.) Tartinez-en la galette (recouvrez avec les tranches de viande pour les roulés au gibier), puis formez un rouleau. Enveloppez-le dans du film alimentaire et placez au réfrigérateur pendant au moins 1 h. Coupez la roulade en 10 tranches de 2 cm d'épaisseur et disposez sur le plat de service.

NIVEAU DE DIFFICULTÉ

Facile

TEMPS DE PRÉPARATION

1 h environ + temps de réfrigération

PRÉPARATION À L'AVANCE

Oui

●○○

BOISSON

Mousseux sec ou bière

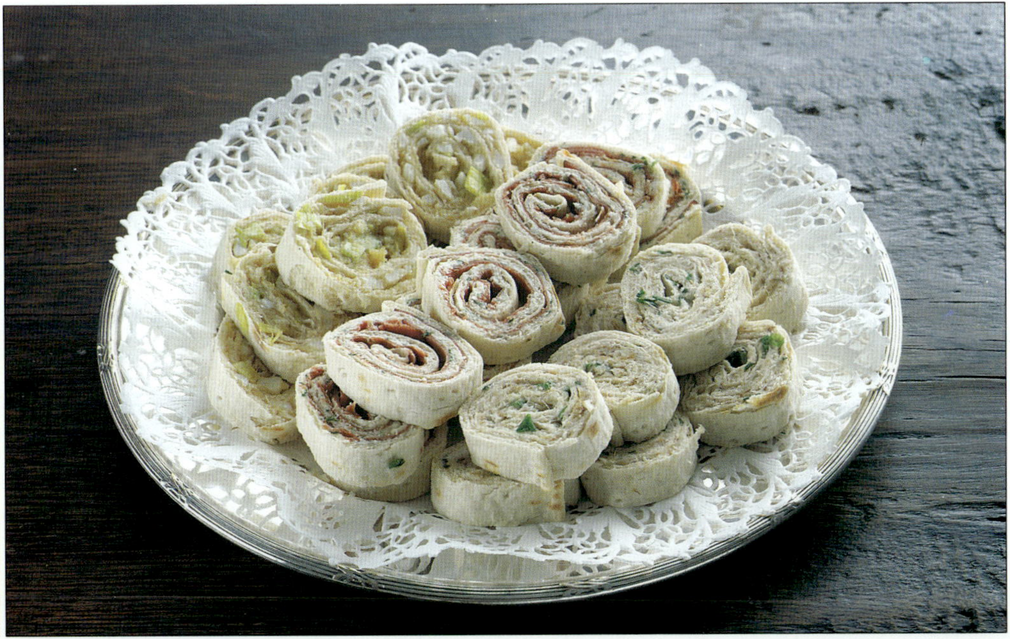

POTAGE AUX AVOCATS

Pour 4 à 6 personnes

2 avocats bien mûrs
1 litre de bouillon de poulet ou de légumes
10 cl de crème fleurette
sel et poivre
ciboulette ciselée
jus de citron

POUR SERVIR :
croûtons ou grissini

PRÉPARATION

1 Fouettez la crème fleurette.

2 Partagez les avocats en deux et retirez-en le noyau. Prélevez la chair et réduisez-la en purée dans un robot ménager avec un peu de bouillon. Versez cette purée dans une casserole et ajoutez le reste du bouillon.

3 Faites chauffer, ajoutez quelques gouttes de jus de citron, salez et poivrez. Incorporez la crème fouettée.

4 Répartissez le potage dans des bols et parsemez de ciboulette ciselée.

Remarque : ce potage peut être servi chaud ou froid suivant la saison. On peut ajouter à chaque bol une cuillerée à café de crème fraîche allégée mélangée à un peu d'œufs de lompe.

POTAGE AUX AVOCATS

Niveau de difficulté
Facile
Temps de préparation
30 mn
Préparation à l'avance
En partie
●●○
Boisson
Eau minérale ou vin blanc sec

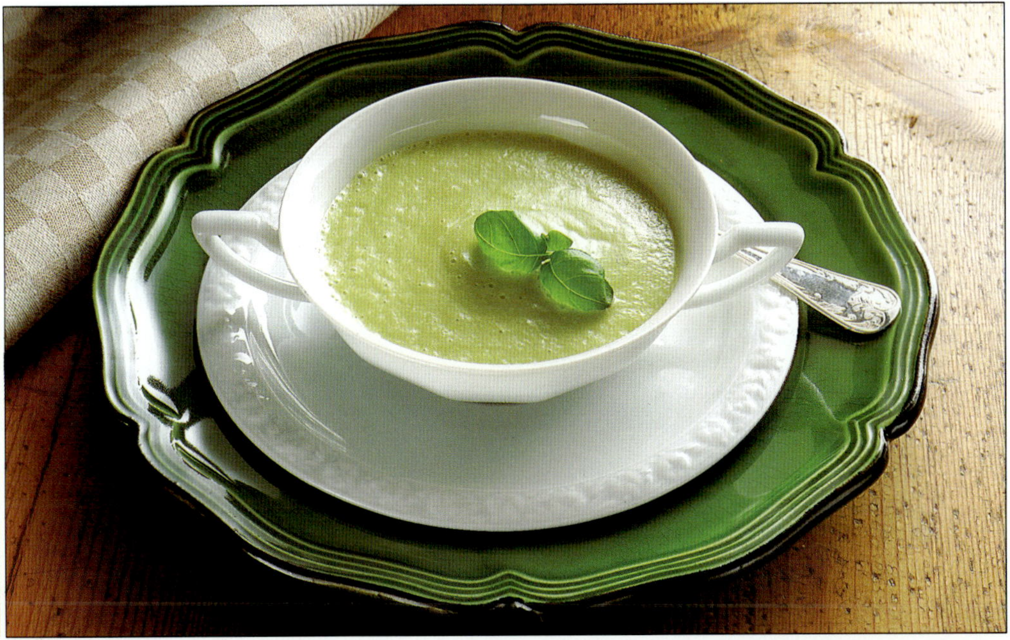

111

POTAGE À L'ESTRAGON

Pour 4 personnes

2 pommes de terre
2 carottes
1 fragment de céleri-rave
1 échalote hachée
2 brins de persil
1 ou 2 cuil. à café d'estragon séché
1 litre d'eau
1 tablette de bouillon de légumes
sel et poivre blanc du moulin
2 ou 3 cuil. à soupe de crème fleurette ou de crème fraîche allégée

GARNITURE :
feuilles d'estragon frais ou persil ciselé

PRÉPARATION

1 Nettoyez les légumes et coupez-les en petits dés. Portez la moitié de l'eau à ébullition et plongez-y les légumes, l'échalote, le persil et l'estragon. Faites cuire jusqu'à ce que les légumes soient tendres. Retirez le persil.

2 Réduisez en purée dans un robot ménager et remettez dans la casserole. Ajoutez le reste de l'eau et la tablette de bouillon. Portez à ébullition en remuant sans cesse. Salez, poivrez et incorporez la crème.

3 Répartissez dans des assiettes chaudes. Garnissez avec les feuilles d'estragon, ou parsemez de persil, et servez sans attendre avec du pain.

POTAGE À L'ESTRAGON

NIVEAU DE DIFFICULTÉ	Facile
TEMPS DE PRÉPARATION	30 mn
PRÉPARATION À L'AVANCE	Oui

●●○

BOISSON

Eau minérale

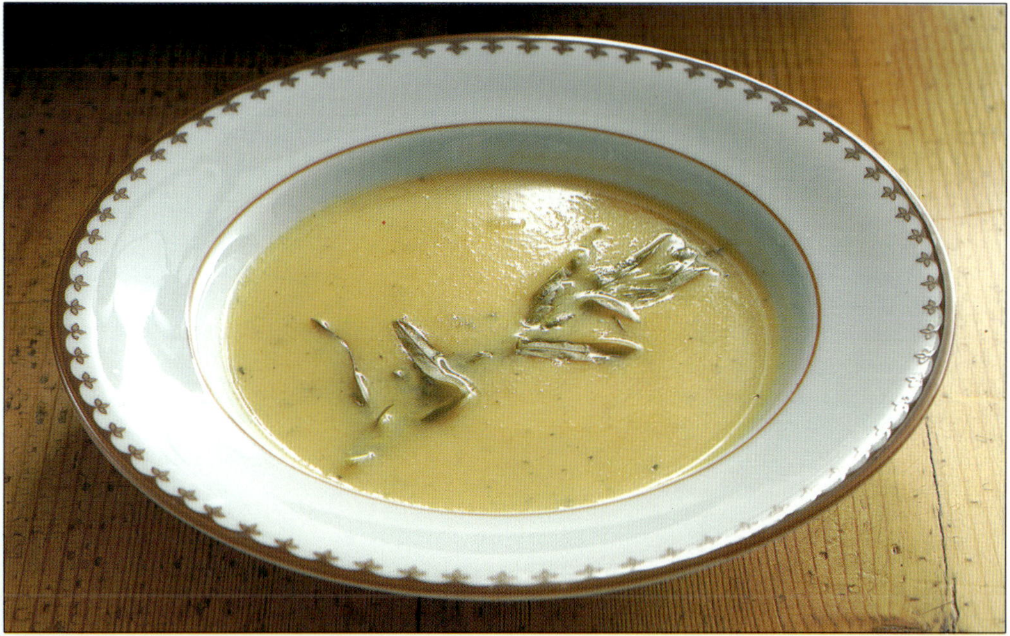

SOUPE DE POISSONS

Pour 8 à 10 personnes

500 g de crevettes non décortiquées
2 poireaux
3 branches de céleri
3 carottes
3 pommes de terre
1 cuil. à soupe de margarine
1 g de safran
2 litres de bouillon de crevettes (voir Préparation) et d'eau
1 tablette de court-bouillon
600 g de filet de poisson (poids net)
100 g d'épinards
jus de citron
sel et poivre
aneth ciselé

PRÉPARATION

1 Décortiquez les crevettes et réservez-les au réfrigérateur. Faites bouillir les déchets de crevettes pendant 15 mn dans un peu d'eau. Passez, en conservant le liquide de cuisson, et ajoutez assez d'eau pour porter le bouillon à 2 litres.

2 Rincez et coupez en tronçons le poireau et le céleri. Grattez les carottes, pelez les pommes de terre et coupez-les en petits dés.

3 Faites fondre la margarine dans un faitout et faites-y revenir les légumes à feu doux pendant quelques minutes. Ajoutez le safran, le bouillon et la tablette de court-bouillon. Portez à ébullition et faites cuire 10 mn.

4 Coupez le poisson en cubes de 2,5 cm et mettez-les dans le faitout. Ajoutez les épinards et poursuivez la cuisson 5 mn. Incorporez les crevettes et faites-les réchauffer sans laisser bouillir.

5 Versez la soupe dans une soupière ou des assiettes préalablement chauffées. Parsemez d'aneth ciselé.

SOUPE DE POISSONS

Niveau de difficulté
Assez facile
Temps de préparation
1 h
Préparation à l'avance
En partie
●●○
Boisson
Eau minérale ou vin blanc sec

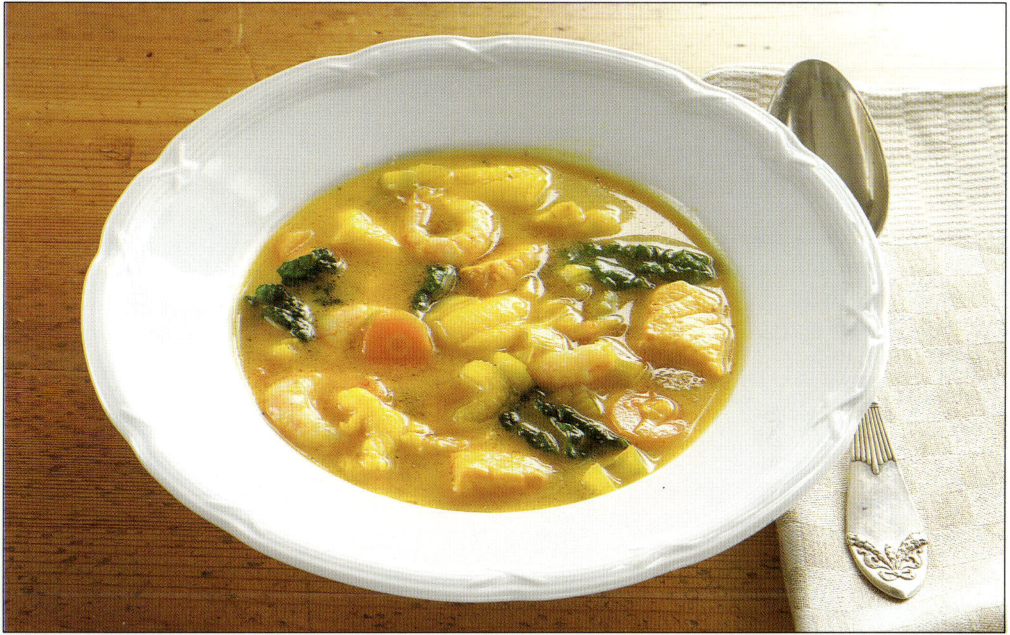

GAZPACHO

Pour 8 personnes

1 concombre
1 oignon moyen
1 poivron vert
50 cl de jus de tomate en boîte
500 g de tomates pelées entières dans leur jus
1 cuil. à soupe d'huile d'olive
2 cuil. à soupe de jus de citron ou de vinaigre
1 gousse d'ail
sel et poivre
quelques gouttes de Tabasco (sauce pimentée)
quelques tiges de ciboulette

POUR SERVIR :
croûtons de pain frits

PRÉPARATION

1 Nettoyez et rincez les légumes. Débitez en dés la moitié du concombre, de l'oignon et du poivron. Réduisez en purée dans un robot ménager avec la moitié du jus de tomate.

2 Mélangez la purée avec le reste du jus de tomate, les tomates au jus (en les écrasant grossièrement), l'huile et le jus de citron ou le vinaigre. Assaisonnez de sel, de poivre et de Tabasco. Versez dans une soupière et gardez au réfrigérateur pendant quelques heures.

3 Détaillez en dés le reste de concombre et de poivron. Hachez grossièrement le reste de l'oignon et ciselez la ciboulette. Mettez chacun de ces ingrédients dans des bols séparés.

4 Retirez la soupière du réfrigérateur juste avant de servir. Écrasez la gousse d'ail et incorporez-la au gazpacho. Servez accompagné des bols de crudités et de croûtons.

NIVEAU DE DIFFICULTÉ

Facile

TEMPS DE PRÉPARATION

1 h + temps de réfrigération

PRÉPARATION À L'AVANCE

Oui

●○○

BOISSON

Vin blanc sec

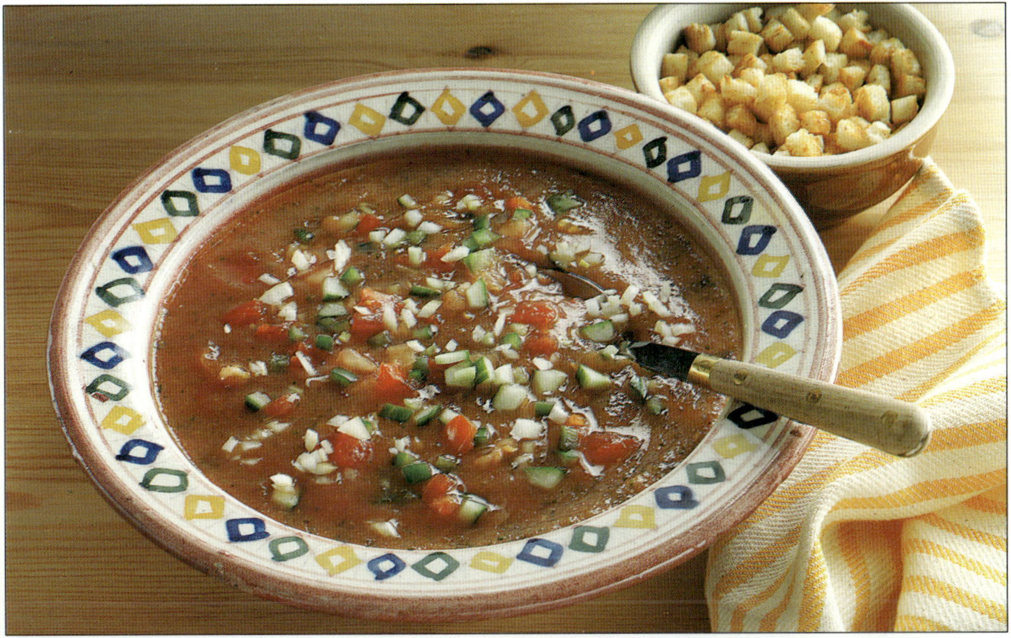

POTAGE AU CONCOMBRE

Pour 4 personnes

1/2 cuil. à soupe de margarine
1 échalote ou 1 petit oignon, finement hachés
90 cl d'eau
10 cl de vin blanc sec
1 tablette de bouillon de volaille ou de légumes
1 concombre
sel et poivre
2 cuil. à soupe de ciboulette ciselée

GARNITURE :
4 cuil. de crème aigre
60 g d'œufs de lompe

PRÉPARATION

1 Faites fondre la margarine dans une grande casserole, et faites-y revenir l'oignon ou l'échalote sans laisser prendre couleur. Ajoutez l'eau, le vin et la tablette de bouillon. Portez à ébullition.

2 Coupez le concombre en tranches épaisses. Ajoutez-les au bouillon et faites-les cuire 10 mn environ, jusqu'à ce qu'elles soient tendres.

3 Versez le bouillon dans un récipient séparé et réservez. Passez le concombre additionné d'un peu de bouillon dans un robot ménager. Versez la purée obtenue dans la casserole et ajoutez le bouillon réservé. Salez et poivrez. Incorporez la ciboulette.

4 Présentez le potage dans des assiettes individuelles. Décorez d'une cuillerée de crème aigre et des œufs de lompe. Ce potage peut être servi chaud ou froid.

NIVEAU DE DIFFICULTÉ	Facile
TEMPS DE PRÉPARATION	30 mn
PRÉPARATION À L'AVANCE	Oui

●○○

BOISSON

Vin blanc demi-sec

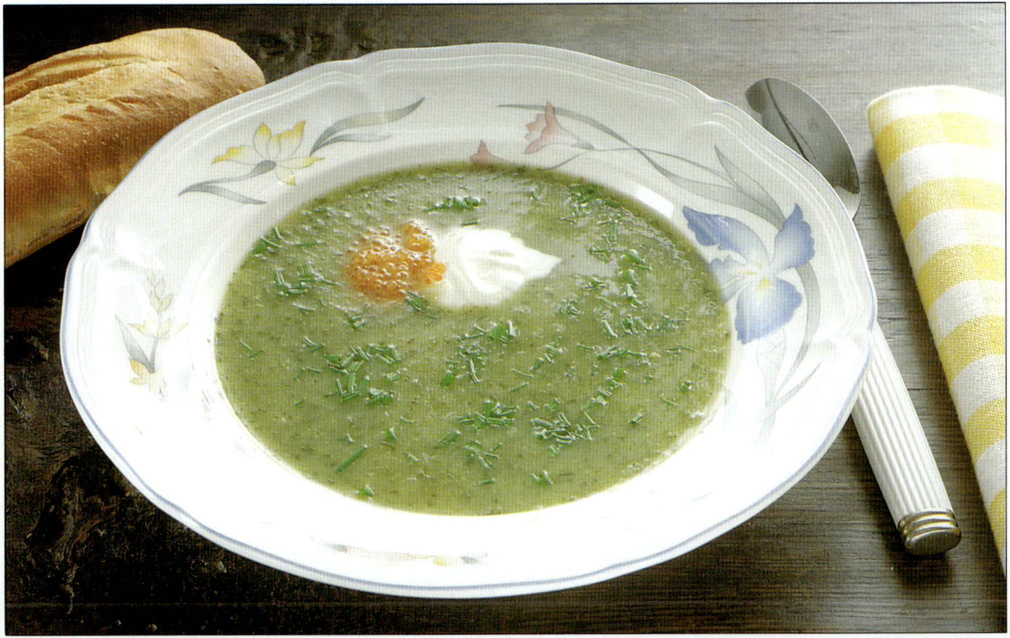

115

CONSOMMÉ AU CAVIAR ROUGE

Pour 4 personnes

3 feuilles de gélatine
50 cl de consommé de volaille
2 cuil. à soupe de xérès sec
sel et poivre

GARNITURE :
2 petits oignons blanc en rouelles
4 cuil. à soupe d'œufs de saumon

PRÉPARATION

1 Faites tremper les feuilles de gélatine pendant 10 mn dans un peu d'eau froide.

2 Portez le consommé à ébullition, ajoutez le xérès, salez et poivrez. Essorez les feuilles de gélatine et faites-les dissoudre dans le consommé. Laissez refroidir puis placez au réfrigérateur.

3 Servez dans des assiettes individuelles et garnissez avec les rouelles d'oignon blanc et une cuillerée d'œufs de saumon.

NIVEAU DE DIFFICULTÉ

Facile

TEMPS DE PRÉPARATION

30 mn + temps de réfrigération

PRÉPARATION À L'AVANCE

Oui

●○○

BOISSON

Eau minérale

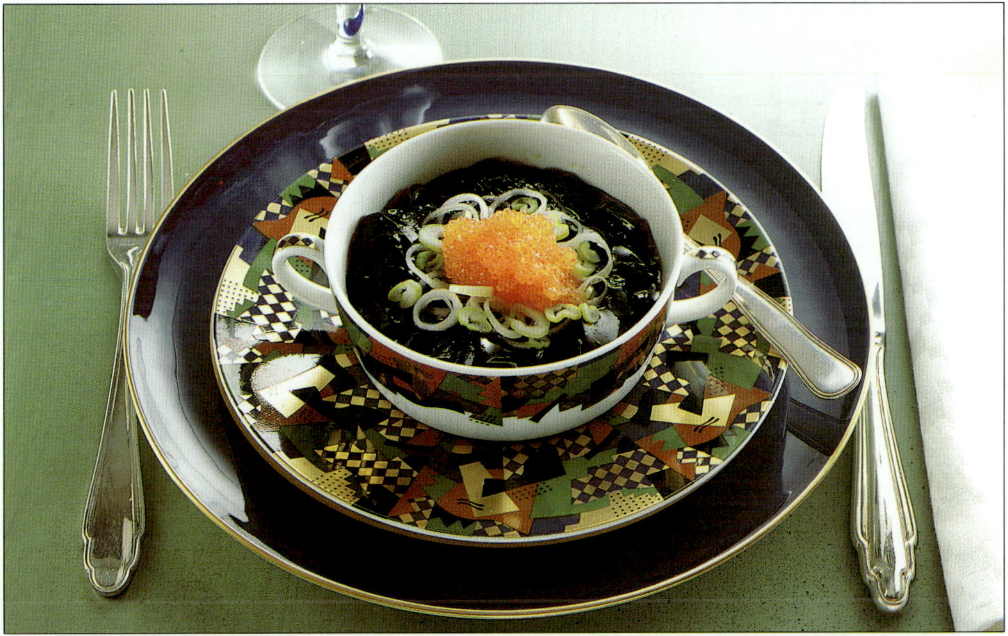

POTAGE À LA BETTERAVE

Pour 4 personnes

500 g de betteraves rouges
1 tablette de bouillon de légumes ou de volaille
1/2 cuil. à soupe de jus de citron
5 cl de xérès sec
sel et poivre

GARNITURE :
4 cuil. de crème aigre ou de crème fraîche allégée
ciboulette ciselée

PRÉPARATION

1 Réservez une moitié des betteraves et râpez l'autre. Mettez la betterave râpée dans un faitout et recouvrez d'eau bouillante. Couvrez et laissez cuire 1 h à petits bouillons.

2 Passez le bouillon de betteraves à travers un chinois dans un grand récipient gradué et ajoutez suffisamment d'eau pour obtenir 1 litre. Émiettez la tablette de bouillon dans le récipient. Remettez dans le faitout et portez à ébullition. Ajoutez le xérès et le jus de citron, salez et poivrez.

3 Épluchez les betteraves réservées, râpez-les et ajoutez-les au bouillon. Laissez frémir 5 mn.

4 Versez le potage dans des assiettes chaudes. Garnissez avec la crème et la ciboulette.

Niveau de difficulté
Facile
Temps de préparation
1 h 30
Préparation à l'avance
Oui
●○○

Boisson

Eau minérale ou xérès sec

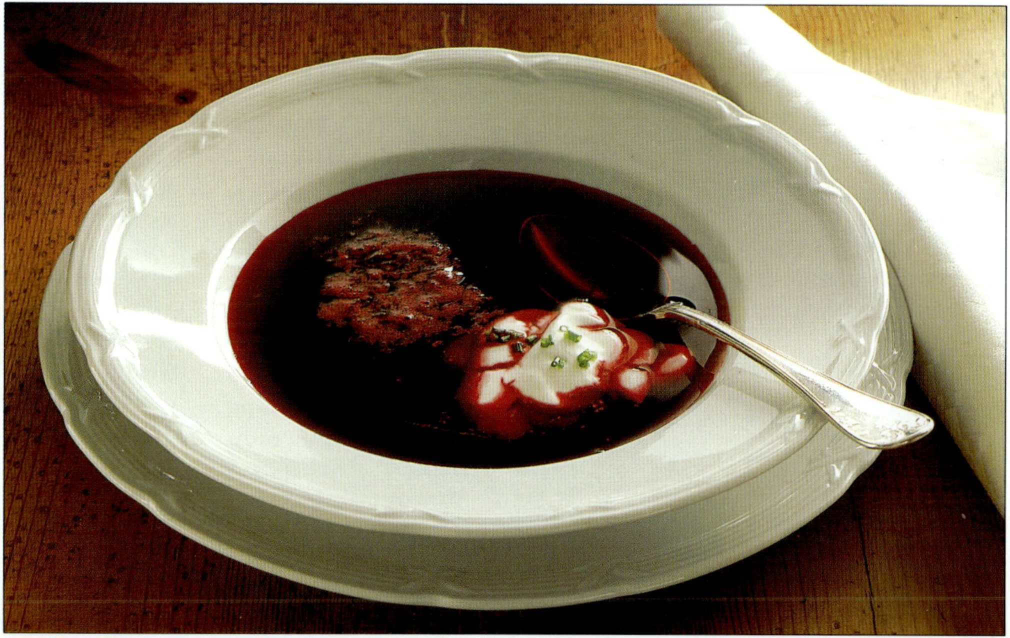

VELOUTÉ D'ÉCREVISSES

Pour 6 à 8 personnes

1 kg d'écrevisses
1 échalote (ou 1 petit oignon) hachée
1/2 poireau
1 carotte
125 g de céleri-rave
2 cuil. à soupe de margarine
2 cuil. à soupe de purée de tomate
2 cuil. à soupe de farine
1,25 litre d'eau
2 tablettes de court-bouillon
20 cl de vin blanc sec
2 brins d'aneth
10 cl de crème fleurette
1 cuil. à soupe de cognac
sel
1 pincée de poivre de Cayenne

GARNITURE :
queues d'écrevisse épluchées
quelques brins d'aneth

PRÉPARATION

1 Décortiquez les écrevisses. Réservez les queues et les grosses pinces. Écrasez les carapaces. Nettoyez et coupez les légumes en petits morceaux.

2 Faites fondre la margarine dans une casserole. Ajoutez-y les carapaces, l'échalote (ou l'oignon) et les légumes. Faites revenir 10 mn en tournant continuellement. Incorporez la purée de tomate et faites revenir un instant. Poudrez de farine sans cesser de tourner. Incorporez l'eau, les tablettes de court-bouillon, le vin et les brins d'aneth. Faites cuire 20 mn à petits bouillons.

3 Passez le bouillon à travers un chinois et versez-le dans la casserole. Ajoutez la crème, le cognac, salez et poivrez. Faites réchauffer le velouté.

4 Répartissez les queues et les pinces d'écrevisse dans des assiettes préalablement chauffées et recouvrez de velouté. Décorez de quelques brins d'aneth.

NIVEAU DE DIFFICULTÉ

Assez facile

TEMPS DE PRÉPARATION

1 h

PRÉPARATION À L'AVANCE

Oui

●○○

BOISSON

Eau ou vin blanc sec

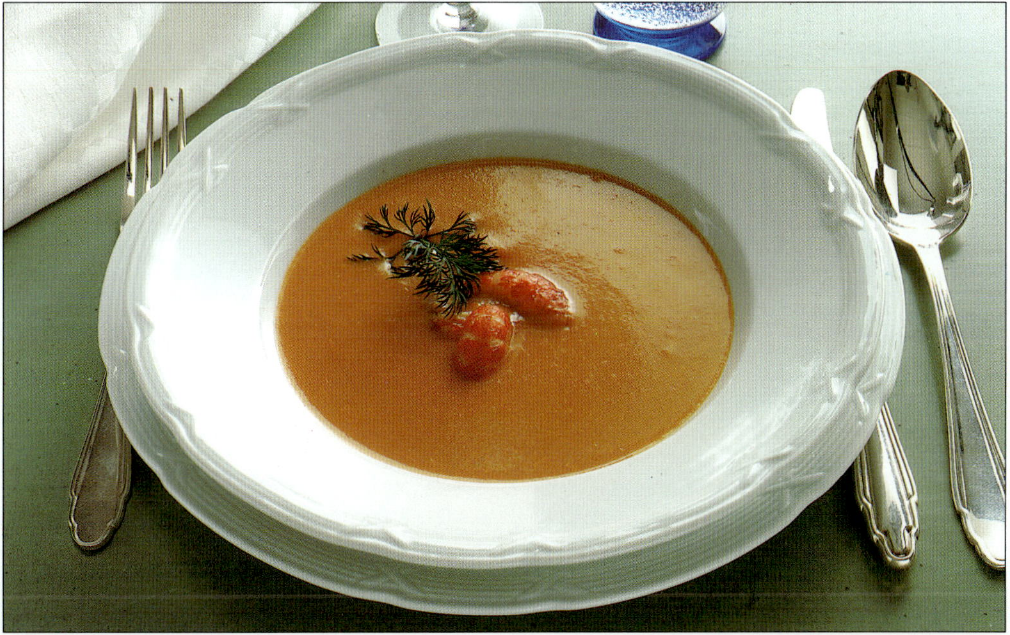

CONSOMMÉ D'AGNEAU

Pour 4 personnes

50 g d'orge perlé
300 g d'agneau désossé
1 oignon
1 grosse carotte
150 g de céleri-rave
1 poireau
3 gousses d'ail pelées et écrasées
1 cuil. à soupe de margarine
50 cl de lait
50 cl d'eau
1 tablette de bouillon de légumes
1 feuille de laurier
1/2 cuil. à café de thym
sel et poivre noir du moulin
persil ciselé

PRÉPARATION

1 Laissez tremper l'orge dans de l'eau pendant 3 ou 4 h.

2 Découpez la viande en petites languettes. Épluchez et hachez l'oignon. Grattez et lavez la carotte. Lavez le céleri et le poireau. Coupez la carotte et le céleri-rave en dés. Détaillez le poireau en fines rondelles. Égouttez l'orge.

3 Faites fondre la margarine dans une casserole et faites-y revenir l'oignon, le poireau et l'ail à feu doux, sans laisser colorer.

4 Ajoutez le lait, l'eau et la tablette de bouillon. Portez à ébullition et Incorporez la feuille de laurier, le thym, la viande, l'orge, la carotte et le céleri-rave. Salez et poivrez.

5 Versez le consommé dans des assiettes chaudes et parsemez de persil ciselé.

NIVEAU DE DIFFICULTÉ

Facile

TEMPS DE PRÉPARATION

1 h + trempage de l'orge

PRÉPARATION À L'AVANCE

Oui

●●○

BOISSON

Eau minérale

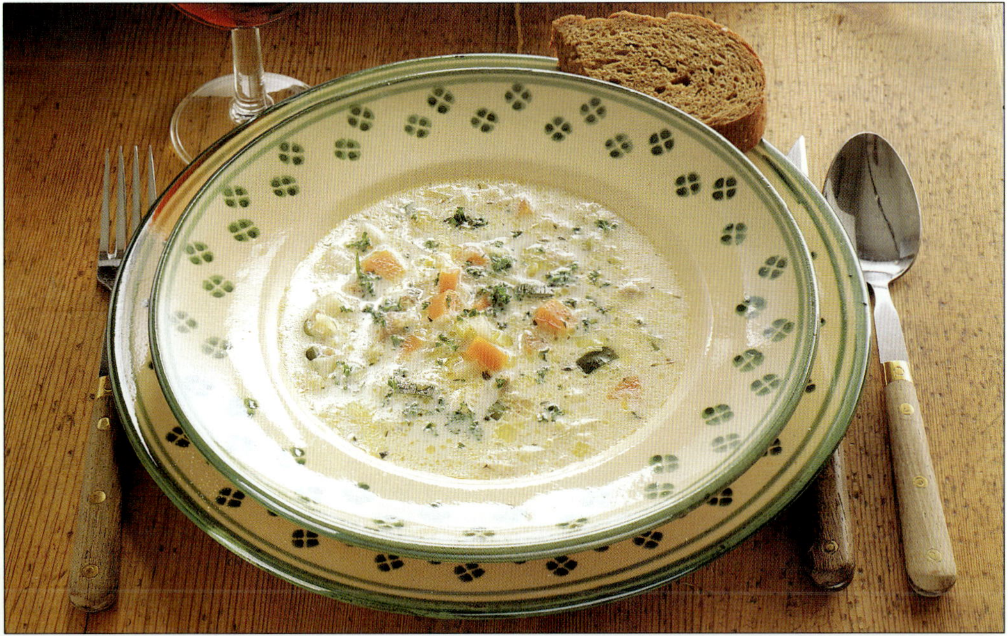

SOUPE AU SAUMON

Pour 4 personnes

2 échalotes
1/2 poireau
2 branches de céleri
1 cuil. à soupe de margarine
2 cuil. à soupe de farine
60 cl d'eau
1 tablette de court-bouillon
40 cl de lait
le jus de 1/2 citron
300 g de filet de saumon sans peau
1/2 cuil. à café de muscade râpée
1/2 cuil. à café de gingembre râpé
sel et poivre
aneth finement ciselé

PRÉPARATION

1 Pelez et hachez finement les échalotes. Lavez le poireau, le céleri et coupez-les en fines rondelles.

2 Faites fondre la margarine dans une casserole et faites-y revenir les échalotes, le poireau et le céleri sans laisser prendre couleur. Poudrez de farine et mélangez soigneusement. Ajoutez l'eau, la tablette de bouillon, le lait et le jus de citron. Laissez bouillir pendant 5 mn.

3 Découpez le saumon en morceaux et incorporez-les à la soupe. Laissez mijoter à feu doux de 4 à 5 mn. Additionnez de muscade et de gingembre. Salez et poivrez. Versez la soupe dans des assiettes préalablement chauffées. Parsemez d'aneth ciselé.

NIVEAU DE DIFFICULTÉ

Facile

TEMPS DE PRÉPARATION

1 h environ

PRÉPARATION À L'AVANCE

En partie

●●○

BOISSON

Eau minérale, bière ou vin blanc sec

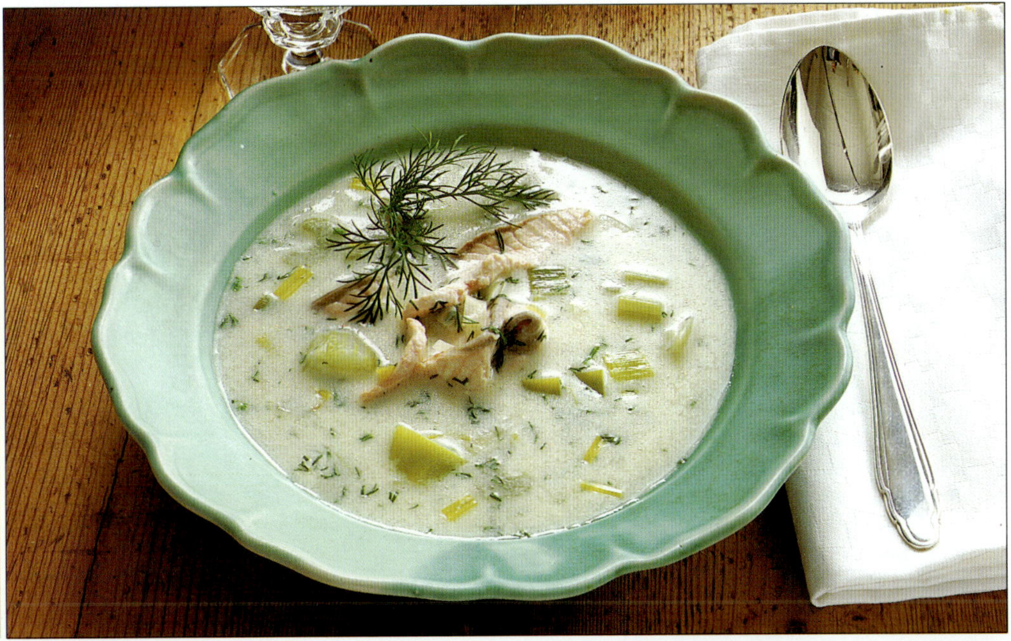

SOUPE AUX LENTILLES

Pour 4 personnes

175 g de lentilles rouges
1 litre d'eau
1 tablette de bouillon de légumes
2 oignons finement hachés
1 ou 2 gousses d'ail hachées
1 cuil. à soupe d'huile
poivre blanc du moulin
1/2 cuil. à café de graines de moutarde
1/2 cuil. à café de paprika en poudre
1/2 cuil. à café de curry
1/4 bâtonnet de cannelle
1 feuille de laurier
200 g de tomates concassées
125 g d'épinards congelés
sel et poivre noir
jus de citron
persil ciselé

PRÉPARATION

1 Rincez les lentilles dans une passoire. Émiettez la tablette de bouillon dans une casserole d'eau et portez à ébullition. Plongez-y les lentilles et faites-les cuire à petits bouillons pendant 30 mn environ, jusqu'à ce qu'elles soient tendres.

2 Faites chauffer l'huile dans un faitout et faites-y légèrement roussir l'oignon et l'ail. Ajoutez les épices et mélangez. Incorporez les tomates et laisser mijoter 15 mn. Ajoutez alors les épinards puis les lentilles avec leur eau de cuisson. Salez, poivrez et arrosez de jus de citron selon le goût de chacun. Parsemez de persil ciselé et servez aussitôt.

SOUPE AUX LENTILLES

Niveau de difficulté Facile
Temps de préparation 1 h
Préparation à l'avance Oui
●●○
Boisson Eau minérale

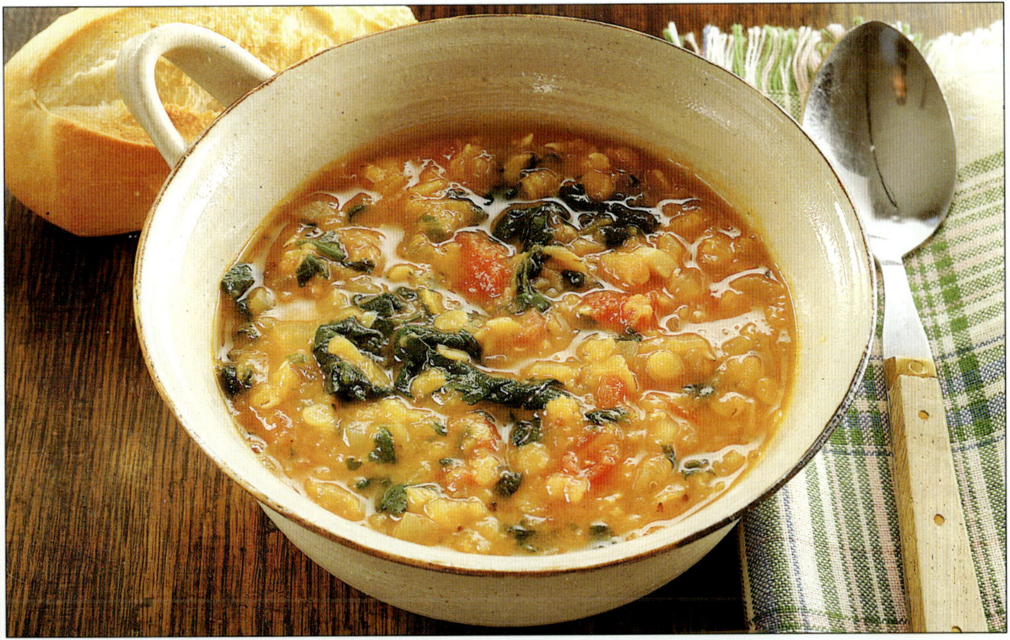

MINESTRONE

Pour 10 personnes comme entrée
Pour 6 personnes comme plat de résistance

250 g de haricots blancs secs
2 branches de céleri
2 petites carottes
2 petites courgettes
2 pommes de terre
2 oignons finement hachés
2 gousses d'ail finement hachées
1 petit chou vert coupé en lanières
125 g de jambon fumé
1 cuil. à soupe de margarine ou d'huile d'olive
2 litres d'eau
4 tablettes de bouillon de légumes
2 ou 3 cuil. à soupe de purée de tomate
400 g de tomates pelées entières dans leur jus
200 g de petits-pois
2 cuil. à café de basilic séché et 2 cuil. à soupe de basilic frais ciselé
200 g de petites pâtes
sel et poivre

POUR SERVIR :
parmesan râpé

PRÉPARATION

1 La veille, mettez à tremper les haricots. Le lendemain, égouttez-les, placez-les dans une casserole, recouvrez-les d'eau froide et faites-les cuire environ 2 h (conformez-vous aux indications portées sur l'emballage), ou jusqu'à ce qu'ils soient tendres.

2 Épluchez et lavez le céleri, les carottes, les courgettes et les pommes de terre. Débitez-les en dés ou en lanières. Coupez le jambon fumé en dés.

3 Faite chauffer la margarine ou l'huile dans un faitout et faites-y revenir l'oignon, l'ail et le jambon à feu doux. Incorporez les pommes de terre, le choux et les autre légumes en remuant. Ajoutez l'eau, les tablettes de bouillon et la purée de tomate. Laissez mijoter 30 mn environ, jusqu'à ce que tous les légumes soient tendres.

4 Ajoutez les haricots, les tomates, les petits pois, le basilic et les pâtes, et poursuivez la cuisson 10 mn. Salez et poivrez.

Remarque : le minestrone est meilleur préparé la veille et réchauffé juste avant de passer à table.

NIVEAU DE DIFFICULTÉ

Assez facile

TEMPS DE PRÉPARATION

1 h avec haricots pré-cuits

PRÉPARATION À L'AVANCE

Oui

●●●

BOISSON

Eau minérale ou vin rouge

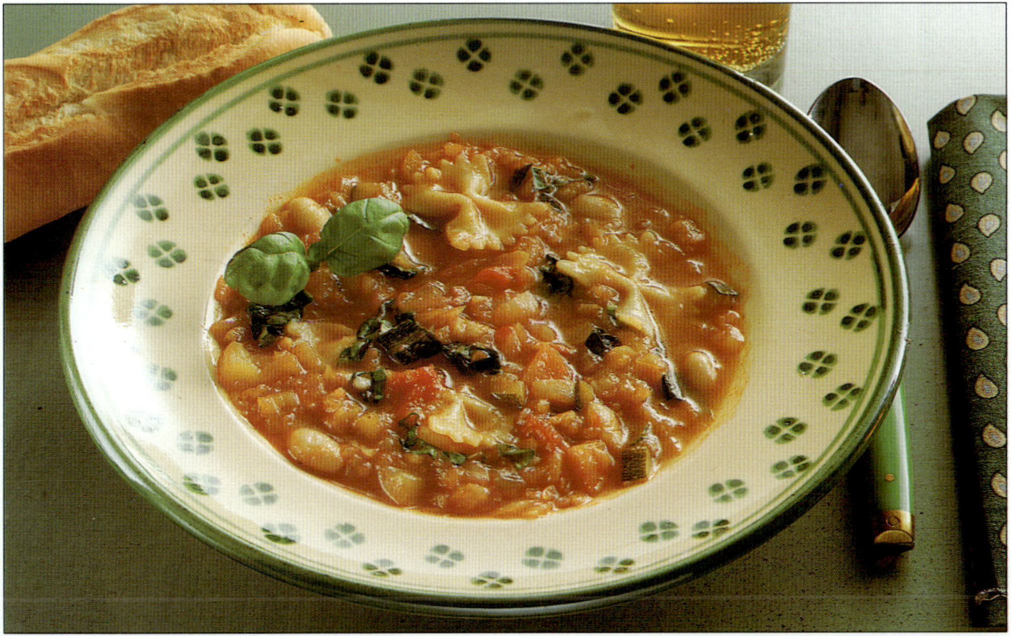

SOUPE AUX MOULES

Pour 4 personnes

1 échalote ou 1 petit oignon
2 carottes
5 pommes de terre
4 branches de céleri
1 cuil. de margarine
40 cl d'eau
2 tablettes de court-bouillon
50 cl de lait
250 g de moules au naturel en bocal
poivre noir
aneth ou persil ciselés

PRÉPARATION

1 Pelez et hachez les oignons. Grattez les carottes, épluchez les pommes de terre et coupez-les en dés. Rincez et détaillez les branches de céleri en rondelles.

2 Faites fondre la margarine dans un faitout et faites-y revenir sans laisser colorer les oignons, les carottes, les pommes de terre et le céleri. Ajoutez l'eau et les tablettes de bouillon. Portez à ébullition et faites cuire 15 mn.

3 Passez les légumes dans un robot ménager. Rincez le faitout et versez-y la purée obtenue. Ajoutez le lait et le jus des moules et portez à ébullition. Ajoutez les moules, poivrez et parsemez d'aneth ou de persil ciselés.

NIVEAU DE DIFFICULTÉ
Facile

TEMPS DE PRÉPARATION
1 h environ

PRÉPARATION À L'AVANCE
Oui

●●○

BOISSON

Eau minérale, bière ou vin blanc

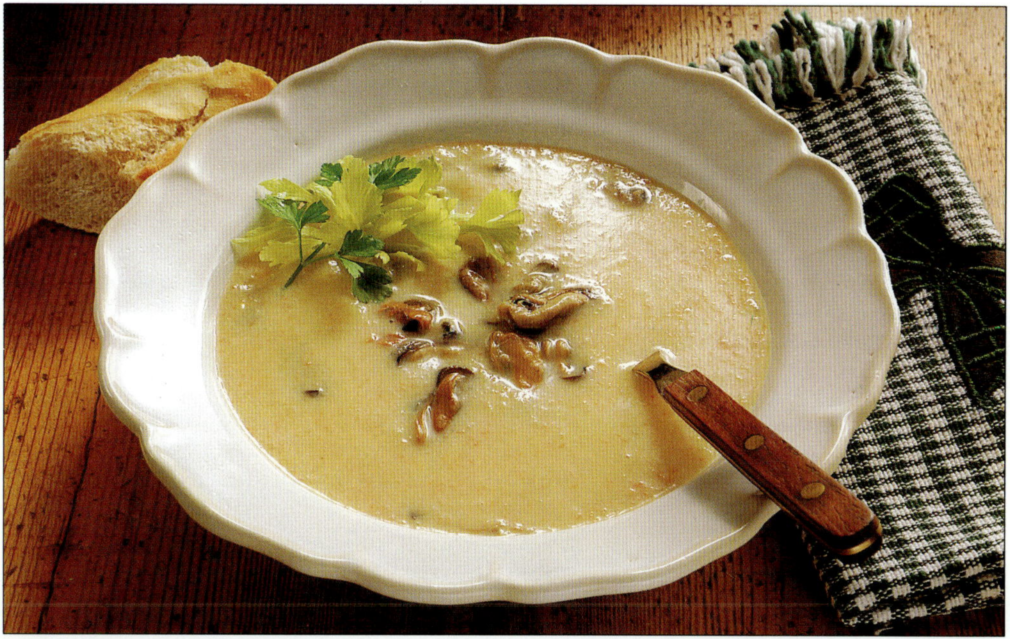

123

POTAGE AUX ORTIES

Pour 4 à 6 personnes

500 g de jeunes orties
1,75 litre d'eau
2 cuil. à soupe de farine
2 tablettes de bouillon de volaille ou de légumes
1/2 cuil. à soupe de margarine
sel et poivre
1 pincée d'anis étoilé ou de fenouil pulvérisé (facultatif)

GARNITURE :
ciboulette ciselée
4 ou 6 œufs mollets

PRÉPARATION

1 Rincez plusieurs fois les orties à l'eau froide. Retirez les tiges dures.

2 Faites bouillir l'eau dans une grande casserole. Plongez-y les orties et laissez-les cuire 10 mn. Égouttez-les en réservant l'eau de cuisson et hachez-les.

3 Versez l'eau de cuisson dans la casserole et portez à ébullition. Délayez la farine dans un peu d'eau pour obtenir une pâte fluide. Incorporez-la à l'eau de cuisson. Émiettez-y les tablettes de bouillon et poursuivez la cuisson 5 mn, en tournant continuellement. Ajoutez les orties hachées et la margarine. Salez, poivrez et poudrez, si vous le désirez, d'une pincée d'anis ou de fenouil en poudre.

4 Réchauffez le potage et servez dans des assiettes chaudes. Garnissez chaque assiette de ciboulette ciselée et d'un œuf mollet.

NIVEAU DE DIFFICULTÉ

Facile

TEMPS DE PRÉPARATION

1 h

PRÉPARATION À L'AVANCE

Oui

●○○

BOISSON

Eau minérale

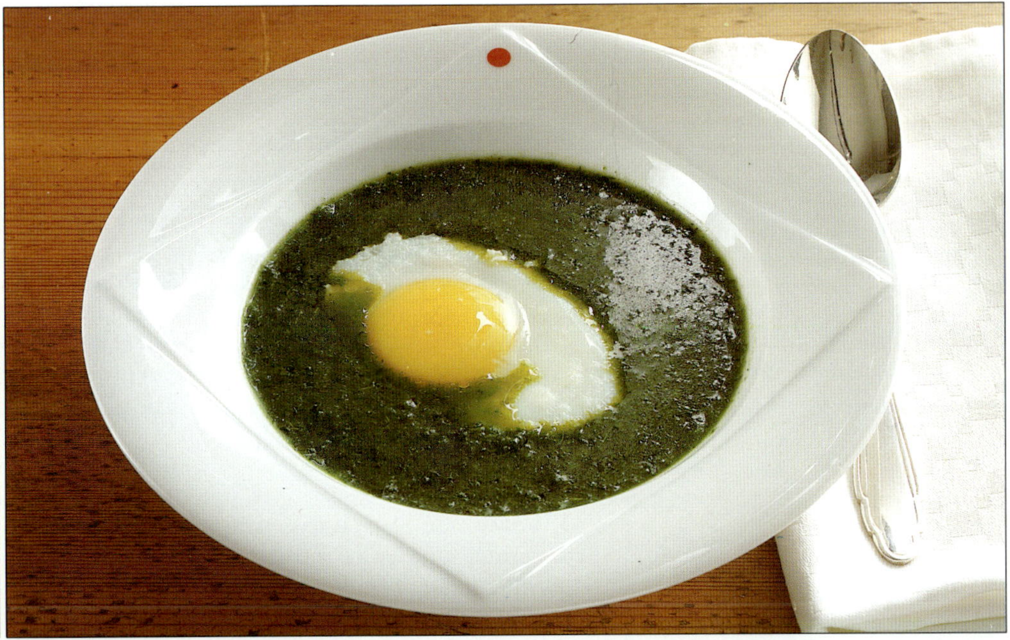

POTAGE AU SAFRAN

Pour 6 personnes

6 gros poireaux
2 cuil. à soupe de margarine
1 petite cuil. à café de curry
4 pommes de terre farineuses
1 branche de céleri
50 cl d'eau
2 tablettes de bouillon de volaille
20 cl de vin blanc sec
1 bonne pincée de safran en poudre
2 brins de persil
20 cl de crème fleurette
le jus de 1/2 citron
sel et poivre

GARNITURE :
6 rondelles de citron non traité
10 cl de crème fraîche ou de crème aigre
œufs de lompe

PRÉPARATION

1 Prélevez le blanc des poireaux et débitez-les en lamelles. Faites fondre la margarine dans un faitout et faites-y revenir les blancs de poireaux et le curry à feu doux.

2 Épluchez les pommes de terre et coupez-les en tranches. Détaillez les branches de céleri en dés. Incorporez-les dans le faitout et faites-les revenir quelques minutes. Ajoutez l'eau et les tablettes de bouillon, portez à ébullition et laissez cuire 15 mn.

3 Versez le vin dans une casserole, ajoutez le safran, le persil et laissez bouillir 10 mn.

4 Retirez les légumes et passez-les dans un robot ménager avec un peu de bouillon. Mettez la purée obtenue dans le bouillon. Ajoutez le vin aromatisé passé au chinois, la crème et le jus de citron. Salez, poivrez et faites réchauffer.

5 Déposez une cuillerée de crème fraîche ou de crème aigre sur chaque rondelle de citron. Surmontez d'une cuillerée à café d'œufs de lompe.

6 Versez le potage dans des assiettes chaudes, posez au centre de chacune d'elles une rondelle de citron et portez à table aussitôt.

POTAGE AU SAFRAN

NIVEAU DE DIFFICULTÉ	Facile
TEMPS DE PRÉPARATION	1 h
PRÉPARATION À L'AVANCE	Oui

●●○

BOISSON

Eau minérale

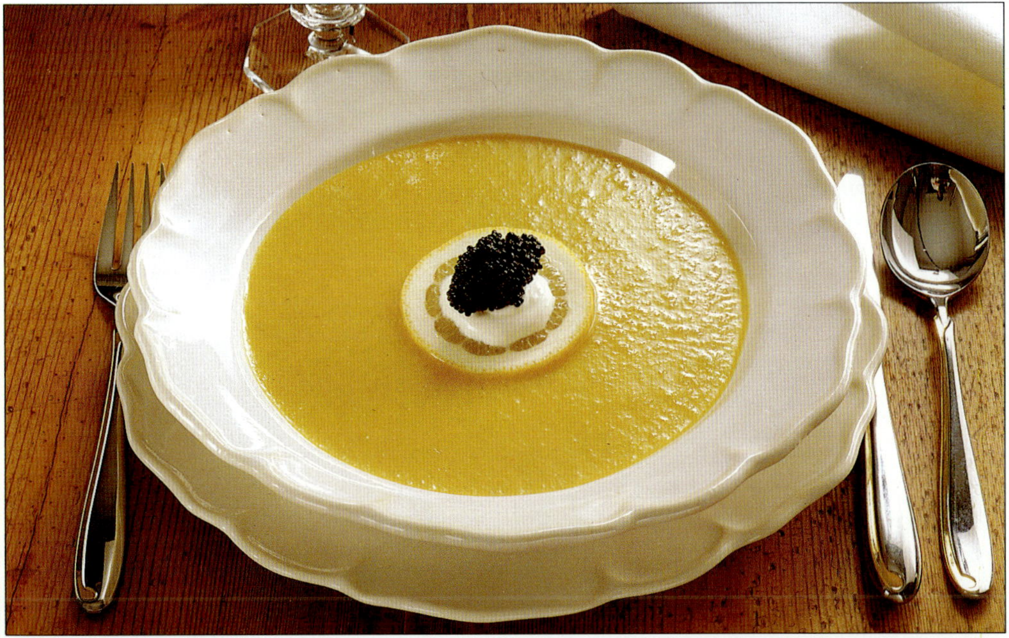

125

POTAGE AUX POIS GOURMANDS

Pour 4 à 5 personnes

500 g de pois gourmands
2 tablettes de bouillon de volaille ou de légumes
1 litre d'eau
sel et poivre blanc
1 cuil. à soupe de xérès

GARNITURE :
10 cl de crème aigre
1 ou 2 cuil. à soupe de raifort râpé

PRÉPARATION

1 Épluchez, lavez et égouttez les pois gourmands frais. Décongelez-les s'ils sont congelés.

2 Émiettez les tablettes de bouillon dans l'eau et portez à ébullition. Ajoutez les pois et faites cuire de 4 à 5 mn.

3 Mélangez la crème aigre et le raifort.

4 Réservez quelques pois pour la garniture. Réduisez le reste en purée dans un robot ménager avec un peu de bouillon. Mélangez celle-ci avec le bouillon et faites réchauffer. Salez, poivrez et ajoutez le xérès.

5 Servez dans des assiettes chaudes. Garnissez de quelques pois, de raifort râpé et de crème aigre.

POTAGE AUX POIS-GOURMANDS

NIVEAU DE DIFFICULTÉ
Facile

TEMPS DE PRÉPARATION
30 mn

PRÉPARATION À L'AVANCE
Oui

●○○

BOISSON
Eau minérale

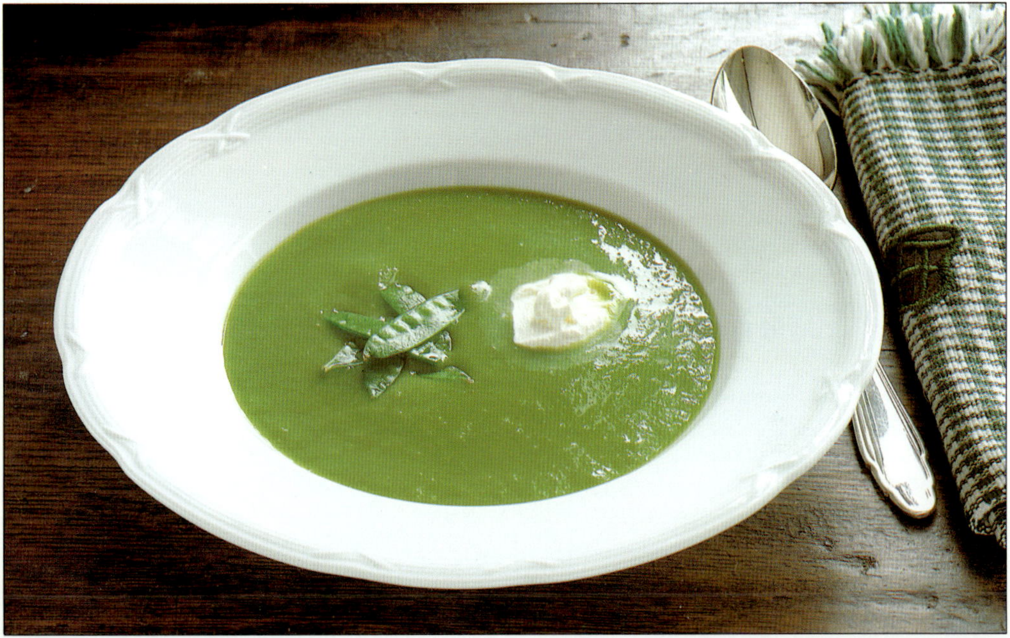

SOUPE AUX CHANTERELLES

Pour 4 à 5 personnes

1 petit poireau
50 cl d'eau
1 tablette de bouillon de légumes
20 cl de vin blanc sec
2 cuil. à soupe de persil ciselé
5 baies de genièvre écrasées
200 g de chanterelles
1/2 cuil. à soupe de farine
10 cl de lait
10 cl de crème fleurette
sel et poivre
2 cuil. à soupe de xérès sec (facultatif)

POUR GARNIR :
quelques brins de persil ciselé

PRÉPARATION

1 Lavez et coupez le poireau en rondelles. Versez l'eau dans un grand faitout, émiettez-y la tablette de bouillon et portez à ébullition. Ajoutez le poireau, le vin, le persil et les baies de genièvre. Laissez cuire 15 mn à petits bouillons.

2 Incorporez les chanterelles soigneusement nettoyées et poursuivez la cuisson encore 5 mn. Délayez la farine dans un petit peu de lait et versez-la dans la soupe pour l'épaissir. Ajoutez le lait et la crème et laissez mijoter 5 mn. Salez, poivrez et ajoutez éventuellement le xérès.

3 Présentez dans des assiettes chauffées au préalable et parsemez de persil ciselé.

SOUPE AUX CHANTERELLES

NIVEAU DE DIFFICULTÉ

Facile

TEMPS DE PRÉPARATION

30 mn + temps de trempage

PRÉPARATION À L'AVANCE

Oui

●○○

BOISSON

Eau minérale

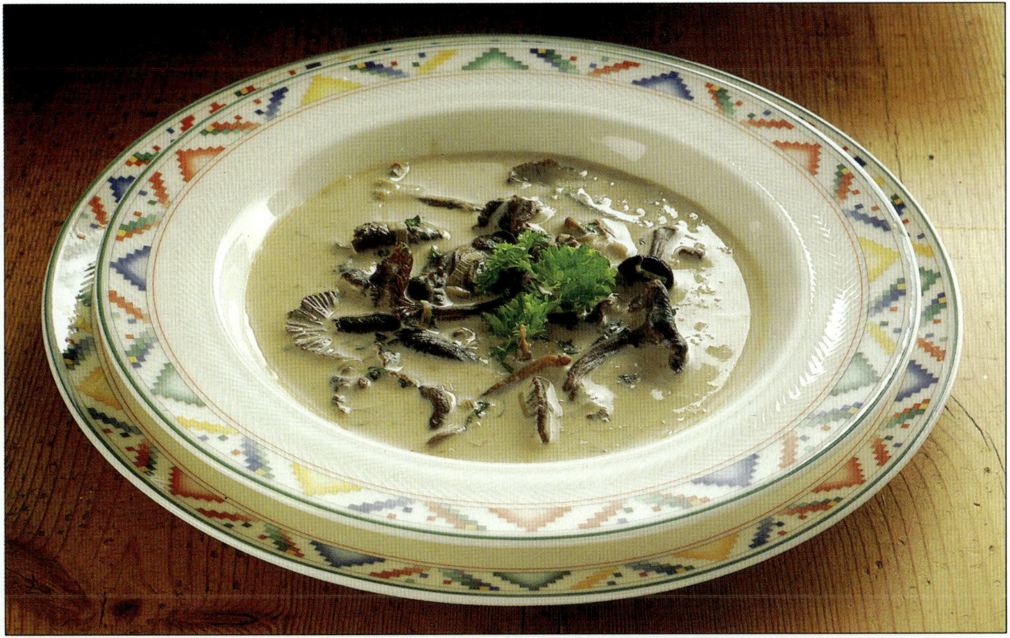

127

OMELETTE AUX SALSIFIS

Pour 4 personnes

1 salsifis
1 cuil. à soupe de vinaigre
125 g de pois gourmands
1 cuil. à soupe de farine
10 cl de lait
jus de citron
20 crevettes roses décortiquées
sel et poivre
4 œufs
1 cuil. à soupe d'eau
1 cuil. à soupe de margarine

GARNITURE :
quelques brins d'aneth

PRÉPARATION

1 Grattez le salsifis avec des mains gantées. Coupez-le en tronçons de 5 cm et mettez-les à tremper 10 mn dans de l'eau vinaigrée. Égouttez-les et faites-les cuire 35 mn environ dans de l'eau légèrement salée. Ajoutez les pois gourmands et poursuivez la cuisson 5 mn encore. Jetez l'eau de cuisson. Délayez la farine dans le lait et incorporez aux légumes. Arrosez de jus de citron, salez et poivrez. Réservez au chaud.

2 Cassez les œufs dans une jatte. Ajoutez 1 cuillerée d'eau et une pincée de sel et battez en omelette.

3 Faites fondre la margarine dans une poêle à feu vif. Dès qu'elle cesse de grésiller, versez-y les œufs battus en mélangeant avec une fourchette et en ramenant vers le centre les bords qui cuisent plus vite. L'omelette doit rester baveuse (2 mn de cuisson suffisent).

4 Faites glisser l'omelette sur un plat chaud, ajoutez les légumes et les crevettes. Garnissez de brins d'aneth et servez brûlant.

NIVEAU DE DIFFICULTÉ

Facile

TEMPS DE PRÉPARATION

30 mn

PRÉPARATION À L'AVANCE

En partie

●●●

BOISSON

Eau minérale

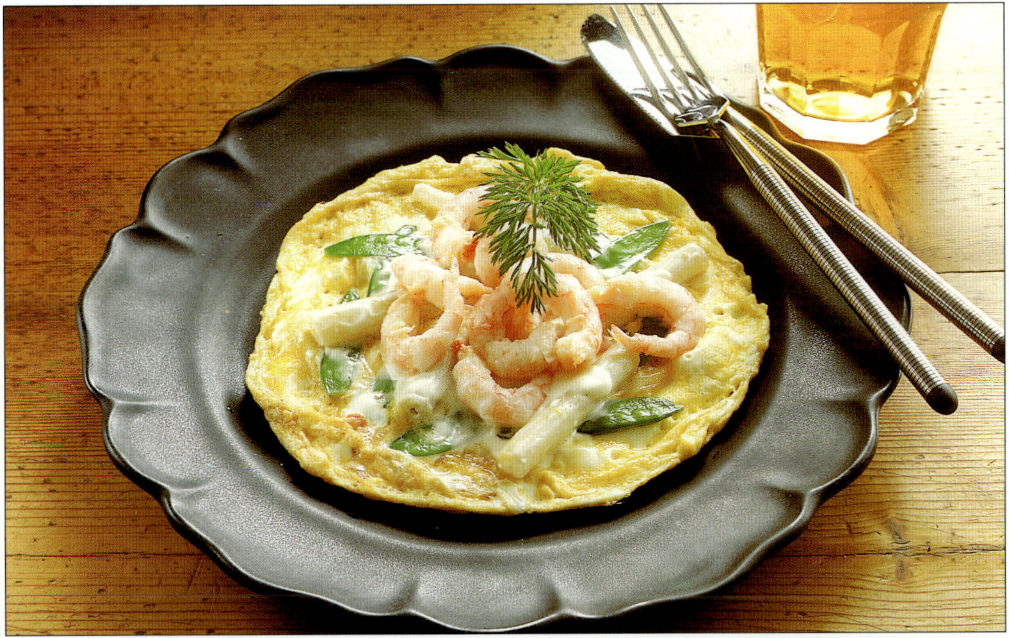

OMELETTE BALTIQUE

Pour 4 personnes

2 filets de hareng fumé
4 œufs
1 cuil. à soupe d'eau
2 cuil. à soupe de fromage râpé
sel et poivre
1 cuil. à soupe de margarine
50 g d'épinards grossièrement hachés

GARNITURE :

2 cuil. à soupe de ciboulette ciselée
rondelles de radis

PRÉPARATION

1 Retirez les petites arêtes des filets de hareng.

2 Cassez les œufs dans une jatte, ajoutez-y 1 cuillerée d'eau et le fromage râpé. Salez, poivrez et battez en omelette.

3 Faites fondre la margarine dans une poêle à feu vif. Dès qu'elle cesse de grésiller, versez-y les œufs en mélangeant avec une fourchette et en ramenant vers le centre les bords qui prennent plus vite. L'omelette doit rester baveuse (2 mn de cuisson suffisent).

4 Faites glisser l'omelette sur un plat chaud, ajoutez les filets de hareng et les épinards. Parsemez de ciboulette et garnissez de rondelles de radis. Servez brûlant.

OMELETTE BALTIQUE

Niveau de difficulté

Facile

Temps de préparation

30 mn

Préparation à l'avance

En partie

●●○

Boisson

Eau minérale

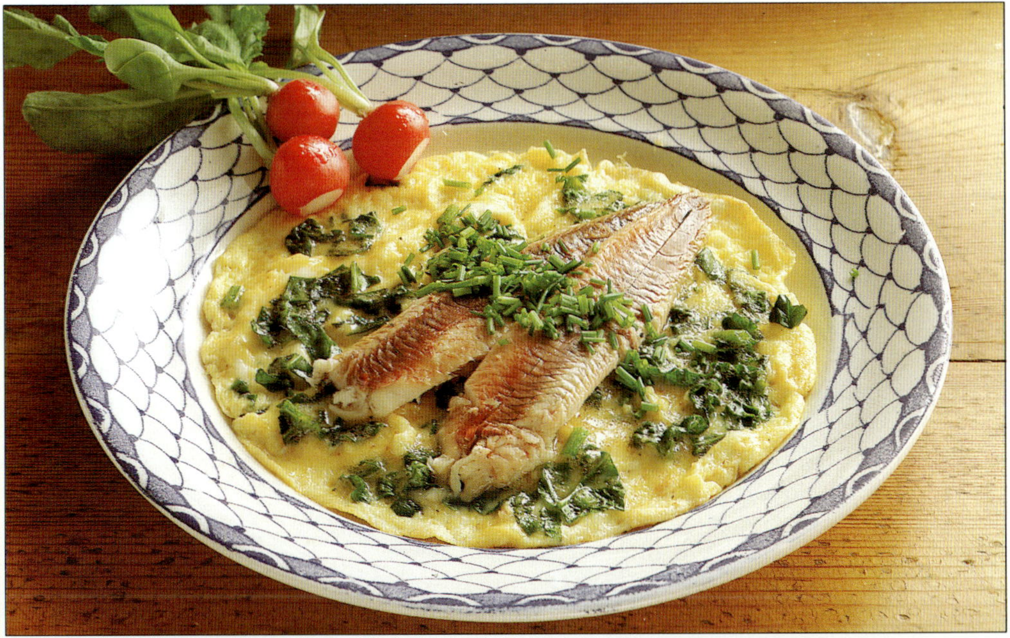

ŒUFS POCHÉS À LA FLORENTINE

Pour 6 personnes

6 œufs pochés
250 g d'épinards en branches surgelés
1 1/2 cuil. à soupe de margarine
1 gousse d'ail écrasée
1/2 cuil. à café de sel
poivre blanc

POUR LA SAUCE :
50 cl de lait
3 cuil. à soupe de farine
2 cuil. à café de moutarde de Dijon
sel
poivre blanc
75 g d'emmental râpé
25 g de parmesan râpé

PRÉPARATION

1 Préchauffez le four à 240 °C, thermostat 9. Faites dégeler les épinards selon les instructions portées sur l'emballage. Mettez-les dans une passoire et pressez-les pour en éliminer tout le liquide. Faites fondre la margarine dans une casserole et faites-y blondir l'ail. Ajoutez les épinards, remuez, salez et poivrez. Transvasez dans un plat allant au four, graissé avec 1/2 cuillerée à soupe de margarine.

2 Confectionnez la sauce : versez le lait dans une casserole propre et incorporez la farine en travaillant au fouet. Portez à ébullition en tournant constamment, puis laissez cuire 5 mn à feu doux. Ajoutez la moutarde, salez modérément, poivrez et incorporez l'emmental râpé.

3 Faites 6 creux dans les épinards avec le dos d'une cuillère et déposez délicatement un œuf poché dans chacun d'eux. Nappez de sauce, parsemez de parmesan râpé et faites dorer de 5 à 10 mn au four. Servez aussitôt.

ŒUFS POCHÉS À LA FLORENTINE

Niveau de difficulté
Facile
Temps de préparation
30 mn
Préparation à l'avance
En partie
●●○
Boisson
Eau minérale

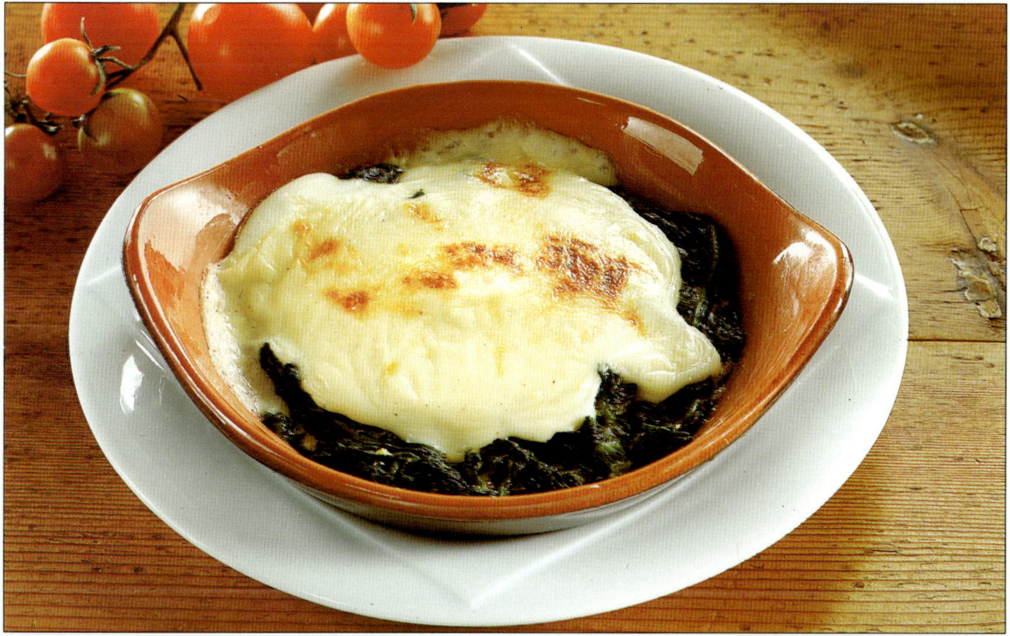

ÉPINARDS ET CREVETTES AU FOUR

Pour 6 personnes

50 cl de lait
6 œufs
1 cuil. à café de sel
poivre blanc
250 g d'épinards en branches surgelés

GARNITURE :
quelques brins d'aneth
150 g de crevettes roses décortiquées

PRÉPARATION

1 Préchauffez le four à 180 °C, thermostat 4. Portez le lait à ébullition puis laissez-le refroidir. Battez légèrement les œufs dans une jatte et incorporez-y le lait froid. Salez et poivrez.

2 Décongelez les épinards au four à micro-ondes (ou selon les indications portées sur l'emballage), salez et poivrez. Mettez-les dans une passoire et pressez pour en éliminer le liquide.

3 Disposez les épinards dans un plat graissé allant au four. Versez dessus les œufs battus. Placez le plat dans un bain-marie et glissez le tout dans la partie basse du four. Laissez cuire environ 45 mn, jusqu'à ce que la préparation soit cuite.

4 Garnissez avec les crevettes décortiquées et les brins d'aneth. Servez chaud.

ÉPINARDS ET CREVETTES AU FOUR

NIVEAU DE DIFFICULTÉ

Facile

TEMPS DE PRÉPARATION

1 h environ

PRÉPARATION À L'AVANCE

En partie

●●○

BOISSON

Eau minérale

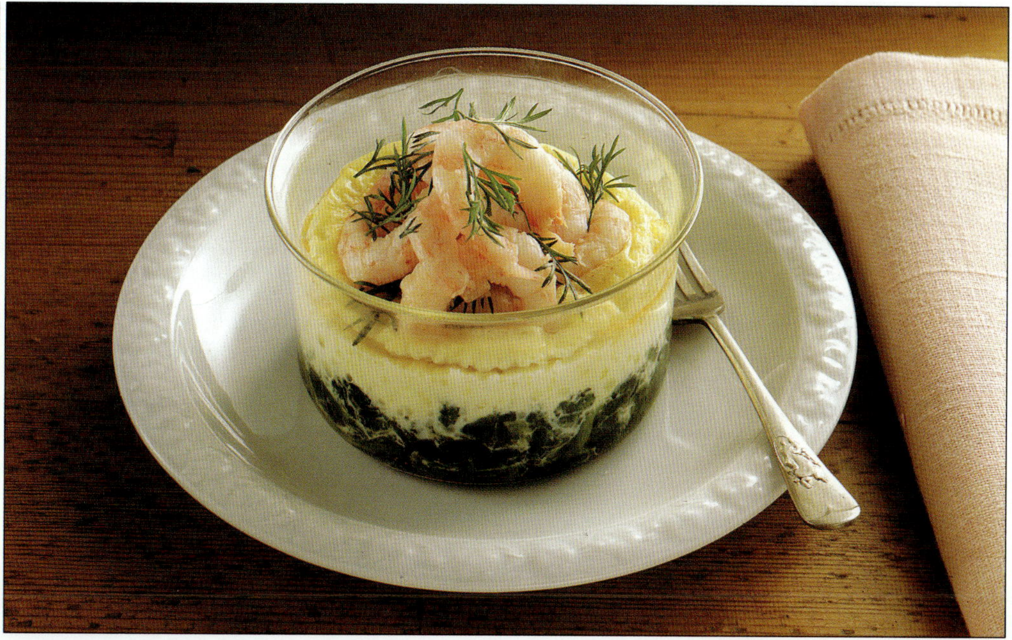

131

TARTE AU SAUMON FUMÉ

Pour 6 à 8 personnes

POUR LA PÂTE :

300 g de farine
75 g de margarine
100 g de fromage blanc à la faisselle allégé ou du cottage cheese
1 à 2 cuil. à soupe d'eau glacée

POUR LA GARNITURE :
1 gros oignon
1 poireau
2 cuil. à soupe de margarine
300 g de saumon fumé
3 œufs
30 cl de lait
100 g de fromage râpé
1/2 cuil. à café de paprika
poivre blanc ou noir du moulin
1 bouquet d'aneth ciselé
sel

PRÉPARATION

1 Préparez la pâte : malaxez la farine et la margarine pour obtenir une pâte friable ; ajoutez le fromage blanc et l'eau glacée et pétrissez rapidement. Réservez au réfrigérateur 1 h environ.

2 Hachez l'oignon, rincez et coupez le poireau en rondelles. Faites fondre la margarine dans une casserole et faites-y revenir l'oignon et le poireau à feu doux, jusqu'à ce qu'ils soient tendres. Laissez refroidir.

3 Étalez la pâte sur un plan de travail fariné et garnissez-en un moule graissé à fond amovible. Piquez la pâte de plusieurs coups de fourchette. Placez au réfrigérateur au moins 15 mn. Préchauffez le four à 200 °C, thermostat 6.

4 Enfournez le fond de tarte non garnie pour 10 mn.

5 Préparez la garniture : découpez le saumon en lanières. Mélangez les œufs et le lait, et ajoutez saumon, oignons et poireau, fromage râpé, épices et aneth. Rectifiez l'assaisonnement en tenant compte que le saumon fumé est salé.

6 Garnissez la tarte et remettez 30 mn au four.

NIVEAU DE DIFFICULTÉ	Facile
TEMPS DE PRÉPARATION	1 h
PRÉPARATION À L'AVANCE	Oui

●●●

BOISSON

Eau minérale, vin blanc sec ou bière

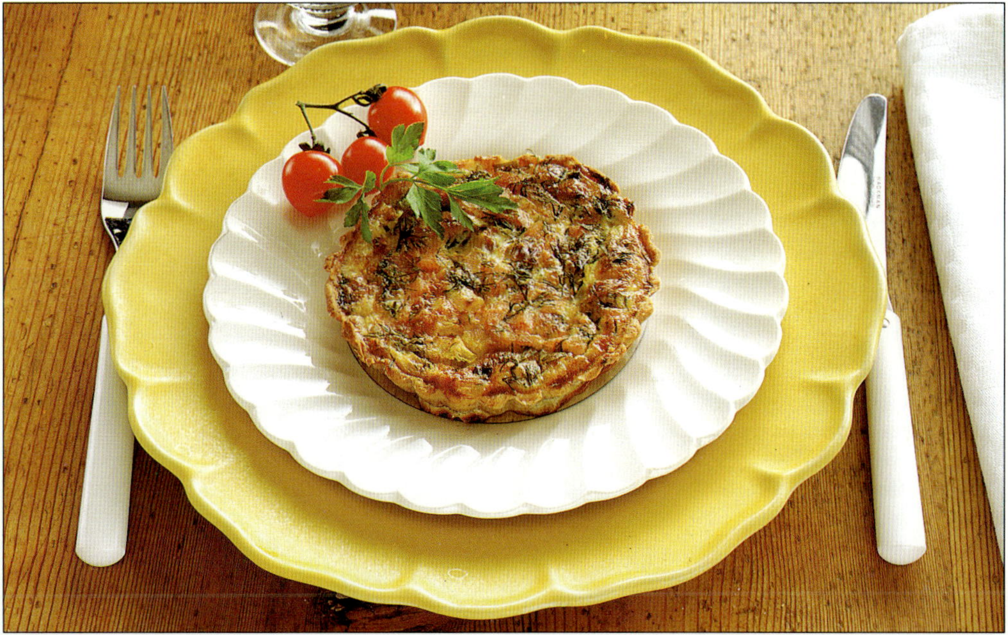

TARTE À L'OIGNON

Pour 8 personnes

POUR LA PÂTE :

250 g de farine
1 pincée de sel
125 g de margarine
5 cl d'eau glacée

POUR LA GARNITURE :

700 g d'oignons
3 cuil. à soupe d'huile
margarine pour graisser le moule
15 cl de bouillon de légumes
1 1/2 cuil. à café de sel
poivre blanc du moulin
1 pincée de noix de muscade râpée
3 jaunes d'œuf
15 cl de crème fleurette

POUR SERVIR :

tranches fines de jambon fumé
et salade verte

PRÉPARATION

1 Préparez la pâte : malaxez la farine, la margarine et le sel pour obtenir une pâte granuleuse. Ajoutez l'eau glacée et pétrissez rapidement. Réservez au réfrigérateur 1 h environ.

2 Coupez les oignons pelés en rouelles. Faites-les fondre à l'huile sans laisser dorer. Versez le bouillon et faites cuire à feu doux environ 15 mn, jusqu'à complète réduction du liquide. Salez, poivrez et ajoutez la muscade. Laissez refroidir.

3 Fouettez les jaunes d'œufs et la crème et incorporez aux oignons.

4 Étendez la pâte sur le plan de travail fariné et garnissez en un moule à tarte à fond amovible de 28 cm graissé. Piquez la pâte de plusieurs coups de fourchette. Réservez 30 mn au réfrigérateur. Préchauffez le four à 200 °C, thermostat 6.

5 Enfournez le fond de tarte pour 20 mn. Garnissez et remettez au four pour 35 ou 40 mn, jusqu'à ce que la tarte soit bien dorée.

6 Servez chaud ou froid.

NIVEAU DE DIFFICULTÉ

Facile

TEMPS DE PRÉPARATION

1 h 30

PRÉPARATION À L'AVANCE

Oui

●●●

BOISSON

Eau minérale, bière ou vin blanc, de préférence d'Alsace

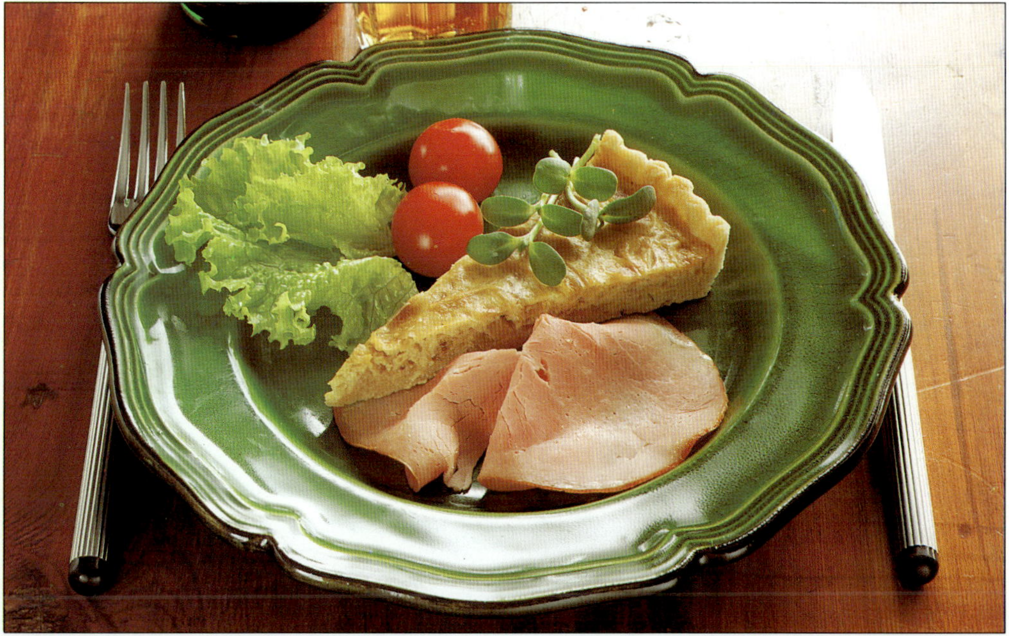

133

TOURTE À L'OIGNON

Pour 6 à 8 personnes

POUR LA PÂTE :

2 pommes de terre bouillies froides (150 g)
250 g de farine
1 paquet de levure chimique
50 g de margarine
1 cuil. à soupe d'eau glacée

POUR LA GARNITURE :

3 gros oignons
2 cuil. à soupe de margarine
3 œufs
10 cl de lait
200 g de gruyère râpé
sel et poivre noir du moulin
poivre de Cayenne
1 petite boîte de filets d'anchois
8 olives noires

PRÉPARATION :

1 Préparez la pâte : épluchez et râpez les pommes de terre. Mélangez avec la farine, la levure et la margarine. Ajoutez l'eau glacée et pétrissez rapidement. Réservez au réfrigérateur 1 h environ.

2 Coupez les oignons pelés en rouelles et faites-les fondre dans de l'huile sans les laisser dorer. Ajoutez le bouillon et laissez mijoter à feu doux, jusqu'à complète réduction du liquide. Laissez refroidir.

3 Étendez la pâte sur le plan de travail fariné et garnissez-en un moule à tarte graissé à fond amovible de 24 cm. Piquez la pâte de plusieurs coups de fourchette. Réservez 15 mn au réfrigérateur.

4 Préchauffez le four à 200 °C, thermostat 6. Enfournez la tarte non garnie pour 10 mn.

5 Fouettez les œufs et le lait dans une jatte. Incorporez le fromage ; salez et poivrez. Ajoutez les oignons, puis garnissez la tarte de ce mélange.

6 Coupez les filets d'anchois dans le sens de la longueur. Décorez la tarte avec les anchois et les olives. Remettez au four environ 20 mn, jusqu'à ce que la tarte soit bien dorée.

NIVEAU DE DIFFICULTÉ

Facile

TEMPS DE PRÉPARATION

1 h 30

PRÉPARATION À L'AVANCE

Oui

●●●

BOISSON

Eau minérale, bière ou vin blanc sec

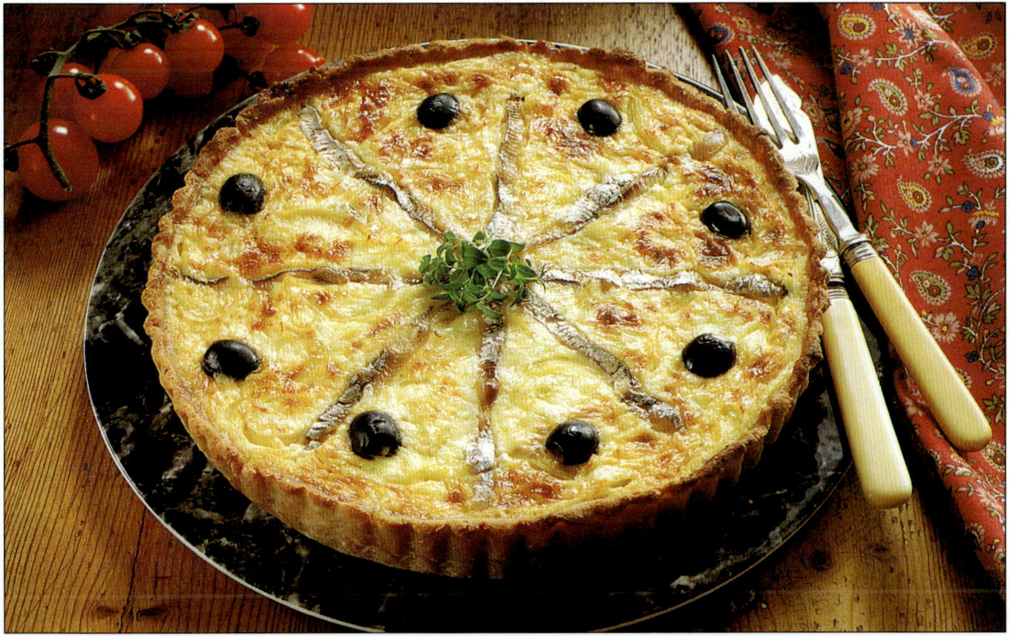

PIE AU THON

Pour 6 à 8 personnes

POUR LA PÂTE :

350 g de farine
50 g de margarine
100 g de fromage blanc à la faisselle allégé ou de cottage cheese

POUR LA GARNITURE :

1/2 cuil. à soupe de margarine
1 oignon haché
200 g de thon au naturel
2 œufs
150 g de fromage blanc à la faisselle allégé ou de cottage cheese
15 cl de lait
2 gousses d'ail écrasées
2 cuil. à café de ciboulette ciselée
1 cuil. à café de thym ciselé
sel et poivre noir
8 ou 10 olives noires dénoyautées
125 g de gruyère râpé

POUR SERVIR :

salade verte

PRÉPARATION

1 Préparez la pâte : malaxez la farine et la margarine pour obtenir un mélange granuleux. Ajoutez le fromage blanc, puis pétrissez délicatement la pâte et roulez-la en boule. Réservez 30 mn au réfrigérateur.

2 Préchauffez le four à 200 °C, thermostat 6. Étendez la pâte sur un plan de travail fariné et garnissez-en un moule à tarte à fond amovible de 25 cm graissé. Piquez la pâte à plusieurs reprises avec les dents d'une fourchette. Enfournez pour 10 mn.

3 Faites fondre les oignons sans les laisser prendre couleur dans la margarine. Garnissez-en le fond de tarte avec le thon émietté. Fouettez les œufs, le fromage blanc, le lait, l'ail et les herbes. Salez, poivrez et versez le mélange sur les oignons. Répartissez les olives et parsemez de fromage râpé.

4 Faites cuire dans la partie inférieure du four pendant 30 ou 40 mn, jusqu'à ce que la pie soit bien dorée. Servez chaud avec une salade verte.

NIVEAU DE DIFFICULTÉ

Facile

TEMPS DE PRÉPARATION
1 h + temps de réfrigération

PRÉPARATION À L'AVANCE

Oui

●●●

BOISSON

Vin blanc sec ou xérès

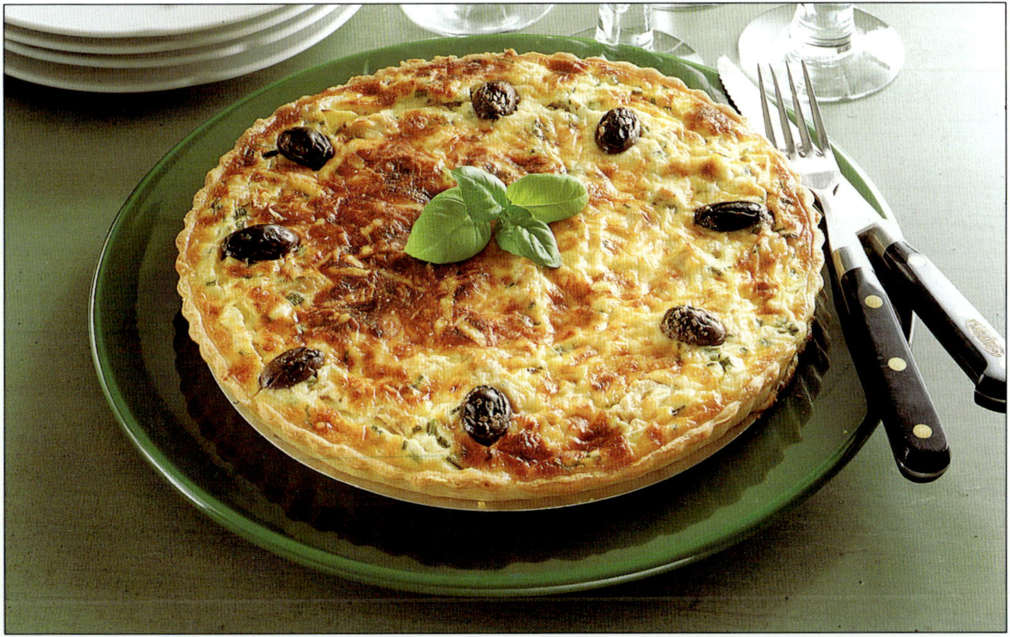

135

ARTICHAUTS AUX ANCHOIS

Pour 10 personnes

1 boîte de 500 g de fonds d'artichauts
2 cuil. à soupe de margarine fondue
3 cuil. à soupe de parmesan râpé
2 œufs durs
5 filets d'anchois
3 cuil. à soupe de persil ciselé
1 cuil. à soupe d'huile d'olive

GARNITURE :
feuilles de laitue

PRÉPARATION

1 Préchauffez le four à 230 °C, thermostat 8. Mettez les fonds d'artichauts dans une passoire et rincez-les. Disposez-les dans un plat allant au four. Enduisez-les de margarine fondue, poudrez-les de parmesan et glissez au four pour 8 mn.

2 Travaillez à la fourchette les œufs, les filets d'anchois et le persil. Répartissez ce mélange sur les fonds d'artichauts et arrosez d'huile d'olive.

3 Remettez au four 5 mn.

4 Servez sur un lit de feuilles de laitue.

Niveau de difficulté
Facile

Temps de préparation
30 mn

Préparation à l'avance
Oui

●○○

Boisson
Eau minérale ou bière

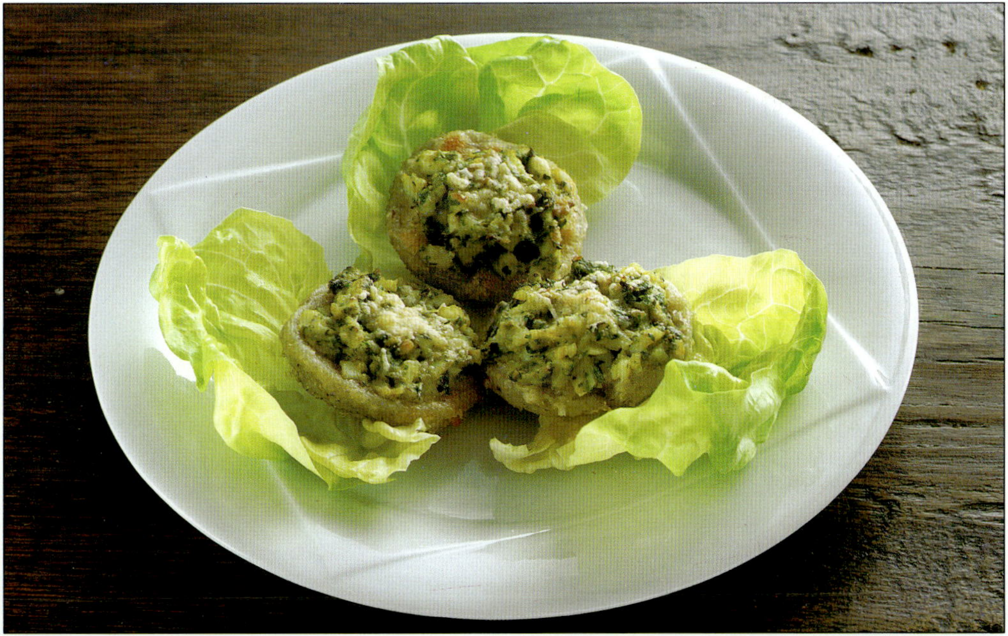

MÉDAILLON MULTICOLORE

Pour 1 personne

3 ou 4 filets d'anchois hachés
1 1/2 cuil. à soupe de câpres
1 1/2 cuil. à soupe de cornichons au vinaigre en dés
2 ou 3 cuil. à soupe d'oignon haché
3 cuil. à soupe de betterave cuite, en dés
2 cuil. à soupe de persil ciselé
le jaune d'un œuf dur

PRÉPARATION

1 Disposez les ingrédients sur assiette en cercles concentriques en laissant au centre un espace pour le jaune d'œuf. Couvrez avec du film alimentaire et mettez au réfrigérateur, si vous ne servez pas le plat immédiatement.

2 Placez le jaune d'œuf au centre du cercle, décorez de persil ciselé et servez.

MÉDAILLON MULTICOLORE

NIVEAU DE DIFFICULTÉ

Facile

TEMPS DE PRÉPARATION

30 mn

PRÉPARATION À L'AVANCE

En partie

●●○

BOISSON

Eau minérale ou bière

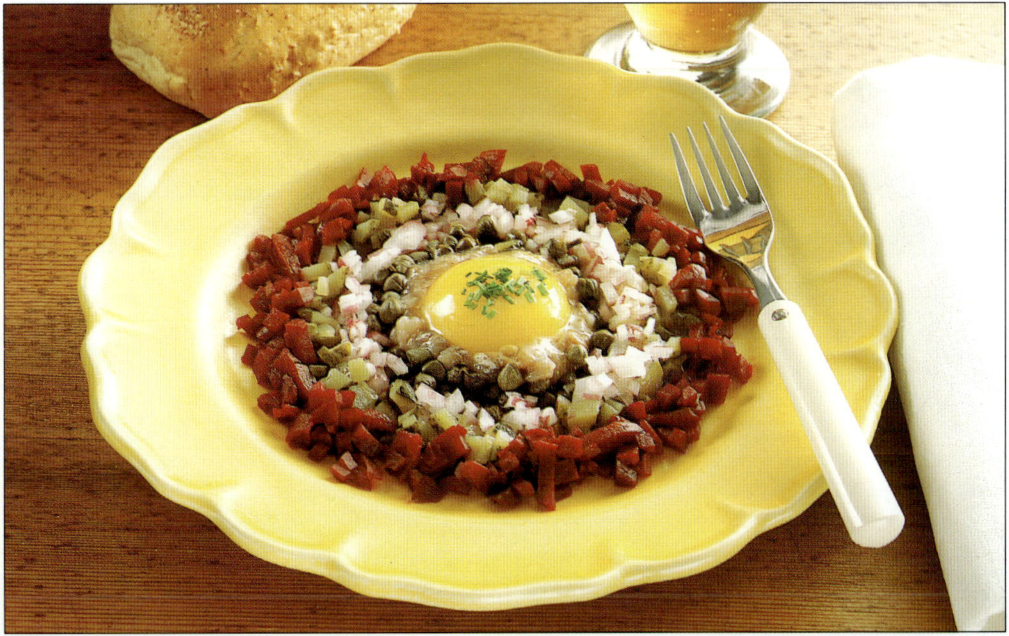

TARTARE SUÉDOIS

Pour 4 personnes

4 bouffis (harengs à peine salés)
4 cuil. de betterave cuite hachée
4 cuil. à soupe d'oignon haché
4 cuil. à soupe de cornichons au vinaigre hachés
2 cuil. à soupe de câpres
4 jaunes d'œufs cuits à la coque

POUR ACCOMPAGNER :
pain de seigle

PRÉPARATION

1 Ôtez la peau et les arêtes des harengs. Disposez-les sur un plat ou des assiettes individuelles.

2 Répartissez la betterave, l'oignon, les cornichons et les câpres autour des harengs. Déposez le jaune d'œuf dans une demi-coquille maintenue sur un anneau d'oignon. Placez une salière et un poivrier sur la table. Chacun des convives prépare son tartare suédois à sa guise.

NIVEAU DE DIFFICULTÉ
Facile
TEMPS DE PRÉPARATION
30 mn
PRÉPARATION À L'AVANCE
Oui
●●○
BOISSON
Eau minérale ou bière

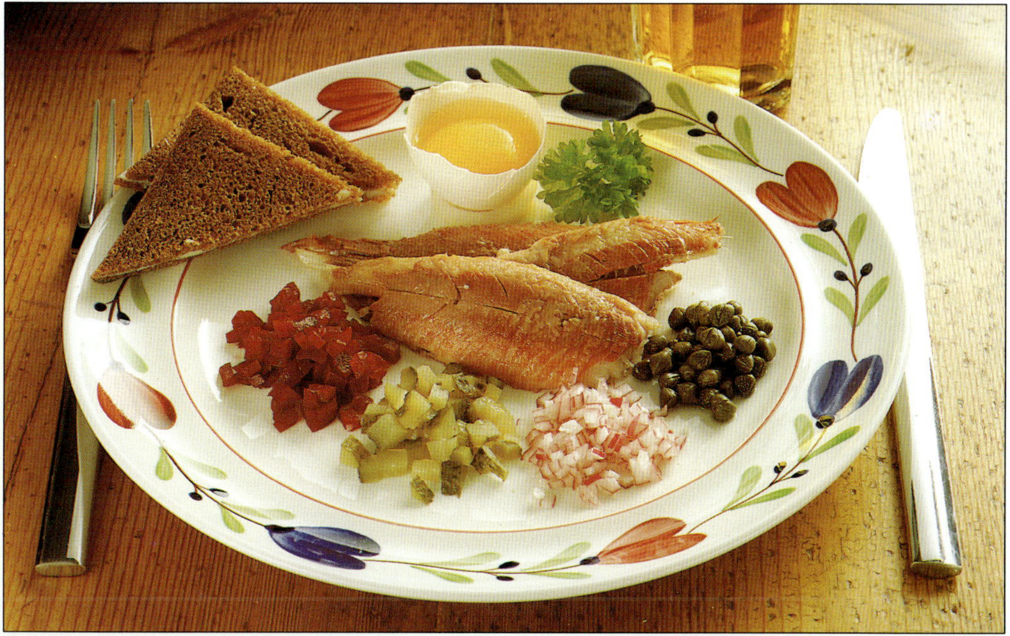

MOUSSE DE HARENG FUMÉ

Pour 5 à 6 personnes

2 feuilles de gélatine
3 bucklings (harengs salés et fumés)
200 g de fromage frais
5 cl de fromage blanc à la faisselle ou de cottage cheese
1 cuil. à café de jus de citron
sel et poivre
1 blanc d'œuf

POUR LA SAUCE :
2 grosses betteraves cuites
10 cl de crème fraîche
10 cl de yaourt nature
sel

GARNITURE :
1/2 oignon rouge haché
2 cuil. à soupe de câpres
quelques brins de persil

PRÉPARATION

1 Faites tremper la gélatine 10 mn dans un bol d'eau froide et réservez.

2 Levez soigneusement les filets des harengs et écrasez-les à la fourchette. Mélangez avec le fromage blanc, la crème aigre et le jus de citron. Salez et poivrez.

3 Montez le blanc d'œuf en neige ferme. Pressez la gélatine entre les doigts pour en extraire l'eau. Faites-la fondre à feu doux, mélangez-la à la purée de harengs, puis incorporez le blanc en neige. Maintenez cette mousse au réfrigérateur 3 ou 4 h.

4 Pelez les betteraves et passez-les dans un robot ménager. Mélangez la purée obtenue avec la crème fraîche et le yaourt. Salez.

5 Versez la préparation précédente dans des assiettes individuelles et répartissez la mousse moulée à la cuillère. Garnissez d'oignons, de câpres et de persil.

MOUSSE DE HARENG FUMÉ

NIVEAU DE DIFFICULTÉ

Facile

TEMPS DE PRÉPARATION

1 h + temps de réfrigération

PRÉPARATION À L'AVANCE

oui

●●○

BOISSON

Eau minérale

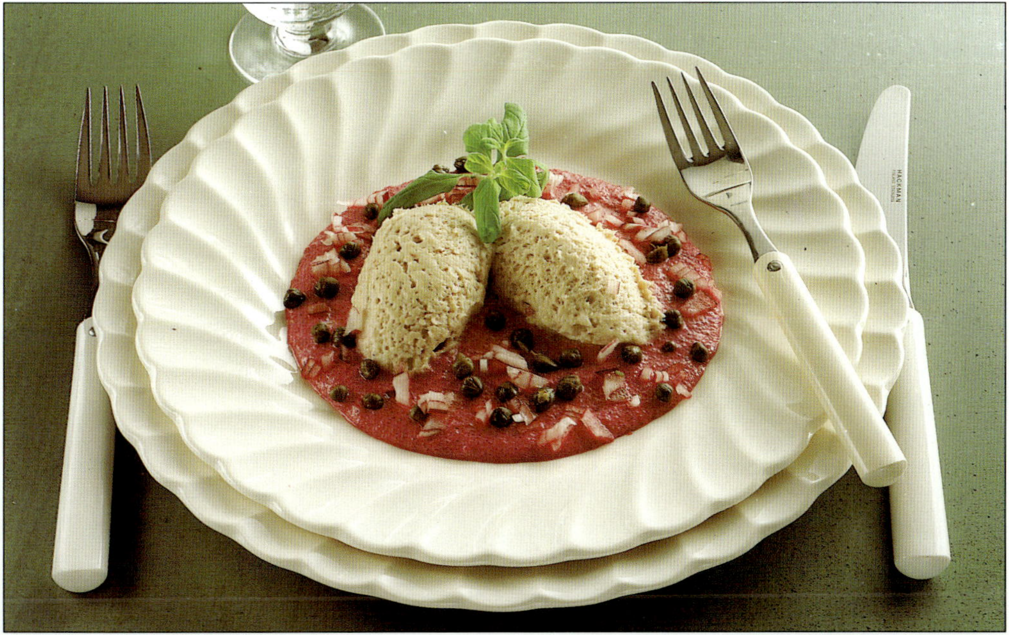

139

HARENGS MARINÉS

Pour 6 à 8 personnes

4 gros filets de harengs
1 oignon rouge coupé en anneaux
1 petite carotte émincée en rondelles
1 feuille de laurier fragmentée
8 grains de poivre

POUR LA MARINADE :
5 cl de vinaigre
75 g de sucre
15 cl d'eau

POUR LA GARNITURE :
1 oignon rouge en rouelles
1 petit poireau en tranches fines
1 cuil. à café de poivre concassé

POUR ACCOMPAGNER :
pommes de terre bouillies

PRÉPARATION

1 Mélangez tous les ingrédients de la marinade dans une casserole. Portez à ébullition, retirez du feu et laissez refroidir.

2 Rincez les filets de poisson et séchez-les sur du papier absorbant. Dans une terrine munie d'un couvercle, rangez une première couche de filets de harengs, parsemez d'anneaux d'oignon, de rondelles de carotte, de fragments de laurier et de grains de poivre. Continuez ainsi en alternant. Recouvrez de marinade froide, fermez le couvercle et conservez 1 ou 2 jours au réfrigérateur.

3 Servez les harengs coupés en tranches épaisses, garni de rouelles d'oignon, de tranches de poireau, de poivre concassé et arrosé d'un peu de marinade.

NIVEAU DE DIFFICULTÉ

Facile

TEMPS DE PRÉPARATION

30 mn + temps de réfrigération

PRÉPARATION À L'AVANCE

Oui

●○○

BOISSON

Bière ou vodka

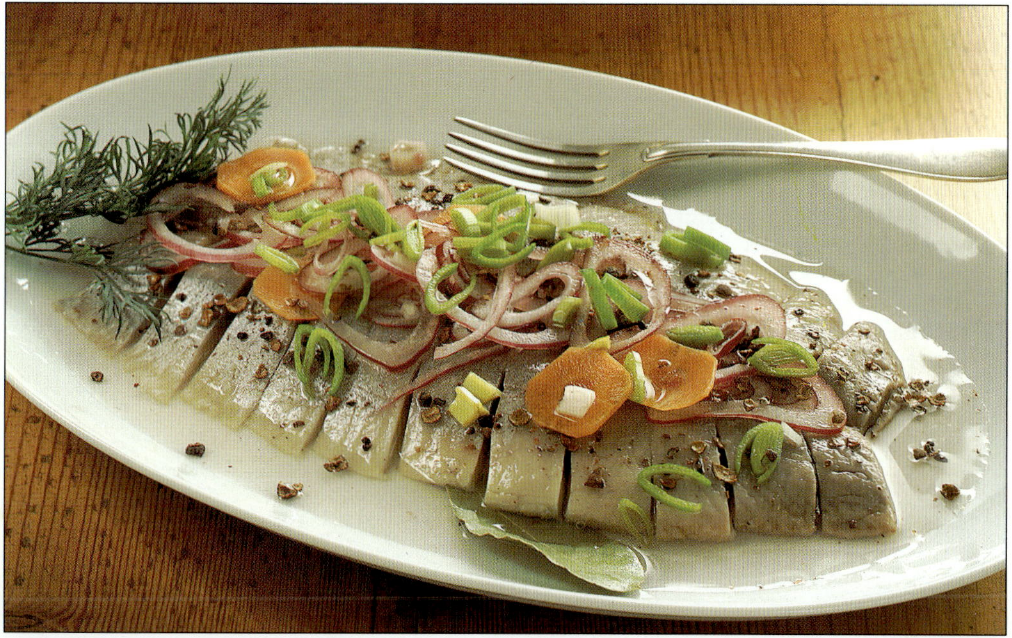

HARENG À LA MOUTARDE

Pour 8 personnes

4 filets de harengs de la Baltique
4 œufs durs
1/2 concombre
20 cl de crème aigre
1 1/2 cuil. à soupe de moutarde
1 cuil. à café de curry

POUR LA GARNITURE :
ciboulette ciselée ou brins d'aneth

POUR ACCOMPAGNER :
pommes de terre à la vapeur

PRÉPARATION

1 Coupez les filets de harengs en tranches de 2,5 cm et disposez-les sur le plat de service. Écalez les œufs durs et coupez-les en quartiers. Débitez le concombre en petits dés.

2 Mélangez la crème aigre, la moutarde et le curry. Nappez les harengs de cette sauce. Entourez d'un anneau de dés de concombre. Ajoutez les quartiers d'œufs, parsemez de ciboulette ciselée ou décorez de brins d'aneth.

HARENG À LA MOUTARDE

NIVEAU DE DIFFICULTÉ
Facile
TEMPS DE PRÉPARATION
30 mn
PRÉPARATION À L'AVANCE
Oui

●●○

BOISSON

Bière ou vodka

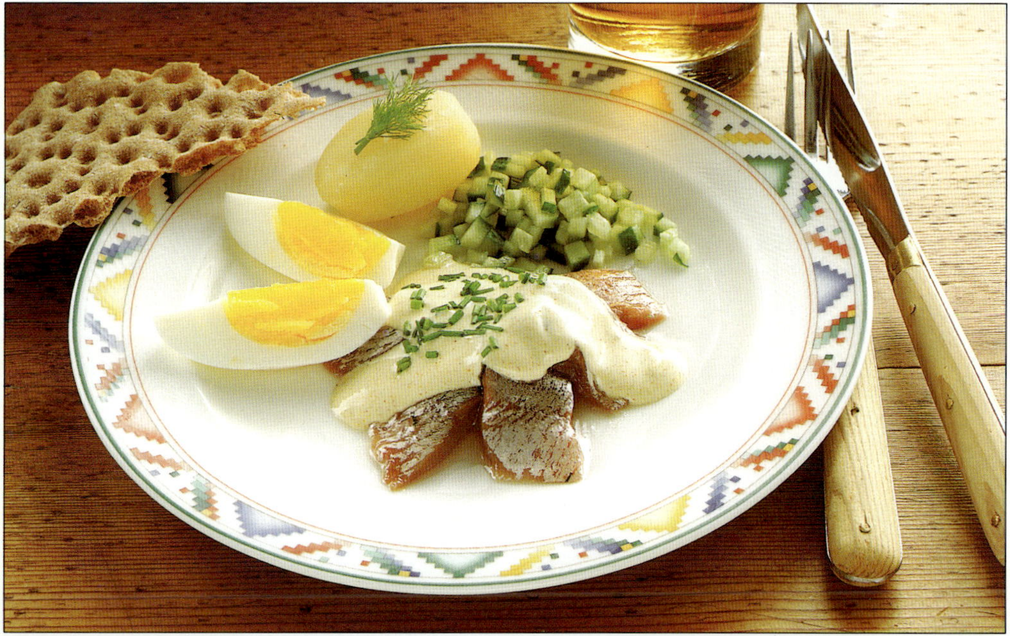

141

TARTE FROIDE AUX HARENGS

Pour 10 à 12 personnes

POUR LA BASE :

200 g de pain de seigle
75 g de margarine

POUR LA GARNITURE :

4 feuilles de gélatine
200 g de filets de harengs en bocal
1 oignon rouge
250 g de fromage blanc allégé à la faisselle ou de cottage cheese
30 cl de crème aigre
poivre noir du moulin

POUR DÉCORER :

4 cuil. à soupe de ciboulette ciselée
1 oignon rouge finement haché

PRÉPARATION

1 Émiettez le pain de seigle et malaxez-le avec la margarine ramollie. Garnissez de ce mélange un moule à tarte de 24 cm à fond amo-vible en pressant fortement. Placez 15 mn au réfrigérateur.

2 Laissez tremper la gélatine pendant 10 mn dans de l'eau froide et réservez. Faites égoutter les harengs, en conservant le liquide, puis hachez-les. Pelez et hachez l'oignon.

3 Mélangez le hachis de harengs, l'oignon, le fromage blanc et la crème aigre dans une jatte. Poivrez et salez avec le liquide réservé. Pressez la gélatine entre les doigts pour en exprimer toute l'eau et faites-la fondre à feu doux. Ajoutez-la au mélange précédent. Garnissez le fond de tarte de cette préparation et maintenez au réfrigérateur pendant 3 ou 4 h.

4 Retirez la tarte du réfrigérateur peu avant de servir. Parsemez de ciboulette et d'oignon haché. Démoulez et faites soigneusement glisser sur le plat de service.

NIVEAU DE DIFFICULTÉ

Facile

TEMPS DE PRÉPARATION

30 mn + temps de réfrigération

PRÉPARATION À L'AVANCE

Oui

●●○

BOISSON

Bière

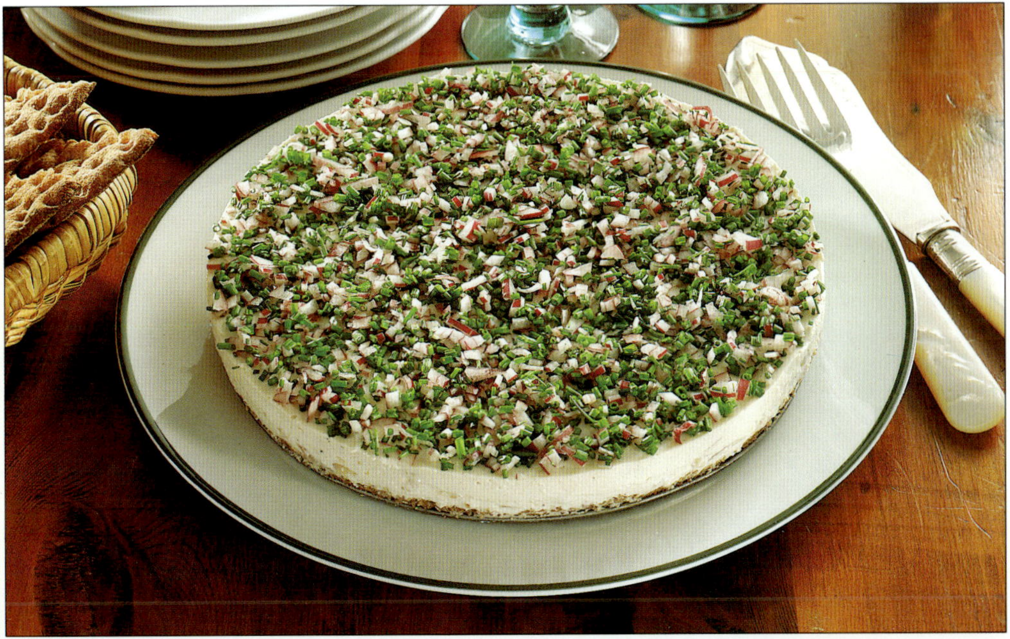

ROLLMOPS EN SANDWICH

Pour 4 personnes

4 tranches fines de pain de seigle
margarine de table allégée
feuilles de laitue
2 gros filets de hareng de la Baltique en bocal
4 œufs frais

POUR GARNIR :
1 oignon rouge
ciboulette ciselée

PRÉPARATION

1 Tartinez le pain de margarine. Pelez et coupez l'oignon en rouelles.

2 Placez 2 feuilles de laitue sur chaque tartine. Égouttez les filets de hareng et coupez-les en deux dans le sens de la longueur. Roulez chaque demi-filet de hareng sur lui-même. Déposez ces rouleaux verticalement sur les tartines. Faites glisser précautionneusement un jaune d'œuf au centre de chaque rouleau.

3 Garnissez de rouelles d'oignon et de ciboulette ciselée.

ROLLMOPS EN SANDWICH

NIVEAU DE DIFFICULTÉ	Facile
TEMPS DE PRÉPARATION	30 mn
PRÉPARATION À L'AVANCE	Oui

●●○

BOISSON

Bière

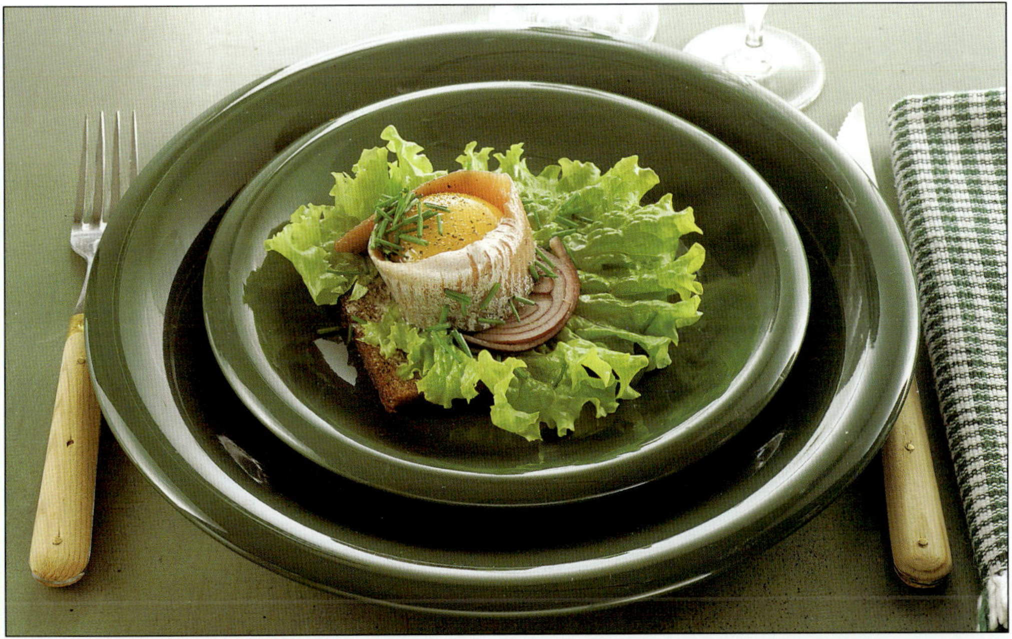

143

GRATIN DE HARENGS

Pour 8 personnes

3 gros oignons
1 poireau
1 cuil. à soupe de margarine
4 gros ou 6 petits filets de harengs en bocal (trempés une nuit dans de l'eau)
poivre noir
1 cuil. à soupe d'aneth ciselée
1 cuil. à soupe de persil ciselé
1 cuil. à soupe de chapelure
1 cuil. à café de farine
10 ou 15 cl de crème fleurette

POUR ACCOMPAGNER :
chiffonnade de laitue
pommes de terre en robe des champs

PRÉPARATION

1 Pelez et coupez les oignons en rouelles. Lavez et le poireau en tronçons. Faites fondre la margarine dans une sauteuse, et faites-y revenir les oignons et le poireau en remuant avec une cuillère en bois. Arrosez de quelques cuillerées à café d'eau. Couvrez et laissez mijoter quelques minutes, jusqu'à ce que les légumes soient tendres et le liquide évaporé. Préchauffez le four à 200 °C, thermostat 6.

2 Mettez la moitié du mélange de légumes dans un plat graissé allant au four. Posez dessus les harengs et recouvrez du reste des légumes. Poivrez et parsemez d'aneth, de persil et de chapelure.

3 Mélangez la farine et la crème, puis versez cette préparation dans le plat.

4 Faites cuire au four jusqu'à ce que le gratin soit doré et que la crème commence à bouillonner.

NIVEAU DE DIFFICULTÉ	Facile
TEMPS DE PRÉPARATION	1 h
PRÉPARATION À L'AVANCE	Oui

●○○

BOISSON

Eau minérale ou bière

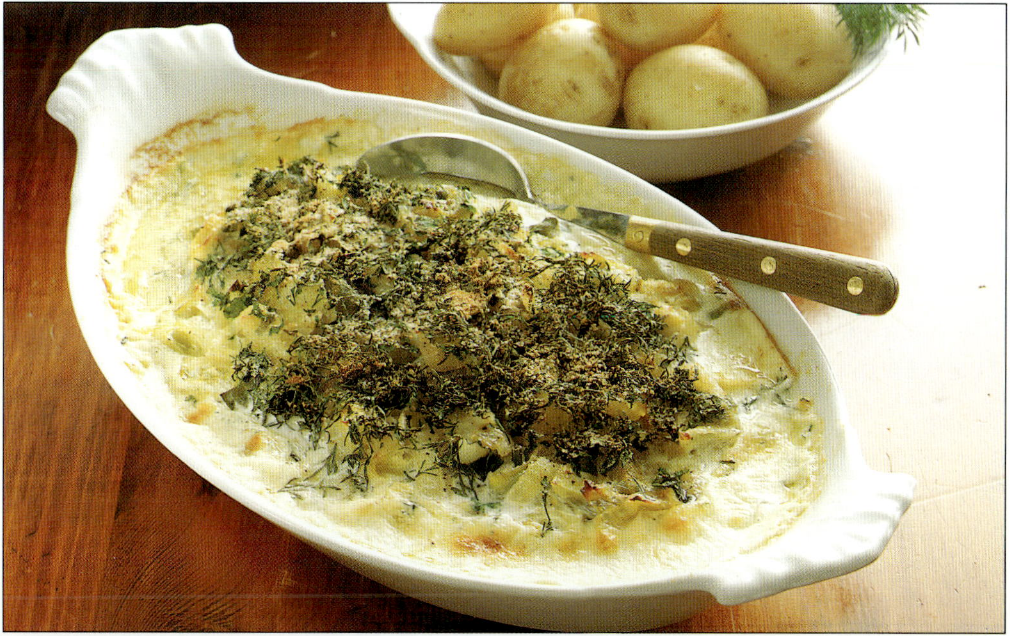

HARENGS À LA TOMATE

Pour 6 à 8 personnes

600 g de filets de harengs en bocal
125 g d'oignons finement hachés
50 g d'aneth ciselé

POUR LA MARINADE :
6 cuil. à soupe de vinaigre
1 cuil. à café d'huile
200 g de sucre
400 g de tomates pelées entières au jus
1 cuil. à café de poivre noir

POUR ACCOMPAGNER :
pommes de terre à la vapeur

PRÉPARATION

1 Préparez la marinade : mettez dans une jatte le vinaigre, l'huile et le sucre et tournez jusqu'à dissolution de ce dernier. Ajoutez-y ensuite les tomates en les écrasant grossièrement. Découpez les filets de harengs en tronçons et disposez-les dans un bocal avec l'oignon et l'aneth. Recouvrez de marinade et fermez le couvercle.

2 Maintenez le bocal au moins 24 h au réfrigérateur avant de servir. Les harengs ainsi marinés peuvent se conserver une semaine.

HARENGS À LA TOMATE

Niveau de difficulté	Facile
Temps de préparation	30 mn + temps de réfrigération
Préparation à l'avance	Oui

●●○

Boisson

Bière ou vodka

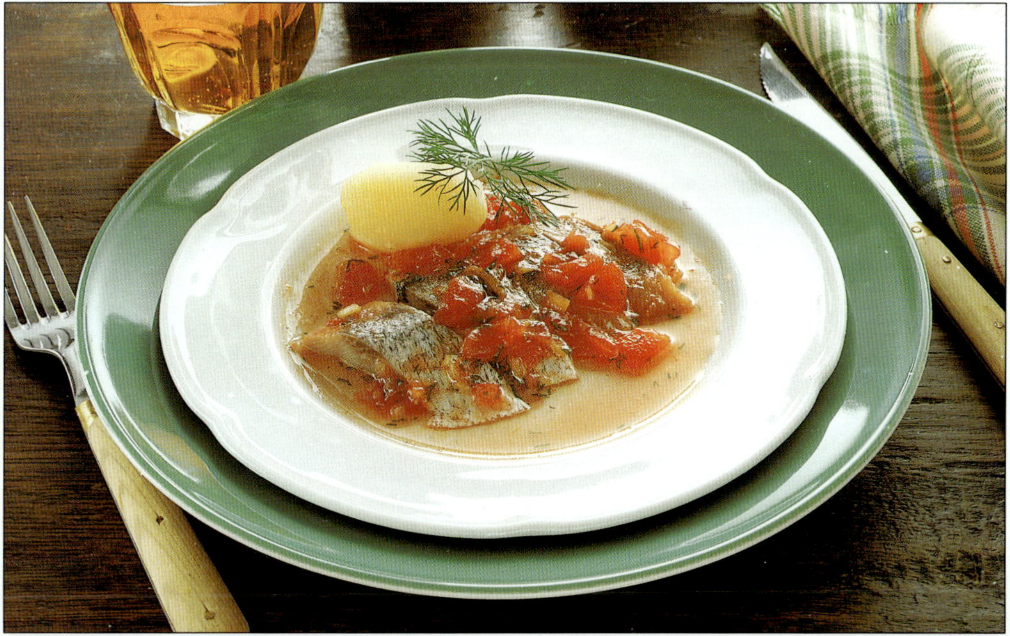

HARENGS AU FOUR

Pour 8 en hors-d'œuvre
Pour 4 comme plat de résistance

600 g de filets de harengs frais
2 cuil. à café de sel
2 cuil. à café de graines d'aneth
50 cl de jus de tomate

POUR GARNIR :
aneth

POUR ACCOMPAGNER :
pommes de terre en robe des champs

PRÉPARATION

1 Préchauffez le four à 230 °C, thermostat 8. Ôtez les arêtes des filets de harengs.

2 Saupoudrez de sel et parsemez de graines d'aneth un plat allant au four. Roulez les filets de harengs peau à l'extérieur et rangez-les côte à côte, en les serrant bien, dans le plat, de manière qu'ils ne se déroulent pas. Nappez de jus de tomate et enfournez pour 20 mn. Laissez refroidir.

3 Servez avec des pommes de terre en robe des champs en hors-d'œuvre, avec pommes de terre et légumes comme plat de résistance.

NIVEAU DE DIFFICULTÉ	Facile
TEMPS DE PRÉPARATION	1 h 30-2 h
PRÉPARATION À L'AVANCE	Oui

●●○

BOISSON

Eau minérale ou bière

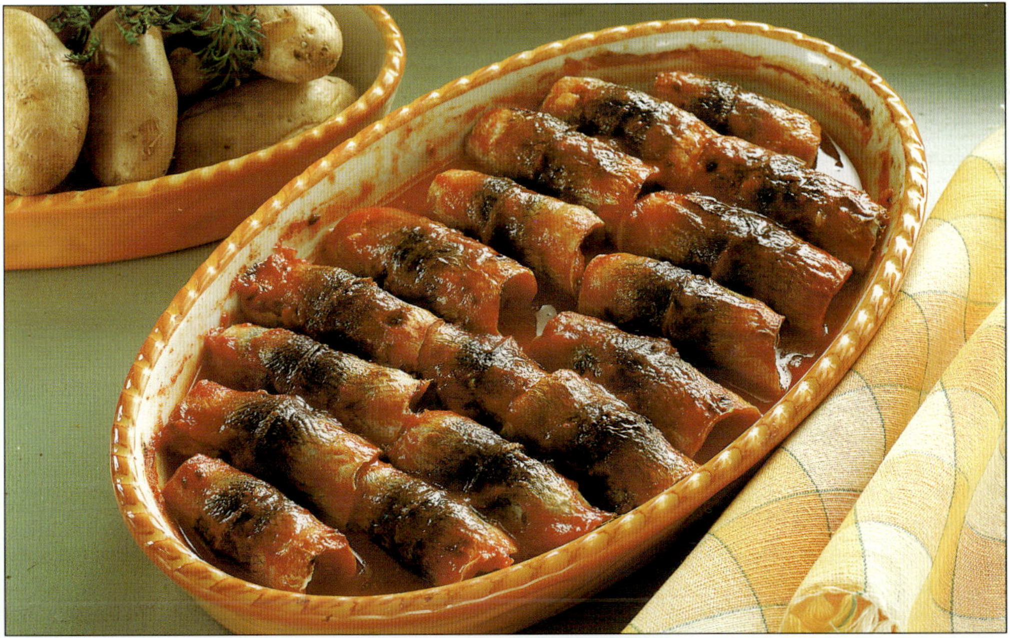

HARENGS MARINÉS

Pour 8 à 10 personnes en hors-d'œuvre
Pour 4 à 6 personnes comme plat de résistance

600 g de filets de harengs frais

POUR LA MARINADE :
50 cl d'eau
10 cl de vinaigre
1 cuil. à café de sel

POUR LA SAUCE :
5 cl de mayonnaise allégée
15 cl de crème aigre
1 cuil. à soupe de moutarde douce
2 gousse d'ail écrasées
15 grains de poivre blanc concassés
1 cuil. à café de sel
75 g d'aneth ciselé
50 g de ciboulette ciselée

POUR ACCOMPAGNER :
pommes de terre en robe des champs

PRÉPARATION

1 Ôtez la peau des filets de harengs et éliminez-en les arêtes. Mélangez tous les ingrédients de la marinade dans une grande jatte et déposez-y les filets de poisson. Mettez au réfrigérateur jusqu'au lendemain.

2 Mélangez tous les ingrédients de la sauce. Salez.

3 Versez la marinade avec les filets de harengs dans une passoire et laissez égoutter. Disposez des couches alternées de harengs et de sauce dans une terrrine, en terminant par une couche de sauce. Couvrez et placez au réfrigérateur. Les harengs marinés sont prêts à être consommés deux jours plus tard. On peut les conserver encore de 5 à 6 jours au réfrigérateur.

NIVEAU DE DIFFICULTÉ

Facile

TEMPS DE PRÉPARATION

Marinade 48 h

PRÉPARATION À L'AVANCE

Oui

●●○

BOISSON

Bière ou vodka

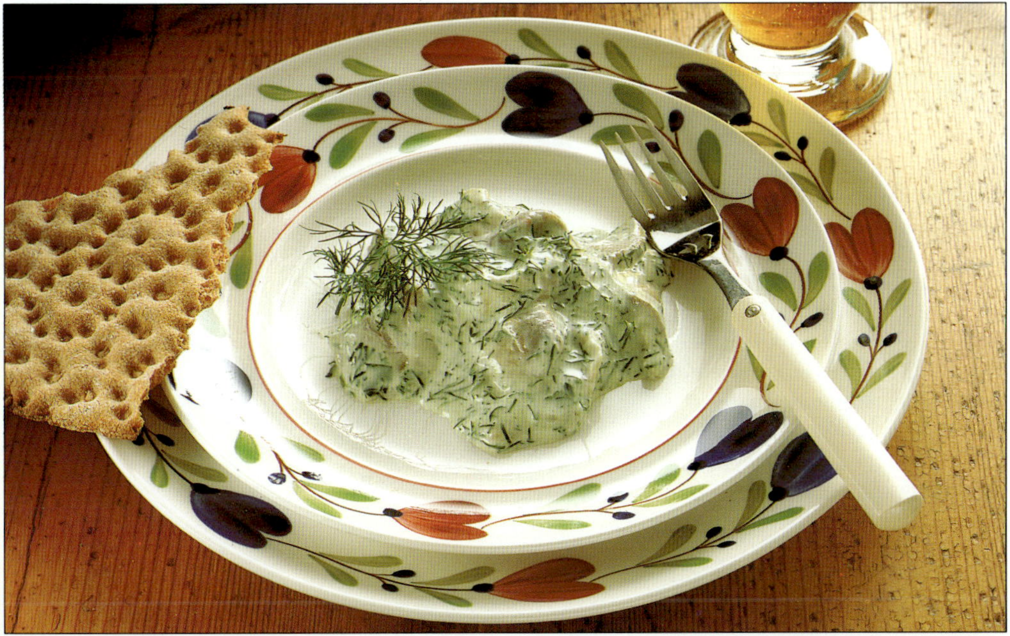

HARENG AUX HERBES

Pour 6 à 8 personnes en hors-d'œuvre
Pour 4 personnes comme plat de résistance

1 kg de petits harengs frais ou 600 g de filets de harengs frais
1 1/2 cuil. à café de sel
poivre noir
100 g d'herbes aromatiques fraîches ciselées (persil, ciboulette, thym et menthe)
20 cl de crème fleurette
1 cuil. à soupe de farine
1 gousse d'ail écrasée
margarine pour le plat

POUR ACCOMPAGNER :
pommes de terre à la vapeur

PRÉPARATION

1 Préchauffez le four à 200 °C, thermostat 6. Videz les harengs, s'ils sont entiers ; levez les filets et éliminez-en les arêtes. Placez-les sur une feuille de papier sulfurisé, peau vers le bas. Saupoudrez de sel, poivrez et parsemez de la moitié des herbes aromatiques. Réunissez les filets deux à deux pour reconstituer les harengs. Disposez-les dans un plat graissé allant au four. Parsemez du reste des herbes. Mélangez la crème, l'ail et la farine et versez sur les harengs.

2 Glissez au four pour 20 à 25 mn jusqu'à parfaite cuisson.

Niveau de difficulté
Facile
Temps de préparation
1 h
Préparation à l'avance
Oui
●●○
Boisson
Bière ou vodka

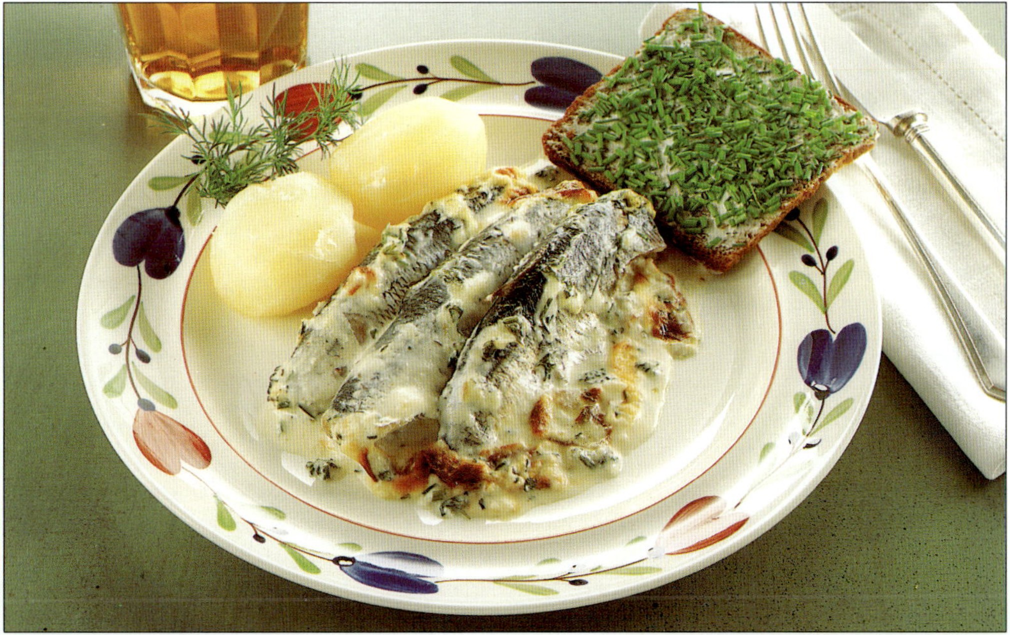

HOMARD EN GRATIN

Pour 4 personnes

2 homards cuits, frais ou congelés
150 g de petits champignons de Paris
1 cuil. à soupe de margarine
2 cuil. à soupe d'échalotes ou d'oignons hachés
1 cuil. à soupe de purée de tomate
1/2 tablette de court-bouillon
5 cl de xérès sec
1/2 cuil. à soupe de farine
10 cl de crème fleurette
sel
poivre blanc
poivre de Cayenne
200 g de fromage râpé

POUR ACCOMPAGNER :
toasts de pain de mie

PRÉPARATION

1 Tranchez les homards en deux dans le sens de la longueur avec un fort couteau de boucher. Retirez la chair de la queue et des pinces et hachez-la grossièrement. Retournez les carapaces pour les égoutter.

2 Nettoyez et hachez grossièrement les champignons. Faites fondre la margarine dans une sauteuse et faites-y revenir les oignons (ou les échalotes) et les champignons, sans laisser colorer. Incorporez la purée de tomate et la demi-tablette de court-bouillon émiettée. Arrosez de xérès et laissez mijoter jusqu'à réduction complète du liquide. Poudrez de farine sans cesser de remuer, puis ajoutez la crème. Prolongez la cuisson de 5 mn. Assaisonnez de sel, de poivre blanc et de poivre de Cayenne. Incorporez la chair des homards et faites réchauffer sans laisser bouillir.

3 Disposez les carapaces dans un plat allant au four, emplissez-les et parsemez de fromage râpé.

4 Préchauffez le four à 140 °C, thermostat 1. Enfournez à mi-hauteur pour 8 à 10 mn.

Remarque : les homards doivent être complètement dégelés avant d'être cuisinés. La veille, mettez-les dans le réfrigérateur pour qu'ils dégèlent lentement.

HOMARD EN GRATIN

NIVEAU DE DIFFICULTÉ

Facile

TEMPS DE PRÉPARATION

1 h

PRÉPARATION À L'AVANCE

Oui

●●●

BOISSON

Champagne brut

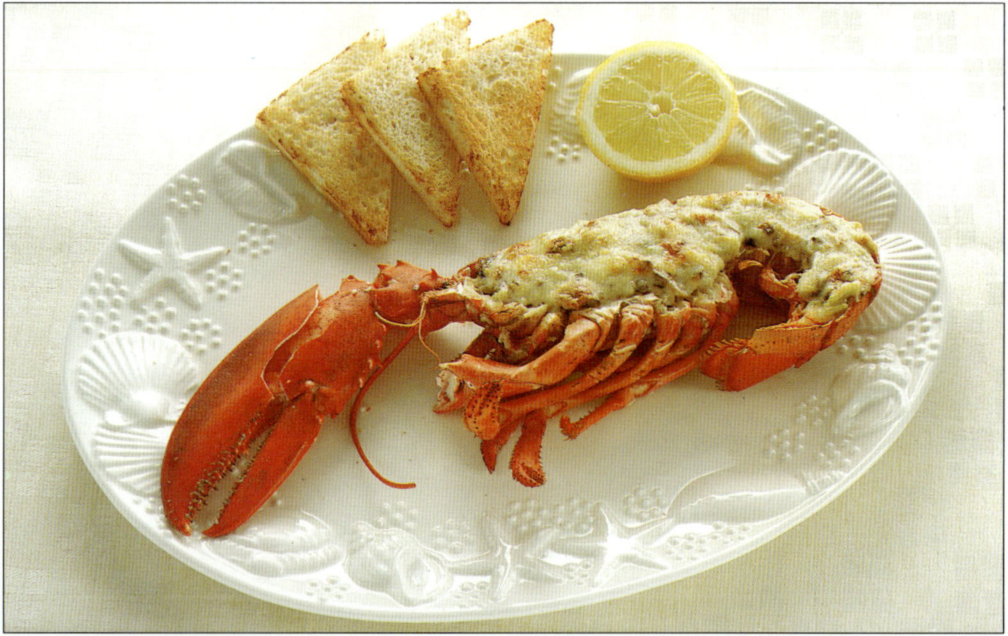

RAGOÛT DE HOMARD

Pour 6 à 8 personnes en hors-d'œuvre
Pour 4 personnes comme plat de résistance

2 homards bouillis
2 cuil. à soupe de margarine ou d'huile d'olive
20 cl d'eau
1 tablette de court-bouillon
2 brins de persil
1 oignon
2 carottes
2 poireaux
1 bulbe de fenouil
1 cuil. à soupe de farine
3 gousses d'ail écrasées
1 dose de safran en poudre
3 cuil. à soupe de purée de tomate
1 cuil. à soupe de basilic frais ciselé ou 1 cuil. à café de basilic séché.
sel
poivre de Cayenne
1 cuil.à soupe de cognac (facultatif)
5 cl de crème fleurette

POUR GARNIR :
basilic ou persil ciselés

PRÉPARATION

1 Tranchez les homards en deux dans le sens de la longueur avec un fort couteau de boucher. Retirez la chair de la queue et des pinces et hachez-la grossièrement. Concassez la carapace et les pinces (un casse-noix fera l'affaire).

2 Faites chauffer la moitié de la margarine ou de l'huile et faites-y revenir carapace et pinces pendant quelques minutes en tournant sans cesse. Ajoutez l'eau, le court-bouillon, le vin et le persil. Laissez mijoter 20 mn.

3 Pelez les oignons, grattez les carottes, lavez le poireau. Coupez tous ces légumes en petits morceaux.

4 Faites chauffer le reste de la margarine ou de l'huile dans un faitout et faites-y revenir les légumes quelques minutes, poudrez de farine et remuez avec une cuillère en bois. Ajoutez le bouillon passé au chinois, le safran, l'ail, la purée de tomate et le basilic. Laissez mijoter 15 mn. Assaisonnez. incorporez la crème et, éventuellement, le cognac.

5 Ajoutez la chair de homard et laissez rechauffer sans faire bouillir. Servez sur un plat ou sur assiettes individuelles, parsemé de basilic ou de persil ciselés.

RAGOÛT DE HOMARD

NIVEAU DE DIFFICULTÉ

Assez facile

TEMPS DE PRÉPARATION

1 h

PRÉPARATION À L'AVANCE

Oui

●●○

BOISSON

Eau minérale ou vin blanc sec

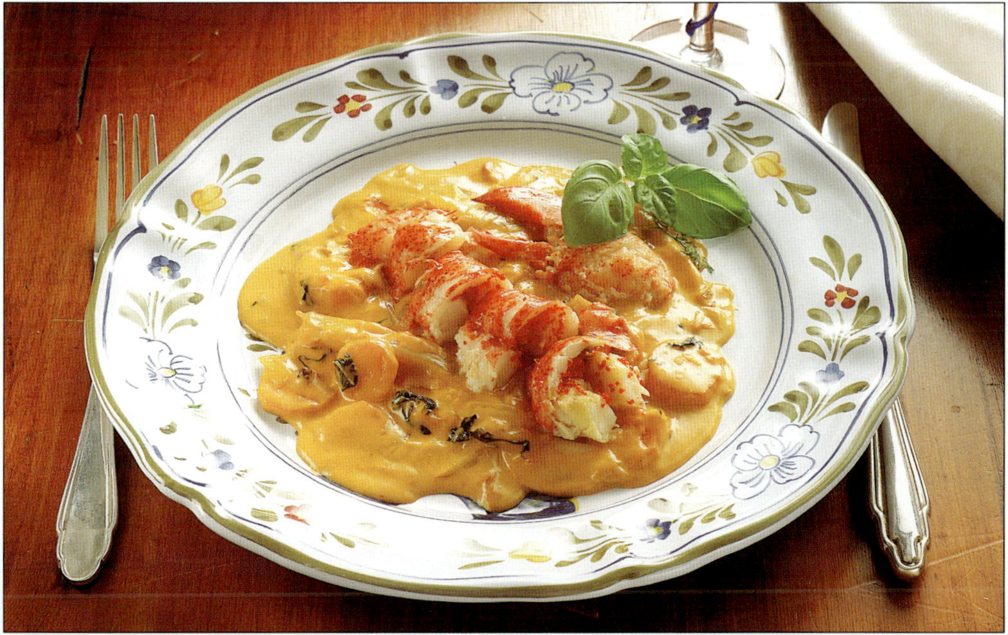

SALADE DE HOMARD

Pour 4 personnes

2 petits homards frais ou congelés
200 g de petits champignons de Paris
1 boîte de 200 g de pointes d'asperges
2 tomates
1/2 concombre
feuilles de salade mélangée
quartiers de citron
brins d'aneth

POUR ACCOMPAGNER :
sauce américaine (voir recette 412)

PRÉPARATION

1 Préparez la sauce américaine selon la recette 412.

2 Coupez les homards dans le sens de la longueur avec un couteau à lame forte et tranchante. Ôtez la poche souvent pleine de sable située à la base du coffre, entre les deux yeux. Prélevez la chair de la queue et des pinces et coupez-la en tronçons.

3 Découpez en tranches les champignons, les tomates et le concombre. Rincez et essorez les feuilles de salade et égouttez les pointes d'asperges.

4 Disposez les feuilles de salade sur 4 assiettes. Posez dessus les légumes et les tronçons de homard. Garnissez de quartiers de citron et de brins d'aneth. Servez la sauce à part.

NIVEAU DE DIFFICULTÉ	Facile
TEMPS DE PRÉPARATION	1 h environ
PRÉPARATION À L'AVANCE	Oui

●●○

BOISSON

Vin blanc sec

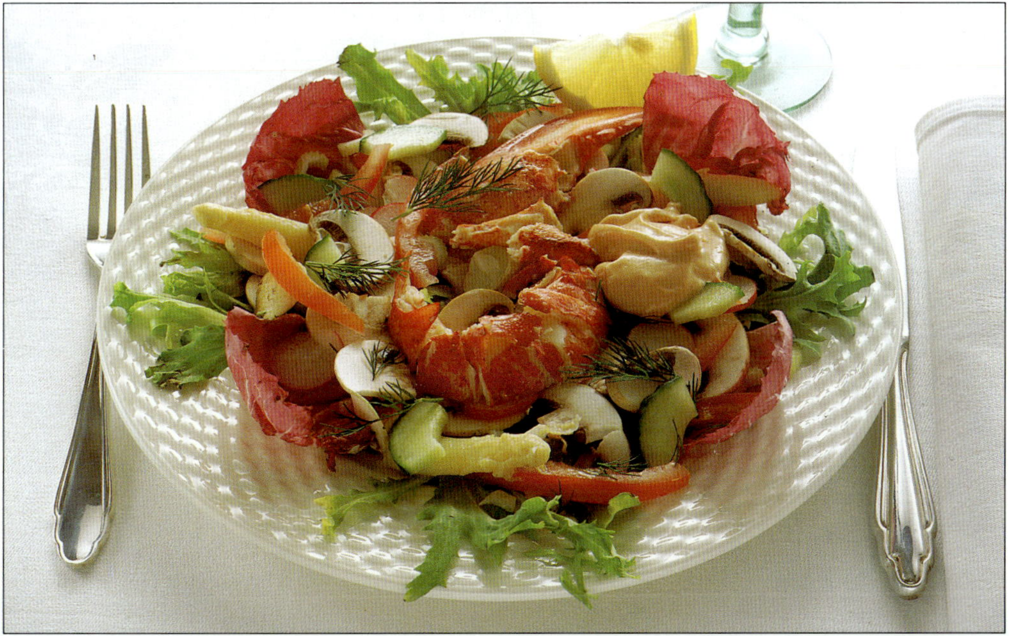

CRABE FARCI

Pour 4 personnes

1 carotte
1 petit morceau de céleri-rave
125 g de petits-pois fins
125 g de petits champignons de Paris
4 petits tourteaux cuits
10 cl de mayonnaise allégée
15 cl de crème fraîche allégée
1 cuil. à soupe d'aneth ciselé
1 cuil. à soupe de ciboulette ciselée
sel et poivre
1 pincée de poivre de Cayenne

Pour Accompagner :
toasts de pain de mie

Préparation

1 Coupez en julienne la carotte et le céleri-rave et faites-les cuire avec les petits pois quelques minutes dans de l'eau légèrement salée. Égouttez et laissez refroidir. Nettoyez les champignons et coupez-les en tranches fines.

2 Brisez la partie ventrale de la carapace des tourteaux. Retirez-en la chair et mettez-la dans un bol. A l'aide d'une fourchette, sortez la chair contenue dans les alvéoles du coffre en brisant les cloisons pour faciliter l'opération. Nettoyez ensuite les carapaces et réservez-les.

3 Confectionnez la sauce : mélangez la mayonnaise, la crème fraîche, la plus grande partie de la ciboulette et du persil. Assaisonnez de sel, de poivre et de poivre de Cayenne. Incorporez à cette préparation la chair de crabe et les légumes.

4 Garnissez les carapaces et parsemez d'aneth et de persil.

Niveau de difficulté
Assez facile
Temps de préparation
1 h
Préparation à l'avance
Oui
●●●
Boisson
Eau minérale ou vin blanc sec

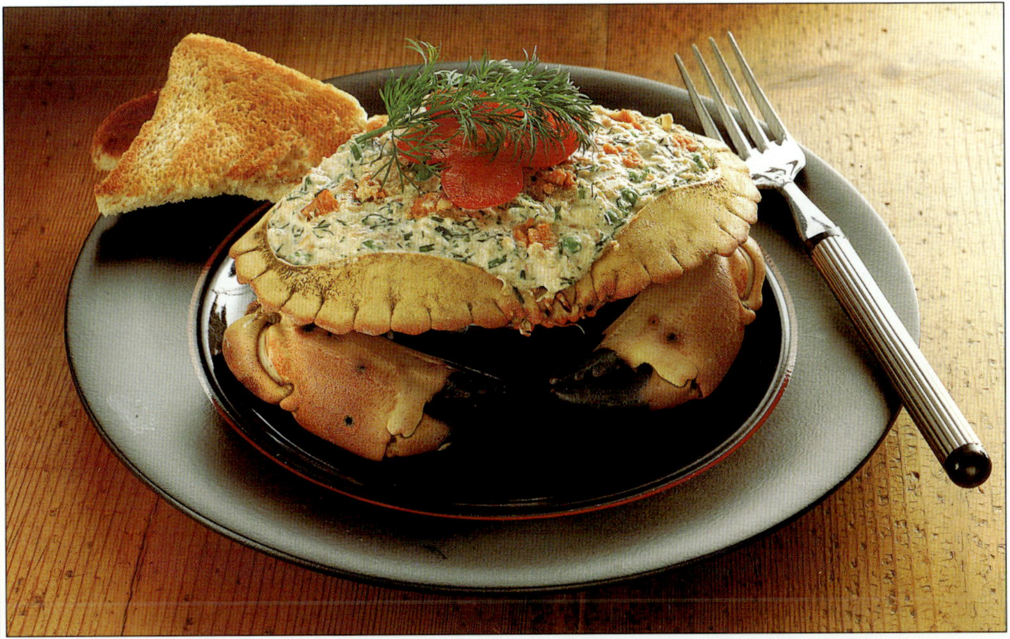

MOULES MARINIÈRES

Pour 4 personnes

1 oignon
1 échalote
2 carottes
1 côte de céleri
1 brin de thym
1 feuille de laurier
1 gousse d'ail
2 litres de moules
2 cuil.à soupe de margarine
10 cl de vin blanc sec
poivre blanc
1 cuil. à soupe de persil ciselé

PRÉPARATION

1 Grattez les carottes, effilez la côte de céleri et coupez-les en rondelles. Épluchez et détaillez en rouelles l'oignon et l'échalote. Pelez et coupez la gousse d'ail en deux.

2 Brossez et ébarbez soigneusement les moules sous l'eau courante. Éliminez celles qui resteraient ouvertes.

3 Faites fondre la margarine dans un faitout et faites-y revenir les oignons, l'échalote, l'ail, les carottes et le céleri sans laisser prendre couleur. Ajoutez le vin, 1 cuillerée à soupe de persil, le thym et le laurier. Poivrez.

4 Ajoutez les moules, couvrez et portez à ébullition. Après 5 mn de cuisson, les moules sont ouvertes. Prélevez les moules avec une écumoire, en éliminant celles qui sont restées fermées. Répartissez-les dans 4 plats creux individuels préalablement chauffés. Arrosez-les d'un peu de liquide de cuisson passé au chinois. Parsemez du reste de persil.

NIVEAU DE DIFFICULTÉ
Facile
TEMPS DE PRÉPARATION
1 h
PRÉPARATION À L'AVANCE
En partie
●●○
BOISSON
Vin blanc sec

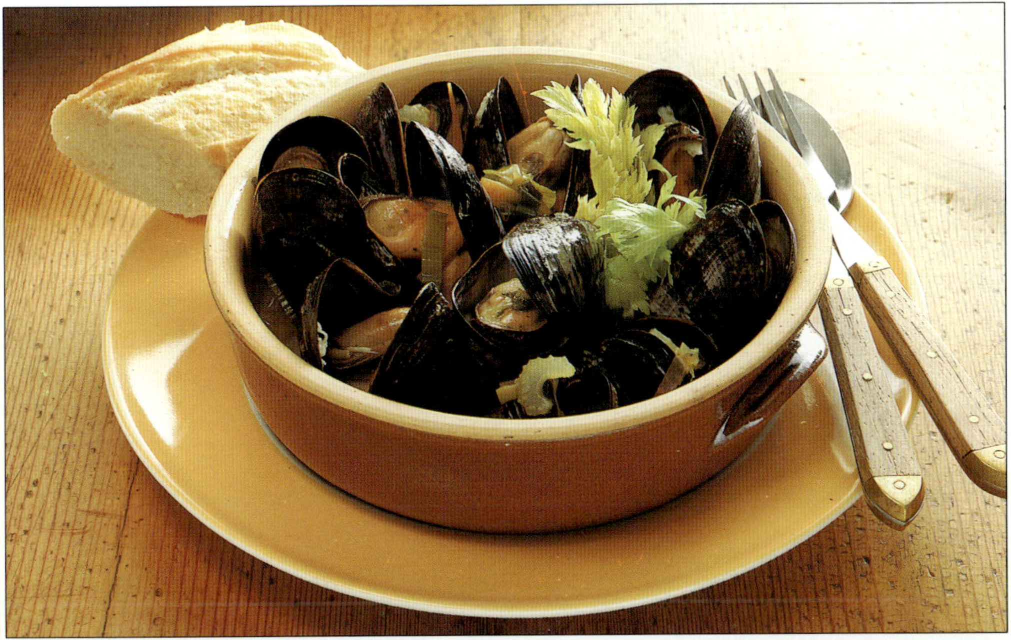

HUÎTRES ET PAIN DE SEIGLE

Pour 4 personnes

24 fines de claire
2 citrons
12 tartines de pain de seigle beurrées

PRÉPARATION

1 Vérifiez d'abord que les huîtres sont vivantes : elles doivent être bien fermées ou se fermer quand on frappe la coquille. Ne les ouvrez pas trop longtemps à l'avance. Saisissez fermement une huître, coquille plate vers le haut, d'une main protégée par une serviette repliée. Celle-ci protègera la paume au cas où le couteau déraperait. Si vous n'êtes pas très habile, servez vous de préférence d'un couteau spécial muni d'un bouclier.

2 Insérez la pointe du couteau sous la charnière qui se trouve à l'extrémité pointue de l'huître et faites-le pivoter pour séparer les deux parties de la coquille. Une fois ouverte, enlevez la coquille supérieure, puis glissez la pointe du couteau sous l'huître et détachez le mollusque. Éliminez les fragments de coquille qui se seraient brisés lors de l'ouverture.

3 Déposez les huîtres ouvertes sur des assiettes spéciales ou sur un lit de glace pilée. Garnissez d'un demi-citron par personne et servez avec des tartines de pain de seigle beurrées.

NIVEAU DE DIFFICULTÉ

Facile

TEMPS DE PRÉPARATION

30 mn

PRÉPARATION À L'AVANCE

Non

●○○

BOISSON

Vin blanc sec ou Guiness

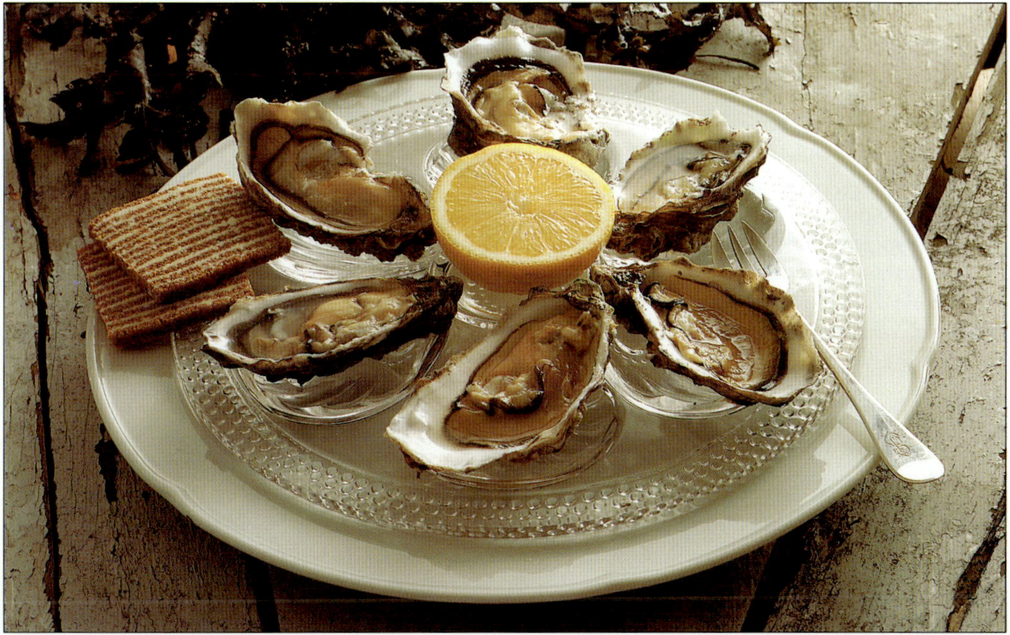

CRÊPES AUX ÉCREVISSES

Pour 6 personnes

POUR LA GARNITURE :

30 cl de lait
2 cuil. à soupe de farine
sel et poivre blanc
1 pincée de poivre de Cayenne
Une vingtaine de queues d'écrevisse fraîches ou congelées
2 œufs durs
1 cuil.à soupe de ciboulette ciselée
1 cuil. à soupe de fromage râpé

POUR LES CRÊPES :

2 œufs battus en omelette
3 cuil. à soupe de farine
20 cl de lait
1 pincée de sel
2 cuil. à soupe de margarine fondue

PRÉPARATION

1 Préparez la garniture : mélangez au fouet le lait et la farine dans une casserole. Portez à ébullition et faites cuire 5 mn en tournant constamment. Assaisonnez de sel, de poivre et de poivre de Cayenne.

2 Retirez la chair des écrevisses et hachez-la grossièrement avec les œufs durs. Incorporez le tout à la sauce.

3 Mélangez au fouet tous les ingrédients des crêpes sauf la margarine. Laissez la pâte épaissir. Incorporez la margarine fondue juste avant de confectionner les crêpes.

4 Faites chauffer une poêle à crêpes. Versez un peu de pâte et inclinez la poêle pour bien la répartir. Faites dorer la crêpe d'un côté (environ 1 mn à feu modéré). Posez au fur et à mesure sur un plat et séparez chaque crêpe par du papier sulfurisé. Préchauffez le four à 240 °C, thermostat 10.

5 Versez une bonne cuillerée à soupe de garniture sur le côté non doré de chaque crêpe et roulez-la. Disposez les crêpes roulées dans un plat graissé allant au four. Parsemez de fromage râpé.

6 Faites dorer au four de 10 à 15 mn. Servez brûlant.

CRÊPES AUX ÉCREVISSES

NIVEAU DE DIFFICULTÉ	Facile
TEMPS DE PRÉPARATION	1 h
PRÉPARATION À L'AVANCE	Oui

●●○

BOISSON

Vin blanc sec

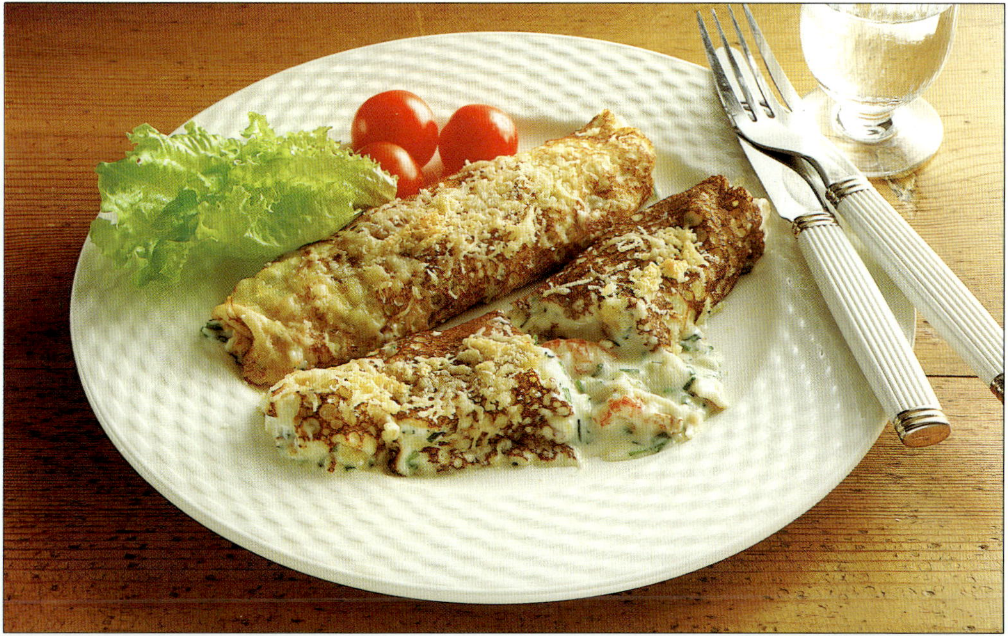

AVOCATS AUX CREVETTES

Pour 6 personnes

500 g de crevettes roses non décortiquées
3 gros avocats bien mûrs

POUR LA SAUCE :
2 cuil. à soupe de mayonnaise allégée
4 cuil. à soupe de crème aigre
sel
poivre de Cayenne
1 cuil. à soupe de d'aneth ciselé

POUR LA GARNITURE :
6 cuil. à café d'œufs de lompe
brins d'aneth ou de persil

POUR ACCOMPAGNER :
toasts de pain de mie

PRÉPARATION

1 Décortiquez les crevettes et mettez-les au réfrigérateur.

2 Mélangez la mayonnaise avec la crème aigre et assaisonnez de sel, de poivre et de poivre de Cayenne. Placez au réfrigérateur.

3 Partagez en deux les avocats, retirez-en le noyau et pelez-les. Coupez la pulpe en tranches et répartissez-les sur des assiettes individuelles, ainsi que les crevettes. Nappez de sauce et garnissez d'œufs de lompe. Décorez avec des brins d'aneth ou de persil. Servez avec des toasts.

NIVEAU DE DIFFICULTÉ

Facile

TEMPS DE PRÉPARATION

30 mn

PRÉPARATION À L'AVANCE

En partie

●●○

BOISSON

Eau minérale, bière ou vodka

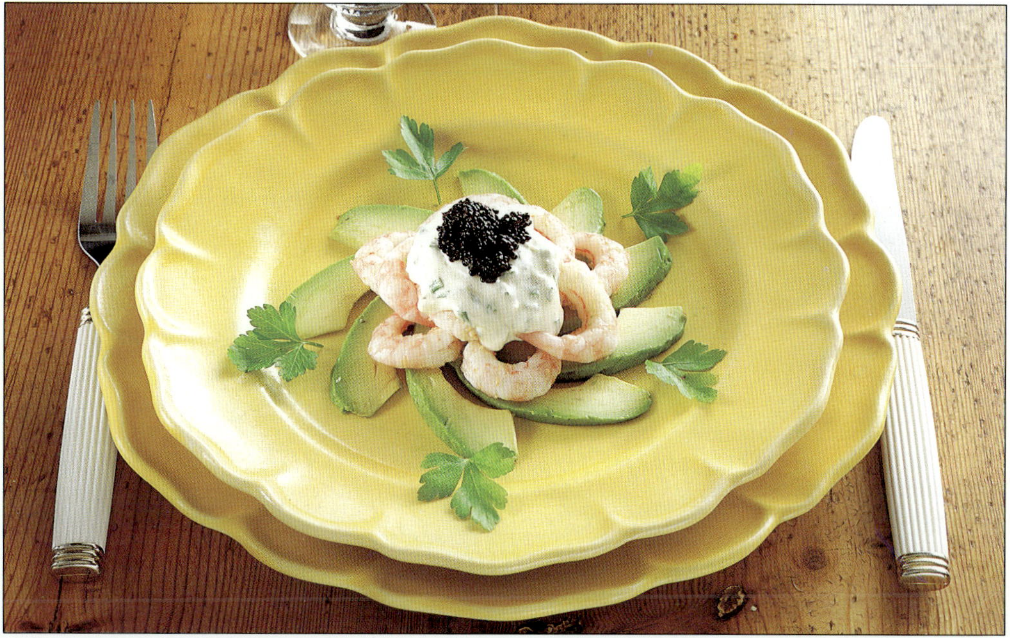

SALADE DE CREVETTES

Pour 6 personnes

800 g de crevettes roses non décortiquées
175 g de petits champignons de Paris
3 tomates
1 petite boîte de pointes d'asperges
2 œufs durs
1 laitue
brins d'aneth

POUR LA SAUCE :
1 cuil. à soupe de vinaigre
2 cuil. à soupe de d'huile
1 cuil. à soupe d'eau
1 gousse d'ail écrasée
4 cuil. à soupe de ciboulette ciselée
sel et poivre

POUR ACCOMPAGNER :
toasts de pain de mie

PRÉPARATION

1 Décortiquez les crevettes. Nettoyez, lavez, essuyez et émincez les champignons et coupez-les en deux. Épépinez les tomates et coupez-les en lanières. Égouttez les pointes d'asperges. Écalez les œufs durs et détaillez en dés les blancs et les jaunes séparément. Détachez les feuilles de laitue, lavez-les et essorez-les.

2 Mélangez les ingrédients de la sauce et assaisonnez-la.

3 Disposez quelques feuilles de laitue sur des assiettes individuelles. Répartissez les crevettes et les autres ingrédients. Arrosez d'un peu de sauce et décorez de quelques brins d'aneth. Servez avec le reste de la sauce en saucière.

Niveau de difficulté
Facile
Temps de préparation
1 h
Préparation à l'avance
En partie
●●○
Boisson
Eau minérale ou vin blanc

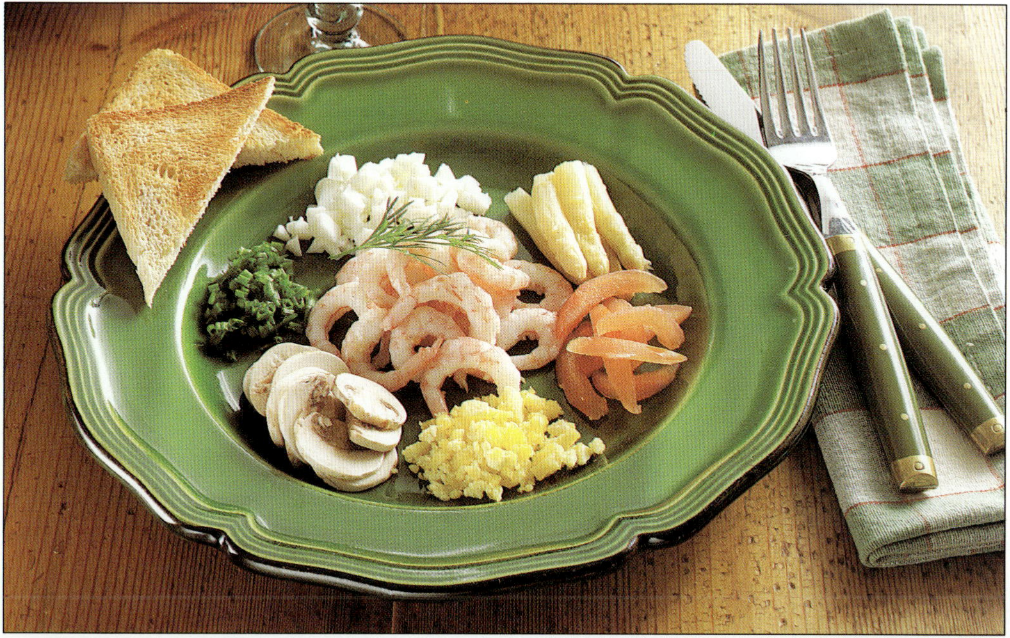

TOASTS AUX CREVETTES

Pour 4 personnes

250 g de crevettes roses non décortiquées
150 g de haricots verts frais ou congelés
4 tranches de pain de mie sans la croûte
2 cuil. à soupe de margarine de table allégée
quelques brins d'aneth
quelques feuilles de laitue pommée

POUR LA SAUCE :
10 cl de crème aigre
1 cuil. à café de jus de citron
1/2 cuil. à café de zeste râpé de citron non traité
sel et poivre noir

PRÉPARATION

1 Décortiquez les crevettes. Faites cuire les haricots dans de l'eau bouillante légèrement salée. Retirez-les quand ils sont encore fermes et égouttez-les.

2 Mélangez les ingrédients de la sauce et assaisonnez-la.

3 Faites griller les toasts, puis tartinez-les de margarine. Répartissez les haricots sur les toasts ; nappez de sauce et surmontez des crevettes. Garnissez avec des feuilles de laitue et des brins d'aneth.

NIVEAU DE DIFFICULTÉ

Facile

TEMPS DE PRÉPARATION

30 mn

PRÉPARATION À L'AVANCE

Oui

●●○

BOISSON

Eau minérale

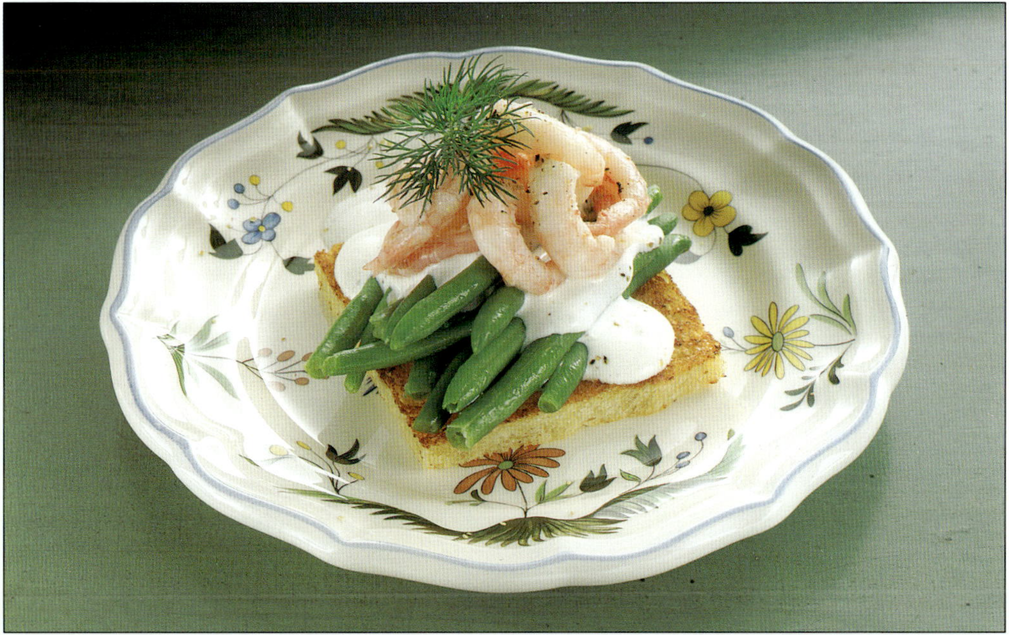

CURRY DE CREVETTES

Pour 4 personnes

500 g de crevettes non décortiquées
300 g de courgettes
1/2 pomme
1/2 poivron rouge
2 cuil. à soupe de d'huile d'olive
2 gousses d'ail écrasées
1 ou 2 cuil. à café de curry
1 pincée de paprika
1 pincée de poivre de Cayenne
le jus de 1/2 citron
sel

Préparation

1 Décortiquez les crevettes. Coupez les courgettes en dés. Hachez la pomme. Épépinez le poivron et coupez-le en dés.

2 Faites chauffer l'huile d'olive dans une poêle et faites-y dorer l'ail quelques minutes à feu doux. Ajoutez les courgettes, la pomme, le poivron et le curry. Faites revenir jusqu'à ce que les courgettes soient tendres, en tournant avec une cuillère en bois.

3 Ajoutez les crevettes et faites-les rapidement sauter. Ajoutez le paprika, le poivre de Cayenne, le jus de citron et salez.

NIVEAU DE DIFFICULTÉ
Facile
TEMPS DE PRÉPARATION
30 mn
PRÉPARATION À L'AVANCE
Oui
●●○
BOISSON
Bière ou vin blanc demi-sec

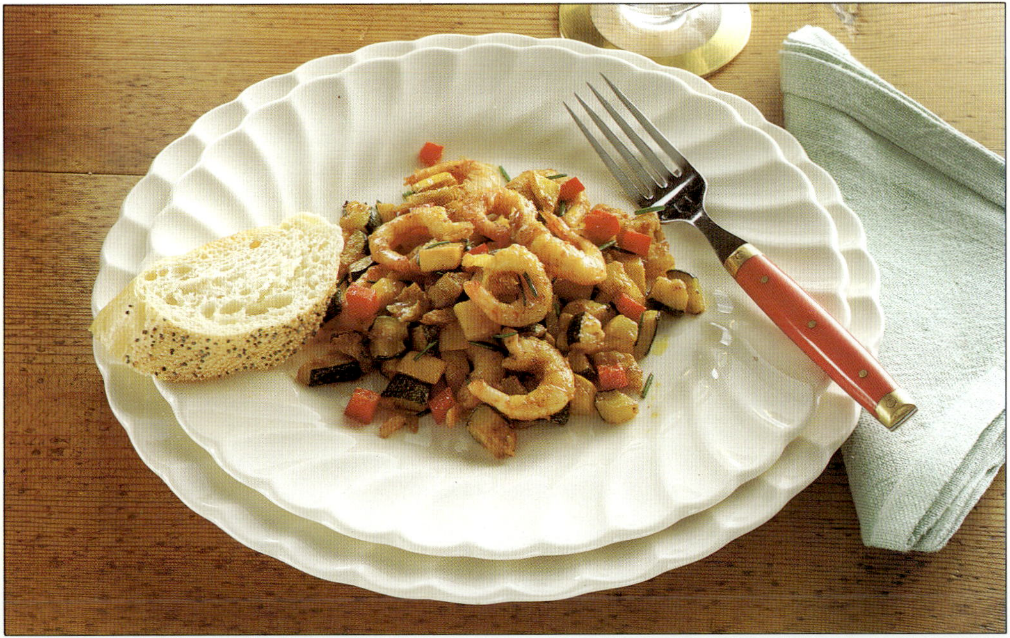

CREVETTES PAPILLON

Pour 4 personnes

1 carotte
1 poireau
1 courgette
1/2 cuil. à soupe de margarine
20 cl d'eau
12 grosses crevettes roses
1 cuil. à soupe de d'huile d'olive

POUR LA SAUCE :
1/2 cuil. à soupe de vinaigre balsamique
1 1/2 cuil. à soupe de d'eau
1 1/2 cuil. à soupe d'huile d'olive
sel et poivre blanc

POUR LA GARNITURE :
2 cuil. à soupe d'herbes aromatiques (estragon, ciboulette, persil)
quelques feuilles de salade
quartiers de citron

PRÉPARATION

1 Rincez et coupez les trois légumes en fines lanières. Portez l'eau additionnée de margarine à ébullition dans un grand faitout. Ajoutez-y les légumes et faites-les cuire jusqu'à ce qu'ils soient tendres. Égouttez-les et plongez-les aussitôt dans de l'eau glacée.

2 Mélangez tous les ingrédients de la sauce dans une jatte et assaisonnez- la.

3 Entaillez le dos des crevettes et ouvrez-les pour dégager la chair.

4 Faites chauffer l'huile dans une poêle et faites-y revenir les crevettes, carapace vers le bas, pendant 6 mn, sans les retourner.

5 Répartissez les légumes sur des assiettes individuelles. Posez les crevettes dessus et nappez-les de sauce. Parsemez d'herbes aromatiques et garnissez avec des feuilles de salade et les quartiers de citron.

NIVEAU DE DIFFICULTÉ
Facile
TEMPS DE PRÉPARATION
30 mn
PRÉPARATION À L'AVANCE
En partie
●●○
BOISSON
Vin blanc sec

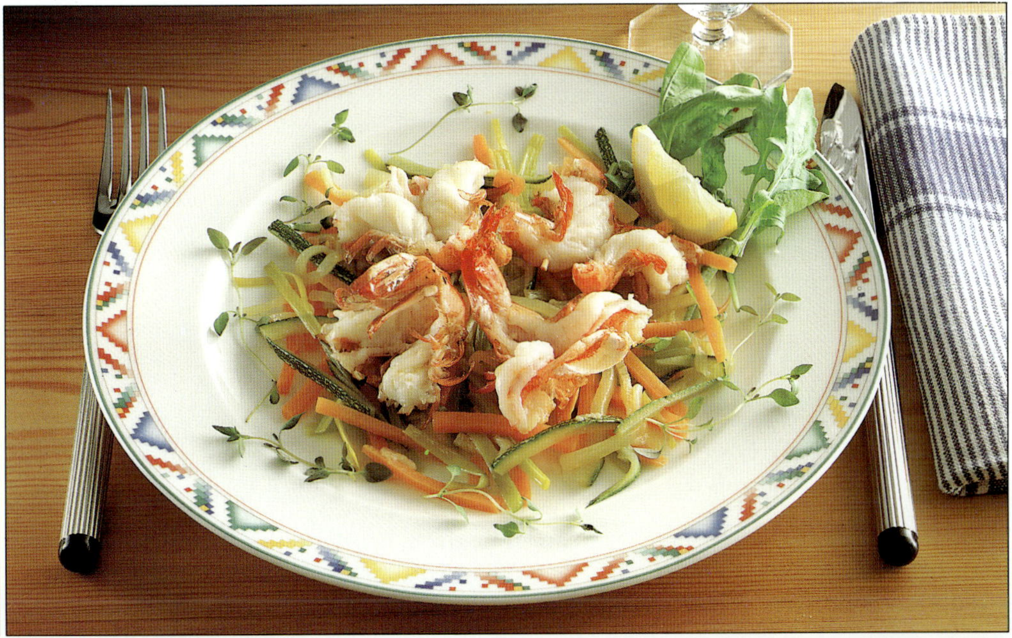

TOASTS AU SAUMON

Pour 4 personnes

125 g de saumon fumé
125 g de crevettes roses décortiquées
2 œufs durs
1 cuil. à soupe d'aneth ciselé
10 cl de mayonnaise allégée
5 cl de crème aigre
1 cuil. à café de moutarde de Dijon
1 ou 2 cuil. à café de sauce chili
4 tranches de pain de mie

POUR LA GARNITURE :
4 cuil. à soupe de d'œufs de saumon
brins d'aneth
quartiers de citron

PRÉPARATION

1 Hachez le saumon fumé, les crevettes et les œufs durs et mettez-les dans une jatte avec l'aneth ciselé.

2 Mélangez dans un bol la mayonnaise, la crème aigre, la moutarde et la sauce chili. Incorporez au contenu de la jatte en mélangeant très soigneusement.

3 Faites griller les tranches de pain et placez-les sur des assiettes individuelles. Répartissez la préparation entre les toasts. Garnissez d'œufs de saumon, de brins d'aneth et de quartiers de citron.

NIVEAU DE DIFFICULTÉ
Facile
TEMPS DE PRÉPARATION
30 mn
PRÉPARATION À L'AVANCE
En partie
●●○

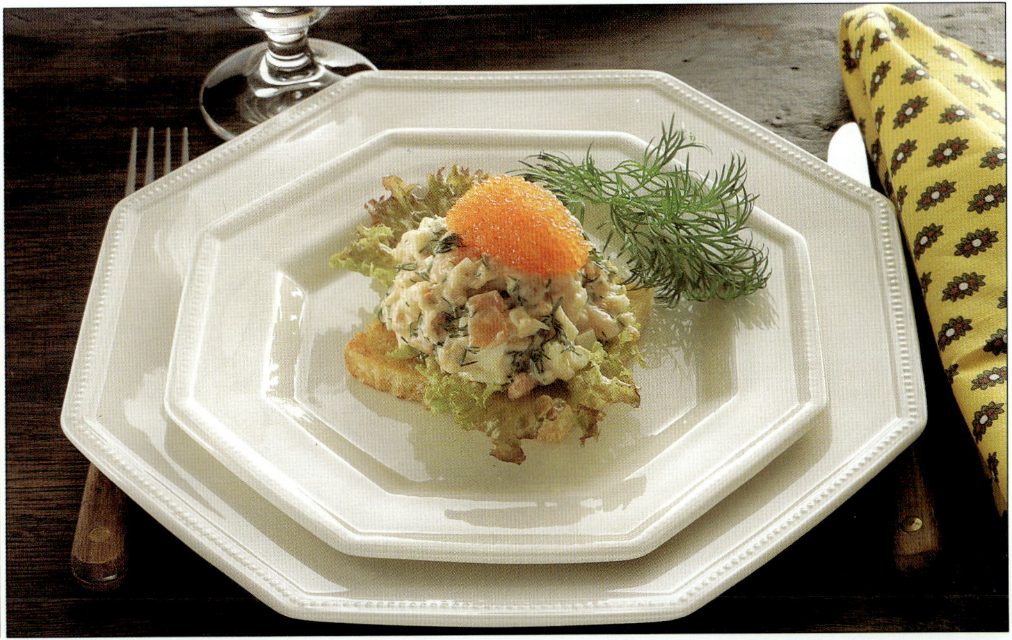

BOISSON

Eau minérale, vin blanc ou vodka

161

CORBEILLES DE GRAVAD LAX

Pour 6 personnes

6 chapatis (ou tout autre pain sans levain)
200 g de gravad lax (voir recette 204)
1/2 laitue
3 œufs durs en tranches
3 tomates en tranches ou
6 tomates-cerises
1/2 petit concombre en tranches
6 cuil. à soupe de sauce gravad lax (voir recette 204)
ciboulette ciselée
brins d'aneth

Préparation

1 Réchauffez les chapatis et disposez-les dans des coupes afin qu'ils en prennent la forme en refroidissant.

2 Découpez le saumon en languettes. Écalez les œufs et coupez-les en quartiers.

3 Mettez quelques feuilles de laitue dans chaque chapati. Garnissez-les avec les tranches de concombre, les quartiers d'œufs durs et les languettes de saumon. Arrosez avec une cuillerée à soupe de sauce gravad lax. Décorez avec les tomates, la ciboulette et l'aneth.

CORBEILLES DE GRAVAD LAX

NIVEAU DE DIFFICULTÉ

Facile

TEMPS DE PRÉPARATION

1 h environ

PRÉPARATION À L'AVANCE

Oui

●●○

BOISSON

Vin blanc ou vodka

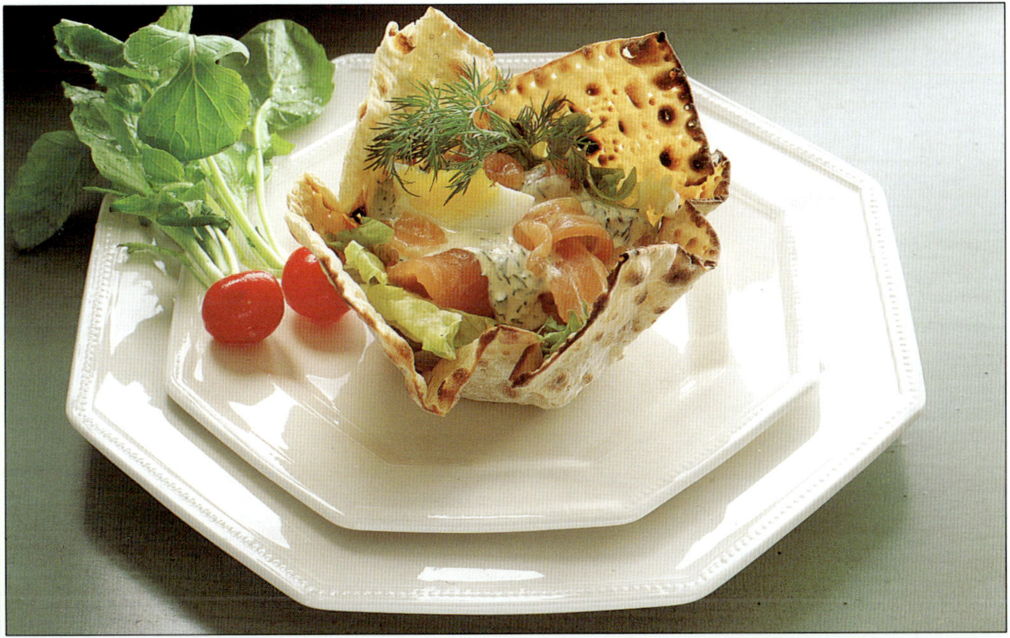

SAUMON TARTARE

Pour 4 personnes

200 g de gravad lax (voir recette 204)
1 cuil. à soupe de câpres
1 cuil. à soupe d'échalote hachées
2 cuil. à café de moutarde douce
2 cuil. à soupe de crème fraîche allégée
1 cuil. à soupe d'aneth ciselé
2 cuil. à soupe d'œufs de saumon

POUR LA GARNITURE :
rondelles de radis
brins d'aneth
ciboulette ciselée

POUR ACCOMPAGNER :
toasts de pain de mie

PRÉPARATION

1 Écrasez grossièrement le saumon à la fourchette ou dans un robot ménager, en prenant soin de ne pas le réduire en purée.

2 Battez au fouet le saumon, les câpres et l'échalote dans une jatte. Mélangez dans un bol la moutarde, la crème fraîche et l'aneth ciselé. Incorporez cette sauce au contenu de la jatte. Divisez en 4 portions égales et donnez-leur la forme d'un œuf. Mettez au réfrigérateur jusqu'au moment de servir.

3 Placez les tartares sur des assiettes individuelles, surmontez d'un peu d'œufs de saumon. Garnissez de rondelles de radis, de brins d'aneth et de ciboulette ciselée. Servez avec les toasts.

SAUMON TARTARE

Niveau de difficulté	Facile
Temps de préparation	30 mn
Préparation à l'avance	Oui

●●○

Boisson

Vin blanc sec

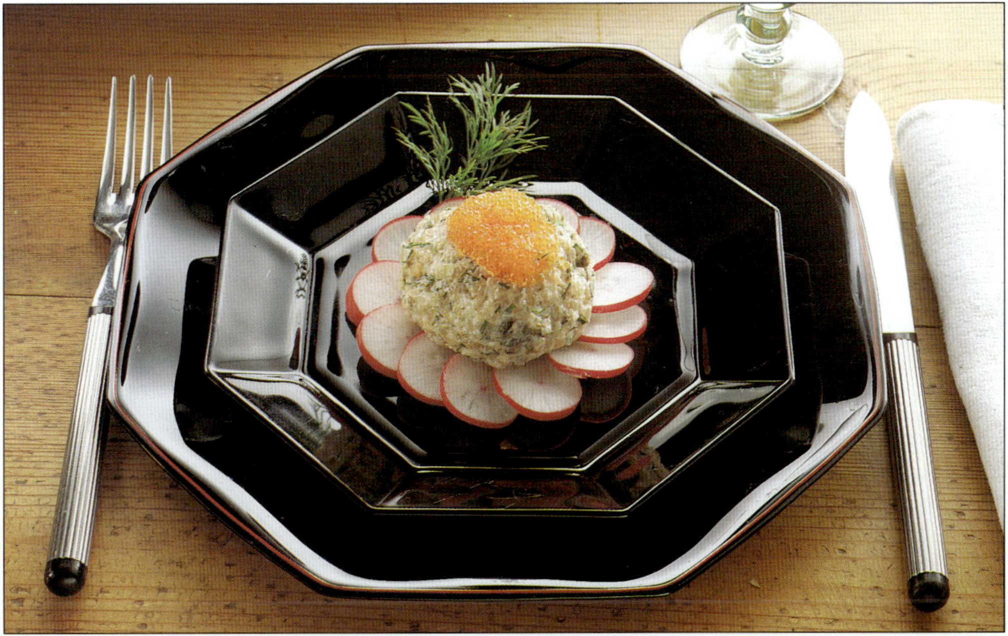

PAUPIETTES DE SAUMON FUMÉ

Pour 4 personnes

8 tranches fines de saumon fumé

POUR LA FARCE :

1 feuille de gélatine
1/2 tablette de court-bouillon
5 cl de vin blanc sec
jus de citron
125 g de saumon fumé grossièrement haché
20 cl de crème fraîche allégée

POUR LA GARNITURE :

1 feuille de gélatine
5 cl de vin blanc sec
quelques pointes d'asperges
persil
feuilles de laitue

PRÉPARATION

1 Pour préparer la farce, faites tremper la gélatine 10 mn dans de l'eau froide. Émiettez la moitié de la tablette de court-bouillon dans le vin et portez à ébullition. Ajoutez la gélatine et quelques gouttes de citron, puis faites fondre à feu doux. Laissez refroidir.

2 Mélangez le saumon haché, la crème fraîche et la préparation précédente. Placez la mousse obtenue 30 mn au réfrigérateur.

3 Séparez les tranches de saumon fumé et déposez sur chacune d'elles une cuillerée à soupe bien pleine de mousse. Repliez les tranches pour former de petits paquets en forme de paupiette.

4 Préparez la garniture : faites dissoudre la feuille de gélatine dans le vin blanc. Posez quelques brins de persil sur les paupiettes. Enduisez-les au pinceau ou nappez-les avec précaution de gélatine fondue. Placez au réfrigérateur.

5 Disposez les paupiettes de saumon sur un plat ou des assiettes individuelles et garnissez-les de pointes d'asperges et de feuilles de laitue. Servez avec des toasts de pain de mie.

NIVEAU DE DIFFICULTÉ

Assez facile

TEMPS DE PRÉPARATION
1 h + temps de réfrigération

PRÉPARATION À L'AVANCE

Oui

●●○

BOISSON

Vin blanc sec ou vodka

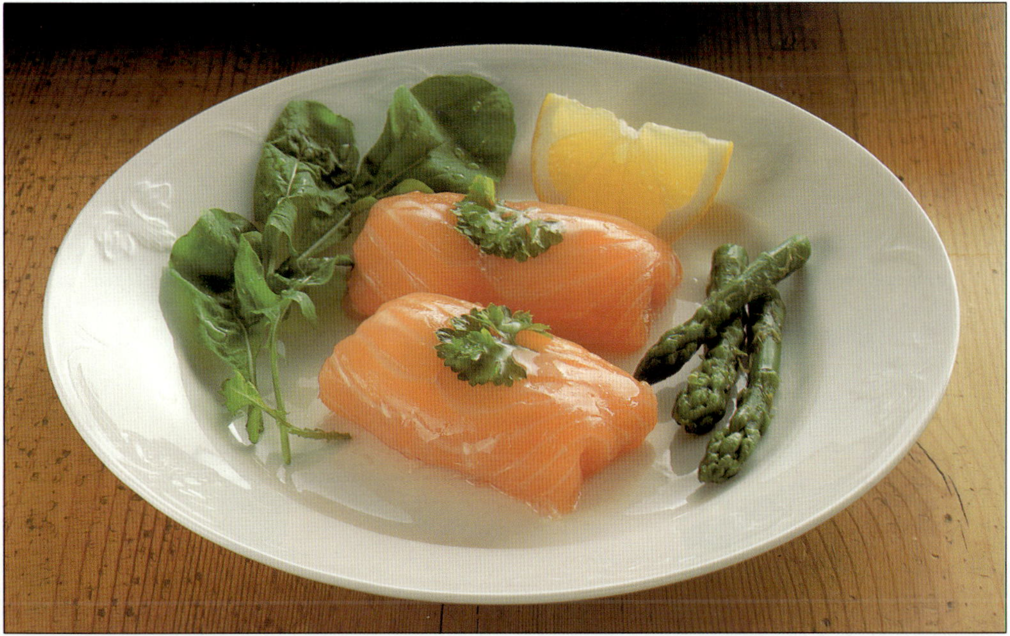

SALADE DE GRAVAD LAX GRILLÉ

Pour 4 personnes

200 g de brocolis
150 g de pois gourmands
8 petits champignons de Paris
6 tomates-cerises
1 botte de radis
1/2 concombre
quelques feuilles de salade mélangée
200 g de gravad lax (voir recette 204)
1/2 cuil. à soupe d'huile

POUR LA SAUCE :

1/2 cuil. à soupe de vinaigre de cidre
1 cuil. à soupe de moutarde douce
1 cuil. à soupe de miel
1 1/2 cuil. à soupe d'huile
1 cuil. à soupe d'eau
sel et poivre

PRÉPARATION

1 Ôtez l'extrémité des pois gourmands et effilez-les, s'ils sont frais ; décongelez-les s'ils sont congelés. Faites blanchir les brocolis et les pois 5 mn dans de l'eau légèrement salée. Nettoyez et coupez en tranches les champignons et les radis. Coupez le concombre en bâtonnets. Rincez et essorez les feuilles de salade.

2 Préparez la sauce : mélangez soigneusement le vinaigre, la moutarde et le miel. Émulsionnez en incorporant peu à peu l'huile à l'aide d'un fouet. Ajoutez l'eau, salez et poivrez.

3 Disposez les feuilles de salade, les légumes et les champignons sur des assiettes individuelles.

4 Coupez le gravad lax en languettes. Enduisez-les d'un peu d'huile et faites-les rapidement griller. Ajoutez les languettes de saumon aux assiettes et servez aussitôt.

NIVEAU DE DIFFICULTÉ

Facile

TEMPS DE PRÉPARATION

30 mn

PRÉPARATION À L'AVANCE

En partie

●●○

BOISSON

Vin blanc sec

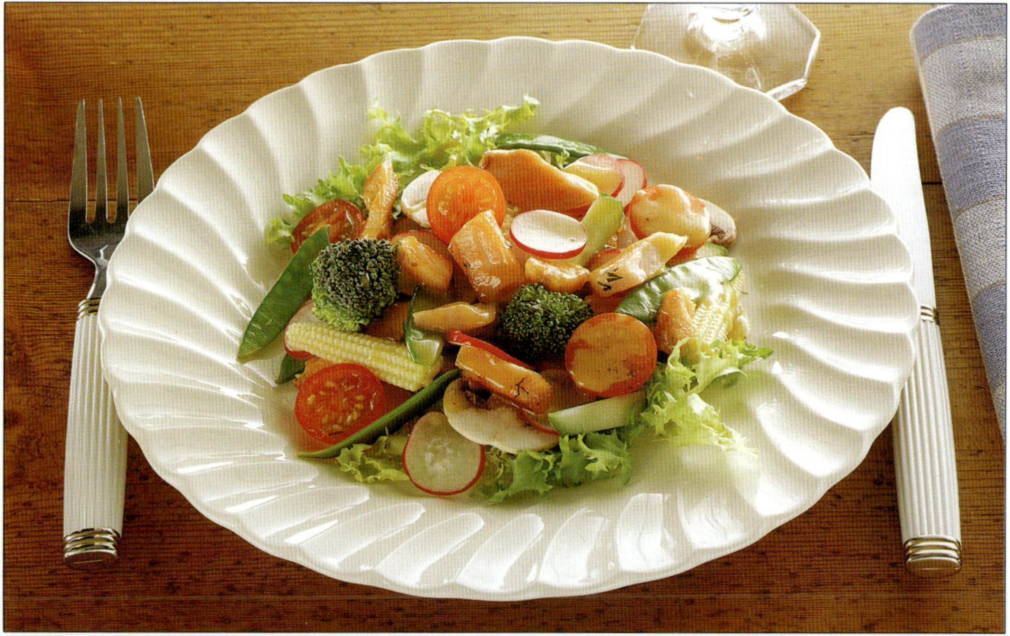

165

TOASTS DE SARDINES AU FOUR

Pour 6 personnes

3 tomates
2 boîtes de sardines à l'huile
6 tranches de pain de mie, croûte enlevée

POUR L'APPAREIL A SOUFFLÉ :
1 œuf
3 cuil. à soupe de margarine allégée
1 cuil. à soupe de moutarde douce
1 cuil. à soupe de mayonnaise allégée

PRÉPARATION

1 Lavez, essuyez et coupez les tomates en tranches. Égouttez les sardines. Préchauffez le four à 230 °C, thermostat 8.

2 Répartissez les tranches de tomates sur les tartines de pain et surmontez-les des sardines.

3 Préparez l'appareil à soufflé : cassez l'œuf et séparez le blanc du jaune. Battez le blanc en neige très ferme. Mélangez à la fourchette le jaune d'œuf, la mayonnaise et la moutarde ; incorporez délicatement cette préparation au blanc en neige. Nappez les sardines avec cet appareil. Placez les tartines sur une plaque recouverte de papier sulfurisé. Faites dorer de 5 à 7 mn au four et servez brûlant.

NIVEAU DE DIFFICULTÉ
Facile

TEMPS DE PRÉPARATION
30 mn

PRÉPARATION À L'AVANCE
Non

●○○

BOISSON
Eau minérale ou bière

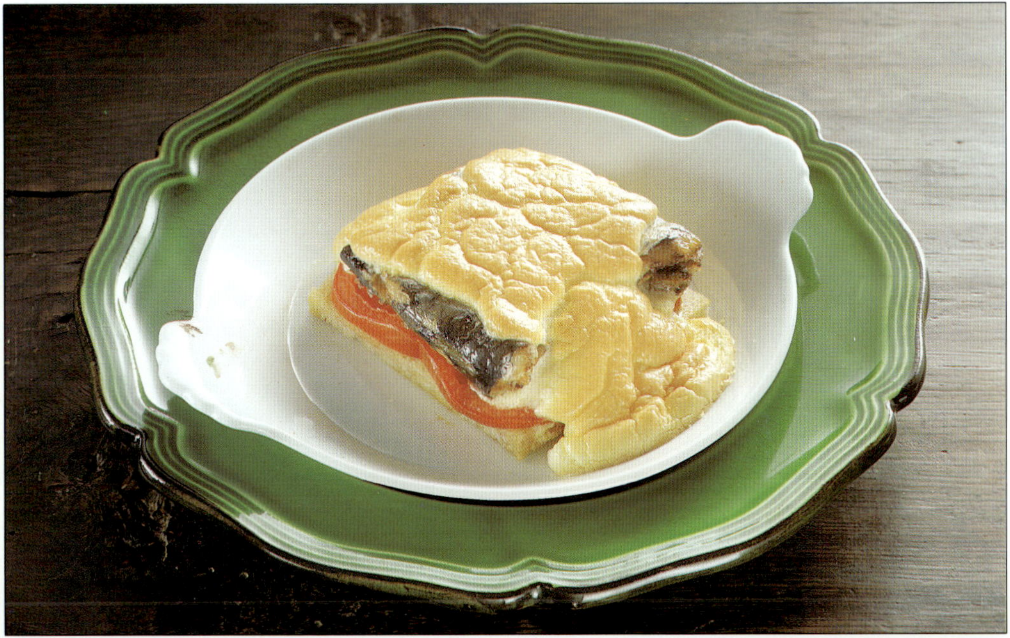

CITRONS FARCIS

Pour 4 personnes

4 citrons
6 sardines à l'huile
8 olives noires
1 cuil. à café de moutarde douce
2 cuil. à soupe de crème aigre
sel et poivre noir

POUR LA GARNITURE :
4 olives noires dénoyautées
quelques brins de persil

PRÉPARATION

1 Lavez les citrons à l'eau chaude. Découpez une tranche au sommet de chacun d'eux pour former un petit couvercle. Retirez la pulpe avec un couteau bien aiguisé et réservez-la dans un bol. Égalisez la base des citrons afin qu'ils tiennent bien debout.

2 Retirez l'arête et la peau des sardines puis réduisez-les en purée avec un petit peu d'huile. Hachez les olives. Mélangez la purée de sardines, le hachis d'olives, la moutarde, la crème aigre et un peu de pulpe de citron. Salez et poivrez.

3 Farcissez les citrons évidés. Garnissez avec les olives coupées en quatre et les brins de persil.

NIVEAU DE DIFFICULTÉ

Facile

TEMPS DE PRÉPARATION

30 mn

PRÉPARATION À L'AVANCE

Oui

●○○

BOISSON

Eau minérale ou bière

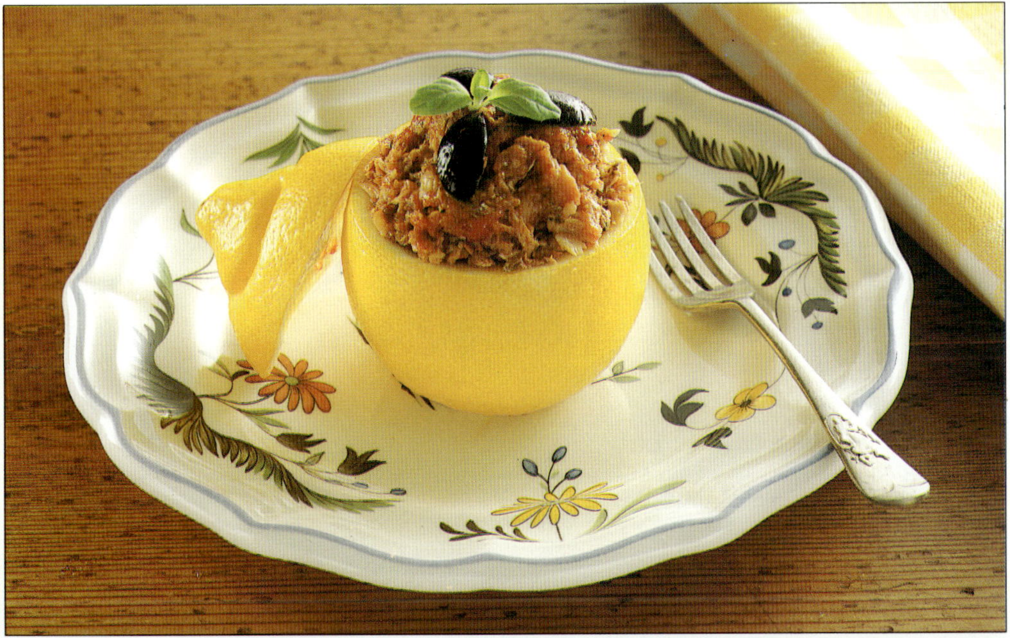

167

SALADE AU THON

Pour 4 personnes

1/2 laitue
200 g de miettes de thon au naturel
4 pommes de terre bouillies de taille moyenne (froides)
250 g de haricots verts
2 œufs durs
2 tomates
1 petite boîte de filets d'anchois
2 cuil. à soupe d'olives noires dénoyautées

POUR LA SAUCE :
1 cuil. à soupe de vinaigre
sel et poivre
2 cuil. à soupe d'huile d'olive
1 cuil. à soupe d'eau

PRÉPARATION

1 Lavez, essorez et déchiquetez la laitue. Égouttez le thon. Faites cuire les haricots verts 8 mn dans de l'eau légèrement salée ; plongez-les aussitôt dans de l'eau glacée puis égouttez-les. Écalez les œufs durs et coupez-les en quartiers. Coupez les tomates en huit.

2 Mélangez tous les ingrédients de la sauce.

3 Mettez tous les éléments de la salade dans un saladier ou disposez-les séparément sur des assiettes individuelles. Garnissez avec les olives noires et les filets d'anchois. Arrosez de sauce.

NIVEAU DE DIFFICULTÉ Facile
TEMPS DE PRÉPARATION 30 mn
PRÉPARATION À L'AVANCE En partie
●●●
BOISSON Eau minérale ou bière

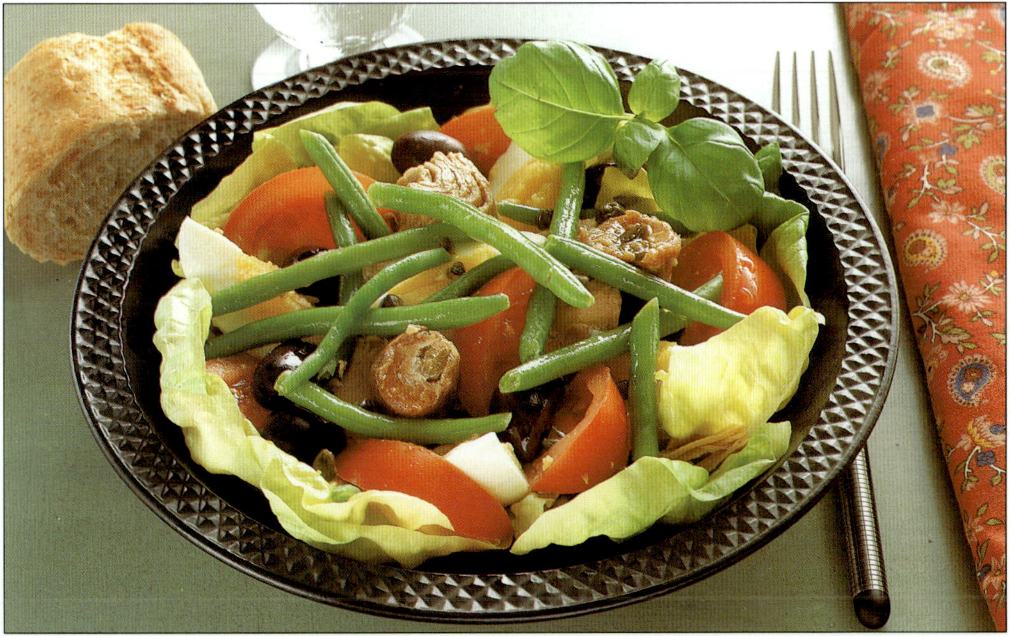

SALADE DE TRUITE FUMÉE

Pour 6 personnes

1 truite arc-en-ciel fumée de 500 g environ
quelques feuilles de salade mélangée
quelques feuilles d'épinards
125 g de pois mange-tout
2 avocats
3 tomates
sauce verte (voir recette 414)

PRÉPARATION

1 Préparez une sauce verte selon la recette 414.

2 Nettoyez, videz et enlevez la peau de la truite. Levez les filets.

3 Lavez et essorez la salade et les épinards. Épluchez les pois et faites-les blanchir 10 mn dans de l'eau légèrement salée. Plongez-les aussitôt dans de l'eau glacée puis égouttez-les. Divisez les avocats en deux. Pelez-les, dénoyautez-les et coupez-les en tranches. Coupez les tomates en rondelles.

4 Disposez la salade et les épinards ainsi que les pois mange-tout dans un saladier ou sur des assiettes individuelles. Déposez dessus les filets de poisson découpés en tronçons ; surmontez de tranches d'avocats et de tomates. Servez la sauce à part.

Remarque : si vous le souhaitez, vous pouvez remplacer la truite par un autre poisson fumé.

SALADE DE TRUITE FUMÉE

NIVEAU DE DIFFICULTÉ
facile

TEMPS DE PRÉPARATION
30 mn

PRÉPARATION À L'AVANCE
En partie

●○○

BOISSON
Eau minérale ou bière

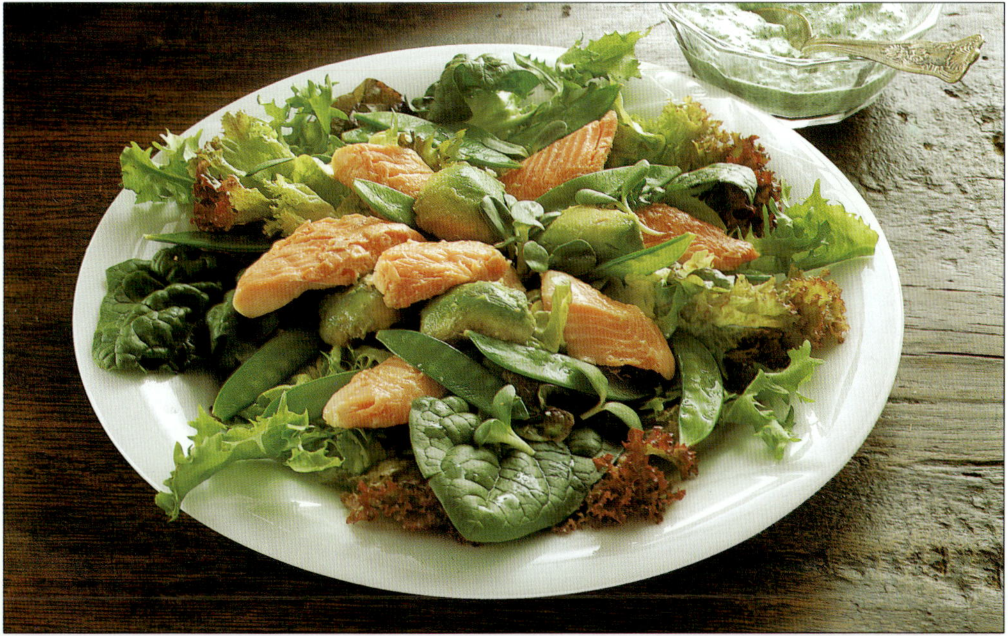

CABILLAUD AU CITRON VERT

Pour 6 personnes

300 g de filets de cabillaud (poids net)
1 oignon
2 tomates
2 cuil. à soupe de persil ciselé
le jus de 4 citrons verts
5 cl d'huile d'olive
1 cuil. à café de sel
1 cuil. à café de sucre
1/2 piment oiseau épépiné et coupé en rondelles fines
1 avocat
laitue déchiquetée

PRÉPARATION

1 Placez le poisson au congélateur au moins 2 jours avant de préparer le plat.

2 Retirez le poisson du réfrigérateur et laissez-le partiellement décongeler, puis découpez-le en lamelles. Pelez et hachez l'oignon. Détaillez les tomates en dés. Mélangez le poisson, l'oignon, les tomates et le persil dans une jatte.

3 Préparez une marinade avec le jus de citron vert, l'huile, le sel, le sucre et le piment. Arrosez de cette marinade le contenu de la jatte, mélangez soigneusement et placez 24 h au réfrigérateur.

4 Partagez l'avocat en deux. Dénoyautez-le, épluchez-le et coupez-le en tranches.

5 Retirez les ingrédients de la marinade et disposez-les sur des assiettes individuelles. Garnissez avec les tranches d'avocat et les feuilles de laitue.

Remarque : il s'agit d'une variante du ceviche mexicain lequel comprend parfois aussi des crevettes. On peut remplacer le cabillaud par du haddock ou du carrelet.

NIVEAU DE DIFFICULTÉ

Facile

TEMPS DE PRÉPARATION

30 mn + temps de macération

PRÉPARATION À L'AVANCE

En partie

●●○

BOISSON

Eau minérale ou bière

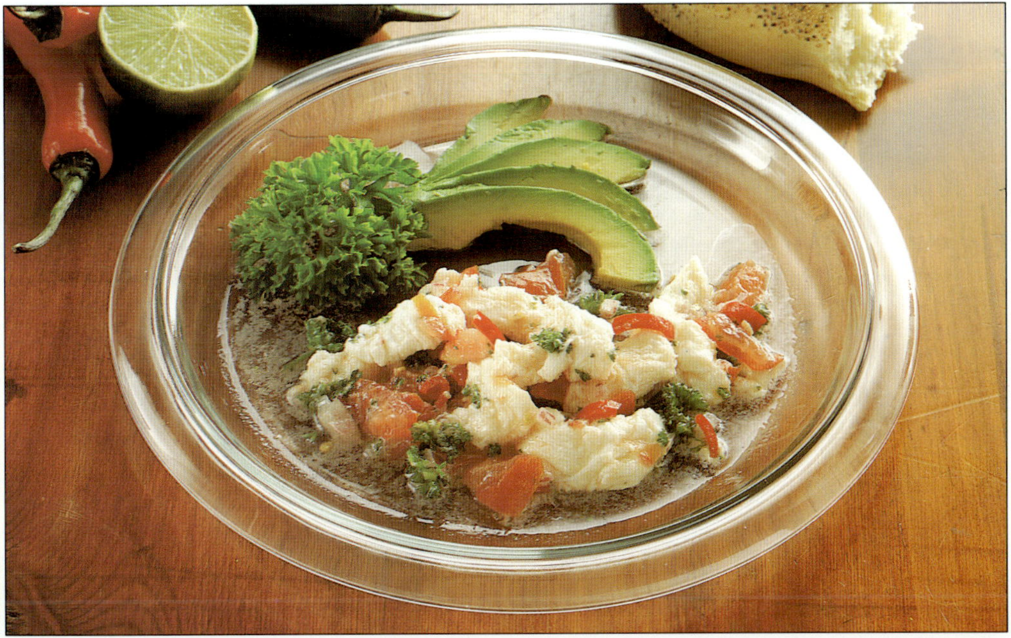

ASPICS DE FOIES DE VOLAILLE

Pour 8 personnes

8 foies de volaille
1 cuil. à soupe de margarine
sel et poivre noir
8 tranches fines de jambon
8 feuilles de gélatine
60 cl de bouillon de volaille
1 ou 2 cuil. à soupe de xérès sec
jus de citron

POUR LA GARNITURE :
feuilles de laitue
cornichons au vinaigre
persil

PRÉPARATION

1 Nettoyez les foies de volaille et faites-les dorer dans la margarine à feu moyen, en prenant soin qu'ils restent légèrement roses à l'intérieur. Salez et poivrez et laissez égoutter sur du papier absorbant. Faites dissoudre les feuilles de gélatine 10 mn dans de l'eau froide, puis faites-les fondre dans un peu de bouillon chaud. Mélangez la gélatine fondue au reste du bouillon. Ajoutez le xérès et quelques gouttes de jus de citron. Laissez refroidir.

2 Versez un peu de bouillon dans 8 ramequins. Placez-les dans le réfrigérateur.

3 Dégraissez le jambon et coupez-le en bandes un peu plus larges qu'un foie de volaille. Enveloppez chaque foie d'une bande de jambon. Posez ces rouleaux dans les ramequins en prenant soin qu'ils ne se déroulent pas. Répartissez le reste du bouillon dans les ramequins (le bouillon doit recouvrir complètement les rouleaux). Laissez prendre quelque temps au réfrigérateur.

4 Plongez la base des ramequins dans de l'eau bouillante et démoulez-les sur des assiettes individuelles. Garnissez de feuilles de salade, cornichons et brins de persil.

ASPICS DE FOIES DE VOLAILLE

NIVEAU DE DIFFICULTÉ

Assez facile

TEMPS DE PRÉPARATION

1 h environ + temps de réfrigération

PRÉPARATION À L'AVANCE

Oui

●○○

BOISSON

Vin rouge

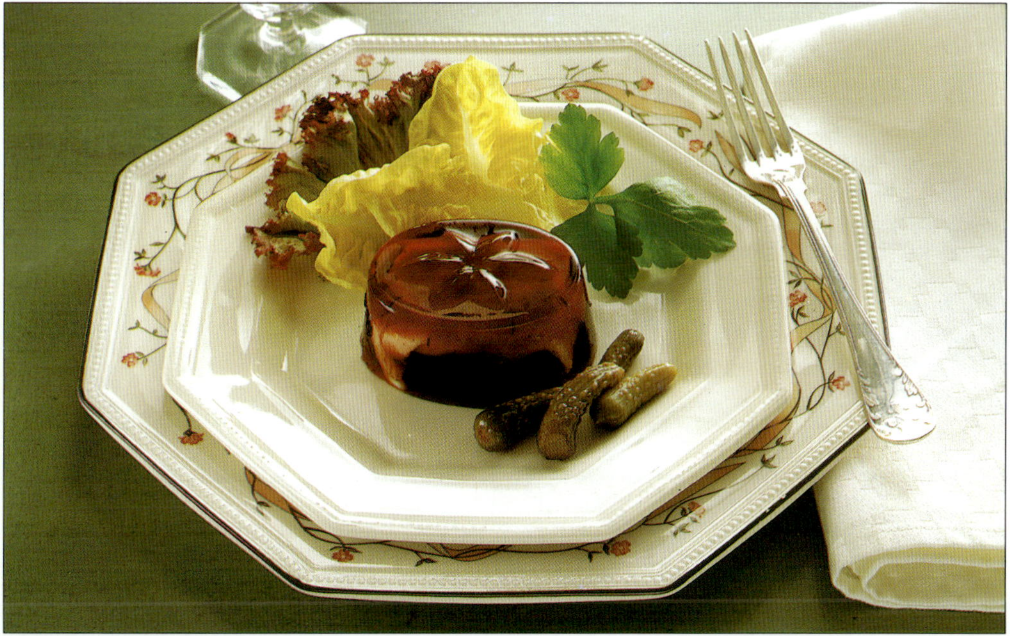

171

MOUSSE DE FOIES DE VOLAILLE

Pour 6 personnes

400 g de foies de volaille
2 cuil.à soupe de margarine
sel et poivre
200 g de fromage fondu allégé
3 filets d'anchois
2 cuil. à soupe de porto

POUR LA GARNITURE :
quelques feuilles de salade
2 tomates coupées en quartiers
cornichons au vinaigre
câpres

POUR ACCOMPAGNER :
toasts grillés

PRÉPARATION

1 Nettoyez les foies de volaille et faites-les dorer dans la margarine à feu moyen : ils doivent rester légèrement roses à l'intérieur. Salez, poivrez et laissez bien égoutter et refroidir sur du papier absorbant.

2 Hachez les foies dans un robot ménager. Ajoutez les autres ingrédients et réduisez en purée. Salez et poivrez. Versez la purée dans un bol et maintenez au réfrigérateur jusqu'au lendemain (2 h suffiraient à la rigueur).

3 Disposez la mousse de foies de volaille sur des assiettes individuelles. Garnissez de feuilles de salade, de quartiers de tomate, de cornichons et de câpres. Servez avec des toasts grillés.

MOUSSE DE FOIES DE VOLAILLE

NIVEAU DE DIFFICULTÉ

Facile

TEMPS DE PRÉPARATION

30 mn + temps de réfrigération

PRÉPARATION À L'AVANCE

Oui

●●○

BOISSON

Eau minérale ou champagne brut

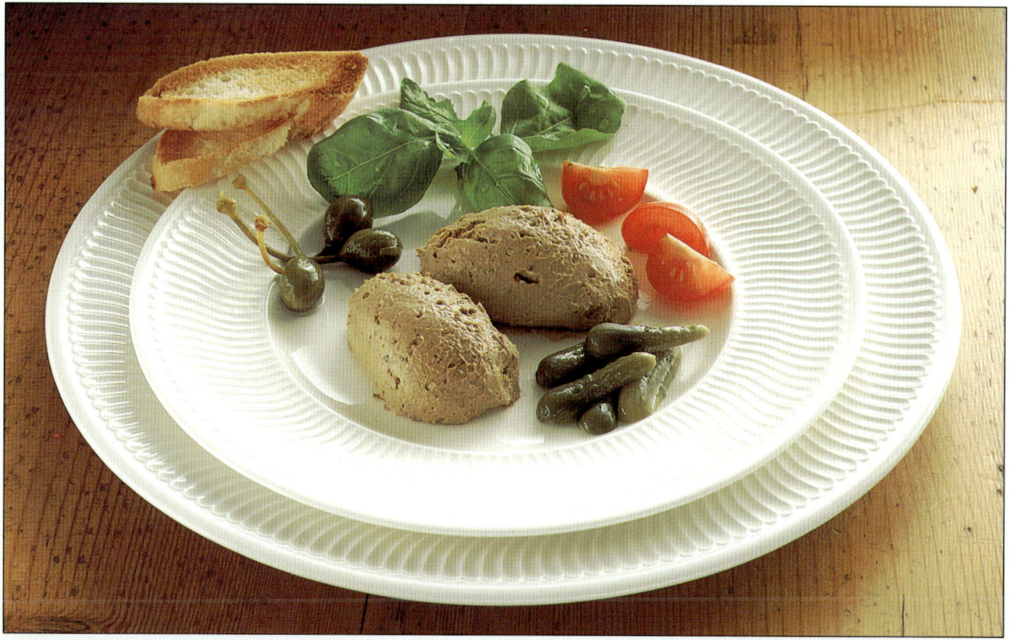

172

SALADE AU POULET

Pour 6 personnes

150 g de haricots verts
150 g de petits champignons de Paris
1 poivron rouge
feuilles de salade mélangée
2 blancs de poulet cuit, sans la peau
12 tomates-cerises
40 g de noix grossièrement hachées
persil ciselé

POUR LA SAUCE :
1 cuil. à soupe de vinaigre
1 cuil. à café de moutarde douce
1 1/2 cuil. à soupe d'huile
1 1/2 cuil. à soupe d'eau
sel et poivre

PRÉPARATION

1 Mélangez tous les ingrédients de la sauce. Salez et poivrez.

2 Faites cuire les haricots verts 7 mn dans de l'eau légèrement salée ; plongez-les dans l'eau froide et essorez-les. Nettoyez et coupez les champignons en tranches. Épépinez le poivron et coupez-le en lanières. Lavez et essorez les feuilles de salade. Coupez le blanc de poulet en lanières.

3 Mettez la salade dans un saladier et ajoutez-y les autres ingrédients. Parsemez de noix hachée et de persil ciselé.

4 Arrosez de sauce juste au moment de servir.

NIVEAU DE DIFFICULTÉ	Facile
TEMPS DE PRÉPARATION	30 mn
PRÉPARATION À L'AVANCE	Oui

●●○

BOISSON

Vin blanc sec
ou vin rouge léger

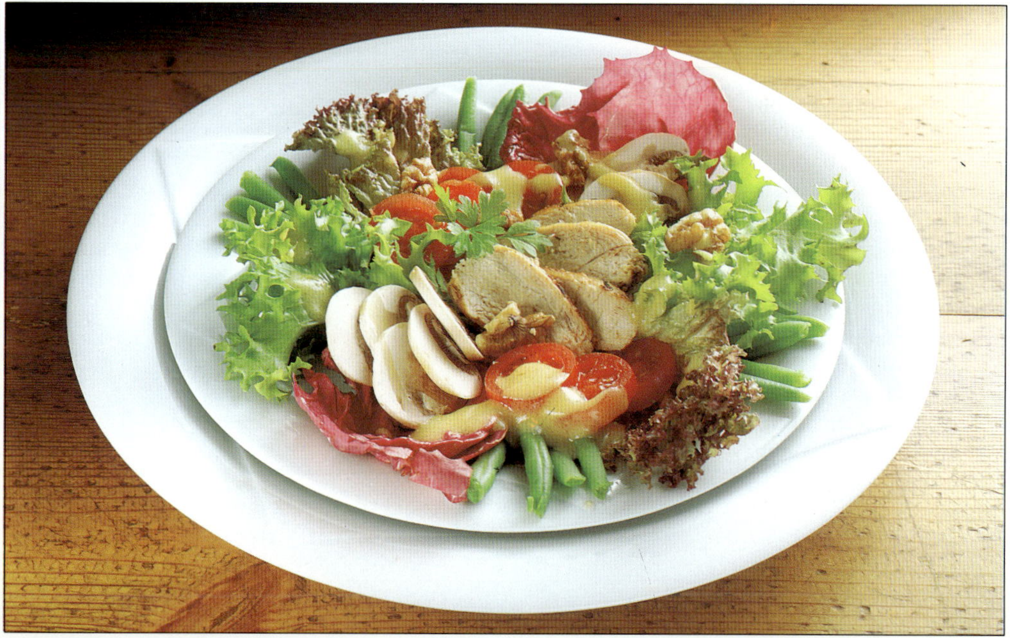

POULET AUX ASPERGES

Pour 4 personnes

2 tranches de bacon
1/2 laitue
1 paquet de pointes d'asperges congelées ou 1 boîte de pointes d'asperges en conserve
2 tomates
2 blancs de poulet cuit
4 tranches de pain de mie, croûte enlevée

POUR LA SAUCE :
10 cl de crème fraîche allégée
2 cuil. à soupe de mayonnaise allégée
sel et poivre
poudre de curry

PRÉPARATION

1 Préparez la sauce : mélangez la crème fraîche et la mayonnaise. Assaisonnez de sel, de poivre et de curry, selon les goûts de chacun.

2 Faites frire le bacon jusqu'à ce qu'il soit croquant. Laissez-le égoutter sur du papier absorbant, puis coupez-le en petits morceaux.

3 Rincez, essorez et déchiquetez la salade. Faites cuire à l'eau bouillante les pointes d'asperges congelées, en suivant les indications figurant sur l'emballage, ou faites égoutter les pointes d'asperges en conserve. Coupez les tomates et le blanc de poulet en tranches.

4 Faites griller le pain de mie. Répartissez les feuilles de salade sur les toasts. Surmontez de tranches de poulet, puis de pointes d'asperges et de tomates. Parsemez de morceaux de bacon et nappez de sauce.

POULET AUX ASPERGES

Niveau de difficulté

Facile

Temps de préparation

30 mn

Préparation à l'avance

Oui

●●●

Boisson

Vin blanc demi-sec ou vin rosé

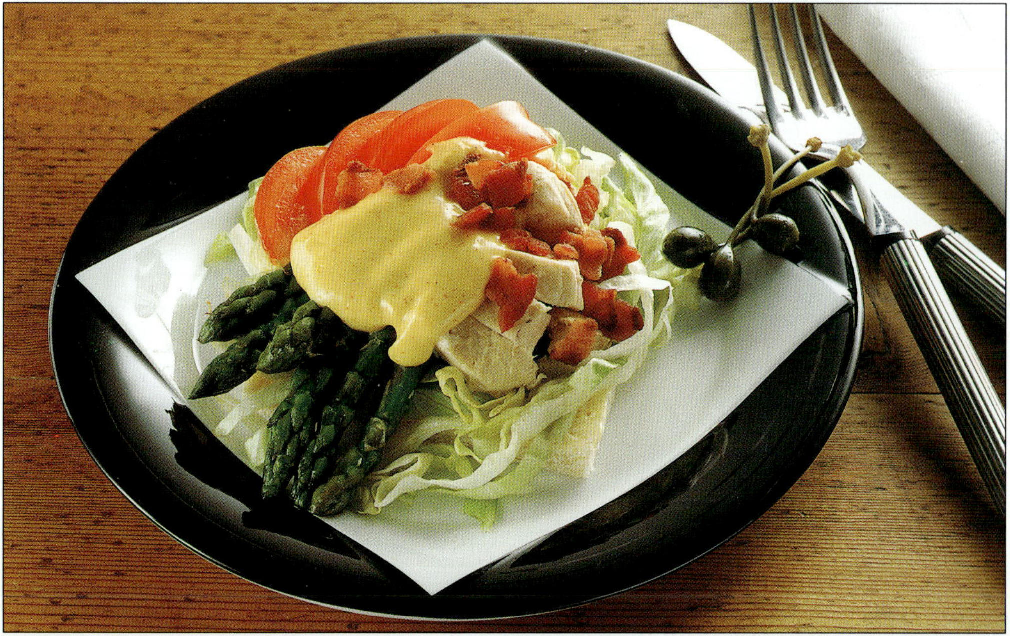

PASTRAMI DE DINDE

Pour 4 personnes

200 g de céleri-rave
4 cuil. à soupe de mayonnaise allégée
10 cl de crème aigre
2 cuil. à café de moutarde douce
sel et poivre
8 tranches fines d'escalopes de dinde fumée
10 olives noires dénoyautées
125 g de haricots verts

Pour la garniture :
4 tomates-cerises
quelques feuilles de salade

Préparation

1 Coupez le céleri-rave en tranches épaisses. Épluchez-les puis coupez-les en fines lanières, ou hachez-les grossièrement dans un robot ménager.

2 Portez à ébullition une casserole d'eau légèrement salée. Faites-y blanchir le céleri-rave pendant 2 mn. Laissez-le égoutter dans une passoire, puis rincez-le à l'eau froide. Faites blanchir les haricots verts 7 mn dans de l'eau bouillante. Plongez-les dans de l'eau froide, puis égouttez-les.

3 Mélangez la mayonnaise, la crème aigre et la moutarde. Salez et poivrez. Pressez le céleri-rave pour en extraire toute l'eau et incorporez-le à la sauce.

4 Répartissez la préparation entre 4 assiettes individuelles. Ajoutez 2 tranches de dinde dans chacune d'elles. Garnissez avec les olives noires, les haricots verts, les tomates-cerises et les feuilles de salade.

PASTRAMI DE DINDE

Niveau de difficulté

Facile

Temps de préparation

30 mn

Préparation à l'avance

Oui

●○○

Boisson

Eau minérale

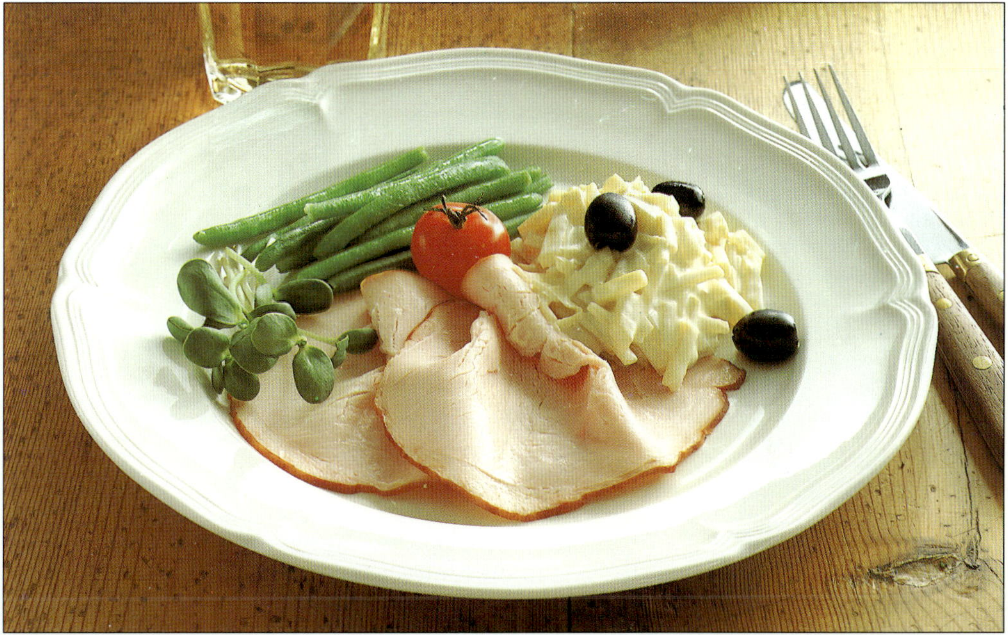

175

JAMBON FUMÉ ET MELON

Pour 4 à 6 personnes

250 g de jambon fumé
1/2 laitue pommée
1/2 melon cantaloup
1/2 concombre
200 g de raisin noir

POUR LA SAUCE :
1 cuil. à soupe de jus de citron
2 cuil. à soupe d'eau
2 cuil. à soupe d'huile
sel et poivre

PRÉPARATION

1 Découpez le jambon en bâtonnets. Déchiquetez les feuilles de salade lavées et essorées. Détaillez le concombre en tranches. Pelez le melon, débarrassez-le de ses graines et débitez-le en dés. Partagez les grains de raisin en deux et épépinez-les.

2 Mélangez tous les ingrédients de la sauce. Salez et poivrez.

3 Disposez un lit de feuilles de laitue dans un saladier. Formez un dôme avec les tranches de concombre, les dés de melon, les bâtonnets de jambon fumé et les grains de raisin.

4 Arrosez de sauce ou présentez-la dans un bol.

NIVEAU DE DIFFICULTÉ	Facile
TEMPS DE PRÉPARATION	30 mn
PRÉPARATION À L'AVANCE	Oui
	●●○
BOISSON	Eau minérale

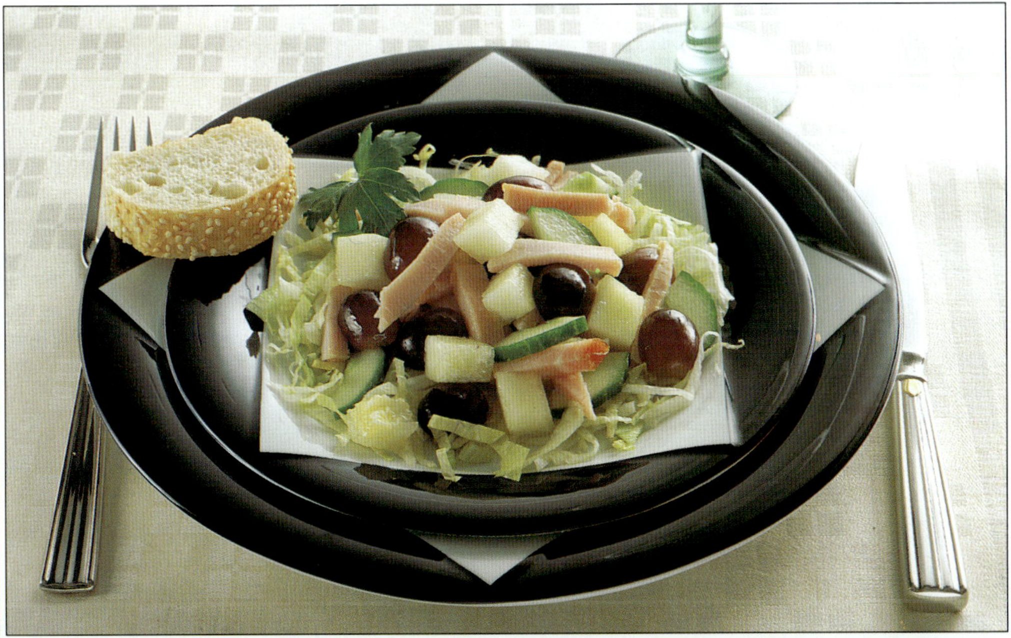

JAMBON DE PARME ET MELON

Pour 4 personnes

1 petit melon
1/2 concombre
1 cuil. à soupe de ciboulette ciselée
4 tranches de jambon de Parme dégraissé
75 g de parmesan râpé
1 cuil. à soupe d'huile d'olive

POUR LA GARNITURE :
feuilles de basilic frais

PRÉPARATION

1 Partagez le melon en deux et épépinez-le. Découpez-le en tranches assez épaisses ; pelez-les et détaillez-les en dés. Débitez le concombre en dés. Mélangez melon, concombre et ciboulette dans une jatte. Salez et poivrez.

2 Répartissez ce mélange sur des assiettes individuelles. Ajoutez les tranches de jambon et poudrez de parmesan. Arrosez de quelques gouttes d'huile d'olive et garnissez de feuilles de basilic.

JAMBON DE PARME ET MELON

NIVEAU DE DIFFICULTÉ

Facile

TEMPS DE PRÉPARATION

30 mn

PRÉPARATION À L'AVANCE

Oui

●●○

BOISSON

Eau minérale
ou vin rosé

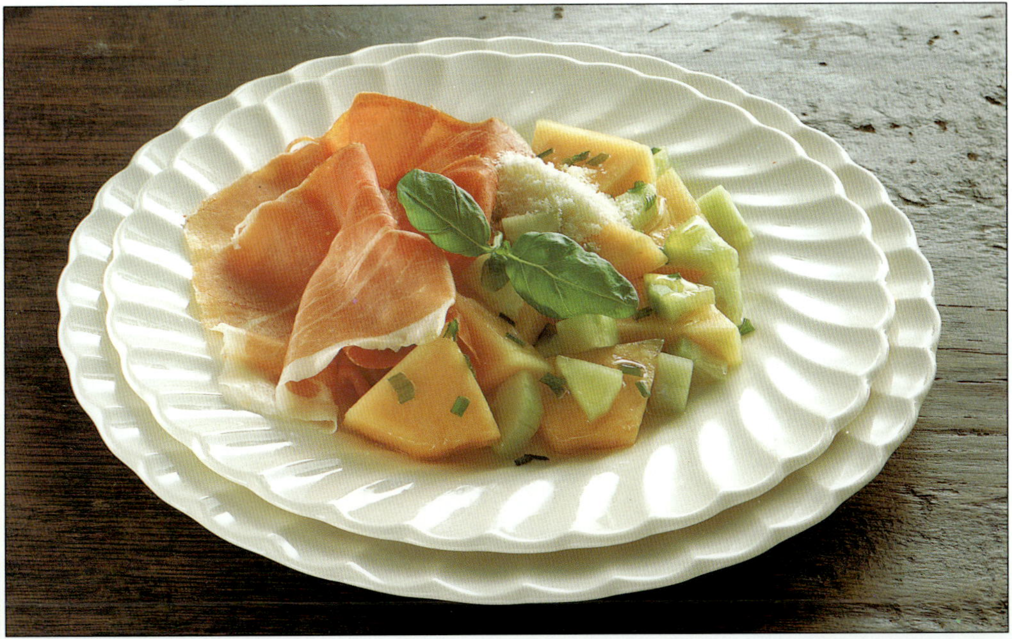

MOUSSE DE GIBIER FUMÉ

Pour 4 personnes

200 g de gibier fumé
3 feuilles de gélatine
10 cl de crème fraîche allégée
10 cl de crème fleurette
1 cuil. à soupe de crème de raifort
poivre noir du moulin

POUR LA GARNITURE :
petits oignons ou cornichons au vinaigre
2 œufs durs hachés
quelques feuilles de salade

PRÉPARATION

1 Faites tremper la gélatine 10 mn dans de l'eau froide, puis faites-la fondre à feu doux avec un peu d'eau. Fouettez la crème fleurette.

2 Hachez la viande fumée dans un robot ménager. Mélangez intimement celle-ci avec la crème fraîche et la crème fouettée. Incorporez la gélatine fondue et le raifort ; salez et poivrez. Versez cette mousse dans des ramequins ou un grand moule. Mettez au réfrigérateur jusqu'au lendemain (quelques heures peuvent suffire à la rigueur).

3 Plongez la base des ramequins (ou le moule) quelques instants dans de l'eau bouillante et démoulez sur des assiettes individuelles (ou un plat). Garnissez de petits oignons ou de cornichons au vinaigre, d'œufs durs hachés et de quelques feuilles de salade.

MOUSSE DE GIBIER FUMÉ

NIVEAU DE DIFFICULTÉ
Facile

TEMPS DE PRÉPARATION
30 mn + temps de réfrigération

PRÉPARATION À L'AVANCE
Oui

●●○

BOISSON
Eau minérale
ou vin blanc sec

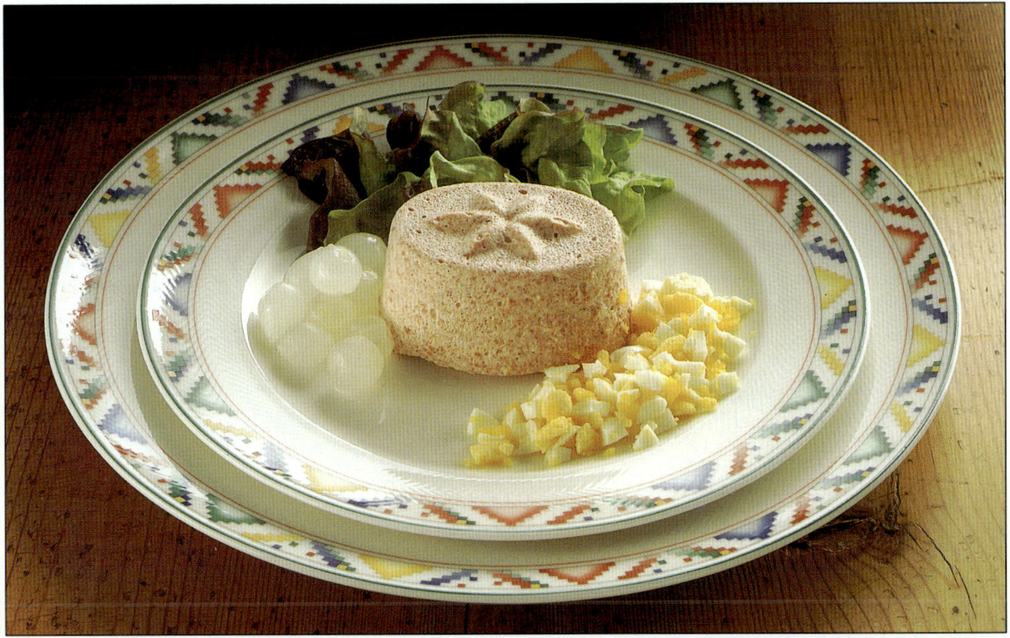

TARTARE NORDIQUE

Pour 4 personnes

200 g de bifteck haché
4 tranches de pain de seigle rond
margarine allégée (facultatif)
4 cuil. à soupe de d'oignon haché
2 cuil. à soupe de ciboulette ciselée
4 cuil. à soupe d'œufs de lompe ou de laitance de poisson

POUR LA GARNITURE :
quelques brins de persil

PRÉPARATION

1 Tartinez, éventuellement, le pain de seigle de margarine. Répartissez le bifteck haché sur les tranches de pain.

2 Mélangez le hachis d'oignon et la ciboulette. Formez-en un anneau au sommet de la viande. Placez au centre de l'anneau 1 cuillerée à soupe de d'œufs de lompe ou de laitance de poisson. Garnissez de persil.

Remarque : vous pouvez remplacer les œufs de lompe ou la laitance par du caviar noir, gris ou rouge (œufs de saumon) et omettre le persil.

Niveau de difficulté
Facile
Temps de préparation
30 mn
Préparation à l'avance
Non

●○○

Boisson

Eau minérale ou bière

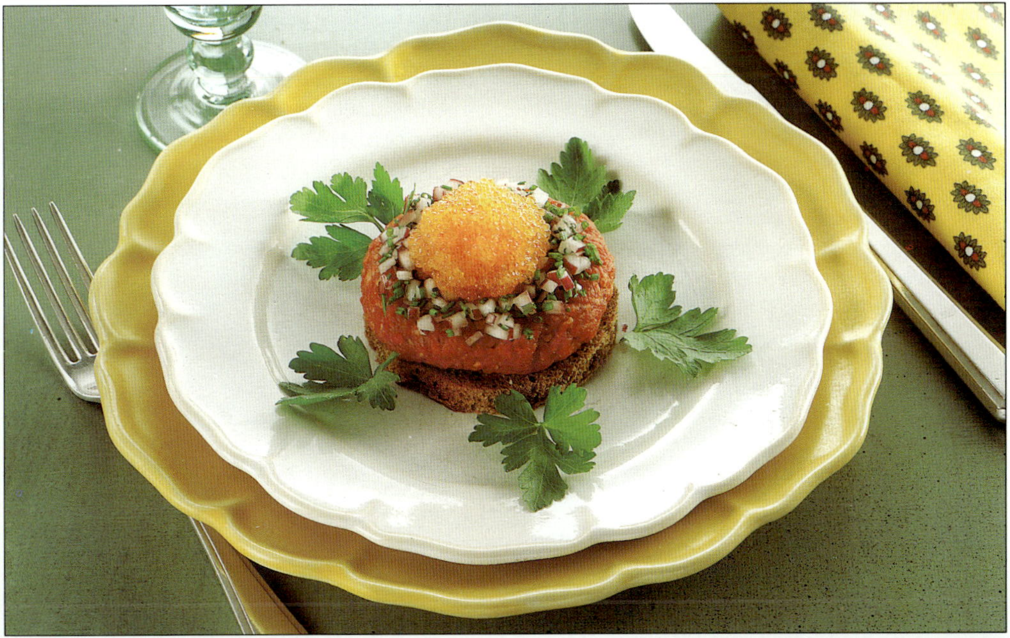

AUBERGINE SUR TOASTS

Pour 6 personnes

2 aubergines
1 cuillerée à soupe de margarine ou d'huile d'olive
1 oignon haché
1 gousse d'ail écrasée
100 g de tomates pelées entières au jus
sel et poivre
6 toasts

POUR LA SAUCE :
15 cl de crème aigre
125 g de fromage bleu
1 cuil. à café d'herbes aromatiques séchées
2 cuil. à soupe de persil ciselé
1 cuil. à soupe de ciboulette ciselée

PRÉPARATION

1 Lavez les aubergines et détaillez-les en demi-rondelles. Faites chauffer la margarine ou l'huile dans une poêle et faites-y revenir l'oignon, sans le laisser prendre couleur. Ajoutez l'aubergine et faites revenir encore 1 mn. Incorporez les tomates et l'ail, en écrasant grossièrement ces dernières. Salez et poivrez. Faites cuire à feu moyen en remuant de temps à autre avec une cuillère en bois, jusqu'à ce que l'aubergine soit tendre. Ajoutez un peu d'eau pendant la cuisson si le mélange commence à sécher.

2 Confectionnez la sauce : émiettez le fromage et mélangez-le avec la crème fraîche. Ajoutez les herbes aromatiques séchées, le persil et la ciboulette.

3 Répartissez la préparation sur les toasts. Garnissez de persil et servez la sauce à part.

NIVEAU DE DIFFICULTÉ
facile

TEMPS DE PRÉPARATION
1 h

PRÉPARATION À L'AVANCE
En partie

●●○

BOISSON
Eau minérale
ou vin rouge

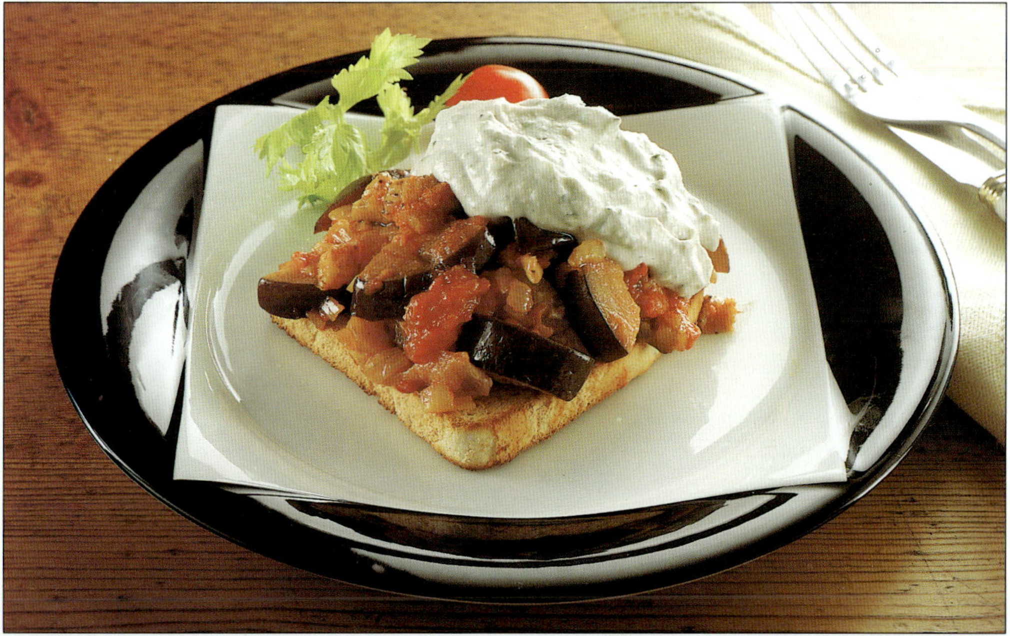

SALADE d'AVOCAT AUX RADIS

Pour 4 personnes

2 avocats

Pour la sauce :

1 cuil. à soupe de vinaigre de cidre
1 cuil. à café de moutarde douce
1 cuil. à soupe d'eau
2 cuil. à soupe d'huile
1/2 cuil. à soupe d'oignon haché
1 cuil. à soupe de céleri-rave haché (cru)
1 cuil. à soupe de persil ciselé ou de ciboulette ciselée
sel et poivre noir

Pour la garniture :

quelques feuilles de salade
1 botte de radis

Préparation

1 Mélangez les ingrédients de la sauce, salez et poivrez. Réservez.

2 Coupez les fanes et les racines des radis. Lavez-les et débitez-les en rondelles. Coupez en deux et dénoyautez les avocats. Prélevez-en la pulpe en utilisant une cuillère à racine ou une petite cuillère pour former de grosses billes. Réservez la peau des avocats comme coquilles. Faites mariner les billes d'avocat dans la sauce.

3 Posez les coquilles sur des assiettes individuelles, emplissez-les de billes d'avocat. Nappez de sauce et garnissez de rondelles de radis et de feuilles de salade.

SALADE D'AVOCAT AUX RADIS

NIVEAU DE DIFFICULTÉ	Facile
TEMPS DE PRÉPARATION	30 mn
PRÉPARATION À L'AVANCE	En partie

●●●

BOISSON

Eau minérale

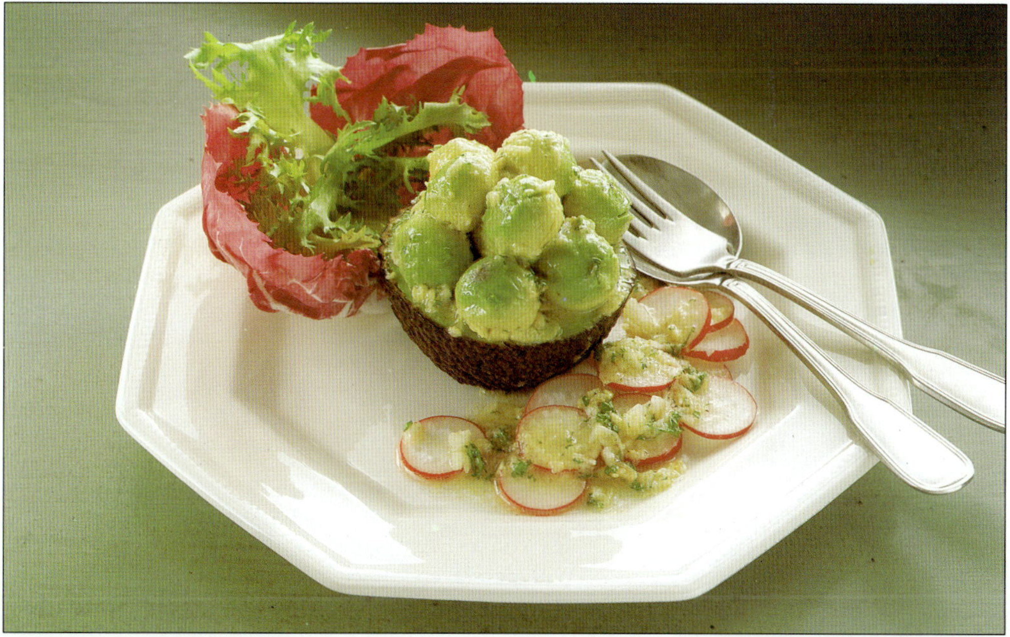

AVOCAT SUR TOASTS

Pour 4 personnes

1/2 laitue pommée
4 petites tomates ou 2 grosses
2 avocats biens mûrs
4 tranches de pain de mie
2 cuil. à soupe de margarine de table allégée ou de mayonnaise allégée
4 quartiers de citron
sel et poivre noir
ciboulette ciselée

PRÉPARATION

1 Lavez, essorez et déchiquetez les feuilles de salade. Coupez les tomates en tranches. Divisez les avocats en deux dans le sens de la longueur et dénoyautez-les. Découpez chaque moitié en formant une sorte d'éventail, toujours dans le sens de la longueur.

2 Faites griller les tranches de pain. Tartinez-les de margarine ou de mayonnaise. Recouvrez-les de feuilles de salade et de tranches de tomates. Répartissez les éventails d'avocats sur les toasts, saupoudrez d'un peu de sel et poivrez. Garnissez avec les quartiers de citron et la ciboulette.

NIVEAU DE DIFFICULTÉ
Facile
TEMPS DE PRÉPARATION
30 mn
PRÉPARATION À L'AVANCE
Non
●○○
BOISSON
Eau minérale ou vin blanc

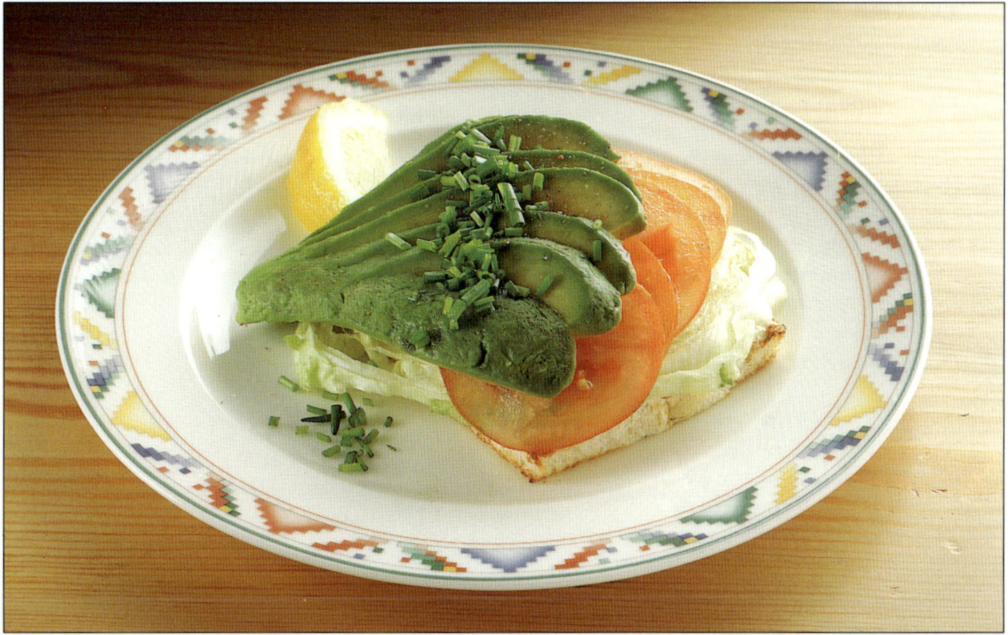

POMMES DE TERRE FARCIES

Pour 4 personnes

4 grosses pommes de terre

POUR LA FARCE AUX CREVETTES :

10 cl de crème aigre
100 g de fromage blanc à la faisselle ou de cottage cheese
1 cuil. à soupe de sauce chili
250 g de crevettes roses décortiquées
1 cuil. à soupe d'aneth ciselé

POUR LA FARCE AU JAMBON :

10 cl de crème aigre
100 g de fromage blanc à la faisselle ou de cottage cheese
50 g de jambon fumé haché
1 cuil. à soupe de crème de raifort
50 g de poireau en rondelles fines

POUR LA FARCE AU FROMAGE :

10 cl de crème aigre
100 g de fromage blanc à la faisselle ou de cottage cheese
50 g de fromage bleu émietté (roquefort ou bleu d'Auvergne)
1 pincée de muscade ou
2 pincées de paprika ou
1 gousse d'ail écrasée
1 pincée de poivre de Cayenne

PRÉPARATION

1 Préchauffez le four à 200 °C, thermostat 6. Brossez les pommes de terre. Piquez-les à plusieurs endroits avec les dents d'une fourchette. Faites-les cuire au four de 40 à 50 mn selon la grosseur.

2 Pendant la cuisson, préparez les trois farces en mélangeant soigneusement tous leurs ingrédients.

3 Retirez les pommes de terre du four. Ouvrez-les partiellement en les incisant profondément en croix. Servez avec une ou plusieurs farces présentées dans des bols.

POMMES DE TERRE FARCIES

Niveau de difficulté
Facile
Temps de préparation
1 h
Préparation à l'avance
Oui
●●○
Boisson
Eau minérale ou bière

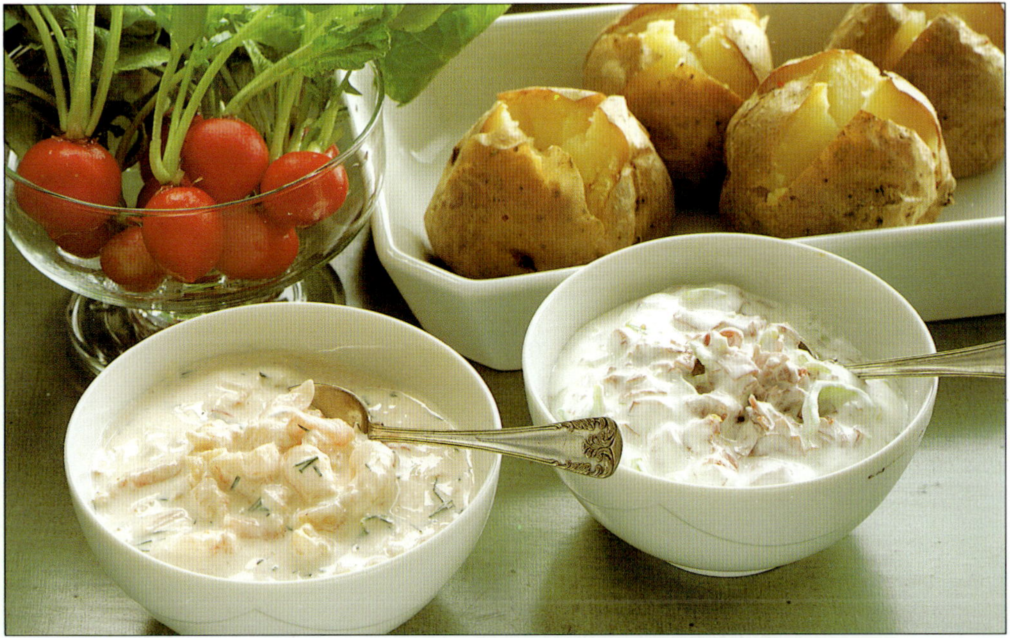

SALADE AU GORGONZOLA

Pour 4 personnes

200 g de salade mélangée (chicorée, trévise, frisée, laitue pommée, mâche, cresson)
50 g de noix grossièrement hachées

POUR LA SAUCE :
50 g de gorgonzola
20 cl de yaourt nature
sel et poivre
1 pincée d'herbes aromatiques séchées (basilic et marjolaine)
1 gousse d'ail écrasée
ciboulette ou persil ciselés frais

PRÉPARATION

1 Lavez, essorez et déchiquetez les feuilles de salade.

2 Préparez la sauce : travaillez le gorgonzola à la fourchette et malaxez avec le yaourt. Ajoutez l'ail et les herbes aromatiques. Salez et poivrez. Incorporez la ciboulette ou le persil frais.

3 Répartissez les salades sur des assiettes individuelles. Nappez de sauce et parsemez de noix hachées.

NIVEAU DE DIFFICULTÉ
Facile
TEMPS DE PRÉPARATION
30 mn
PRÉPARATION À L'AVANCE
En partie
●○○
BOISSON
Eau minérale

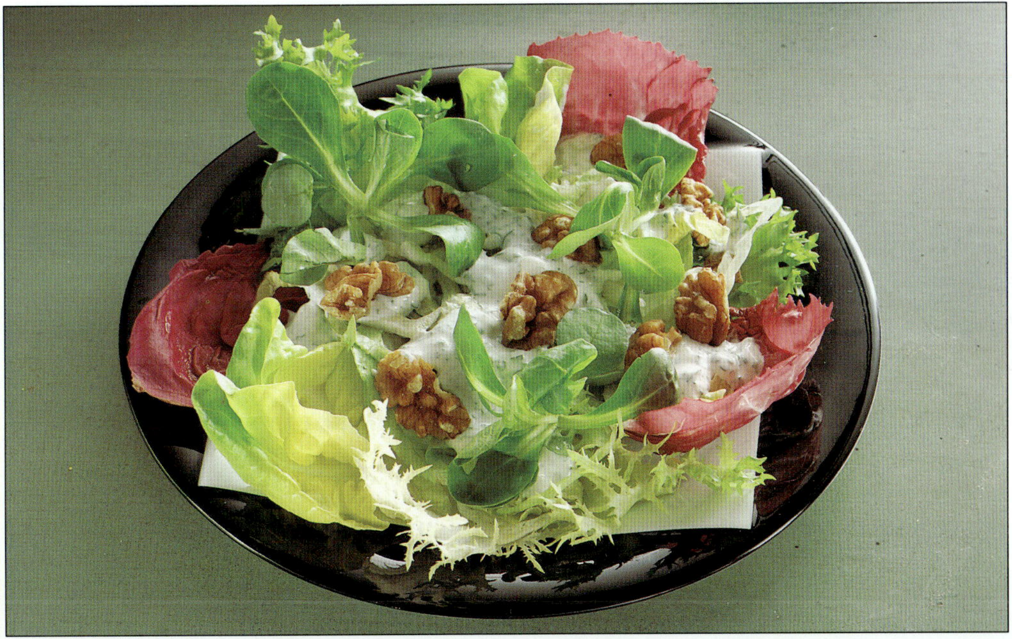

184

SALADE AUX CHAMPIGNONS

Pour 4 personnes

300 g de petits champignons de Paris
200 g de salade mélangée (voir recette 183)
1 botte de radis
1 cuil. à soupe de ciboulette ciselée

POUR LA SAUCE :
1 cuil. à soupe de vinaigre
1 cuil. à café de moutarde douce
1 1/2 cuil. à soupe d'huile, de préférence d'olive
1 1/2 cuil. à soupe d'eau
1 gousse d'ail écrasée
sel et poivre

PRÉPARATION

1 Ôtez le bout sableux du pied des champignons, lavez-les essuyez-les et émincez-les. Lavez, essorez et déchiquetez les feuilles de salade. Éliminez les fanes et les racines des radis, lavez-les et coupez-les en rondelles.

2 Mélangez tous les ingrédients de la sauce. Salez et poivrez. Ajoutez les champignons et laissez mariner pendant 1 h au réfrigérateur.

3 Disposez un lit de feuilles de salade sur des assiettes individuelles, recouvrez des champignons marinés et des rondelles de radis. Parsemez de ciboulette ciselée et laissez refroidir au réfrigérateur jusqu'au moment de servir. Arrosez de sauce au dernier moment.

NIVEAU DE DIFFICULTÉ

Facile

TEMPS DE PRÉPARATION

30 mn + temps de réfrigération

PRÉPARATION À L'AVANCE

Oui

●○○

BOISSON

Eau minérale

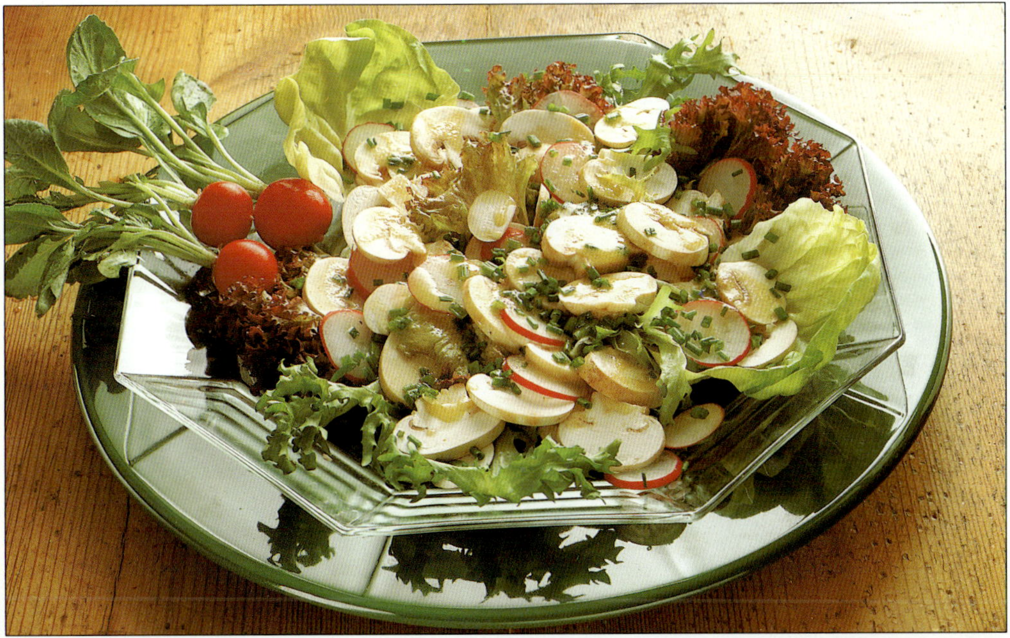

185

SALADE GRECQUE

Pour 4 personnes

4 grosses tomates
1 petit concombre
2 poivrons verts
2 oignons
125 g de feta
12 olives noires de Kalamata dénoyautées
1/2 cuil. à soupe d'origan frais ciselé ou 1/2 cuil. à café d'herbes aromatiques séchées

POUR LA SAUCE :
1 cuil. à soupe de vinaigre
sel et poivre noir
1 1/2 cuil. à soupe d'huile d'olive
1 1/2 cuil. à soupe d'eau

PRÉPARATION

1 Lavez, essuyez et coupez les tomates en tranches. Détaillez les concombres en rondelles. Lavez et coupez en deux les poivrons ; épépinez-les et débitez-les en rouelles. Pelez et coupez les oignons en anneaux.

2 Mélangez tous les ingrédients de la sauce, salez et poivrez.

3 Mettez tous les légumes dans un plat creux. Arrosez de sauce. Émiettez la feta et parsemez-en la salade. Garnissez avec les olives et l'origan ou les herbes aromatiques séchées.

NIVEAU DE DIFFICULTÉ
Facile

TEMPS DE PRÉPARATION
30 mn

PRÉPARATION À L'AVANCE
En partie

●●○

BOISSON
Eau minérale ou vin retsina blanc

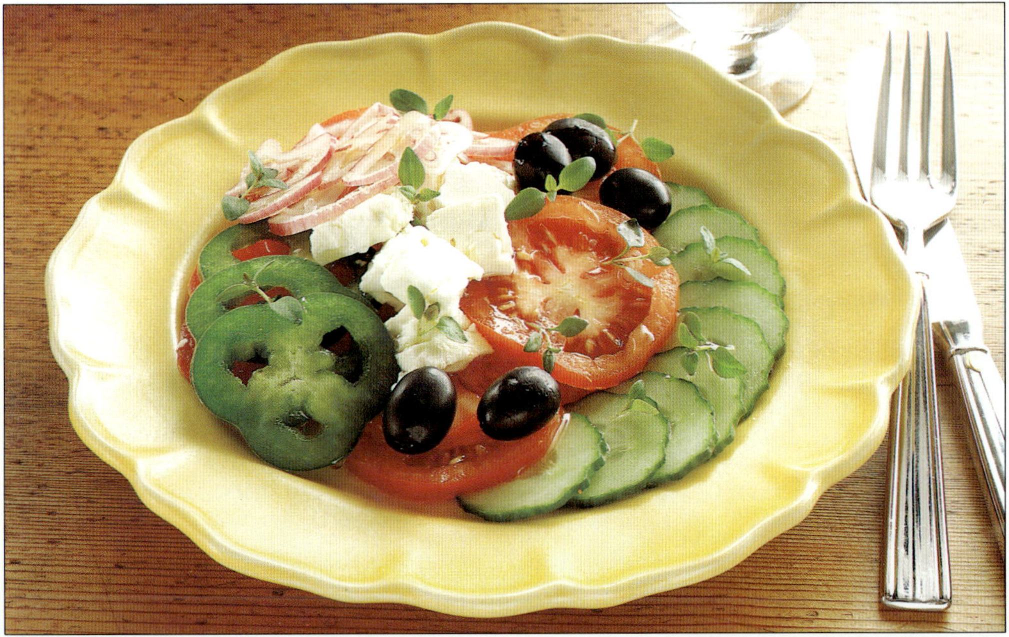

PÂTÉ DE LÉGUMES

Pour 8 à 10 personnes

POUR LA PURÉE DE CAROTTES :

500 g de carottes
10 cl de crème fleurette
1 cuil. à café de Maïzena
2 œufs
sel et poivre
1 pincée de romarin séché

POUR LA PURÉE D'ÉPINARDS :

250 g d'épinards blanchis
5 cl de crème fleurette
1/2 cuil. à café de Maïzena
1 œuf
sel et poivre

POUR LA PURÉE DE CÉLERI :

250 g de céleri-rave
5 cl de crème fleurette
1/2 cuil. à café de Maïzena
1 œuf
sel et poivre blanc

POUR LA SAUCE :

20 cl de yaourt nature
2 cuil. à soupe de crème de raifort

PRÉPARATION

1 Grattez les carottes et épluchez le céleri-rave. Débitez-les en dés et faites-les cuire séparément dans de l'eau salée. Dès qu'ils sont tendres, réduisez-les séparément en purée dans un robot ménager. Égouttez les épinards et pressez-les pour en exprimer tout le liquide.

2 Mélangez séparément tous les ingrédients de chaque purée. Salez et poivrez.

3 Préchauffez le four à 200 °C, thermostat 6. Graissez un moule rectangulaire de 1,5 litre. Emplissez avec les trois purées en alternant les cou-leurs. Couvrez de papier sul-furisé, Placez le moule dans un bain-marie et faites cuire au four environ 1 h.

4 Préparez la sauce en mélangeant le yaourt et la crème de raifort.

5 Dès que la pâté est bien pris, sortez-le du four et laissez-le refroidir dans le moule. Détachez les bords avec la lame d'un couteau, retournez et démoulez. Servez avec la sauce présentée en saucière.

NIVEAU DE DIFFICULTÉ

Assez facile

TEMPS DE PRÉPARATION

1 h 30 + temps de refroidissement

PRÉPARATION À L'AVANCE

Oui

●○○

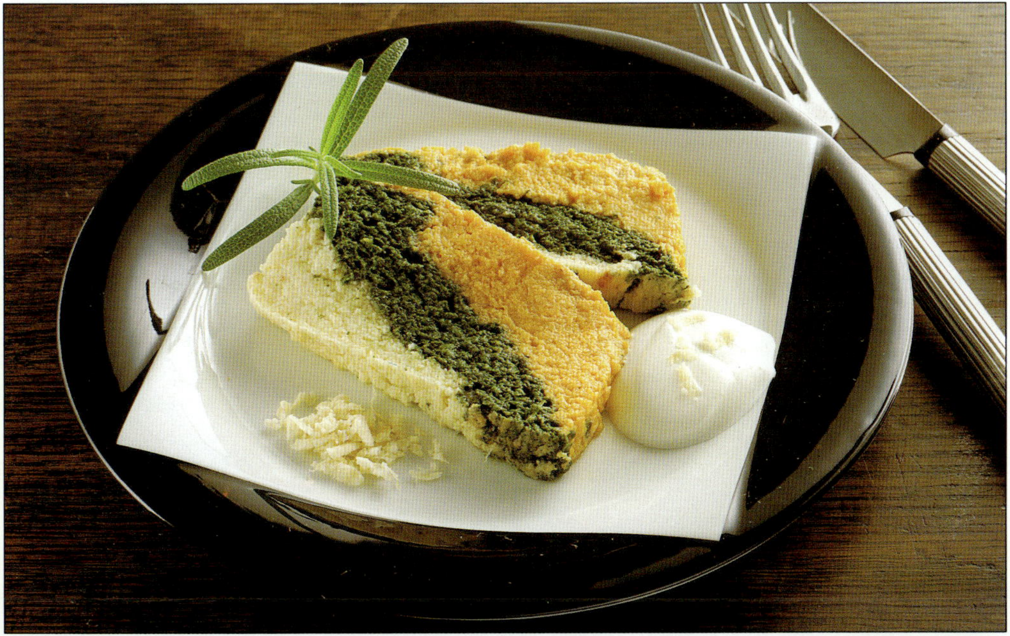

BOISSON

Eau minérale, vin blanc sec ou vin rosé

187

TERRINE DE LÉGUMES

Pour 10 à 12 personnes

500 g de petites carottes
250 g de brocolis
50 g de haricots verts
4 côtes de céleri
2 poireaux
2 poivrons rouges
margarine pour graisser la terrine

POUR LA CRÈME AUX OEUFS :
40 cl de lait
6 œufs
40 g de farine
1/2 cuil. à café d'herbes aromatiques séchées
sel et poivre blanc

POUR SERVIR :
sauce verte (voir recette 414)

PRÉPARATION

1 Grattez les carottes, épluchez et lavez les autres légumes. Séparez les brocolis en bouquets. Effilez les côtes de céleri et détaillez-les en dés, ainsi que les poireaux. Coupez, épépinez et débitez les poivrons en dés.

2 Faites blanchir les légumes séparément dans de l'eau bouillante légèrement salée. Plongez-les dans de l'eau glacée et égouttez-les.

3 Faites bouillir le lait, puis laissez-le refroidir. Fouettez ensemble les œufs et la farine, puis incorporez au lait refroidi. Ajoutez les herbes aromatiques, salez et poivrez.

4 Préchauffez le four à 150 °C, thermostat 2. Graissez un moule rectangulaire de 1,5 litre et tapissez-le de papier sulfurisé. Déposez-y les dés de poivron puis les autres légumes.

5 Ajoutez la crème aux œufs dans le moule. Placez ce dernier dans un bain-marie et faites cuire au four pendant 1 h 45 environ. Il est préférable de laisser reposer la terrine dans son moule une journée avant de la couper en tranches.

NIVEAU DE DIFFICULTÉ
Assez facile

TEMPS DE PRÉPARATION
3 h + 2 h au four

PRÉPARATION À L'AVANCE
Oui

●○○

BOISSON
Eau minérale
ou vin blanc sec

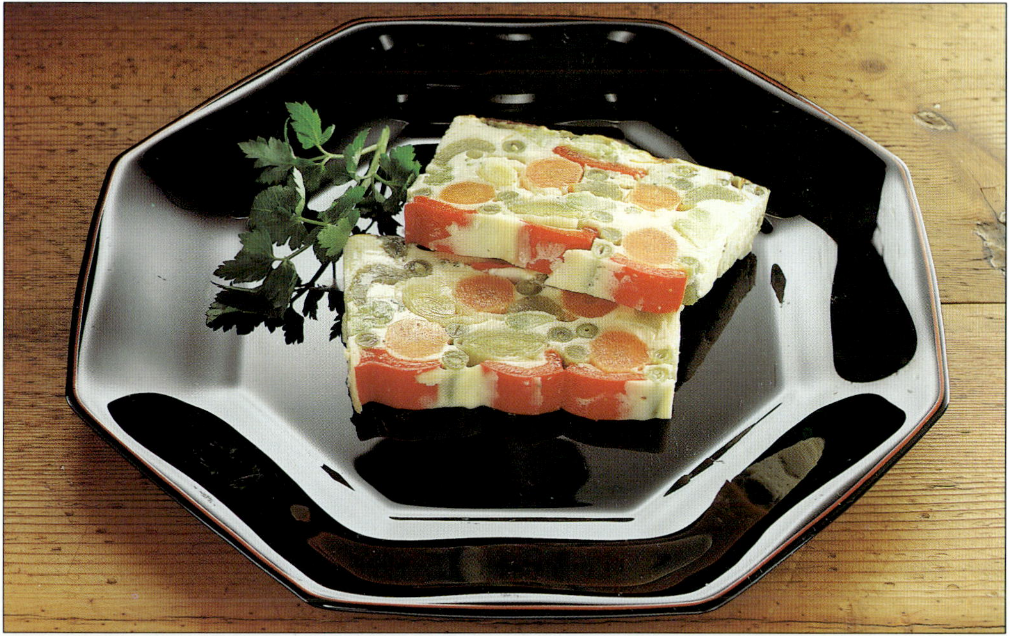

COURONNE DE CONCOMBRES

Pour 4 personnes

8 feuilles de gélatine
1 tablette de bouillon de légumes ou de volaille
40 cl d'eau
500 g de concombres
2 échalotes ou 1 petit oignon
1 botte de persil
le jus de 1/2 citron
sel et poivre

POUR GARNIR :
crevettes roses décortiquées ou viande froide

PRÉPARATION

1 Faites tremper la gélatine 10 mn dans 3 cuillerée à soupe d'eau froide. Émiettez la tablette de bouillon dans les 40 cl d'eau froide et portez à ébullition. Pressez la gélatine pour en éliminer l'eau, puis faites-la dissoudre dans le bouillon chaud. Laissez refroidir.

2 Coupez le concombre en dés. Pelez et hachez les échalotes ou l'oignon. Ciselez le persil. Mélangez concombre, oignon ou échalote, persil et jus de citron. Salez et poivrez. Versez ce mélange dans un moule à savarin de 1,2 litre. Recouvrez de bouillon froid et mélangez. Faites prendre la couronne pendant 4 ou 5 h au réfrigérateur.

3 Plongez un instant le moule dans de l'eau chaude. Détachez délicatement les bords de la couronne en utilisant la lame d'un couteau ; retournez et démoulez. Servez garni de crevettes ou de viande froide.

COURONNE DE CONCOMBRES

Niveau de difficulté
Facile
Temps de préparation
30 mn + temps de réfrigération
Préparation à l'avance
Oui
●●○
Boisson
Eau minérale

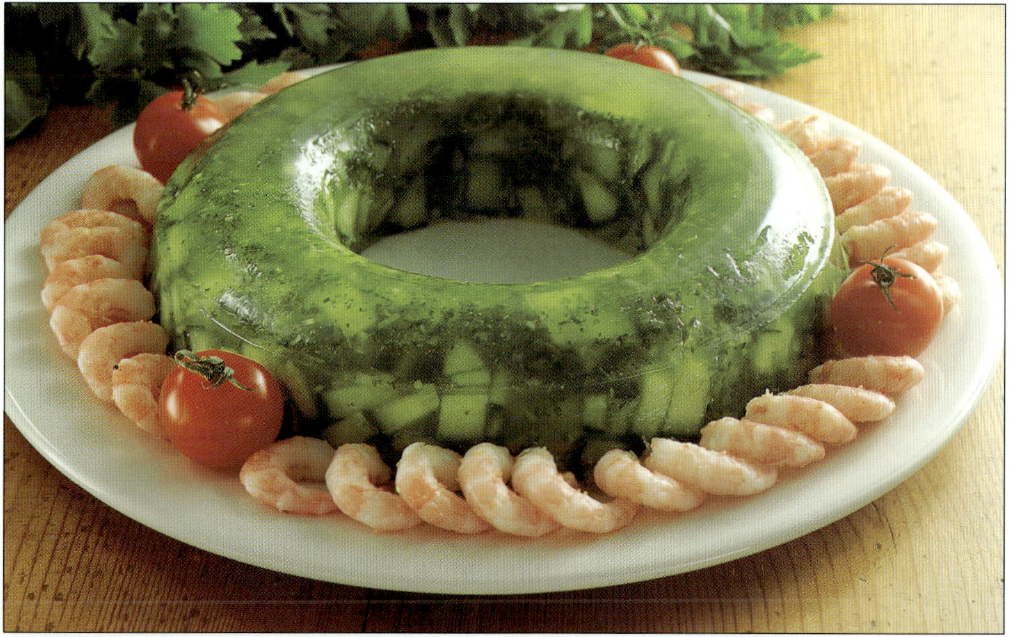

189

SALADE AUX HARICOTS VERTS

Pour 4 personnes

250 g de haricots verts congelés
1 cuil. à soupe de jus de citron
150 g de champignons de Paris
1 oignon haché
2 cuil. à soupe de ciboulette ciselée
3 cuil. à soupe de persil ciselé

POUR LA MARINADE :
2 cuil. à soupe de jus de citron
1 cuil. à soupe d'huile d'olive
sel et poivre noir du moulin
1/2 cuil. à café de thym séché

POUR LA GARNITURE :
3 cuil. à soupe de persil haché
1 citron coupé en quartiers

PRÉPARATION

1 Faites blanchir les haricots à l'eau bouillante légèrement salée. Retirez-les quand ils sont encore fermes et égouttez-les.

2 Préparez la marinade : mélangez l'huile, le jus de citron et le thym. Salez et poivrez. Versez la marinade sur les haricots encore chauds et remuez deux ou trois fois.

3 Ôtez le bout terreux du pied des champignons, lavez-les, essuyez-les sur du papier absorbant, puis coupez-les en tranches. Mélangez haricots, champignons, oignon et ciboulette. Gardez au frais au moins 1 h avant de servir.

4 Parsemez de persil ciselé et présentez garni de quartiers de citrons.

NIVEAU DE DIFFICULTÉ
Facile
TEMPS DE PRÉPARATION
30 mn + temps de réfrigération
PRÉPARATION À L'AVANCE
Oui
●○○
BOISSON
Eau minérale

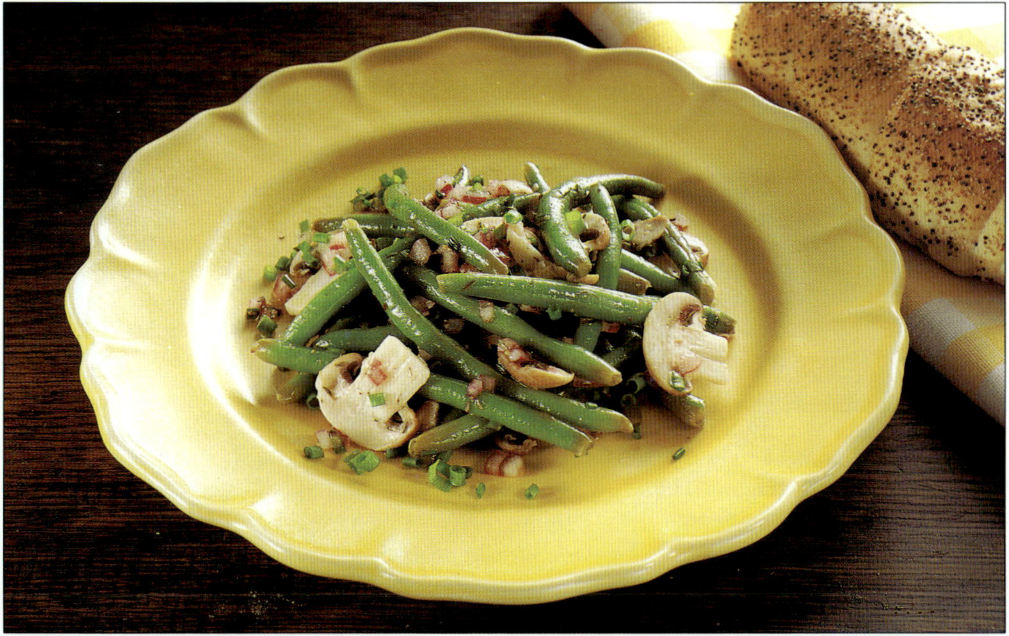

SALADE AUX POIS CHICHES

Pour 6 à 8 personnes

400 g de pois chiches
2 oignons
1 poivron rouge ou vert
1 côte de céleri
1/2 concombre
4 cuil. à soupe de persil ciselé
50 g d'olives noires dénoyautées
3 œufs durs coupés en deux (facultatif)

POUR LA SAUCE :

2 cuil. à soupe de vinaigre ou de jus de citron
sel et poivre noir
1 cuil. à café d'estragon séché
2 gousses d'ail écrasées
1 cuil. à café de moutarde douce
2 cuil. à soupe d'eau
2 cuil. à soupe d'huile d'olive

POUR LA GARNITURE :

2 tomates
50 g d'olives noires dénoyautées
3 œufs durs coupés en deux (facultatifs)

PRÉPARATION

1 Commencez par préparer la sauce : mélangez tous les ingrédients, salez et poivrez.

2 Égouttez les pois chiches, mettez-les dans un plat et arrosez-les de sauce. Mélangez et placez 2 h au réfrigérateur.

3 Pelez et détaillez les oignons en rouelles. Coupez en deux le poivron, épépinez-le et débitez-le en lanières. Effilez la côte de céleri et coupez-la en petits morceaux. Découpez le concombre en dés et les tomates en quartiers.

4 Réunissez oignons, poivron, céleri, concombre, persil ciselé et pois chiches. Mélangez bien et garnissez avec les tomates coupées en quartiers, les olives et, éventuellement les œufs durs.

Remarque : cette salade peut être servie en hors-d'œuvre ou comme accompagnement de plats à base d'agneau.

SALADE AUX POIS CHICHES

Niveau de difficulté
Facile

Temps de préparation
30 mn + temps de réfrigération

Préparation à l'avance
Oui

●●●

Boisson

Eau minérale

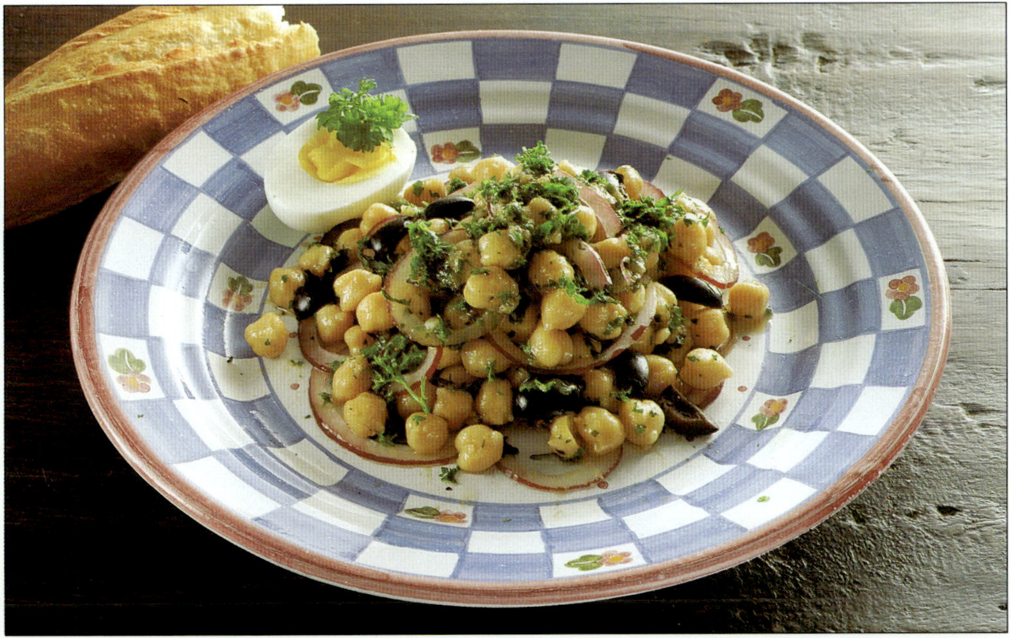

191

POIVRONS MARINÉS

Pour 6 personnes

6 poivrons : 2 rouges, 2 jaunes, 2 verts
10 cl d'huile d'olive
sel et poivre noir
3 gousses d'ail écrasées ou coupées en tranches fines
3 cuil. à soupe de câpres

PRÉPARATION

1 Préchauffez le gril. Rincez, coupez en deux et épépinez les poivrons. Posez-les sur une plaque, partie évidée vers le haut, et glissez sous le gril. Faites griller jusqu'à ce que la peau commence à noircir et à cloquer. Enfermez les poivrons dans un sachet en matière plastique et laissez-les légèrement refroidir. Dès qu'ils peuvent être manipulés, épluchez-les.

2 Coupez chaque demi-poivron en trois dans le sens de la longueur et disposez ces tranches sur le plat de service, en les faisant se chevaucher. Mélangez l'huile d'olive et l'ail, salez, poivrez et arrosez les poivrons de cette sauce. Laissez reposer au moins 1 h.

3 Parsemez de câpres avant de servir.

NIVEAU DE DIFFICULTÉ

Facile

TEMPS DE PRÉPARATION

30 mn + temps de macération

PRÉPARATION À L'AVANCE

Oui

●●○

BOISSON

Eau minérale

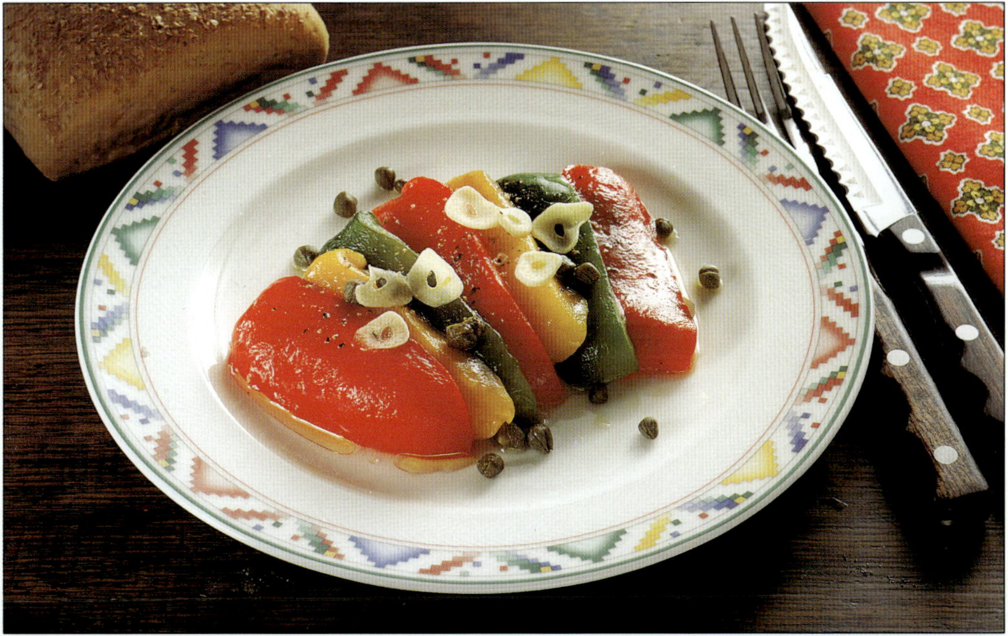

TIMBALES AUX ÉPINARDS

Pour 4 personnes

500 g d'épinards
2 œufs
10 cl de lait
1 cuil. à café de farine
sel et poivre noir
1 pincée de thym séché
margarine pour graisser les ramequins

POUR LA SAUCE :
1 bulbe de fenouil
1 cuil. à soupe de margarine
400 g de tomates pelées entières au jus
sel et poivre
ciboulette ciselée

PRÉPARATION

1 Éliminez les tiges trop dures des épinards, rincez-les et faites-les blanchir dans de l'eau légèrement salée. Hachez-les manuellement ou dans un robot ménager.

2 Préchauffez le four à 200 °C, thermostat 6. Mélangez au fouet lait, œufs et farine. Incorporez les épinards. Assaisonnez de sel, de poivre et de thym. Répartissez entre 4 ramequins graissés. Faites cuire au bain- marie dans le four pendant 20 à 30 mn, jusqu'à ce que la préparation ait monté.

3 Pendant ce temps, préparez la sauce : épluchez le fenouil et débitez-le en petits morceaux. Faites fondre la margarine dans une casserole et faites-y revenir le fenouil à feu doux. Ajoutez les tomates et leur jus et laissez mijoter jusqu'à ce que le fenouil soit tendre.

4 Passez la préparation dans un robot ménager, puis portez la purée obtenue à ébullition. Salez et poivrez.

5 Démoulez les ramequins sur des assiettes chaudes et entourez-les de sauce. Parsemez de ciboulette ciselée.

TIMBALES AUX ÉPINARDS

Niveau de difficulté	Assez facile
Temps de préparation	1 h
Préparation à l'avance	Oui

●●○

Boisson

Eau minérale

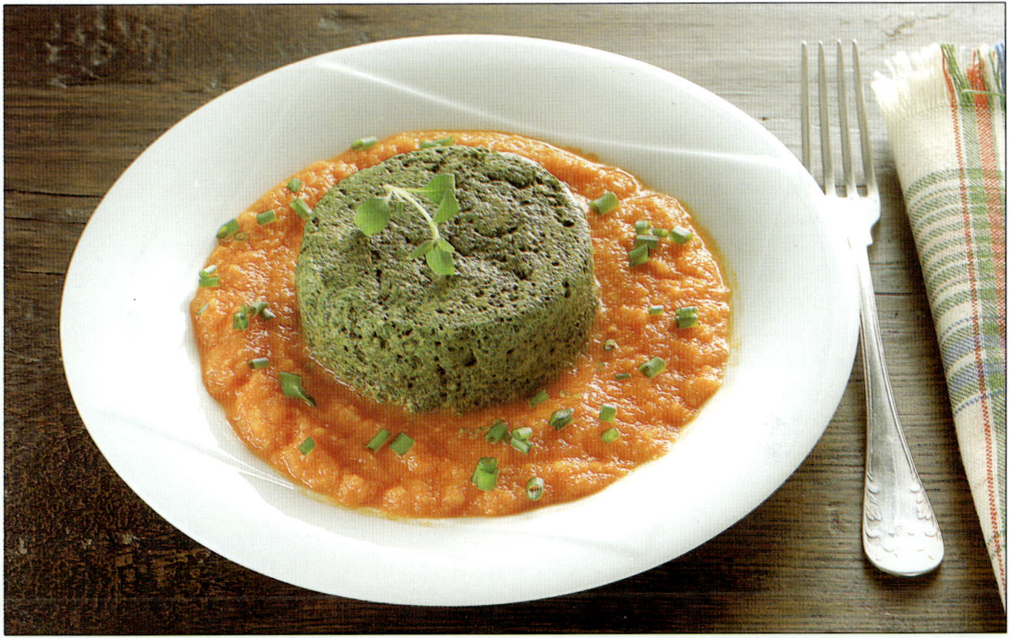

193

PLATEAU DE CRUDITÉS

Pour 4 personnes

2 carottes
2 betteraves rouges
2 navets
12 olives noires dénoyautées
1 botte de radis

POUR LA SAUCE :
1/2 cuil. à soupe de vinaigre ou de jus de citron
1/2 cuil. à café de moutarde douce
1 petite gousse d'ail écrasée
1 cuil. à soupe d'huile
2 cuillerées à soupe de yaourt nature
sel et poivre noir

PRÉPARATION :

1 Mélangez tous les ingrédients de la sauce. Salez et poivrez selon les goûts de chacun. Grattez les carottes, épluchez les betteraves et les navets.

2 Râpez séparément aussi finement que possible tous ces légumes manuel-lement ou, après les avoir tronçonnés, dans un robot ménager.

3 Disposez-les sur un grand plat de service ou répartissez-les sur des assiettes individuelles. Éliminez les fanes et les racines des radis, lavez-les et coupez-les en rondelles. Garnissez les légumes d'olives noires et de rondelles de radis. Servez la sauce séparément.

NIVEAU DE DIFFICULTÉ	Facile
TEMPS DE PRÉPARATION	30 mn
PRÉPARATION À L'AVANCE	Oui

●●○

BOISSON

Eau minérale

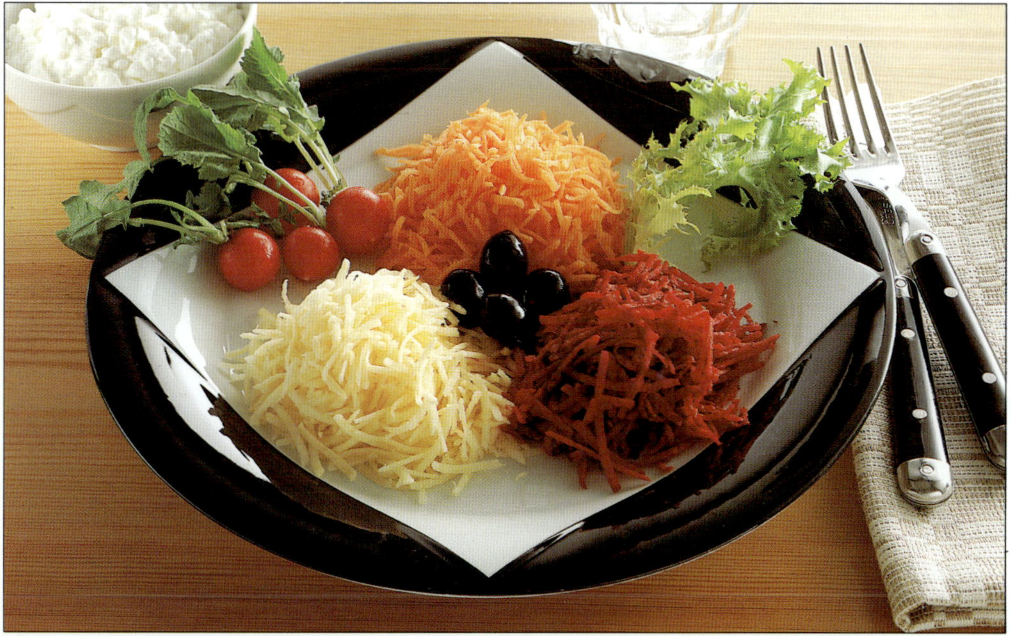

TIMBALES DE BETTERAVE ROUGE

Pour 4 personnes

400 g de betteraves
25 cl d'eau
1/2 tablette de bouillon de légumes
2 œufs
2 cuil. à soupe de crème fraîche
sel et poivre
herbes aromatiques mélangées, séchées
margarine pour graisser les ramequins
ciboulette ciselée

POUR LA SAUCE :
20 cl de yaourt nature
1 cuil. à café de moutarde douce
2 cuil. à soupe de ciboulette ciselée
sel et poivre

POUR GARNIR :
ciboulette ciselée

PRÉPARATION

1 Épluchez et coupez en tranches les betteraves. Émiettez la demi-tablette de bouillon dans l'eau et portez à ébullition. Ajoutez la betterave et laissez cuire à feu doux, jusqu'à ce qu'elle soit tendre. Égouttez.

2 Réduisez la betterave en purée dans un robot ménager. Mélangez avec les œufs et la crème fraîche. Assaisonnez de sel, de poivre et d'herbes aromatiques.

3 Préchauffez le four à 180 °C, thermostat 4. Répartissez la purée de betterave entre 4 ramequins graissés. Faites cuire au bain-marie dans le four pendant 30 mn environ, jusqu'à ce que les timbales aient fini de monter et soient parfaitement cuites.

4 Mélangez tous les ingrédients de la sauce. Salez et poivrez.

5 Détachez les bords des timbales en glissant la lame d'un couteau le long des parois des ramequins. Démoulez sur des assiettes individuelles, entourez de sauce et parsemez de ciboulette ciselée.

TIMBALES DE BETTERAVE ROUGE

NIVEAU DE DIFFICULTÉ

Assez facile

TEMPS DE PRÉPARATION

1 h

PRÉPARATION À L'AVANCE

Oui

●●○

BOISSON

Eau ou bière

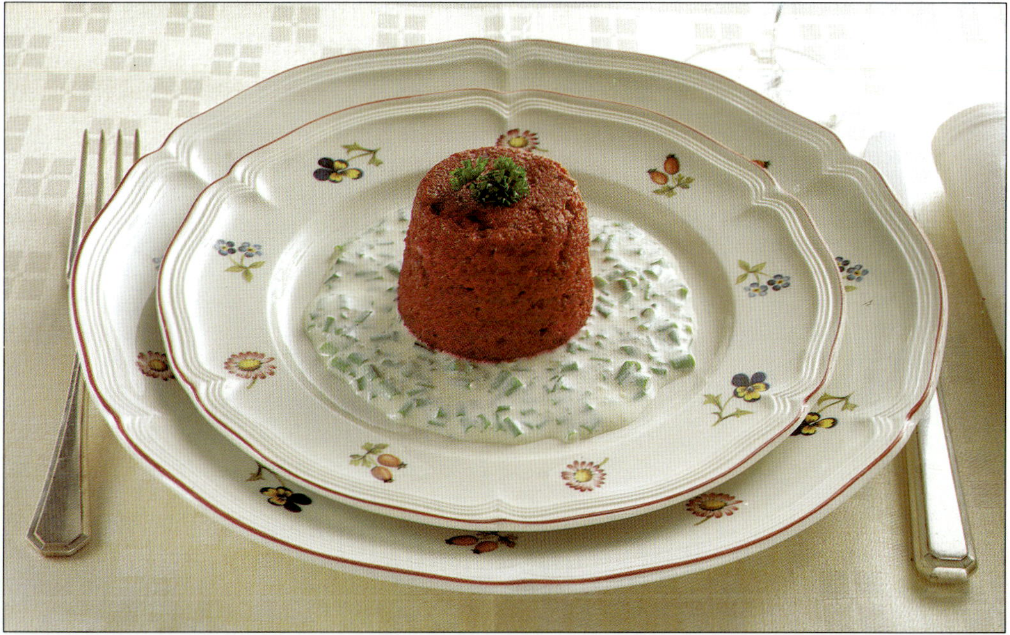

195

SALADE AVEC ŒUFS POCHÉS

Pour 6 personnes

6 œufs
300 g de salade mélangée (chicorée, trévise, frisée, laitue pommée, mâche, cresson)
quelques feuilles d'épinards
125 g de jambon ou de lard fumé
1/2 cuil. à soupe de margarine

POUR LA SAUCE :
1 cuil. à soupe de vinaigre balsamique
2 cuil. à soupe d'huile d'olive
2 cuil. à soupe d'eau
sel et poivre noir

POUR SERVIR :
6 toasts de pain de mie

PRÉPARATION

1 Faites pocher les œufs. Lavez et essorez la salade et les épinards.

2 Détaillez le jambon ou le lard en petits dés et faites-les revenir jusqu'à ce qu'ils soient croquants. Égouttez-les sur du papier absorbant.

3 Mélangez tous les ingrédients de la sauce. Salez et poivrez.

4 Répartissez les feuilles de salade et d'épinards sur des assiettes individuelles. Déposez un œuf poché chaud au centre de chaque assiette. Parsemez de dés de jambon ou de lard. Arrosez de sauce et servez avec des toasts.

NIVEAU DE DIFFICULTÉ
Facile

TEMPS DE PRÉPARATION
30 mn

PRÉPARATION À L'AVANCE
En partie

●●○

BOISSON
Eau minérale

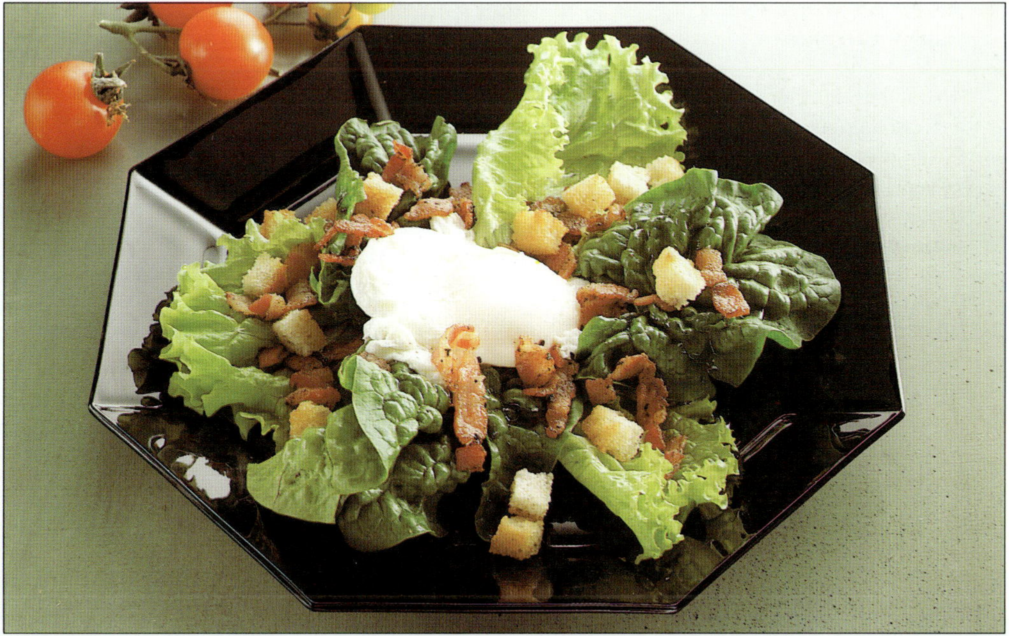

CÉLERI-RAVE POPEYE

Pour 4 personnes

4 tranches de céleri-rave de 1,5 cm d'épaisseur
250 g d'épinards en branches congelés
250 g de champignons de Paris émincés
2 cuil. à soupe de margarine
2 cuil. à soupe de farine
20 cl de bouillon de légumes
10 cl de lait
sel et poivre blanc
1 cuil. à café de sauce soja
1 cuil. à soupe de xérès (facultatif)
1 cuil. à soupe de fromage râpé

PRÉPARATION

1 Faites cuire les tranches de céleri-rave à l'eau salée, jusqu'à ce qu'elles soient presque tendres. Égouttez-les.

2 Faites décongeler les épinards à feu doux. Pressez-les pour en exprimer tout le liquide. Salez et poivrez. Lavez et essuyez les champignons sur du papier absorbant.

3 Faites fondre la margarine dans une poêle et faites-y revenir les champignons, jusqu'à ce qu'ils aient éliminé une partie de leur eau. Poudrez de farine et mélangez avec une cuillère en bois. Versez le bouillon et laissez mijoter 5 mn environ en tournant de temps à autre. Ajoutez le lait et portez à ébullition. Assaisonnez de sel, de poivre et de sauce soja. Ajoutez éventuellement le xérès.

4 Préchauffez le four à 220 °C, thermostat 7. Rangez les tranches de céleri-rave dans un plat allant au four. Recouvrez-les d'épinards et nappez-les de sauce aux champignons. Parsemez de fromage râpé et faites gratiner sous le gril.

NIVEAU DE DIFFICULTÉ
Facile

TEMPS DE PRÉPARATION
1 h environ

PRÉPARATION À L'AVANCE
Oui

●○○

BOISSON
Eau minérale

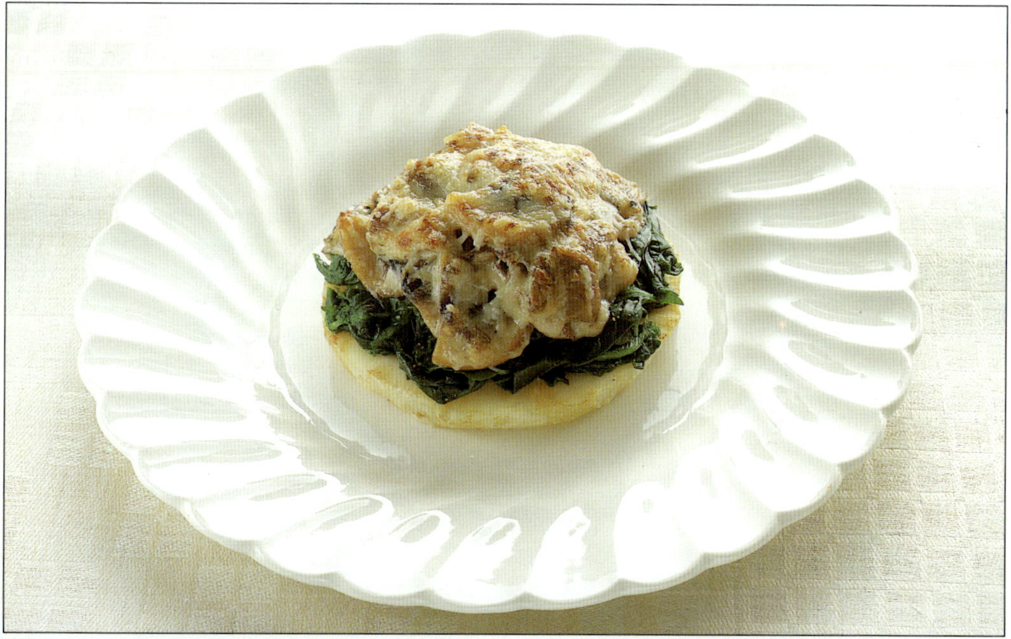

197

CÉLERI-RAVE AUX HERBES

Pour 4 personnes

4 tranches de céleri-rave de 1,5 cm d'épaisseur
250 g de champignons de Paris
1 cuil. à soupe de margarine
1 petit oignon haché
1 gousse d'ail écrasée
1 cuil. à soupe de chapelure
2 cuil. à soupe de persil ciselé
1 cuil. à soupe de ciboulette ciselée
1 cuil. à soupe d'estragon ciselé
sel et poivre blanc

POUR LA GARNITURE :
tomates-cerises
brins de persil

PRÉPARATION

1 Faites blanchir le céleri pendant 10 mn à l'eau salée. Ajoutez de l'eau froide pour l'empêcher de cuire davantage. Réservez.

2 Ôtez le bout sableux du pied des champignons, lavez-les, essuyez-les sur du papier absorbant et coupez-les en quartiers. Faites fondre la margarine dans une poêle et faites-y revenir les champignons pendant 2 mn. Incorporez l'oignon, l'ail, la chapelure et faites revenir encore quelques minutes. Parsemez d'herbes aromatiques, salez et poivrez.

3 Égouttez les tranches de céleri et déposez-les sur des assiettes individuelles. Surmontez-les des champignons et garnissez-les de tomates-cerises coupées en deux et de brins de persil.

NIVEAU DE DIFFICULTÉ
Facile

TEMPS DE PRÉPARATION
30 mn

PRÉPARATION À L'AVANCE
Oui

●○○

BOISSON
Eau minérale

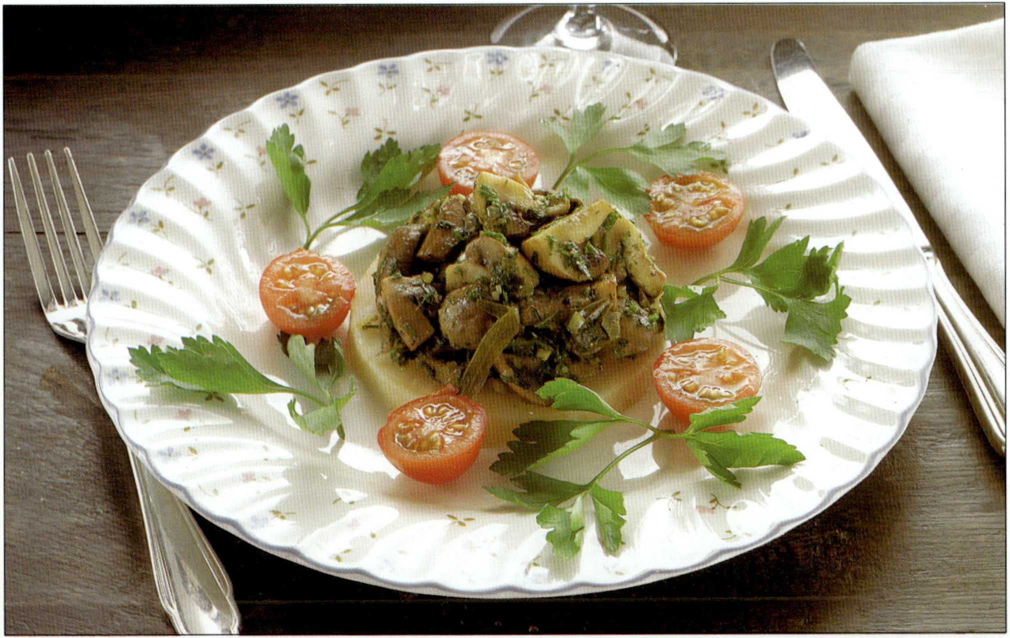

ASPERGES AU CAVIAR ROUGE

Pour 4 personnes

20 cl de bouillon de légumes
10 cl de vin blanc sec
3 jaunes d'œufs
1 pincée de poivre de Cayenne
sel et poivre
1 cuil. à soupe de ciboulette ciselée
2 paquets d'asperges vertes congelées ou l'équivalent en asperges vertes cuites

POUR LA GARNITURE :
125 g d'œufs de saumon

PRÉPARATION

1 Portez le bouillon et le vin à ébullition. Faites réduire à 20 cl environ et laissez refroidir.

2 Battez légèrement les œufs dans une casserole qui ne soit pas en aluminium et ajoutez le bouillon en tournant. Placez la casserole sur feu moyen ou au bain-marie et remuez vigoureusement avec une spatule en bois, jusqu'à ce que la sauce commence à épaissir. Retirez du feu et incorporez la ciboulette. Assaisonnez de poivre de Cayenne, de sel et de poivre.

3 Faites cuire les asperges congelées en suivant les instructions portées sur le paquet.

4 Répartissez les asperges sur des assiettes individuelles. Nappez de sauce et couronnez d'une cuillerée d'œufs de saumon.

ASPERGES AU CAVIAR ROUGE

Niveau de difficulté	Facile
Temps de préparation	30 mn
Préparation à l'avance	Oui

●○○

Boisson

Eau minérale

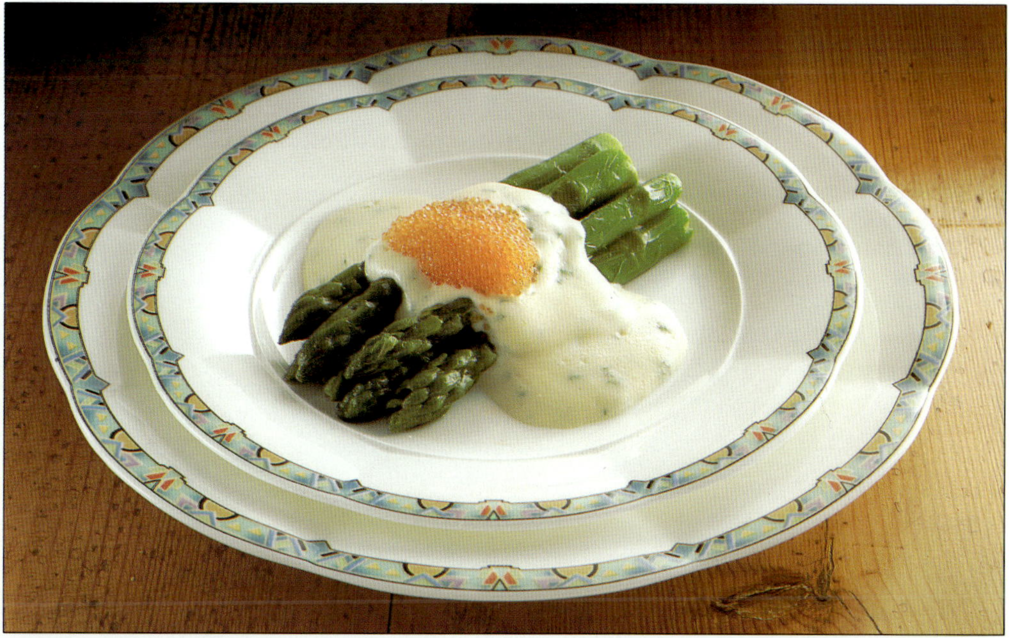

TOMATES À LA MOZZARELLA

Pour 4 personnes

4 tomates
150 g de mozzarella
1/2 cuil. à soupe de vinaigre balsamique ou 1 cuil. à soupe de vinaigre de cidre
1 1/2 cuil. à soupe d'huile d'huile
sel et poivre noir
quelques feuilles de basilic ciselées

PRÉPARATION

1 Lavez, essuyez les tomates et coupez-les en rondelles. Détaillez la mozzarella en tranches fines. Disposez sur des assiettes individuelles en intercalant chaque rondelle de tomate d'un morceau de fromage. Prenez soin à les faire se chevaucher légèrement.

2 Émulsionnez le vinaigre et l'huile d'olive, salez et poivrez. Arrosez la salade de sauce. Parsemez de basilic ciselé et décorez de quelques feuilles entières de basilic.

TOMATE À LA MOZZARELLA

NIVEAU DE DIFFICULTÉ
Facile

TEMPS DE PRÉPARATION
30 mn

PRÉPARATION À L'AVANCE
Non

●●○

BOISSON
Eau minérale

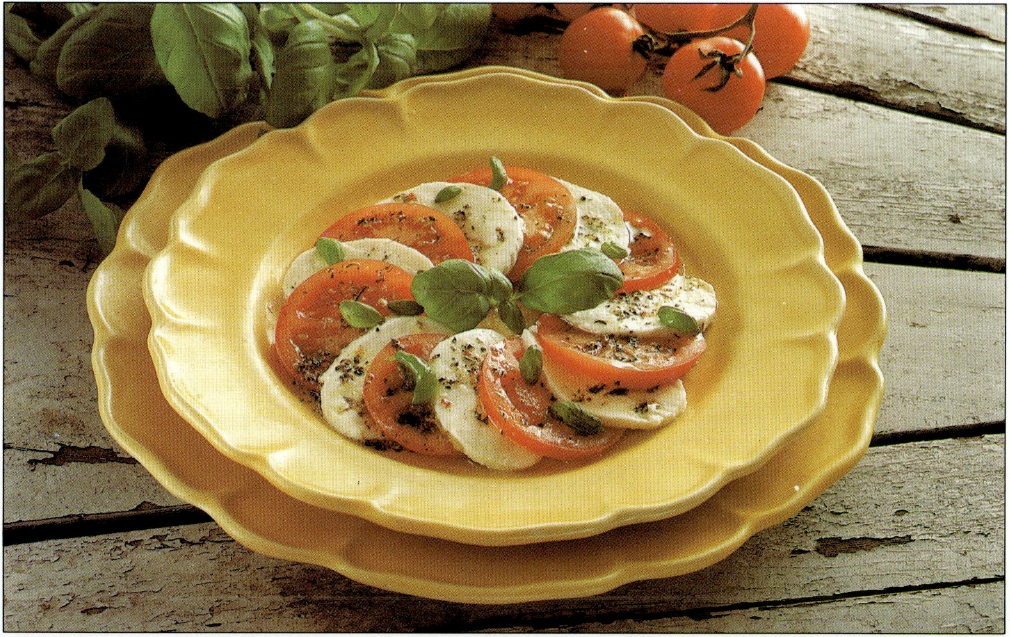

100 HORS-D'ŒUVRE

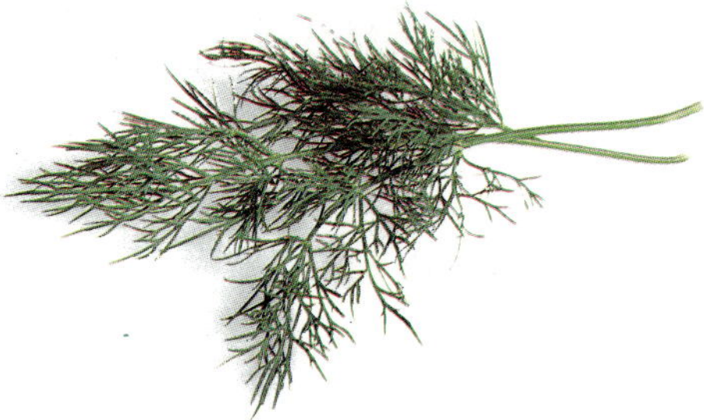

GARNITURES ET SAUCES

400 HARICOTS VERTS MARINÉS

Pour 4 personnes

500 g de haricots verts congelés
1 petit oignon
2 tomates
1 cuil. à soupe de jus de citron
2 cuil. à soupe d'huile
1/2 cuil. à café d'herbes aromatiques
sel et poivre

Faites cuire les haricots verts de 12 à 15 mn dans de l'eau bouillante salée. Dans une passoire, rincez-les sous l'eau froide courante. Pelez l'oignon et coupez-le en rondelles. Détaillez les tomates en tranches. Émulsionnez le jus de citron et l'huile, puis ajoutez-y les herbes aromatiques. Salez et poivrez. Mettez les haricots verts dans un plat de service, arrosez-les de sauce et mélangez. Ajoutez les oignons et les tomates au moment de servir.

401 RATATOUILLE

Pour 4 à 6 personnes

1 gros oignon
1 poireau
1 courgette
1 aubergine
2 tiges de céleri
1 poivron rouge
1 poivron vert
2 cuil. à soupe d'huile d'olive
400 g de tomates en boîte
2 cuil. à soupe de purée de tomate
1 tablette de bouillon de légumes
2 gousses d'ail écrasées
5 cl de vin blanc ou le jus de 1/2 citron
thym ou autres herbes fraîches
sel et poivre noir

Pelez et hachez l'oignon. Rincez le poireau et coupez-le en rondelles. Découpez la courgette, l'aubergine et le céléri en deux dans le sens de la longueur et débitez-les en tranches. Partagez les poivrons en deux, épépinez-les et détaillez-les en lanières. Faites chauffer l'huile dans un faitout et faites-y revenir les oignons, sans les laisser colorer. Ajoutez les légumes et faites rissoler quelques minutes en tournant. Incorporez les tomates avec leur jus, la purée de tomate, la tablette de bouillon, l'ail et le vin ou le jus de citron. Laissez mijoter 15 mn environ, jusqu'à ce que les légumes soient tendres. Parsemez d'herbes aromatiques, salez, poivrez et faites mijoter jusqu'à épaississement de la préparation.

402 CHOU FRISÉ SAUCE BLANCHE

Pour 6 ou 8 personnes

1 gros chou frisé
1 cuil. à soupe de margarine
30 cl de crème fraîche allégée
sel et poivre blanc
noix de muscade râpée

Retirez le trognon et les feuilles flétries du chou, puis coupez-le en quartiers. Lavez ces derniers sous l'eau froide courante, puis faites-les blanchir 15 mn dans de l'eau bouillante salée. Jetez l'eau et rafraîchissez le chou sous l'eau froide courante. Portez de nouveau de l'eau salée à ébullition, ajoutez la margarine et le chou, puis faites-le cuire 20 mn, ou jusqu'à ce qu'il soit tendre. Égouttez, incorporez la crème fraîche, assaisonnez de sel, de poivre et de noix muscade. Faites réchauffer sans laisser bouillir.

403 POMMES DE TERRE AU FOUR

Pour 4 personnes

12 petites pommes de terre (1 kg environ)
1 ou 2 cuil. à soupe de beurre fondu
1/2 cuil. à café de sel
poivre noir
chapelure

Préchauffez le four à 220 °C, thermostat 7. Pelez les pommes et coupez-les partiellement en tranches. Placez-les sur un plat allant au four, côté incisé vers le haut. Badigeonnez avec un peu de beurre fondu, salez, poivrez et faites cuire à mi-hauteur du four 45 mn, ou jusqu'à ce que les pommes de terre soient tendres et bien dorées. Badigeonnez encore de beurre une ou deux fois en cours de cuisson. Poudrez de chapelure peu avant la fin de la cuisson.

404 POMMES CHÂTEAU

Pour 4 ou 5 personnes

1 kg de pommes de terre
2 cuil. à soupe de margarine
sel et poivre noir

Préchauffez le four à 200 °C, thermostat 6. Pelez les pommes et coupez-les en gros morceaux. Faites-les blanchir 5 mn à l'eau bouillante légèrement salée. Égouttez-les et laissez-les tiédir. Faites fondre la margarine dans un plat allant au four, en la laissant légèrement prendre couleur. Ajoutez-y les pommes de terre en remuant pour bien les imbiber de matière grasse. Disposez-les en une seule couche ; salez et poivrez. Faites-les cuire à mi-hauteur du four pendant 20 mn environ, ou jusqu'à ce qu'elles soient tendres. Retournez les pommes de terre à mi-cuisson.

405 GRATIN DE POMMES DE TERRE

Pour 4 personnes

2 poireaux
1 kg de pommes de terre moyennes
125 g d'emmental râpé
sel et poivre noir
20 ou 25 cl de bouillon
1 ou 2 gousses d'ail écrasées
chapelure

Préchauffez le four à 200 °C, thermostat 6. Lavez les poireaux et coupez-les en lanières. Pelez les pommes de terre et détaillez-les en tranches fines. Rangez dans un plat graissé allant au four des couches successives et alternées, salées et poivrées, de pommes de terre, de poireaux et d'emmenthal râpé, en réservant un peu de fromage et en terminant par les pommes de terre. Mettez l'ail dans le bouillon. Versez-le dans le plat pour en recouvrir la la préparation. Parsemez du reste de fromage et de chapelure. Faites cuire à mi-hauteur du four de 45 à 50 mn jusqu'à cuisson parfaite des pommes de terre.

406 PURÉE DE POMMES DE TERRE

Pour 4 personnes

1 kg de pommes de terre farineuses
50 g de margarine
40 ou 50 cl de lait chaud
sel et poivre blanc
noix de muscade râpée

Épluchez les pommes de terre, lavez-les et coupez-les en morceaux. Faites-les cuire dans de l'eau froide salée, en comptant 25 mn dès le départ de l'ébullition. Réduisez les pommes de terre en purée avec un fouet électrique ou un presse-purée. Ajoutez la margarine et suffisamment de lait pour obtenir la consistance désirée. Battez au fouet pour rendre la purée plus légère. Assaisonnez de sel, de poivre et de noix de muscade. Si vous utilisez la purée pour une autre préparation (un gratin de poisson, par exemple), additionnez d'un œuf battu et servez aussitôt.

407 SALADE DE POMMES DE TERRE

Pour 4 personnes

1 kg de pommes de terre
2 cuil. à soupe de cidre
1 cuil. à café de moutarde douce

2 cuil. à soupe d'huile
1 cuil. à soupe d'eau
sel et poivre noir
1 petit oignon
1 petit poireau
1 cuil. à soupe de ciboulette ciselée
1/2 cuil. à soupe de câpres (facultatives)

Lavez les pommes de terre et faites-les cuire avec leur peau dans de l'eau froide salée, en comptant 35 mn dès le départ de ébullition. Émulsionnez le cidre, la moutarde, l'huile et l'eau. Salez et poivrez. Pelez l'oignon et coupez-le en rondelles. Lavez le poireau et détaillez-le en lanières. Épluchez les pommes de terre encore chaudes et coupez-les en rondelles. Mettez-les dans un plat avec l'oignon et le poireau, arrosez de sauce, mélangez et servez tiède, parsemé de ciboulette et de câpres.

408 POMMES DE TERRE SAUCE MOUTARDE

Pour 4 personnes

1 kg de pommes de terre bouillies
30 cl de lait
3 cuil. à soupe de farine
1 cuil. à soupe de margarine
2 cuil. à soupe de moutarde douce
1 cuil. à soupe de moutarde forte
sel et poivre noir

Épluchez les pommes de terre et coupez-les en rondelles ou en dés. Versez le lait dans une casserole, jetez-y la farine en pluie, fouettez et ajoutez-y la margarine. Portez à ébullition et laissez mijoter 5 mn à feu doux, sans cesser de tourner. Ajoutez les moutardes, salez et poivrez. Incorporez les pommes de terre et faites réchauffer.

409 POMMES DE TERRE AU CUMIN

Comptez, selon leur taille, 1 ou 2 pommes de terre à chair farineuse par personne. Préchauffez le four à 200 °C, thermostat 6. Lavez les pommes de terre et coupez-les en deux dans le sens de la longueur. Placez-les dans un plat allant au four, côté coupé vers le haut. Badigeonnez-les d'un peu d'huile ou de margarine fondue, poivrez-les et salez-les. Faites-les cuire à mi-hauteur du four 40 mn environ, ou jusqu'à ce que les pommes soient tendres. Parsemez de cumin peu avant la fin de la cuisson.

410 SAUCE AUX ÉPINARDS

Pour 4 ou 6 personnes

150 g d'épinards hachés surgelés
30 cl de yaourt nature
2 ou 3 cuil. à soupe de moutarde douce
5 cl de mayonnaise allégée
2 cuil. à soupe de persil ciselé
1 cuil. à soupe d'aneth ciselé
1 cuil. à café d'herbes aromatiques séchées
sel et poivre

Décongelez les épinards et pressez-les pour exprimer tout le liquide. Mélangez avec tous les autres ingrédients ; salez, poivrez et parsemez d'herbes aromatiques. Laissez reposer 2 h avant utilisation.

411 SAUCE AUX CREVETTES

Pour 4 ou 6 personnes

500 g de crevettes roses crues
2 1/2 cuil. à soupe de farine
1/2 tablette de court-bouillon
1 cl de crème fleurette ou de lait
1 cuil. à soupe de beurre (facultatif)
sel et poivre
1 pincée de poivre de Cayenne
1 cuil. à soupe de jus de citron

Faites cuire les crevette pendant 10 mn dans 20 cl d'eau bouillante. Passez le liquide cuisson, versez assez d'eau portez pour obtenir 40 cl et laissez refroidir. Décortiquez les crevettes. Délayez au fouet la farine dans un peu de bouillon de crevettes. Ajoutez-y la crème ou le lait, le court-bouillon émietté et, éventuellement, le beurre. Portez à ébullition et faites cuire 5 mn à feu doux. Salez, poivrez et ajoutez le poivre de Cayenne et le jus de citron. Incorporez les crevettes (découpées en morceaux si elles sont grosses). Faites chauffer sans laisser bouillir.

412 SAUCE AMÉRICAINE

Pour 4 personnes

15 cl de yaourt nature
2 cuil. à soupe de mayonnaise allégée
1 cuil. à soupe de sauce chili
1 pincée de sel
2 cuil. à soupe de xérès sec ou de whisky
quelques gouttes de Tabasco

Mélangez yaourt, mayonnaise et sauce chili. Salez et ajoutez le xérès, ou le whisky, et le Tabasco. Conservez au réfrigérateur avant utilisation.

413 RÉMOULADE AU SAFRAN

Pour 6 personnes

15 cl de crème aigre
15 cl de yaourt nature
1 cuil. à soupe de mayonnaise
4 cornichons au vinaigre hachés
3 cuil. à soupe de câpres hachés
1/2 dose de safran dissous dans 2 cuil. à café d'eau chaude
1 cuil. à soupe de ciboulette ciselée ou de poireau débité en languettes
sel et poivre

Mélangez tous les ingrédients, salez et poivrez. Maintenez 4 h au réfrigérateur avant utilisation.

414 SAUCE VERTE

Pour 4 personnes

20 cl de crème aigre
1 cuil. à café de moutarde douce
2 cuil. à soupe d'épinards blanchis et hachés
1 cuil. à soupe d'aneth ciselé
1 cuil. à soupe de persil ciselé
1 cuil. à soupe de cerfeuil haché
1 cuil. à soupe de ciboulette ciselée
1 cuil. à soupe d'estragon frais ciselé ou
1 cuil. à café d'estragon séché
1 gousse d'ail écrasée
sel et poivre

Mélangez tous les ingrédients et assaisonnez. Mettez 2 h au réfrigérateur avant utilisation.

415 CRÈME ANGLAISE

Pour 4 personnes

2 jaunes d'œufs
1 ou 2 cuil. à soupe de sucre
2 cuil. à café de Maïzena
20 cl de lait
1 ou 2 cuil. à soupe de sucre vanillé
20 cl de crème fleurette

Mélangez les jaunes d'œufs, le sucre et la Maïzena dans une casserole qui ne soit pas en aluminium. Versez-y le lait et laissez épaissir à feu doux sans laisser bouillir. Laissez tiédir en remuant de temps à autre. Ajoutez sucre vanillé et crème fleurette.

416 FLORENTINS AUX FLOCONS D'AVOINE

Pour 30 florentins environ

75 g de margarine
50 g de flocons d'avoine
125 g de farine
1/2 cuil. à café de levure chimique
75 g de sucre
2 cuil. à soupe de lait
2 cuil. à soupe de sirop de sucre

Préchauffez le four à 200 °C, thermostat 6. Faites chauffer la margarine dans une casserole à fond épais, ajoutez-y tous les ingrédients et tournez jusqu'à obtention d'une pâte souple. Déposez de petites boules de pâte sur une plaque à pâtisserie graissée, assez éloignées les unes des autres car elles gonfleront à la cuisson. Faites cuire 5 mn à mi-hauteur du four. Laissez tiédir dans le four.

417 FLORENTINS AUX AMANDES

Pour 20 florentins environ

125 g d'amandes hachées
75 g de sucre
75 g de margarine
2 cuil. à soupe de farine
2 cuil. à soupe de lait
1 cuil. à soupe de sirop de sucre

Préchauffez le four à 150 °C, thermostat 2. Mélangez tous les ingrédients dans une

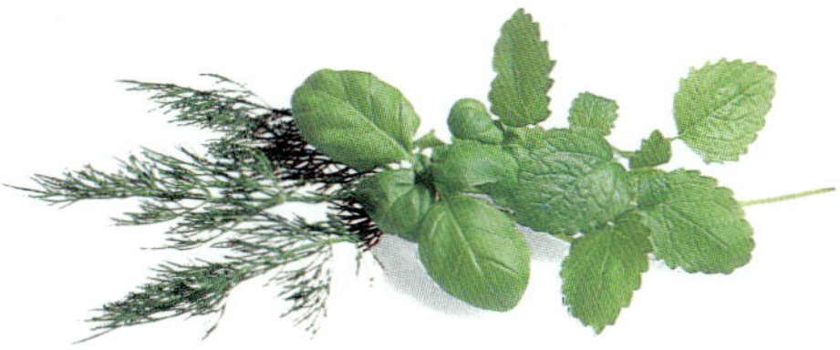

casserole à fond épais et faites-les cuire à feu doux, en tournant jusqu'à ce que la pâte soit souple. Déposez de petites boules de pâte sur une plaque à pâtisserie graissée, assez éloignées les unes des autres car elles gonfleront à la cuisson. Faites cuire 10 mn au four, à mi-hauteur. Laissez tiédir dans le four.

418 SORBETS

Pour 4 ou 6 personnes

Le sorbet se prépare en incorporant à de la pulpe ou du jus de fruit partiellement congelés des blancs d'œufs battus en neige ferme, puis en achevant la congélation. Quand on utilise des fruits très sucrés, on peut ne pas ajouter de sucre.

500 g de fraises ou framboises congelées
2 blancs d'œufs
sucre ou édulcorant de synthèse

Écrasez les fruits à la fourchette ou dans un robot ménager. Versez la purée obtenue dans une jatte et placez 1 h au congélateur. Battez les blancs d'œufs en neige ferme et incorporez-la aux fruits. Remettez 2 h au congélateur en tournant de temps à autre.

20 cl de jus d'ananas
15 cl de jus d'orange
2 blancs d'œufs
sucre ou édulcorant de synthèse

Versez les jus de fruits dans une jatte et mettez 1 h au congélateur en remuant de temps à autre. Battez les blancs d'œufs en neige ferme et incorporez-la aux jus de fruits. Sucrez si nécessaire. Remettez 2 h au congélateur en tournant de temps à autre.

QUELQUES SUGGESTIONS DE MENUS

MENUS DE PRINTEMPS

Potage aux orties 123

Pâté de saumon sauce safranée 210

Petits paniers aux amandes 351

Asperges au caviar rouge 198

Rosbif aux aromates 235

Sorbet à la rhubarbe 396

Paupiettes de saumon fumé 163

Gigot d'agneau 249

Pêches Melba 329

MENUS D'ÉTÉ

Potage aux concombres 114

Gravad Lax grillé 205

Sabayon aux fruits 307

Jambon de Parme et melon 176

Brochettes de poisson au riz 203

Framboises en gelée 321

Potage aux pois gourmands 125

Steaks hachés nordiques 276

Compote de pêches 328

MENUS D'AUTOMNE

Soupe aux chanterelles 126

Jambon au cidre 240

Parfait aux airelles 392

Mousse de foies de volaille 171

Carrelet aux pleurotes 219

Tartelettes aux fruits 338

Céleri-rave Popeye 196

Ragoût de marcassin 264

Soufflé aux pommes 378

MENUS D'HIVER

Sardines et crevettes sur toast 160

Carbonnade de bœuf 230

Parfait au sureau 386

Artichaut aux anchois 135

Poulet safrané 259

Dessert sur assiette 309

Pastrami de dinde 174

Saumon à l'orientale 217

Gâteau au chocolat 341

MENUS DE FÊTES

Mousse de gibier fumé 177

Ragoût de saumon 209

Profiterole en couronne 345

Tomates et mozzarella 199

Gratin de poisson 202

Grand dessert 308

Crevettes papillon 159

Bœuf à la russe 228

Tarte aux fruits frais 342

Salade au gorgonzola 183

Saumon et purée d'avocat 207

Mousse au chocolat 375

Homard en gratin 148

Porc sauce poivrade rouge 248

Petits fours à la crème 343

Salade aux haricots 189

Mouton et ratatouille 250

Meringues au sorbet 356

MENUS VÉGÉTARIENS

Soupe aux lentilles 120

Quiche panais et champignons 292

Mousse à l'orange

Canapés verts 103

Chou-fleur aux champignons 284

Fruits au chocolat blanc 318

Timbales de betterave rouge 194

Nouilles aux épinards 299

Salade de fruits verts 320

SUGGESTIONS POUR LES BUFFETS

INDEX

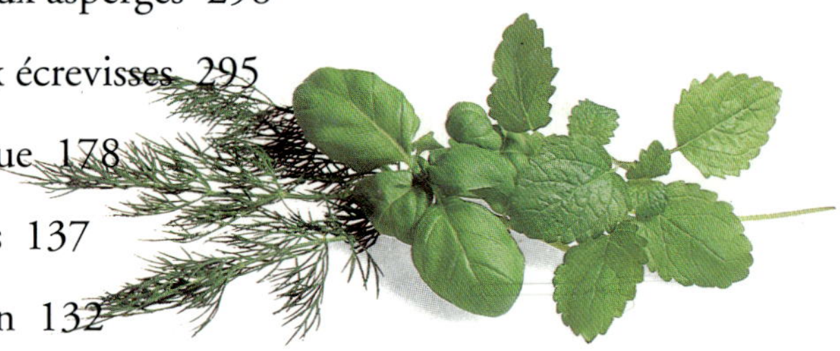